血液及其采集、处理与输注

编审委主任　张天骉

主　　　审　叶贤林

主　　　编　李慧文　李　航　霍宝锋

U0189015

中国科学技术出版社

·北　京·

图书在版编目（CIP）数据

血液及其采集、处理与输注 / 李慧文，李航，霍宝锋主编 . —北京：中国科学技术出版社，2021.4（2024.3 重印）

ISBN 978-7-5046-8816-3

Ⅰ. ①血… Ⅱ. ①李… ②李… ③霍… Ⅲ. ①献血－基本知识 ②输血－基本知识 Ⅳ. ① R457.1

中国版本图书馆 CIP 数据核字（2020）第 189223 号

策划编辑	符晓静
责任编辑	符晓静　白　珺
封面设计	中科星河
正文设计	中文天地
责任校对	焦　宁　吕传新
责任印制	李晓霖

出　　版	中国科学技术出版社
发　　行	中国科学技术出版社有限公司发行部
地　　址	北京市海淀区中关村南大街 16 号
邮　　编	100081
发行电话	010-62173865
传　　真	010-62173081
网　　址	http://www.cspbooks.com.cn

开　　本	787mm × 1092mm　1/16
字　　数	675 千字
印　　张	29.5
版　　次	2021 年 4 月第 1 版
印　　次	2024 年 3 月第 2 次印刷
印　　刷	北京长宁印刷有限公司
书　　号	ISBN 978-7-5046-8816-3 / R・2629
定　　价	89.00 元

（凡购买本社图书，如有缺页、倒页、脱页者，本社发行部负责调换）

《血液及其采集、处理与输注》
编审委员会

编审委员简介

编审委主任简介

张天弼，江西医学院医学学士，普通内科主任医师。现任韶关市中心血站党总支书记、站长（副处级），韶关市献血办主任。社会兼职：中国输血协会理事、广东省输血协会副会长、广东省内科学会常委、韶关市医学会输血专业委员会主任委员。

1991 年 1 月至 2012 年 12 月在韶关市粤北人民医院血液内科历任住院医师、主治医师、副主任医师及市区分院院长、内科主任医师，有丰富的临床血液疾病和输血专业知识及经验；2012 年 12 月起任韶关市中心血站站长。曾获韶关市科学技术进步奖二等奖 2 项、三等奖 2 项，在国内核心期刊发表专业论文 40 多篇。

为韶关市自 2012 年至 2018 年连续获得“全国无偿献血先进城市”称号做出了重大贡献，荣获 2013—2014 年度及 2017—2018 年度广东省无偿献血促进奖（个人奖）。任韶关市无偿献血志愿者服务队大队长，各项工作在国内名列前茅，所在服务队获得 2014—2015 年度全国无偿献血促进奖，被评为 2016 年“广东省十佳志愿服务组织”和 2017 年“韶关市创文志愿服务先进集体”。

主审简介

叶贤林，华西医科大学公共卫生学院卫生检验医学硕士。2011 年 11 月—2012 年 3 月受英国剑桥大学 Allain 院士的邀请，为剑桥大学输血医学部高级访问学者。现在深圳市血液中心检验科从事血液检测和输血安全研究工作，任检验科副主任，输血医学主任技师（三级），另聘为南方医科大学硕士生导师、大连医科大学教授。获省科学技术进步奖 1 项，已连续在第三十届、第三十一届、第三十二届国际输血全球大会上受邀撰写大会报告论文，也多次在全国输血大会上做报告。先后主持和参与国际合作项目、国家自然科学基金项目、深圳市重点攻关项目、深圳市科学创新基金项目和深圳市自然科学基金项目共计 10 多项，参与编写《中华输血学》等图书，是我国最早从事血液检测自动化研究工作和血液核酸检测研究工作的专家之一，在隐匿性乙肝感染与输血安全及低水平乙肝感染分子生物学检测和研究方面积累了丰富的经验，处于国际先进水平。在 *Transfusion*、*Blood Transfusion*、*JCM* 等杂志上共发表论文 10 多篇，在国内核心期刊发表论文 50 多篇。兼任广东医学基金、深圳科学创新基金、深圳自然科学基金评定专家。

主编简介

李慧文， 长江大学医学学士，香港欧亚桥医政学院硕士研究生，1994 年受中国外交部和中国红十字会总会派遣到在日本举办的国际输血技术研修班学习，并于日本红十字会大阪府血液中心访问研修献血宣教招募、服务和红细胞理论及技术。现为韶关市中心血站（原广东省血液中心）内科执业医师，输血技术副主任技师；中国科普作家协会会员、中国输血协会文化工作委员会顾问、中国输血协会伦理工作委员会委员。

1976 年 7 月开始从事临床医学及卫生防疫工作。1989 年 3 月以来，先后在 4 所采供血机构（血站）从事献血宣传教育、招募及对献血者的体检征询、血液成分的单采、采血过程的巡视救护及血液检测、疑难血型判定、临床输血指导等输血技术工作。1997 年以来完成韶关市科委鉴定科研成果 1 项、国家新型专利 1 项、韶关市科研立项 2 项，参与科研课题研究 6 项，撰写并发表与本职工作相关的专业性学术论文 70 多篇，编译、编辑、编著、撰著出版《血型与输血检查》《中华输血医学文集》《实用临床输血学》《血小板及其捐献与输注》《献血与志愿服务》《献血和血液科学知识》等专业和科普图书 20 多本，其中《造血干细胞志愿捐献者必读》被科学普及出版社誉为畅销书，《捐献造血干细胞须知》获中华骨髓库优秀科普作品奖。

2020 年 11 月获“全国先进工作者”荣誉称号。

李航， 广州医学院临床医学学士、南华大学法学学士。现任深圳华大智造科技股份有限公司高级 BD 顾问、浙江清华长三角研究院杭州分院细胞药物转化平台副主任。参与编撰和出版发行的著作有：中国科学技术出版社出版的《血小板及其捐献与输注》；科学普及出版社出版的《献血须知》《捐献血小板须知》《捐献血浆须知》《捐献造血干细胞须知》《献血与志愿服务》《造血干细胞志愿捐献者必读》；天津教育出版社出版的《献血和血液科学知识》；天津出版传媒集团出版的《新编医学检验诊断学》。长期从事生命科学领域的临床检验和诊疗工作，曾先后创立杭州吉洛生物医药科技有限公司、合肥安龙基因临床检验所和杭州萧山潩柏医学检验实验室。拥有丰富的临床细胞分子遗传学和临床微生物学检验检测实践经验。

曾两次荣获全国无偿献血奉献奖金奖。

霍宝锋， 中南大学湘雅医学院医学检验学士，副主任技师。2007 年进入韶关市中心血站，从事血液检测工作。2013 年 11 月起担任韶关市中心血站检验科科长，2021 年 3 月至今担任韶关市中心血站副站长兼检验科科长。社会兼职：广东省基层医药学会输血专业委员会常务委员、韶关市医学会临床输血分会委员、中国输血协会可经输血感染筛查专业委员会青年委员。近年来主持和参与市级科研项目 6 项，以第一作者在《中国输血杂志》《医学检验与临床》《医学创新》等杂志上发表科研论文 7 篇。

内容提要

《血液及其采集、处理与输注》一书的编写，力求做到基础理论与献血宣传教育、献血者招募、健康者状况征询和检查及采供血实践相结合，力争适应采供血业务的发展需要，侧重面向献血宣传教育、献血者招募和采供血一线实践需求，以输血医学最新理念、最新理论、最新技术、最新实践成果及发展方向为主线，既全面展示相关理念，也突出地反映了编写者的实践经验和感悟。期望本书能成为有益于献血宣传教育、捐献者招募及采供血一线工作人员和资深无偿献血志愿者的综合性自学读本，成为读者做好本职工作、树立创新思维、思考当前工作和未来发展时的参考。当然，本书也可以作为高等院校相关专业教师的教学参考用书和学生的自学辅导书。

序　言

探索血液的奥秘，可能是人类尝试认识生命现象最早的努力之一。试图通过输注动物的血液挽救生命，甚至达到强身健体、延年益寿的目的，最早的记录可以追溯到17世纪初。这些实践和认识当然与现代输血不可同日而语，但却是现代输血的起源。

1900年，卡尔·兰德斯泰纳（Karl Landsteiner）发现了ABO血型；1907年，鲁宾·奥滕贝格（Reuben Ottenberg）首次尝试在输血前进行ABO血型配血；1915年，理查德·卢因森（Richard Lewisohn）改进了血液抗凝剂配方。以这些标志性进展为代表，一系列与采血和输血有关的理论认识和技术进步，促成了20世纪30年代血库的诞生。自此，血液采集、加工、储存，献血者筛查和血液检测技术、仪器及试剂日益完善，使输血治疗成为可能并得到飞速发展，逐渐成为医学临床和急救不可缺少的重要医疗救治手段。2016年7月，国家标准化管理委员会修改国家标准《学科分类与代码》，在“临床医学”下增设了二级学科“输血医学”，与内科、外科、妇科、儿科等学科并列。

随着我国社会经济的不断发展，社保、医保覆盖面的扩大和保障能力的提高，医疗卫生专业能力和服务水平的增强，临床对血液和血液成分的需求逐年上升。献血宣传教育，捐献者招募，对献血者的健康检查，血液的采集、检测、加工、储存和运送等工作需要不断发展和完善，才能适应这种不断上升的需求。适应这些变化的前提，是采供血机构拥有足够的各类管理、业务、科研等人才，不仅能胜任各岗位的职责，而且有能力和机会不断提高。

本书的编审委员会由主任委员张天弼站长和主编李慧文医师领衔，十余位专家和专业技术人员大多在采供血机构和采供血行业一线工作多年，深得理论之精髓、实践之心得。经过多年积累、策划、编撰和修改，本书终得完成。内容包括血液、采血、献血和输血的发展概况，献血的宣教招募及其志愿服务，献血者健康状况征询及检查，献血者血液的采集及服务，献血过程的巡护，不良反应的预防及处置，血液检测等采供血机构所涉及的几乎所有业务工作，内容科学、严谨、翔实、实用。本书既可作为机构开展人员职业和专业培训的教材，也可用于专业人员自学或资料查阅。

输血医学诞生于采供血工作实践，又必然会在今后的实践改进和理论更新的基础上不断提高。相信本书的出版，必将对提高我国采供血管理和专业人员的理论水平、实践能力、服务理念、方法和技巧起到积极的促进作用。

中国输血协会　理事长
世界卫生组织输血合作中心　主　任
朱永明
2020年12月

前　言

随着 ABO 血型的发现和抗血液凝固剂（anticoagulant）的广泛应用，输血治疗成为现实并得到飞速发展，逐渐成为医学临床和急救不可缺少的重要医疗救治手段。医学临床和血液制品生产对血液及其成分的需求量呈逐年上升状态，但是人们对无偿献血事业的重要性不够了解，参与献血的意愿尚有待加强。因此，献血宣传教育，捐献者招募，血液的采集、检测、处理、储存和运送工作，需要不断发展进步，以满足人们对血液及其成分的需求，创建和谐社会。这就需要采供血及其相关机构、部门和组织，加强和规范对从事献血宣传教育、捐献者招募、采供血工作人员和无偿献血志愿者的培训，以提高其理论水平、工作能力及效率。但是，我国至今还缺少一本贴近献血宣传教育、捐献者招募和采供血一线工作人员，特别是适合新入职采供血机构的工作人员和资深无偿献血志愿者的通俗易懂的综合性自学辅导书。因此，本书的主编李慧文医师，根据其在采供血机构从事献血宣传教育、捐献者招募和采供血一线工作 30 多年的经验和感悟，经过多年的积累和策划，组织了十余位工作在采供血一线的专家和专业技术人员，历时两年多，执笔编写了《血液及其采集、处理与输注》一书。

我相信,《血液及其采集、处理与输注》一书的出版发行，将成为指导我国一线献血宣传教育、捐献者招募及采供血工作的实用性自学辅导书，对提高我国一线的献血宣传教育、捐献者招募及采供血工作的理论水平、实践能力、服务理念、方法和技巧起到积极的推进作用。

因本书涉及的范围比较广，而编者的专业水平有限，视角不够宽广，难免有疏漏和不恰当之处，特请读者批评指正，以便今后再版时得以改进。

本书承蒙广州血液中心汪传喜教授等同志的支持和指导，谨此表示衷心的感谢！

广东省输血协会　副会长

韶关市中心血站　站　长

张天弼

2020 年 12 月

目录 Contents

Chapter 1

第一章

血液

血液（blood）是一种流动于心脏和血管内的液态组织，占人体重的7% ~ 8%。血液流动于心脏和血管内，起着运输物质的作用。因此，运输是血液的基本功能。一方面，血液将从肺获取的氧（O_2）和从肠道吸收的营养物质运送到各器官、组织和细胞，将内分泌腺产生的激素运输到相应的靶细胞；另一方面，血液又将细胞代谢产生的二氧化碳（CO_2）运送到肺，将其他代谢出来的废物运送到肾脏等排泄器官而排出体外。血液具有缓冲功能，它含有多种缓冲物质，可缓冲进入血液中的酸性或碱性物质引起的血液pH变化。血液中的水比热容较大，有利于运送热量，参与维持体温的相对恒定。因此，血液在维持机体内环境稳定中起着非常重要的作用。此外，血液还具有重要的防御和保护功能，参与机体的生理性止血，抵御细菌、病毒等微生物引起的感染和各种免疫反应。当血液总量或组织、器官的血液流量不足时，可造成组织损伤，严重时甚至危及生命。

很多疾病可导致血液及其成分或性质发生特征性的变化，故医学临床检查血液在医学诊断和治疗上有着重要的价值。

第一节　血液的组成

血液是由血浆和悬浮于其中的血液细胞组成。

血液细胞占血液总容积的 40% ~ 45%，血浆占血液总容积的 55% ~ 60%。血液细胞离不开血浆。血液细胞和血浆中各种成分含量及比例的变化直接影响着人的生理功能和健康，所以需要严密关注，适当调整。

血浆是由水、蛋白质、脂、多种电解质、小分子有机化合物等组成（图 1-1）。血液细胞分为红细胞（red blood cell，RBC）、白细胞（white blood cell，WBC）和血小板（platelet，PLT）三类，其中红细胞的数量最多，约占血液细胞成分总体积的 99%，而白细胞和血小板仅占血液细胞成分总体积的 0.15% ~ 1%。若将一定量的血液与一定量的抗凝剂混匀，置于比容管中，以 3000 r/min 的速度离心数分钟，由于血液中各种组成成分比重的不同，血液各种成分会形成分层，比容管中上层的淡黄色液体为血浆，它占全血总体积的 55% ~ 60%；最下层的深红色黏稠状物体，为红细胞；上层的血浆和最下层的红细胞之间有一层薄薄的白色不透明状物体是白细胞；血小板混悬于血浆层的中下部。血液细胞在血液中所占的容积百分比，称为血细胞比容。正常成年男性的血细胞比容为 40% ~ 50%，成年女性的血细胞比容为 37% ~ 48%。由于血液中白细胞和血小板仅占总容积的 0.15% ~ 1%，故血细胞比容可反映血液中红细胞的相对浓度。贫血患者的血细胞比容会降低。由于血液中红细胞在血管系统中的分布不均匀，因此大血管中血液的血细胞比容略高于微血管中的血细胞比容。

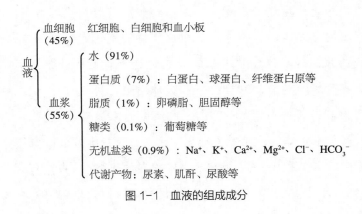

- 血液
  - 血细胞（45%）　红细胞、白细胞和血小板
  - 血浆（55%）
    - 水（91%）
    - 蛋白质（7%）：白蛋白、球蛋白、纤维蛋白原等
    - 脂质（1%）：卵磷脂、胆固醇等
    - 糖类（0.1%）：葡萄糖等
    - 无机盐类（0.9%）：Na^+、K^+、Ca^{2+}、Mg^{2+}、Cl^-、HCO_3^-
    - 代谢产物：尿素、肌酐、尿酸等

图 1-1　血液的组成成分

第二节　血　　量

血量是指全身血液的总量，是血浆量加血液细胞量的总和。正常成年人的全身血液总量相当于体重的 7% ~ 8%，即每千克体重含有 70 ~ 80 mL 的血液。因此，一位体重为 50 kg

的健康成年人，其体内的血液总量为 3500 ~ 4000 mL。全身血液的大部分在心血管系统中快速循环流动，这部分血量被称为循环血量；小部分血液滞留于肝、脾、肺、腹腔静脉和皮下静脉丛内，流动很慢，称为储存血量。在剧烈运动或进行重体力劳动及大出血等情况下，一部分储存血量会被释放出来，进入血液循环，以补充循环血量。

正常情况下，由于神经、体液的调节作用，体内的血液总量始终保持相对恒定。血量的相对恒定是维持正常血压和各组织、器官正常血液供应的必要条件。出血时，如果失去的血量较少，将由于心脏活动的加强和身体小血管的收缩，使血管内的血液得到及时补充，血管充盈度无显著改变，血压也不会有明显改变，与此同时，承载着储存血液任务的血管收缩，释放部分储存血液，使循环血量得以补充，机体可不出现明显的临床症状。因此，制定献血量或确定自体血液储存时，一般每次采集的量不会超过其体内血液总量的 13%。如果失血速度比较快、量比较多，达全身血液总量的 20% 甚至更多时，机体的代偿功能将不足以维持血压在正常水平，就会出现一系列异常反应。如果失血量超过全身血液总量的 30% 或更多，就可能会危及生命。因此，对于急性大失血的伤病患者应积极实施有效的抢救，必要时及时输注血液或血液代用品，以免危及生命。

第三节 血液的生成及其成分

一 血细胞的生成和一般过程

血液中的各种血细胞均生成于造血器官。人体每天都有适当数量的血细胞衰老死亡，同时又有相同数量新的血细胞在造血器官中生成并进入血流，使外周血液中血细胞的数量和质量维持动态平衡。人在不同的年龄阶段，其体内生成血液细胞的部位有所不同，胚胎时期的卵黄囊、肝、脾、胸腺和骨髓均能造血，出生后红骨髓则成为终生造血的主要器官。

（一）造血器官的演变

1. 卵黄囊造血期 人体最早的造血发生于胚胎时期的血岛。血岛是胚胎发育至第 3 周时由卵黄囊、体蒂和绒毛膜等处的胚外中胚层细胞密集形成的细胞团，其周边细胞分化为成血管细胞，并在其周围中胚层分泌出的血管内皮生长因子诱导下增殖并分化成内皮细胞；中间的细胞与周边细胞脱离，分化为原始成血细胞，即最早的造血干细胞，从而进入原始造血或胚胎造血。原始造血主要是向红细胞系方向分化。

2. 肝、脾、胸腺和淋巴结造血期 当胚胎发育至第 6 周，卵黄囊内的造血干细胞随血液循环迁入肝脏并开始造血。当胚胎发育至第 12 周，脾内造血干细胞增殖分化产生各种血液细胞。肝脾造血的特点是造血干细胞呈现多向分化，称为定型性造血。胚胎肝和脾内造血干细胞集落由红系细胞、粒单系细胞和巨核细胞组成。当胚胎发育至第 3 个月，淋巴干细胞经血液循环进入胸腺并增殖分化为胸腺细胞，最终分化成为 T 细胞。当胚胎发育至第 4 个月时，在胸腺发育成熟的 T 淋巴细胞和在红骨髓发育成熟的 B 淋巴细胞进入淋巴结，进一步发育成更多的 T 淋巴细胞和 B 淋巴细胞。胸腺和淋巴结可终生培育淋巴细胞。

3. 红骨髓造血期 人的胚胎后期红骨髓开始造血，并逐步增强，继而维持终生。红骨髓造血为定型性造血，主要产生红细胞、粒细胞、单核细胞和巨核细胞 - 血小板等髓系细胞。

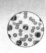

成年人各类血细胞均起源于红骨髓造血细胞。造血过程也就是各类造血细胞发育和成熟的过程。

（二）骨髓的结构及其功能

骨髓位于骨髓腔中，分为红骨髓和黄骨髓两种。红骨髓的主要结构成分为造血组织，黄骨髓的主要结构为起填充作用的脂肪组织而基本上没有造血功能。胎儿及婴幼儿时期的骨髓都是红骨髓，随着人体生长发育和对造血需求的平稳，从生长发育至 5 岁的时候开始，长骨干的骨髓腔内逐渐出现脂肪组织，并随年龄增长而逐渐增多，发展为黄骨髓。成年人的红骨髓和黄骨髓约各占一半。红骨髓由造血组织和血窦构成，主要分布在扁骨、不规则骨和长骨两侧干骺端的骨松质中。黄骨髓内尚保留少量幼稚血细胞，故有造血潜能，当机体需要黄骨髓参与造血时，黄骨髓可转变为红骨髓参与造血。

1. 造血组织 造血组织由网状组织、造血细胞和基质细胞组成。网状细胞和网状纤维构成网架，网孔中充满不同发育阶段的各种血液细胞，以及少量巨噬细胞、脂肪细胞、骨髓基质干细胞等。

造血细胞赖以生长发育的环境，称造血诱导微环境。造血诱导微环境中的核心成分是基质细胞，包括巨噬细胞、成纤维细胞、网状细胞、骨髓基质干细胞、血窦内皮细胞等。基质细胞不仅起造血支架作用，并且能分泌出多种造血生长因子，调节造血细胞的增殖和分化，基质细胞还能产生出网状纤维、粘连性蛋白等细胞外基质成分，有滞留造血细胞的作用。

发育中的各种血细胞，在造血组织中的分布呈一定规律。幼稚红细胞常位于血窦附近，成群嵌附在巨噬细胞表面，构成幼红细胞岛；随着幼稚红细胞的发育成熟而贴近并穿过血窦内皮，脱去胞核而成为网织红细胞。幼稚粒细胞多远离血窦，当发育至晚幼粒细胞具有运动能力时，以变形运动的方式接近并穿入血窦。巨核细胞常紧靠血窦内皮间隙，将胞质突起伸入窦腔，脱落形成血小板。这种分布状况表明造血组织的不同部位，具有不同的微环境造血诱导作用。

2. 血窦 血窦为管腔样、形状不规则的毛细血管，内皮细胞间隙较大，内皮基膜不完整，呈断续状，有利于成熟的血细胞从此进入血液。

（三）造血干细胞和造血祖细胞

血细胞的生成是造血干细胞在一定的微环境和某些因素的调节下，先增殖分化为各类血细胞的祖细胞，然后祖细胞再定向增殖，分化成为各种成熟血细胞的过程。

1. 造血干细胞 造血干细胞（hematopoietic stem cell，HSC）是生成各种血细胞的原始细胞，又称多能干细胞，它起源于人的胚胎发育至第 3 周初的卵黄囊壁等处的血岛；人出生后，造血干细胞主要存在于红骨髓，约占骨髓有核细胞的 0.5%，其次是脾和淋巴结，外周血内也有极少量。常见的造血干细胞形态类似于小淋巴细胞，即细胞体积比较小，核相对较大，胞质富含核糖体。

造血干细胞的特性是：①有很强的增殖潜能，在一定的条件下能反复分裂，大量增殖；但是在一般的生理状态下，多数造血干细胞都处于 G_0 期静止状态。②有多向分化能力，在一些因素的作用下，能分化形成不同系的祖细胞。③有自我复制能力，即细胞分裂后的部分子代细胞仍具备原有的特性，因此造血干细胞可终生保持恒定的数量。

根据造血细胞的功能与形态特征，一般把造血过程分为造血干细胞、定向祖细胞和形态可辨认的前体细胞三个阶段。造血干细胞具有自我复制、多向分化与重新建立长期造血的能力，也具有对称性和非对称性有丝分裂能力。通过对称性有丝分裂，产生两个完全相同的子代干细胞，通过非对称性有丝分裂，产生一个子代干细胞和一个早期祖细胞。造血干细胞通过自我复制和自我维持，可保持自身细胞数量的稳定；通过多向分化，则可形成各系定向祖细胞。因此，调节造血干细胞对称性和非对称性有丝分裂，对于维持造血干细胞数量的稳定，满足机体造血的需求极为重要。但是，目前对其了解较少。为造血或免疫功能异常的患者进行骨髓造血干细胞移植，可重新建立受者的造血和免疫功能。此外，在正常生理情况下，90% ~ 99.5% 的造血干细胞处于细胞周期之外，也即处于不进行细胞分裂的相对静止状态（G_0 期）。一旦机体需要，可以有更多的造血干细胞从 G_0 期进入细胞周期。因此，造血干细胞具有很强的增殖潜能。另外，处于静止状态的干细胞既有利于维持干细胞数量的长期稳定，也有利于干细胞对有丝分裂中发生轻微点突变的基因进行修复，避免发展为不可逆的多基因突变。定向祖细胞已经限定进一步分化的方向。将各系列的定向祖细胞在体外培养时，可形成相应的血细胞集落，即集落形成单位（colony forming unit，CFU）。红系定向祖细胞形成红系集落形成单位（CFU-E），同理，粒－单核系祖细胞形成粒－单核细胞集落形成单位（CFU-CM），巨核系祖细胞形成巨核系集落形成单位（CFU-MK），淋巴系祖细胞形成淋巴系集落形成单位（CFU-L）。由于定向祖细胞的分化与增殖同步进行，因此，定向祖细胞不是单一的群体，其生物学特性不完全相同。如早期红系祖细胞和晚期红系祖细胞分别在体外培养时形成很大的红系爆式集落形成单位（BFU-E）和较小的红系集落形成单位（CFU-E）。造血干细胞的自我维持特性使其数量不能扩增，因此，体内造血过程中的细胞大量扩增主要依赖祖细胞数目的扩增。而干细胞一旦变为祖细胞，便立即呈现对称性有丝分裂，并边增殖边分化，寿命有限，体内祖细胞的数量主要依赖于造血干细胞的分化而来。在前体细胞阶段，造血干细胞已发育成为形态学上可辨认的各系幼稚细胞，这些细胞进一步分化成熟，便成为具有特殊功能的各类终末血细胞，然后有规律地释放进入血液循环。

造血干细胞的存在是用小鼠脾集落生成实验所证实的。首先将小鼠骨髓细胞悬液输注给受致死剂量射线照射过的同系小鼠，使受射线照射过的小鼠重新获得造血功能而免于死亡。接受骨髓的小鼠脾内出现许多小结节状造血灶，称脾集落。脾集落内含有红细胞系、粒细胞系和巨核细胞系的细胞，它们单独或混合存在。将脾集落细胞分离后，再输注给其他用致死剂量射线照射过的同系小鼠，仍能发生多个脾集落，并重新建立造血功能。脾集落生成的数量与输入的骨髓细胞的数量或脾集落细胞的数量成正比，表明骨髓中有一类能重新建立造血功能的原始血细胞。为确定一个脾集落的细胞是否起源于同一个原始血液细胞，将移植细胞用射线照射，诱发出现畸变染色体，以此作为辨认血细胞发生来源的标志。将此种带标志的细胞输注给受照射的小鼠，结果发现，每个脾集落中的所有细胞均具有某种相同的畸变染色体，表明每个集落的细胞来自同一个原始血细胞。造血干细胞中存在不同分化类型的细胞群体，如髓性造血干细胞可分化为红细胞系、粒细胞单核细胞系、巨核细胞系等细胞系的造血祖细胞；淋巴性造血干细胞可分化为各种淋巴细胞。

人的造血干细胞的存在也有一些间接依据。如慢性粒细胞性白血病患者的红细胞系、粒细胞系和巨核细胞系均具有 Ph^1 畸变染色体，由此推测这三种细胞来自共同的干细胞；又如进行人骨髓细胞体外培养时，出现混合性细胞集落，也提示造血干细胞的存在。

在进行造血干细胞移植时，造血干细胞的定居、增殖、分化仅局限于造血组织，这表明造血的发生需要适宜的造血微环境。造血微环境是指造血干细胞定居、存活、增殖、分化和成熟的场所（T 淋巴细胞在胸腺中成熟），包括造血器官中的基质细胞。基质细胞分泌的细胞外基质和各种造血调节因子，以及进入造血器官的神经和血管，在血液细胞生成的全过程中发挥调控诱导和支持的作用。基质细胞是指骨髓中的网状细胞、内皮细胞、成纤维细胞、巨噬细胞、脂肪细胞、成骨细胞以及骨髓基质干细胞等多种细胞。这些细胞产生细胞因子，调节造血干细胞的增殖与分化，为造血干细胞提供营养和黏附的场所。造血干细胞经静脉输入血液后，能够很快归巢至骨髓，与其表达相应黏附蛋白有关。机体在受到某些物理因素（γ 射线、X 射线）、化学因素（如氯霉素、苯等）和生物因素（如病毒）等损害时，造血干细胞可发生质的异常和量的减少，或造血微环境的缺陷，可引起再生障碍性贫血。造血干细胞的恶性突变，可引起白血病的发生。

2. 造血祖细胞 造血祖细胞是由造血干细胞分化而来已经确定了分化方向的干细胞，故也称定向干细胞。它们在不同的集落刺激因子（colony stimulating factor，CSF）的作用下，分别分化为形态可辨认的各种血细胞。①红细胞系造血祖细胞，在促红细胞生成素（erythropoietin，EPO）的作用下生成红细胞。EPO 主要由肾脏分泌，肝也分泌少量。②粒细胞单核细胞系造血祖细胞，是中性粒细胞和单核细胞共同的祖细胞，其集落刺激因子由巨噬细胞等细胞分泌，包括粒细胞和巨噬细胞集落刺激因子（CM-CSF）等。在机体发生炎症时，炎症部位的巨噬细胞释放的白细胞介素 -1 能刺激骨髓中这两种细胞的增殖和释放入血。③巨核细胞系造血祖细胞，需在血小板生成素（thrombopoietin，TPO）的作用下形成巨核细胞集落，最终产生血小板。TPO 由血管内皮细胞等细胞分泌。嗜酸性粒细胞、嗜碱性粒细胞和肥大细胞也都有各自的祖细胞和集落刺激因子。

（四）血细胞生成过程的形态演变

各种血细胞的分化发育过程大致可分为三个阶段：原始阶段、幼稚阶段（又分早、中、晚三期）和成熟阶段。其形态演变也有一定的规律：①胞体由大变小，但巨核细胞则由小变大。②胞核由大变小，红细胞核最后消失，粒细胞核由圆形逐渐变成杆状乃至分叶；但巨核细胞的核由小变大，呈分叶状。核染色质由细疏变粗密（即常染色质由多变少），核的着色由浅变深，核仁由明显逐渐至消失。③胞质由少变多，胞质嗜碱性逐渐变弱，但单核细胞和淋巴细胞仍保持嗜碱性；胞质内的特殊结构或蛋白质成分，如粒细胞的特殊颗粒、巨核细胞的血小板颗粒、红细胞的血红蛋白，均从无到有，逐渐增多。④细胞分裂能力从有到无，但淋巴细胞仍保持很强的潜在分裂能力。

1. 红细胞系的生成 正常情况下，红骨髓是成年人生成红细胞的唯一场所。红细胞的生成历经原红细胞、早幼红细胞、中幼红细胞、晚幼红细胞、网织红细胞、成熟红细胞。晚幼红细胞脱去胞核成为网织红细胞，进入血液后变为成熟红细胞（表 1-1）。从原红细胞发育至晚幼红细胞需 3 ~ 5 天。巨噬细胞可吞噬晚幼红细胞脱出的胞核，并为红细胞的发育提供铁质等营养物质。一般情况下，正常成年人每天约产生 2×10^{11} 个红细胞。

表 1-1 红细胞发生过程的形态演变

发育阶段和名称		胞体		胞核			胞质				分裂能力
		大小（μm）	形状	形状	染色质	核仁	核质比	嗜碱性	着色	血红蛋白	
原始	原红细胞	14 ~ 22	圆	圆	细粒状	2 ~ 3 个	>3/4	强	墨水蓝	无	有
幼稚	早幼红细胞	11 ~ 19	圆	圆	粗粒状	偶见	>1/2	很强	墨水蓝	开始出现	有
	中幼红细胞	10 ~ 14	圆	圆	粗块状	消失	约 1/2	减弱	红蓝	增多	弱
	晚幼红细胞	9 ~ 12	圆	圆	致密块	消失	更小	弱	红	大量	无
成熟	网织红细胞	7 ~ 9	圆盘状		无			微	红	大量	无
	红细胞	7.5	圆盘状		无			无	红	大量	无

2. 粒细胞系的生成 三种粒细胞虽有各自的造血祖细胞，但它们的发育过程基本相同，都历经原粒细胞、早幼粒细胞、中幼粒细胞、晚幼粒细胞，进而分化为成熟的杆状核和分叶核粒细胞（表 1-2）。从原粒细胞增殖分化为晚幼粒细胞需 4 ~ 6 天。骨髓内的杆状核粒细胞和分叶核粒细胞的储存量很大，在骨髓停留 4 ~ 5 天后进入血液。在某些病理状态，如急性细菌感染，骨髓加速释放，外周血中的粒细胞可骤然增多。

表 1-2 粒细胞发生过程的形态演变

发育阶段和名称		胞体		胞核			胞质				分裂能力
		大小（μm）	形状	形状	染色质	核仁	核质比	嗜碱性	着色	血红蛋白	
原始	原粒细胞	11 ~ 18	圆	圆	细网状	2 ~ 3 个	>3/4	强	天蓝	无	有
幼稚	早幼粒细胞	13 ~ 20	圆	卵圆	粗网状	偶见	>1/2	减弱	淡蓝	大量	有
	中幼粒细胞	11 ~ 16	圆	半圆	网块状	消失	约 1/2	弱	浅蓝	少	弱
	晚幼粒细胞	10 ~ 15	圆	肾形	网块状	消失	< 1/2	极弱	淡红	少	无
成熟	杆状核	10 ~ 15	圆	杆状	粗块状	消失	< 1/3	消失	淡红	少	无
	分叶核	10 ~ 15	圆	分叶	粗块状	消失	更小	消失	淡红	少	无

3. 单核细胞系的生成 单核细胞和中性粒细胞具有共同的造血祖细胞，经过原单核细胞和幼单核细胞，变为单核细胞。幼单核细胞增殖力很强，约 38% 的幼单核细胞处于增殖状态，单核细胞在骨髓中的储存量不如粒细胞多，当机体出现炎症或免疫功能活跃时，幼单核细胞加速分裂增殖，以提供足量的单核细胞。

4. 淋巴细胞系的生成 一部分淋巴性造血干细胞经过血流进入胸腺皮质，分化为 T 淋巴细胞；还有两部分在骨髓内发育为 B 淋巴细胞和自然杀伤细胞（亦称 NK 细胞）。淋巴细胞的发育主要表现为细胞膜蛋白及其功能状态的变化，形态结构的演变不很明显，故不易从形态上划分淋巴细胞的发生和分化阶段。

5. 巨核细胞－血小板系的生成 原巨核细胞经幼巨核细胞，发育为巨核细胞，巨核细胞的胞质块脱落而成为血小板。原巨核细胞分化为幼巨核细胞，体积变大，胞核常呈肾形，胞质内开始出现血小板颗粒。幼巨核细胞经过数次脱氧核糖核酸（DNA）复制，成为 8 ~ 32 倍体，但核不分裂，形成巨核细胞。巨核细胞呈不规则形状，直径为 50 ~ 100 μm，核巨大呈分叶状，胞质内形成大量血小板颗粒，它们聚集成团。然后，胞质内出现大量分隔小管，将胞质分隔成许多小区，每个小区内有一团血小板颗粒，是一个未来的血小板。巨核细胞伸出胞质突起从血窦内皮细胞间隙伸入窦腔，其末端胞质脱落成为血小板。一般情况下，一个成熟的巨核细胞可生成 2000 ~ 8000 个血小板。

二 血细胞的主要类型

血细胞占血液总容积的 40% ~ 45%，主要分为红细胞、白细胞、血小板三大类。其中白细胞包括单核细胞、淋巴细胞、中性粒细胞、嗜酸性粒细胞、嗜碱性粒细胞等。血细胞的形态、数量、百分比和血红蛋白含量的检测，称血象。通常医学临床会根据血细胞的形态和功能的不同对血细胞进行分类和计数（表 1-3），以预测人体状态、疾病及愈后。

表 1-3 血细胞分类和计数的正常值

血细胞	正常值	血细胞	正常值
红细胞	男：（4.0 ~ 5.5）×10^{12}/L	嗜酸性粒细胞	0.5% ~ 5%
	女：（3.5 ~ 5.0）×10^{12}/L	嗜碱性粒细胞	0 ~ 1%
白细胞	（4.0 ~ 10）×10^{9}/L	单核细胞	3% ~ 8%
白细胞分类		淋巴细胞	20% ~ 40%
中性粒细胞	50% ~ 70%	血小板	（100 ~ 300）×10^{9}/L

人在患病的时候，其血象常有显著的变化。这种变化成为诊断疾病的重要依据。用瑞氏（又称美蓝－伊红）染色法或吉姆萨染色法染血液涂片，是最常用观察血细胞形态的方法。

（一）红细胞

红细胞是血细胞的重要组成部分，约占血细胞的96%，其平均寿命约120天。老化的红细胞在移动至脾脏时被巨噬细胞吞噬和选择性清除，将生成红细胞所需的铁等留下来，再用于制造红细胞。红细胞内的主要成分是蛋白质，主要是血红蛋白（Hb），因此，使血液呈红色。我国成年男性血红蛋白的浓度为120～160 g/L，成年女性血红蛋白的浓度为110～150 g/L。正常人的红细胞数量和血红蛋白浓度不仅有性别差异，还可因年龄、生活环境和机体功能状态不同而有差异。例如，儿童低于成年人（但新生儿高于成年人）；高原居民高于平原居民；妊娠后期因血浆量增多而致红细胞数量和血红蛋白浓度相对减少。人体外周血红细胞的数量、血红蛋白浓度低于正常，称为贫血。

1. 红细胞的数量和形态 红细胞是血液中数量最多的血细胞。我国成年男性红细胞的数量为（4.0～5.5）$\times 10^{12}$/L，女性为（3.5～5.0）$\times 10^{12}$/L。正常的成熟红细胞无核，在扫描电子显微镜下呈双圆盘状，直径为7～8 μm，中央较薄，最薄处约为1 μm，周边较厚，最厚处的厚度为2.5 μm，呈圆碟状需消耗能量。因此，在血液涂片中，红细胞中央部呈浅红色，这种形态与同体积的球形结构相比，表面积增大约25%，达140 μm^2，而且细胞内任何一点距细胞表面都不超过0.85 μm，有利于细胞内外气体的迅速交换。一个人所有红细胞的总表面积为3800 m^2，相当于一个足球场。成熟的红细胞无核，也无任何细胞器，胞质内充满血红蛋白，使红细胞呈红色。无线粒体，糖酵解是其获得能量的唯一途径。红细胞从血浆摄取葡萄糖，通过糖酵解产生腺嘌呤核苷三磷酸（简称三磷酸腺苷，ATP）维持细胞膜上钠泵的活动，以保持红细胞内外 Na^+、K^+ 的正常分布、细胞容积和双凹圆碟状的形态。

2. 红细胞的特征与功能

（1）红细胞的特征：红细胞具有可塑变形性、悬浮稳定性和渗透脆性等特征，这些特征都与红细胞的双凹圆碟形有关。

1）可塑变形性：红细胞具有形态的可变性。正常红细胞在外力作用下具有变形的能力。红细胞的这种特性称为可塑变形性。外力撤销后，变形的红细胞又可恢复其正常的双凹圆碟形。红细胞在全身血管中循环运行时，须经过变形才能通过口径比它小的毛细血管和血窦孔隙。可塑变形性是红细胞生存所需的最重要的特性。红细胞的变形性取决于红细胞的几何形状、红细胞内的黏度和红细胞膜的弹性，其中红细胞正常的双凹圆碟形的几何形状最为重要。正常成人红细胞的体积约为90 μm^3，表面积约为140 μm^2。若红细胞为等体积的球形，则其表面积仅有100 μm^2。因此，正常的双凹圆碟形使红细胞具有较大的表面积与体积之比，这使得红细胞在受到外力时易于发生变形。红细胞的可塑变形性，还因为红细胞膜固定在一个能变形的圆盘状的网架结构上，称为红细胞膜骨架，其主要成分为血影蛋白和肌动蛋白等。遗传性球形红细胞症的血影蛋白分子结构异常，球形红细胞在通过脾时极易被巨噬细胞吞噬清除，导致先天性溶血性贫血。遗传性球形红细胞增多症的患者，由于红细胞呈球形，其表面积与体积之比降低，变形能力减弱。此外，当红细胞内的黏度增大或红细胞膜的弹性降低时，也会使红细胞的变形能力降低。血红蛋白发生变性或细胞内血红蛋白浓度过高时，可因红细胞内黏度增高而降低红细胞的变形性。随着红细胞的逐渐衰老，其血红蛋白和膜骨架蛋白变性，导致红细胞的变形性降低。由于红细胞无任何细胞器，因而不能合成新的蛋白和代谢所需的酶类。

2）悬浮稳定性：将盛有抗凝全血的血沉管垂直静置，尽管红细胞的比重大于血浆，但正常时红细胞下沉缓慢，表明红细胞能相对稳定地悬浮于血浆中，红细胞的这一特性称为悬浮稳定性。通常以红细胞在第一小时末下沉的距离来表示红细胞的沉降速度，称为红细胞沉降率（erythrocyte sedimentation rate，ESR）。正常成年男性红细胞沉降率为 0 ~ 15 mm/h，成年女性为 0 ~ 20 mm/h。沉降率愈大，表示红细胞的悬浮稳定性愈小。

红细胞能相对稳定地悬浮于血浆中，是由于红细胞与血浆之间的摩擦力阻碍了红细胞的下沉。双凹圆碟形的红细胞具有较大的表面积与体积之比，所产生的摩擦力较大，故红细胞下沉缓慢。若红细胞彼此以凹面相贴，称为红细胞叠连。发生叠连后，红细胞团块的总表面积与总体积之比减小，摩擦力相对减小而红细胞沉降率增大。决定红细胞叠连快慢的因素不在于红细胞本身，而在于血浆成分的变化。若将正常人的红细胞置于红细胞沉降率大者的血浆中，红细胞也会发生叠连而沉降率增大，而将红细胞沉降率大者的红细胞置于正常人的血浆中，则沉降率正常。通常血浆中纤维蛋白原、球蛋白和胆固醇的含量增高时，可加速红细胞叠连和沉降；血浆中白蛋白、卵磷脂的含量增多时则可抑制叠连发生使沉降减慢。因为，正常红细胞表面的N- 乙酰神经氨酸带有负电荷而互相排斥不发生叠连，带正电荷的纤维蛋白原和球蛋白可中和红细胞表面的负电荷而促进红细胞叠连，使红细胞沉降率加快。在某些疾病时（如活动性肺结核、风湿热等），由于炎症因子促进肝脏纤维蛋白原的合成，可引起红细胞沉降率增大。

3）渗透脆性：红细胞在低渗盐溶液中发生膨胀破裂的特性，称为红细胞渗透脆性，简称脆性。红细胞在等渗的 0.9% 氯化钠（NaCl）溶液中可保持其正常形态和大小。若将红细胞悬浮于一系列浓度递减的低渗氯化钠溶液中，水将在渗透压差的作用下渗入细胞，于是红细胞由正常双凹圆碟形逐渐胀大，成为球形；当氯化钠浓度降至 0.42% ~ 0.46% 时，部分红细胞开始破裂而发生溶血；当氯化钠浓度降至 0.28% ~ 0.32% 时，则红细胞全部发生溶血。这一现象表明红细胞对低渗盐溶液具有一定的抵抗力，且同一个体的红细胞对低渗盐溶液的抵抗力并不相同。生理情况下，衰老红细胞对低渗盐溶液的抵抗力低，即脆性高；而初成熟的红细胞的抵抗力高，即脆性低。有些疾病可影响红细胞的脆性，如遗传性球形红细胞增多症患者的红细胞脆性变大，故测定红细胞的渗透脆性有助于某些疾病的临床诊断。

（2）红细胞的功能：红细胞的主要功能是运输氧和二氧化碳。血液中 98.5% 的氧是以与血红蛋白结合成氧合血红蛋白的形式存在的。红细胞运输的氧气约为溶解于血浆中氧的 65 倍。血液中的二氧化碳主要以碳酸氢盐和氨基甲酰血红蛋白的形式存在，分别占二氧化碳运输总量的 88% 和 7%。红细胞内含有丰富的碳酸酐酶，可催化二氧化碳与水迅速生成碳酸，后者再解离为 HCO_3^- 和 H^+。在红细胞的参与下，血液运输二氧化碳的能力可提高 18 倍。双凹圆碟形使红细胞具有较大的气体交换面积，由细胞中心到大部分表面的距离都很短，故有利于细胞内、外氧和二氧化碳的交换。红细胞运输氧的功能依赖于细胞内的血红蛋白来实现。但是一旦血红蛋白逸出到血浆中，即丧失其运输氧的功能。此外，红细胞还参与对血液中的酸、碱物质的缓冲及免疫复合物的清除。

3. 红细胞生成的调节 正常情况下，人体内每天都有一定数量新生的红细胞从骨髓进入血液，同时也有相应数量衰老的红细胞移动至脾脏时被巨噬细胞吞噬和清除，从而保持平衡。这些新生未完全成熟的红细胞内尚残留部分核糖体，用煌焦油蓝染色呈细网状，故称其为网织红细胞。

未完全成熟的红细胞在血流中大约经过一天后完全成熟，核糖体消失。正常成年人外周血液中网织红细胞占红细胞总数的 0.5% ~ 1.5%。骨髓造血功能发生障碍的患者，网织红细胞计数降低。而如果贫血患者的网织红细胞计数增加，说明治疗有效。

红骨髓内的造血干细胞首先分化成为红系定向祖细胞，再经过原红细胞、早幼红细胞、中幼红细胞、晚幼红细胞和网织红细胞阶段，最终成为成熟的红细胞。从原红细胞到中幼红细胞阶段，经历 3 ~ 5 次有丝分裂，每次有丝分裂约持续一天。一个原红细胞可产生 8 ~ 32 个晚幼红细胞，需 3 ~ 5 天。机体贫血时细胞分裂加快，可缩短到 2 天。晚幼红细胞不再分裂，细胞内血红蛋白的含量已达到正常水平，脱去细胞核成为网织红细胞。网织红细胞进入血液循环后通自噬清除残留的线粒体、核糖体等细胞器发育为成熟红细胞，此过程约需 1 天。由于网织红细胞持续时间较短，成年人外周血中网织红细胞的数量只占红细胞总数的 0.5% ~ 1.5%。当骨髓造血功能增强时，大量网织红细胞释放入血，血液中网织红细胞可高达 30% ~ 50%。医学临床工作中，常通过外周血网织红细胞计数来了解骨髓造血功能的盛衰。

（1）红细胞生成所需物质：在红细胞生成的过程中，需要有足够的蛋白质、铁、叶酸和维生素 B_{12} 的供应。蛋白质和铁是合成血红蛋白的重要原料，而叶酸和维生素 B_{12} 是红细胞成熟所必需的物质。此外，红细胞生成还需要氨基酸、维生素 B_6、维生素 B_2、维生素 C、维生素 E 和微量元素铜、锰、钴、锌等。由于红细胞可优先利用体内的氨基酸来合成血红蛋白，故单纯因缺乏蛋白质而发生贫血者较为罕见。而缺铁性贫血，则比较常见。

1）铁：铁是合成血红蛋白的必需原料。正常成年人体内共有铁 3 ~ 4 g，其中约 67% 存在于血红蛋白中。血红蛋白的合成从原红细胞开始，持续到网织红细胞阶段。一般情况下，一个成人每天需要 20 ~ 30 mg 的铁用于生成红细胞，但是每天仅需从食物中吸收 1 mg 铁以补充排泄的铁，其余 95% 来自体内铁的再利用。衰老的红细胞被巨噬细胞吞噬后，血红蛋白分解所释放的铁可再用于血红蛋白的合成。进入血液的铁通过与转铁蛋白结合而被运送到幼红细胞。当铁的摄入不足或吸收障碍，或长期慢性失血以致机体缺铁时，可使血红蛋白合成减少，引起缺铁性贫血。

2）叶酸和维生素 B_{12}：叶酸和维生素 B_{12} 是合成 DNA 所需的重要辅酶。叶酸在体内须转化成四氢叶酸后，才能参与 DNA 的合成。叶酸的转化需要维生素 B_{12} 的参与。维生素 B_{12} 缺乏时，叶酸的利用率下降，可引起叶酸的相对不足。因此，缺乏叶酸或维生素 B_{12} 时，DNA 的合成障碍引起细胞核发育异常，幼红细胞分裂减慢，核浆发育不平衡，红细胞体积增大，导致巨幼细胞性贫血。正常情况下，从食物中摄取的叶酸和维生素 B_{12} 含量基本上能够满足红细胞生成的需要，但是维生素 B_{12} 的吸收需要内因子的参与。内因子由胃黏膜的壁细胞产生，它与维生素 B_{12} 结合后通过回肠黏膜上特异受体的介导，促进维生素 B_{12} 在回肠远端的重吸收。

当胃大部分切除或胃黏膜的壁细胞损伤时，机体缺乏内因子，或体内产生抗内因子抗体，或回肠末端被切除后，均可因维生素 B_{12} 吸收障碍而导致巨幼细胞性贫血。但在正常情况下，体内储存有 4 ~ 5 mg 维生素 B_{12}，而红细胞生成每天仅需 2 ~ 5 μg，故当维生素 B_{12} 吸收发生障碍时，通常在拖延至 3 ~ 5 年后才出现贫血症状。正常人体内叶酸的储存量为 5 ~ 20 mg，每天叶酸的需要量约为 200 μg，当叶酸摄入不足或吸收障碍时，3 ~ 4 个月后可发生巨幼细胞性贫血。

（2）红细胞生成的调节：红系祖细胞向红系前体细胞的增殖分化是红细胞生成的关键环节。不同发育阶段的红系祖细胞因为细胞表面受体表达的差异，而对不同造血调控因子呈现出不同的反应。干细胞因子（stem cell factor，SCF）、白细胞介素 -3（IL-3）和粒 - 巨噬细胞集落刺激因子（GM-CSF）可刺激早期红系祖细胞（BFU-E）的增殖和发育为晚期红系祖细胞（CFU-E）。晚期红系祖细胞因存在较密集的 EPO，受体主要接受 EPO 的调节，而早期红系祖细胞因 EPO 受体稀疏较少受 EPO 影响。

1）促红细胞生成素（EPO）：动物实验表明，将失血性贫血动物的血浆输入正常动物体内，可引起正常动物的红细胞生成增多，表明贫血动物体内产生了某种可促进红细胞生成的因子。经过多年的研究，现已将其分离纯化，称为促红细胞生成素。促红细胞生成素（EPO）是一种糖蛋白，由 165 个氨基酸残基组成，其分子量约为 34000。CFU-E 是 EPO 作用的主要靶细胞。EPO 促红细胞生成作用可归纳为：① CFU-E 的存活完全依赖于 EPO 的存在。EPO 主要作为存活因子抑制 CFU-E 的凋亡，这是 EPO 促进 CFU-E 增殖和分化的前提。②激活血红蛋白等红系特异基因的表达，促进红系祖细胞向原红细胞分化及幼红细胞血红蛋白的合成。③促进网织红细胞的成熟与释放。EPO 是机体红细胞生成的主要调节物。血浆中 EPO 的水平与血液中血红蛋白的浓度呈负相关，严重贫血时血浆中促 EPO 浓度可较正常情况增高 1000 倍左右。贫血时体内 EPO 增高可促进红细胞生成；而红细胞增高时，EPO 分泌则减少，这一负反馈调节能使血液中红细胞的数量保持相对稳定（图 1-2）。目前医学临床上已将重组的人 EPO，应用于促进贫血患者的红细胞生成。此

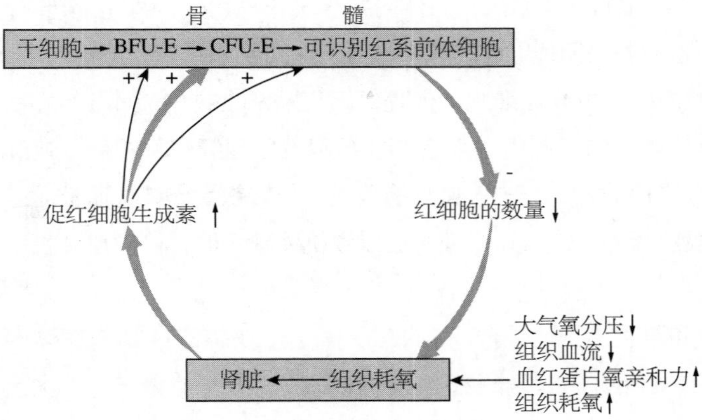

图 1-2　EPO 调节红细胞生成的反馈环
BFU-E：红系爆式集落形成单位；CFU-E：红系集落形成单位，+ 表示促进，- 表示抑制

外，在脑、心和血管内皮等非造血组织也存在 EPO 受体，实验研究显示，大剂量的 EPO 所具有的抗凋亡作用对神经、心脏和肾脏均显示出细胞保护效应。

肾脏是产生 EPO 的主要部位。此外，肾皮质、肾小管周围的间质细胞（如成纤维细胞、内皮细胞）亦可产生 EPO。与一般内分泌细胞不同的是，肾脏内部没有 EPO 的储存。缺氧可迅速引起 EPO 基因表达增加，从而使 EPO 的合成和分泌增多。

EPO 的半衰期为 4 ~ 12 小时。切除双侧肾脏后，血浆中 EPO 的浓度急剧降低。生理情况下，血浆中有一定含量的 EPO，可维持正常的红细胞生成。完全缺乏 EPO 时，骨髓中几乎没有红细胞生成。而存在大量 EPO 时，只要提供足够的造血原料，红细胞生成可比正常时提高 10 倍。组织缺氧是促进 EPO 分泌的生理性刺激因素。任何引起肾脏氧气供应不足的因素，如贫血、缺氧或肾血流量减少，均可促进 EPO 的合成与分泌，使血浆中 EPO 含量增加。实验显示，机体在低氧环境中持续数小时，EPO 就会迅速增多，于 24 小时达到峰值。因此，双肾严重破坏的晚期肾脏病患者常因缺乏 EPO 而发生肾性贫血。正常人从平原进入高原低氧环境后，由于肾脏产生 EPO 增多，可使外周血中的红细胞数量和血红蛋白含量同步增高。低氧促进 EPO 基因表达的机制与低氧诱导因子 -1（hypoxia inducible factor，HIF-1）的作用有关。HIF-1 是一种转录因子。低氧时肾脏内低氧诱导因子的活性增强，可与位于 EPO 基因 3′ 端的增强子结合而促进 EPO 表达。此外，肾外组织缺氧亦可促进肾分泌 EPO，这可能与肾外组织产生的去甲肾上腺素、肾上腺素和多种前列腺素刺激肾脏产生 EPO 有关。正常人体内有 5% ~ 10% 的 EPO 是由肾外组织（如肝脏）产生的，故双侧肾脏严重破坏而依赖人工肾生存的尿毒症患者，体内仍有少量 EPO 促使骨髓继续产生红细胞。

2）雄激素：雄激素可提高血浆中 EPO 的浓度，促进红细胞的生成。若切除双侧肾脏或给予抗 EPO 抗体，可阻断雄性激素的促红细胞生成作用。因此，雄性激素主要通过刺激 EPO 的产生而促进红细胞生成。此外，也有实验显示，雄性激素刺激骨髓红系祖细胞增殖的效应先于体内 EPO 的增加，这表明雄性激素也可直接刺激骨髓，促进红细胞生成。雄性激素还可促进血红蛋白的合成。雌激素可降低红系祖细胞对 EPO 的反应，抑制红细胞的生成。雄性激素和雌激素对红细胞生成的不同效应，可能是成年男性红细胞数和血红蛋白量高于女性的原因之一。

此外，还有一些激素，如甲状腺激素、肾上腺皮质激素和生长激素等可改变组织对氧的要求而间接促进红细胞生成。转化生长因子 β、干扰素 γ 和肿瘤坏死因子等可抑制早期红系祖细胞的增殖，对红细胞的生成起负性调节作用，这可能与慢性炎症状态时贫血的发生有关。

4. 红细胞的破坏 正常人红细胞的平均寿命约为 120 天。每天约有 0.8% 的衰老红细胞被破坏。90% 的衰老红细胞被巨噬细胞吞噬。由于衰老红细胞的变形能力减退，脆性增高，难以通过微小的孔隙，因此容易滞留于脾和骨髓中而被巨噬细胞所吞噬，称为血管外破坏。脾功能亢进时可导致红细胞破坏过多而引发贫血。巨噬细胞吞噬红细胞后，将血红蛋白消化，释放出铁、氨基酸和胆红素，其中铁和氨基酸可被重新利用，而胆红素则由肝排入胆汁，最后排出体外。此外，还有约 10% 的衰老红细胞在血管中受机械冲击而破损，称为血管内破坏。血管内破坏所释放的血红蛋白立即与血浆中的触珠蛋白结合，进而被肝脏摄取。当血管内的红细胞大量破坏，血浆中血红蛋白浓度过高而超出触珠蛋白的结合能力时，未能与触珠蛋白结合的血红蛋白将经肾脏排出，从而出现血红蛋白尿。红细胞破坏过多可引起溶血性贫血。

5. 红细胞血型 从遗传学角度讲，血型是人类各种血液成分的遗传性状的表达，在生物群体中，各种遗传决定的性状和基因本身都不存在不同的变异型。广义上讲，血液中的任何多态性都可称为血型。通常所说的血型，指的是红细胞血型，即红细胞血型抗原。红细胞血型抗原是指人类红细胞的细胞膜上的一类镶嵌蛋白质，这种蛋白质属于特异性抗原，是由种系基因控制的遗传多态性抗原。若将两个血型不相容的血液滴加在玻片上并使之充分混合，则红细胞可成簇，这一现象称为红细胞凝集。在补体的作用下，可引起凝集的红细胞破裂，血红蛋白逸出，称为溶血。当给人输入红细胞血型不相容的血液及其含有一定数量红细胞的血液成分时，可在血管内发生红细胞凝集和溶血反应，甚至危及生命。因此，对红细胞血型的鉴定是安全输血的必要前提。由于血型是由种系基因和遗传决定的，所以，血型鉴定对法医学和人类学的研究也具有十分重要的价值。

红细胞凝集的本质是抗原 - 抗体反应。红细胞膜上抗原的特异性取决于其抗原决定簇，这些抗原在凝集反应中被称为凝集原。根据红细胞血型抗原决定簇的生物化学结构可将其分为糖和多肽两类。人出生时，抗原决定簇为多肽的红细胞表面血型抗原已发育成熟，而决定簇为糖分子的血型抗原则在出生后逐渐发育成熟。能与红细胞膜上的凝集原起反应的特异性抗体则称为凝集素。凝集素为 γ 球蛋白，存在于血浆中。发生抗原抗体反应时，由于每个抗体上具有 2 ~ 10 个抗原结合位点，因此抗体可在若干个带有相应抗原的红细胞之间形成桥梁，使它们聚集成簇。

人类的红细胞血型抗原有很多种，具体数字，目前还无法确定。自 Landsteiner（1900 年，发现了 A、B、O 三种血型）和他的学生 Decastello（1902 年发现了第 4 种，即 AB 型）发现人类第一个血型系统——ABO 血型系统以来，至今已发现并获得国际输血协会（The International Society of Blood Transfusion，ISBT）红细胞抗原命名专业组认可和命名的红细胞血型抗原近 300 种，被归纳为 30 个不同的红细胞血型系统，7 个集合及高频率（900 多组，在所有人群中表达频率皆高于 90%。）和低频率（700 多组，最少已经遗传两代，在所有人群中表达频率皆低于 1%）两个大组。医学上比较重要的血型系统是 ABO、Rh、MNSS、Lutheran、Kell、Lewis Duff 和 Kidd 等，其中，与医学及临床输血关系最为密切、意义重大的是 ABO 血型系统，其次是 Rh 血型系统。ABO 血型抗原与临床输血关系最为密切、意义重大的原因是血液中有抗异型血液的天然抗体（产生原因不明），例如，A 型血者的血液中具有抗血型抗原的抗 B 抗体，若错配血型导致血型不相容输血，首次输血即可导致抗体结合，引起红细胞膜破裂而发生溶血。溶血后残留的红细胞膜囊称血影，也能引起溶血。蛇毒、溶血性细菌、脂溶剂等，也能引起溶血。

Lardsteiner 因为开创性地发现了人类红细胞血型中的 A、B、O 血型，而于 1930 年获得诺贝尔生理学或医学奖。

（1）ABO 血型系统

1）ABO 血型的分型：人们根据红细胞膜上是否存在 A 抗原和 B 抗原，将血液分为 A、B、O 和 AB 四种血型。抗原 A 和抗原 B，构成人类的 ABO 血型。红细胞膜上只含 A 抗原者，为 A 型；只含 B 抗原者，为 B 型；含 A 和 B 两种抗原者，为 AB 型；A 和 B 两种抗原均无者，为 O 型。不同血型的人的血清中含有不同的抗体，但是不会含有与自身红细胞抗原相对应的抗体。在 A 型血者的血清中，只含有抗 B 抗体；B 型血者的血清中，只含有抗 A 抗体；AB 型血者的血清中，没有抗 A 抗体，也没有抗 B 抗体；而 O 型血者的血清中，则既含有抗 A 抗体，也含有抗 B 抗体。ABO 抗原的血型或变异型很多，因此在 ABO 血型系统中还发现了几种亚型，其中最为重要的亚型是，A 型中的 A_1 和 A_2 亚型。A_1 型红细胞上，既含有 A 抗原，也含有 A_1 抗原；而 A_2 型红细胞上仅含有 A 抗原；A_1 型血的血清中只含有抗 B 抗体，而 A_2 型血的血清中则既含有抗 B 抗体，也含有抗 A_1 抗体。同样，AB 型血中也有 A_1B 和 A_2B 两种主要亚型（表 1-4）。

表 1-4　ABO 血型系统的抗原和抗体

血型		红细胞上的抗原	血清中的抗体
A 型	A_1	$A+A_1$	抗 B
	A_2	A	抗 B+ 抗 A_1
B 型		B	抗 A
AB 型	A_1B	$A+A_1+B$	无
	A_2B	A+B	抗 A_1
O 型		无 A，无 B	抗 A+ 抗 B

在我国汉族人中，虽然 A_2 型和 A_2B 型者分别只占 A 型和 AB 型人群的 1% 以下，但是由于 A_1 型红细胞可与 A_2 型血清中的抗 A_1 抗体发生凝集反应，而且 A_2 型和 A_2B 型红细胞比 A_1 型和 A_1B 型红细胞的抗原性弱得多，在用抗 A 抗体做血型鉴定时，容易将 A_2 型和 A_2B 型血误定为 O 型或 B 型。因此，在输血时应注意 A_2 和 A_2B 亚型的存在。

2）ABO 血型系统的抗原：ABO 血型基因位于染色体 9q34.1 ~ 34.2，其基因产物是糖基转移酶，这些酶控制着 ABO 血型抗原的生物合成。ABO 血型抗原的化学结构是糖蛋白，其血清学特异性取决于特异性糖链末端 3 个糖的结构。当特异性糖链终末端的半乳糖上连接 N- 乙酰半乳胺时，就产生 A 抗原的活性，如果连接的是半乳糖，就产生了 B 抗原的活性。A 和 B 活性的糖均是连在半乳糖上，加上之前需要有一个岩藻糖连于半乳糖上。如果末端半乳糖既不连于 N- 乙酰半乳糖胺，又不连于半乳糖，则仅产生 H 的抗原活性（图 1-3）。也就是说，ABO 血型系统各种抗原的特异性决定所含的糖链。这些糖链都是由红细胞膜上的糖蛋白或糖脂上暴露在红细胞表面的少数糖基所组成的寡糖链。A 和 B 抗原的特异性就决定了这些寡糖链的组成与连接顺序。A、B 抗原都是在 H 抗原的基础上形成的。在 A 基因的控制下，细胞合成的 A 酶能使一个 N- 乙酰半乳糖基连接到 H 物质上，形成 A 抗原；而在 B 基因控制下合成的 B 酶，则能把一个半乳糖基连接到 H 物质上，形成 B 抗原。O 型红细胞虽然不含 A、B 抗原，但是含有 H 抗原。实际上，H 抗原又是在另一个含四个糖基的前驱物质的基础上形成的。在 H 基因编码的岩藻糖基转移酶的作用下，在前驱物质半乳糖末端上连接岩藻糖而形成 H 抗原。若 H 基因缺损，将缺乏岩藻糖基转移酶，则不能生成 H 抗原以及 A、B 抗原，但是有前驱物质，其血型为孟买型。

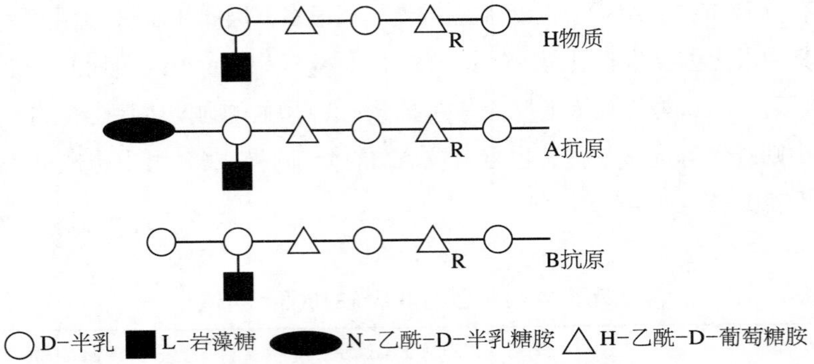

图 1-3　ABO 血型抗原糖基结构及 ABH 基因作用位点

因此，基因通过决定生成的糖基转移酶的种类而决定催化何种糖基连接在前驱物质的哪个位置上，进而间接控制决定血型抗原特异性的寡糖链的组成，并决定其血型的表现型。

在 5 ~ 6 周龄的人胚胎红细胞膜上及内皮细胞表面就已经可以检测到 A 和 B 抗原。婴儿红细胞膜上 A、B 抗原的位点数仅为成人的 1/3，一般在 18 个月后才能在其红细胞上充分表现抗原性，到 2 ~ 4 岁时才完全发育。人体中 ABO 血型抗原广泛存在于很多细胞膜和体液、分泌液中。血型抗原在人群中的分布按地域和民族的不同而有差异。在中欧地区的人群中，40% 以上为 A 型，近 40% 为 O 型，10% 左右为 B 型，6% 左右为 AB 型；而在美洲土著民族中，则 90% 为 O 型。在我国汉族中，A 型、B 型、O 型各占 30% 左右，AB 型约占 10%；这个比例各片区和民族差异较大。

A、B、H 抗原不仅存在于红细胞膜上，也广泛存在于淋巴细胞、血小板以及大多数上皮细胞和内皮细胞的膜上。组织细胞还能分泌可溶性 A、B、H 抗原进入唾液、泪液、尿液、胃液、胆汁、血浆和羊水等多种体液中，其中以唾液中含量最为丰富。体液中含有这种血型物质者称分泌型。个体的分泌型或非分泌型也是由遗传基因所决定的。

3）ABO 血型系统的抗体：血型抗体分为天然抗体和免疫性抗体两类。ABO 血型系统的天然抗体多属 IgM，分子量大，不能通过胎盘；而免疫性抗体是机体接受自身所不存在的红细胞抗原刺激而产生的。免疫性抗体属于 IgG 抗体，分子量小，能通过胎盘进入胎儿体内。由于自然界广泛存在 A 抗原和 B 抗原，正常成年人通常存在 IgM 和 IgG 型 ABO 血型抗体。因此，与胎儿 ABO 血型不合的孕妇，可因母亲体内免疫性 IgG 型血型抗体进入胎儿体内而引起胎儿红细胞的破坏，发生新生儿溶血病。新生儿体液免疫尚未发育成熟，人在出生前尚未产生抗体，因此出生时血液中没有自身产生的 ABO 血型抗体，但是存在来自母体的 IgG 型抗 A 或抗 B 抗体。出生后 2 ~ 8 个月开始产生 ABO 血型系统的抗体，5 ~ 6 岁时具有较高的效价，8 ~ 10 岁时达到高峰。老年人的抗 A 和抗 B 水平一般低于年轻人。一般 O 型的血清中多为 IgG 抗 A 及抗 B，而 A 型或 B 型的血清大多为 IgM 抗体。H 基因缺损的孟买型人的血清中，有抗 A、抗 B 和抗 H 抗体。因此，除同血型者外，他们的血清与所有其他血型者的红细胞均不相容。各类 ABO 抗体的区别详见表 1–5。

表 1–5　ABO 抗体的区别

特异性	血清			其他来源
	血型	频率	性质	
抗 B	A	全部	常属 IgM，效价 8 : 512	初乳（IgA）
				唾液 IgA
				泪液
抗 A，B	O，Oh	全部	常属 IgG，与 A_x、A_3 凝集	腹水
抗 A	B	全部	常属 IgM，效价 32 : 2048	在蜗牛、鱼卵中也可发现用
	A_2B	22% ~ 35%*		A_2 红细胞吸收过的抗 A 血清
抗 A_1	A_2	1% ~ 8%*	少数报道有输血反应	
	A_x	大多数		双花扁豆
	Oh	全部		
抗 H	不是 Oh	部分	抗 H 物质抑制	欧洲荆豆

* 指 A_2B 和 A_2 型人中所占的百分比。

4）孟买型：孟买型是一种罕见的血型，首先在印度发现。它的血清学特点是红细胞与抗 A、抗 B、抗 H 血清不反应，血清通常含有 IgM 和 IgG 抗 H 与 A、B、O 细胞都反应，能够引起体内溶血反应。孟买型的遗传机制与 A、B 基因相独立的 H–h 系统有关，红细胞上 H 物质的合成受控于 FUTI 遗传座位上的 H 基因，存在于 19 号染色体的长臂上（19q13.3），其基因产物是 α（1，2）岩藻糖转移酶。孟买型的基因型是 hh 纯合子，故不能合成表达 A 或 B 基因前体物质。

5）分泌型和非分泌型：红细胞的 H、A、B 抗原不但存在于红细胞表面，还存在于血清、唾液、胃液、精液以及卵巢肿液、腹腔积液等体液中，但并非所有人的体液中都存在 H、A、B 抗原物质，约 80% 的人的体液中可检出 H、A、B 抗原物质，被称为分泌型，而 20% 的人的体液中不存在 H、A、B 抗原物质，被称为非分泌型。

6）ABO 血型的遗传：人类 ABO 血型系统的遗传是由第 9 号染色体（9q34.1 ~ q34.2）上的 A、B 和 O 三个等位基因控制的。在一对染色体上只可能出现上述三个基因中的两个，分别由父母双方各遗传一个给子代。三个基因可组成 6 组基因型（表 1-6）。由于 A 和 B 基因为显性基因，O 基因为隐性基因，故血型的表现型仅有 4 种。血型相同的人其遗传基因型不一定相同。例如，表现型为 A 型血型的人，其遗传型可为 AA 或 AO。但是红细胞上表现型为 O 者，其基因型只能是 OO。由于表现型为 A 或 B 者可能分别来自 AO 和 BO 基因型，故 A 型或 B 型血型的父母完全可能生下 O 型表现型的子女。血型是由遗传决定的，一般情况下，ABO 血型终生不变。利用血型的遗传规律，可以推知子女可能有的血型和不可能有的血型，因此，也就可能从子女的血型表现型来推断亲子关系。但必须注意的是，法医学上依据血型来判断亲子关系时，只能作出否定的判断，而不能作出肯定的判断，具体需通过亲子鉴定来判定。

表 1-6　ABO 血型的基因型和表现型

基因型	表现型
OO	O
AA，AO	A
BB，BO	B
AB	AB

7）ABO 血型系统的特性：ABO 血型系统有其他血型系统所没有的独特的性质，具体表现在：①血清中常存在反应强的抗体，而红细胞上缺乏相应的抗原；②许多组织细胞上有规律地存在着 A、B、H 抗原，分泌型的分泌液中存在着 A、B、H 物质。这两种独有的性质使 ABO 血型系成为输血和组织器官移植中最重要的血型系统。

8）ABO 血型的鉴定：正确鉴定血型是保证输血安全的基础。常规 ABO 血型的定型包括正向定型和反向定型。正向定型（亦称红细胞定型）是用已知特异性抗 A 与抗 B 抗体试剂来检查红细胞的抗原，即检测红细胞上有无 A 或 B 抗原；而反向定型（亦称血清定型）则是用已知血型的试剂红细胞检查血清中的抗体，即检测血清中有无抗 A 或抗 B 抗体。同时进行正向定型和反向定型是为了相互验证。由于新生儿血液中的血型抗体来自母亲身体，因此对新生儿进行血型鉴定时只做正向定型。所有的抗 A 和抗 B 定型试剂和 A、B、O 试剂红细胞都需符合国家规定。具体操作及结果判定，详见本书第七章“血站检验科实验室管理与血液检测”部分。

（2）Rh 血型系统：Rh 血型系统可能是红细胞血型中，最为复杂的一个系统。

1）Rh 血型的发现和分布：Levine 和 Stetson 于 1939 年在一例新生儿溶血病的胎儿母亲的血清中发现了一种抗体，当输入 ABO 同型丈夫的血液后，产生了严重的溶血性输血反应。经过试验证实，该抗体能凝集约 80% 的 ABO 配合的捐献者的血液。1940 年，

Landsteiner 和 Wiener 用恒河猴的红细胞免疫家兔和豚鼠，发现产生的抗体能凝集恒河猴的红细胞以及大约 85% 的白种人献血者的红细胞，他们将被这种抗恒河猴抗体凝集的红细胞称为 Rh 阳性血型，其余 15% 不凝集的红细胞称为 Rh 阴性血型，从而发现了 Rh 血型，这一类血型被归为一个血型系统。Wiener 和 Peters 在 1940 年指出，Rh 抗体可以在输过 ABO 血型相容的人的血清中发现。Levine 等又发现胎儿与母亲之间的 Rh 血型不合能引起新生儿溶血病。从此对 Rh 血型系统的研究逐渐深入。事实上，后来证明了家兔抗 rhesus 的血清与人抗 Rh 血清并不同，但是人们始终称人的抗体为抗 Rh，为了尊重 Landsteiner 和 Wiener 的发现，将家兔抗 rhesus 抗体称为抗 LW。

在中国各族人群中，汉族和其他大部分民族人群中，RhD 阳性者约占 99.7%，RhD 阴性者占 0.3% 左右，且分布于 A、B、O、AB 4 个血型之中。在有些民族的人群中，RhD 阴性者较多，如塔塔尔族约占 15.8%，苗族约占 12.3%，布依族和乌孜别克族约占 8.7%。

2）Rh 血型系统的抗原和分型：Rh 抗原只存在于红细胞上，出生时已发育成熟。至今已发现 40 多种 Rh 抗原，其中与涉及临床问题关系最密切的主要有 5 种，即 D、E、C、c、e。Rh 血型系统抗原的免疫原性是由多个决定簇区域镶拼组合而成的，它们的组成由遗传决定，单一的基因（或基因复合物）决定这些抗原和它们组合的存在与否。Rh 抗原是由位于第 1 号染色体短臂（p34.1 ~ p36）上的两个紧密连锁的基因所编码，其中一个编码 D 抗原（RhD），另一个编码 C/c 和 E/e 抗原（RhCE）。Rh 抗原的特异性取决于蛋白质的氨基酸序列。Rh 阳性者有 RhD 基因和 RhCE 基因，Rh 阴性者只有 RhCE 基因。RhD 和 RhCE 基因的变异形成了复杂的 Rh 血型系统的表型。但是实际上，血清中未发现单一的抗 D 抗体，在红细胞表面不表达 D 抗原，因而人们认为 D 是“静止基因”。Rh 血型的抗原性强度仅次于 ABO 血型系统的 A、B 抗原。在 5 种主要的 Rh 血型的抗原中，其抗原性的强弱依次为 D、E、C、c、e。由于 D 抗原的抗原性最强，故其临床意义也就最为重要。医学上通常将抗 Rh 抗体称为抗 D，相应的抗原称为 D 抗原，继而红细胞上缺乏 D 抗原者称为 RhD 阴性；而将红细胞上含有 D 抗原者称为 RhD 阳性。自发现了抗 D 后，人们又发现了除抗 D 以外的一些抗体，如抗 C、抗 E、抗 c 和抗 e 等，它们既能与部分 Rh 阳性的红细胞起反应，又能与一部分 Rh 阴性红细胞起反应，逐渐证实了存在相对应于这些抗体的抗原所形成的复杂的血型系统，称为 Rh 血型系统。已经证实 Rh 血型系统，在医学临床输血救治和母胎免疫引起的新生儿溶血病的临床医学中具有重要的意义。

3）D 抗原和弱 D 型：在 Rh 血型系统中，D 抗原的抗原性最强，50% ~ 75% 的 Rh 的个体通过输血和妊娠可受 D 抗原阳性红细胞免疫而产生抗 D，因此在输血治疗和新生儿溶血性疾病的诊断及治疗中，D 抗原的重要性仅次于 A 和 B 抗原。

D 抗原由 RHD 基因所编码，通常分为三类，即正常表达 D 抗原、超强表达 D 抗原和弱表达 D 抗原。超强表达的 D 抗原通常是 RHCE 基因被 RHD 置换所致，表型有 -D-、D、Dc^{w} 等。具有这类红细胞表型的个体血清中常含有抗 Rh17 抗体。由于 D 抗原是由 30 多个表位镶嵌而成，而每一种抗 D 抗体通过只能识别部分 D 表位，所以并非所有含 D 抗原的红细胞都能和每份抗 D 血清反应，有些 Rh 阳性细胞能被一些抗 D 血清凝集，但不能被其他一些抗 D 血清凝集，但实际上有 D 抗原，属于 Rh 阳性红细胞。这类缺乏部分表位的 D 阳性被称为不规则 D 或 D 范畴。弱 D 通常不缺失 D 表位，但红细胞上的 D 抗原位点数下降到只有正常 D 的 1/5。弱 D 表型中最弱的可能要属 DEL 表型，这类弱 D 通常只带有 400 ~ 1600 个 D 抗原位点，因此只能用吸收和放散技术证实其红细胞膜上 D 抗原的存在。在中国人群中用常规血清学方法鉴定出来的 Rh 阴性的个体中，约有 20% 属于 DEL。超强 D、不完全 D 和弱 D 都是 D 变异型。

4）Rh 血型抗原的分子生物学：Rh 血型抗原的分子生物学的理论刚刚建立起来，内容相对比较复杂，以下只做简要介绍，详细内容可查阅专著了解。

A. RH 基因的历史和命名：ISBT 确认 Rh 血型系统基因为 RH，数字表示为 004。与 Rh 血型相关基因的研究始于 20 世纪 80 年代，Tippett 等于 1986 年提出 Rh 血型系统双基因模型，1991 年 Cherif-Zahar 等及 Ie Van Kim 等发现 RH 基因定位于染色体 1p43.3 ~ 36.1，并指出 RHD 基因编码 D 抗原，RHCE 基因编码 CcEe 抗原，1992 年 Colin 等通过 Rh 信使核糖核酸（mRNA）鉴定出 RhD 多肽由 416 个氨基酸残基组成，而 RHD/CE 基因包括 10 个外显子，2000 年 Wagner 等发现 RHD 基因和 RHCE 基因在 RH 座位上方向相反，3' 端相对且 RHD 基因两侧各有一个盒子序列与 RHD 缺失侧翼盒子序列，RhD 阴性个体的 RHD 基因缺失，即发生在盒子序列之间。

B. Rh 蛋白结构及 RH 基因：不同血型蛋白抗原在结构上存在较大的不同，有的血型蛋白抗原表位以糖类或糖基为主，存在于糖蛋白和（或）糖酯中；有的为肽类抗原表位，而其主体蛋白质插入红细胞膜中，形成一个或多个跨膜区域。成熟的 Rh 多肽由 416 个氨基酸残基组成，多次穿过膜双磷脂形成 6 个膜外环状结构，RhD 和 RhCE 多肽存在 36 个氨基酸差异，E 和 e。抗原存在 1 个氨基酸的差异，即第 226 位为 Pro（RhE）或 Ala（Rhe），而 C 和 c 抗原则存在多个氨基酸差异，但其抗原性只取决于 1 个氨基酸差异，即第 49 位 Ser（RhC）或 Sro（Rhc）氨基酸。Rh 蛋白以复合物的形式存在于红细胞膜中，各个组分由非共价键连接，其核心部分为四聚体，包括 2 个 Rh 蛋白和 2 个 RhAG 蛋白，它们属于同一类蛋白家族，从数量上看，四个聚体是 Rh 复合物的主要组成部分，它们紧密地与红细胞膜骨架连接。

5）非补体结合性：大多数 Rh 抗体结合补体，因为补体连锁反应的激发，至少要求 2 个 IgG 分子连接于邻近的红细胞上。由于 Rh 抗原在红细胞膜上相距很远，不能让 IgG 分子相互合作，因此不能引起补体结合。但是，也有补体结合 Rh 抗体的报道。

6）常见的 Rh 抗体和抗体混合物：除了抗 D，常见的 Rh 抗体尚有抗 E、抗 c、抗 G、抗 C 等。大多数抗 c 血清和抗 e 血清中也含有抗 f（ce）。抗 CE 有时与抗 D 同时形成，也有与抗 C 同时形成。抗 C 常常和抗 Ce 同时产生。

7）Rh 血型的特点及其临床意义：Rh 血型系统与 ABO 血型系统不同，Rh 血型人的血清中不存在抗 Rh 的天然抗体，只有当 Rh 阴性者在接受 Rh 阳性的红细胞以后，才会通过体液性免疫产生抗 Rh 的免疫性抗体。Rh 阴性者一般在输注 Rh 阳性的红细胞后 2 ~ 6 个月，血清中抗 Rh 抗体的水平达到高峰。因此，Rh 阴性血型的受血者在第一次接受少量 Rh 阳性血型的红细胞，一般不产生明显的输血反应，但是在第二次或多次输入 Rh 阳性的红细胞时，即可发生抗原 - 抗体反应，3 周内抗体浓度可达高峰，输入的 Rh 阳性红细胞将被破坏而发生溶血。1/3 的 Rh 阴性者，受 Rh 阳性者抗原免疫后不产生抗 D。值得指出的是，即使是缺乏 D 抗原的 RhD 阴性者，也可能因为其他 Rh 抗原的存在而出现输血反应。

Rh 血型系统与 ABO 血型系统之间的另一个不同点是抗体的特性。Rh 系统的抗体主要是 IgG，由于其分子较小，因而能透过胎盘。当 RhD 阴性的孕妇怀有 RhD 阳性的胎儿时，RhD 阳性胎儿的少量红细胞或 D 抗原可进入母亲体内，使母亲体内产生免疫性抗体，主要是抗 D 抗体。这种 IgG 型抗 D 抗体可透过胎盘进入胎儿的血液，使胎儿的红细胞发生溶血，造成新生儿溶血性贫血，严重时可导致胎儿死亡。由于一般只有在妊娠末期或分娩时才有足量的胎儿红细胞进入母亲体内，而母亲体内血液中的抗体的浓度是缓慢增加的，故 RhD 阴性的母亲怀第一胎 RhD 阳性的胎儿时，很少出现新生儿溶血的情况；但是在第二次妊娠时，母亲体内的抗 RhD 抗体可进入胎儿体内而引起新生儿溶血。若在 RhD 阴性母亲生育第一胎后，及时注射特异性抗 D 免疫球蛋白中和进入母亲体内的 D 抗原，以避免 RhD 阴性母亲致敏，可有效预防第二次妊娠时新生儿溶血的发生。

（3）红细胞的其他血型系统：1925 年，Landsteiner 和 Levine 在纽约通过用人的红细胞直接免疫动物发现了 MN 血型系统和 P 血型系统；1945 年，Callender 等又报道了 Lutheran 血型系统；1946 年，Coombs 等发现了 Kell 血型系统，同年 Mourant 又报道了 Lewis 血型系统；1950 年，Cutbush 等学者描述了 Duffy 血型系统；1951 年，Allen 报道了 Kidd 血型系统。血型的发现、研究和应用在不断地深入发展。ABO 和 Rh 血型系统是与医学和临床输血关系最为密切的血型系统，因此得到广泛关注和重视。其他血型系统中的抗原只有在产生抗体时才认为是重要的。输血实验室常对抗体的反应特性进行常规检测（抗体筛选），对抗体的特异性进行测定（抗体鉴定）。当获得以上信息后，输血科或血库才对抗体的临床意义进行评估，并选择最为合适的血液进行输注。目前对大多数血型抗原及其表型的分子背景已经了解，也可用 DNA 分析的方法来预测患者的血型，并可预判胎儿的血型，发生新生儿溶血的风险已大大降低。若需对红细胞血型系统做进一步的了解，请查阅相关专著。

（4）红细胞酶型：红细胞的酶可以分为两大类：一类位于红细胞膜上，在胞质内不存在，如核苷酸代谢酶类（腺苷酸环化酶等）、糖代谢酶类、三磷腺苷（ATP）酶、蛋白激酶及乙酰胆碱酯酶等；另一类在细胞膜和细胞质中都有存在，如某些磷酸酶类（酸性磷酸酶、2,3-二磷酸甘油酸磷酸酶等）、葡萄糖代谢酶类（3-磷酸甘油醛脱氢酶、乳酸脱氢酶等）、谷胱甘肽代谢酶类（谷胱甘肽还原酶、谷胱甘肽过氧化物酶）。这里主要介绍几种与疾病关系密切的红细胞酶。

1）葡萄糖 -6- 磷酸脱氢酶（G-6-PD）：由看家基因编码，对红细胞发挥正常功能具有非常重要的意义，它可以保护红细胞免于过氧化损伤，该酸缺失会导致溶血性反应。20世纪50年代，人们在研究抗疟疾药物伯氨喹引起的溶血反应时，发现了G-6-PD对红细胞稳定性的重要作用。

A. G-6-PD的编码基因：G-6-PD的编码基因位于Xq^{28}，是性连锁不完全显性遗传，带有变异基因的男性会发病，该异常基因不会从父亲遗传给儿子，只会从母亲遗传给儿子。

B. G-6-PD的功能：成熟红细胞只保存对红细胞生存和功能至关重要的糖无氧酵解和磷酸戊糖旁路两条代谢途径，红细胞依靠这两条途径为其提供能量和还原能力。循环中的血液每天消耗30 g左右的葡萄糖，并产生相应数量的乳酸释放进入血液。葡萄糖是红细胞的主要能源物质。

磷酸戊糖通路消耗进入红细胞的葡萄糖总数的5%～10%，为红细胞提供烟酰胺腺嘌呤二核苷酸磷酸（NADPH），NADPH是一种辅酶，叫还原型辅酶Ⅱ，学名为还原型烟酰胺腺嘌呤二核苷酸磷酸，曾经被称为三磷酸吡啶核苷酸（TPN，亦写作［H］，亦叫作还原氢）。其中，N指烟酰胺，A指腺嘌呤，D是二核苷酸，P是磷酸基团。在红细胞中，每天大约有3%的血红蛋白自我氧化为高铁血红蛋白，在此过程中会生成超氧化物。这些超氧化物能使蛋白质中的必需巯基氧化，也能使红细胞中的脂质过氧化，造成红细胞溶解或者蛋白质沉淀。还原型谷胱甘肽（GSH）承担着清除这些过氧化物的作用，NADPH可以在谷胱甘肽还原酶的催化下将氧化型谷胱甘肽（GSSG）转化为还原谷胱甘肽，供红细胞氧化还原反应。同时NADPH还是高铁血红蛋白还原酶的辅助因子。

G-6-PD是戊糖磷酸通路的首要催化酶，它催化$G\text{-}6\text{-}P+2NADP^{+}+H_2O \rightarrow R5P+CO_2+2NADP+2H^{+}$这一反应，从而为红细胞提供其发挥生理功能和维持细胞形态所必需的NADPH。

C. G-6-PD的遗传多态性：人们最早在用6-甲基-8氨基喹啉治疗疟疾的时候发现某些个体会出现溶血性贫血。1926年，Coeders等最先报道了在这类患者的治疗过程中出现的急性溶血，但是直到30年后，其相关的机制才弄清楚。1956年，Carson等首次证实对伯氨喹敏感的红细胞缺乏G-6-PD。

截至2010年，人们在DNA的分子水平下，发现G-6-PD变异大约为160种，而这些变异型大多数为单个碱基置换所引起的单个氨基酸的变化。

根据G-6-PD缺乏的严重性，世界卫生组织（World Health Organization，WHO）将G-6-PD的变异型分为三类：第一类是严重缺乏型（低于正常酶活性的1%），这一类疾病的临床症状常常表现为严重的贫血；第二类是低G-6-PD活性型（一般低于正常酶活性的10%），这类人群的正常生活并不会受到太大的影响，只有在某些食物或者药物的诱发下才会发生溶血反应；第三类是变异型，只有正常酶活性的10%～60%，这类变异型发生溶血的概率极小。

D. G-6-PD缺乏症及其发病情况：G-6-PD缺乏症为红细胞G-6-PD显著缺乏所引起的一组异质性疾病。

红细胞内外有过氧化产物被谷胱甘肽过氧化物酶还原而解毒，同时消耗 GSH，GSH 被氧化为 GSSG 或者与血红蛋白的半胱氨酸结合形成混合二硫化合物（GSS-Hb）。G-6-PD 正常的红细胞中，GSSG 和 GSS-Hb 立即在烟酰胺腺嘌呤二核苷酸磷酸（NADPH）的参与下，被谷胱甘肽还原酶还原成 GSH 作为补充。而缺乏 G-6-PD 的红细胞中，因为不能提供充足的 NADPH，所以 GSSG 和 GSS-Hb 不能及时还原，GSH 的消耗加大，而 GSSG 和 GSS-Hb 的堆积使得红细胞的可塑性、变形性降低，在经过脾窦时，由于红细胞的变形性降低而遭到阻滞、破坏，造成溶血。

G-6-PD 缺乏症是最常见的红细胞代谢疾病，呈全球性分布，在东半球的热带和亚热带地区最为常见。在非洲班图男性中的发病率达 20%，在美国黑种人男性中的发病率为 12%，而在巴西黑种人中的发病率为 8%；在中国呈现“南高北低”的分布形式，高发区域集中在北纬 30°以南的地区，由高至低依次为云南、广西、海南、广东、福建、四川、江西、贵州、香港、湖南、浙江。

大多数 G-6-PD 缺乏症患者可以无任何临床症状，其主要临床表现是溶血性贫血，通常贫血是发作性的。某些特殊的变异型可以导致先天性非球形红细胞溶血性贫血。一般来说，溶血与应激状态有关，主要有服用某些药物、感染、新生儿期或食用蚕豆（俗称蚕豆病）等可以引发溶血性反应。

2）丙酮酸激酶：丙酮酸激酶（PK）催化磷酸烯醇式丙酮酸转化为丙酮酸，同时产生一个分子的三磷酸腺苷（ATP），酶的催化活性需要 K^+ 和 Mg^{2+} 的参与。丙酮酸催化的反应是糖酵解途径的最后一步反应，是糖酵解途径的限速步骤，PK 的活性受磷酸烯醇式丙酮酸浓度的正向调节，ATP 浓度、乙酰辅酶 A、Mg^{2+}、H^+ 等也可调节该酶的活性。

PK 缺乏症是常染色体隐性遗传，医学临床可见的症状常常发生在纯合子或者复合型杂合子个体。溶血情况差异较大，有的只有轻微溶血，有的是代偿性溶血，有的则在新生儿时期就不得不接受换血，并在以后必须靠不间断的输血来维持，少数胎儿水肿和死亡的病例也见于报道。

PK 缺乏症是仅次于 G-6-PD 缺乏症的由红细胞酶缺陷导致的溶血性疾病，其确切的溶血机制还不是很清楚。

3）红细胞中的其他酶：截至 2010 年，人类红细胞蛋白质组学的研究已经鉴定的红细胞蛋白质种类有 751 种之多，而在这么多的红细胞蛋白质中，酶就有 200 多种。因此，要想在一个有限的篇幅中完全叙述红细胞中的酶是不可能的，本节前两部分就与红细胞代谢有关的两种重要的酶作了简要介绍，下面再分别介绍几种其他的红细胞酶。

A. 己糖激酶：己糖激酶（HK）是一个单体分子，分子量为 108，是葡萄糖无氧酵解途径的第一个催化酶，是关键限速酶之一。己糖激酶（HK）有四种异构体（Ⅰ、Ⅱ、Ⅲ、Ⅳ），红细胞中主要为Ⅰ型，又可分为Ⅰa、Ⅰb、Ⅰc。HK Ⅰa 是一种细胞年龄依赖型酶，主要存在于幼稚红细胞中，成熟红细胞中水平较低。

己糖激酶Ⅰ（HK-Ⅰ）型结构基因定位于 10pl1.2，己糖激酶（HK）缺乏症的遗传方式为常染色体隐性遗传。己糖激酶（HK）缺乏时，ATP 生成减少，2,3 二磷酸甘油酸（2,3-DPG）的量可能也会减少。

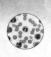

己糖激酶（HK）缺乏症患者大约 25% 有新生儿期高胆红素血症，严重的需要血液置换疗法。大部分患者在 10 岁前就会出现轻度贫血或者反复黄疸，2,3-DPG 的减少会使氧离曲线右移，造成血红蛋白释氧障碍，所以尽管有此病者贫血较轻，依然会出现明显的缺氧症状。

B. 葡萄糖磷酸异构酶：葡萄糖磷酸异构酶（GPI）分子是一个二聚体，分子量为 134，其编码基因定位于 19p13.1。葡萄糖磷酸异构酶（GPI）缺乏症是一种常染色体隐性遗传，约半数患者为纯合子，其他为杂合子或者复合杂合子。杂合子患者无贫血症状，只是酶活性有所降低，而纯合子和复合杂合子均有非球形红细胞溶血性贫血症状。GPI 缺乏症为典型的非球形红细胞溶血性贫血，但是病情的严重程度差异较大，严重的可出现胎儿水肿综合征致死，1/3 的新生儿会出现贫血和黄疸，需要换血。另外也可于婴幼儿和儿童期发病，可伴有轻度或者中度脾肿大，有些患者因贫血严重而需要长期输血。

C. 磷酸果糖激酶：磷酸果糖激酶（PFK）催化 6- 磷酸果糖转化为 1，6- 二磷酸果糖，是糖无氧酵解途径的一个限速酶。PFK 是由 3 种不同的亚基组成的四聚体分子。组成 PFK 的 3 种不同的亚基分别为 M、L 和 P。在红细胞中，存在 5 种不同的同工酶，分别是 M4、M3L、M2L2、ML3、L4。

PFK 由编码 M、L 和 P 的 3 个基因位点控制，M 位于 lq32，L 位于 21q22.3，P 位于 10 号染色体。

磷酸果糖激酶（PFK）缺乏症属于常染色体隐性遗传，其临床症状表现为以下 4 种形式：①肌肉症状伴随溶血（即Ⅶ型糖原累积症，Tarui 病）；②单纯肌肉症状；③单纯溶血症状；④酶活性降低，但没有临床可见的症状。

（二）白细胞

白细胞为无色、有核细胞，在血液中一般呈球形。它们从骨髓入血后一般于 24 小时内，以变形运动的方式穿过微血管壁，进入结缔组织或淋巴组织，发挥防御和免疫功能。

1. 白细胞的分类与数量 组织学根据白细胞胞质内有无特殊颗粒，而将其分为有粒白细胞和无粒白细胞。因为粒细胞的胞质中含有嗜色颗粒，故被简称为粒细胞，根据其特殊颗粒的染色性，又可分为中性粒细胞、嗜酸性粒细胞和嗜碱性粒细胞。无粒白细胞则包括单核细胞和淋巴细胞，但均含细小的嗜天青颗粒。实际工作中，常将白细胞分为中性粒细胞、嗜酸性粒细胞、嗜碱性粒细胞、单核细胞和淋巴细胞。

正常成年人外周血中的白细胞计数为（4.0 ~ 10.0）$\times 10^9$/L，其中中性粒细胞占 50% ~ 70%，嗜酸性粒细胞占 0.5% ~ 5%，嗜碱性粒细胞占 0 ~ 1%，单核细胞占 3% ~ 8%，淋巴细胞占 20% ~ 40%。白细胞数量男女无明显差异。

正常人血液中白细胞的数目可因年龄和机体处于不同功能、状态和环境而有变化：①新生儿白细胞计数较高，一般在 15×10^9/L 左右；婴儿期维持在 10×10^9/L 左右；新生儿血液中的白细胞主要为中性粒细胞，之后淋巴细胞逐渐增多，可占70%；3～4岁后淋巴细胞逐渐减少，在青春期时与成年人基本相同。②正常情况下，白细胞的数目有昼夜波动，下午白细胞计数稍高于早晨。③进食、疼痛、情绪激动和剧烈运动等，可使白细胞计数显著增多。④女性的妊娠末期，白细胞计数波动于（12～17）$\times 10^9$/L；分娩时，可高达34$\times 10^9$/L。

2. 白细胞的生理特性和功能 各类白细胞均参与机体的防御功能。白细胞所具有的变形、游走、趋化、吞噬和分泌等特性，是执行防御功能的生理基础。白细胞主要通过两种方式抵御外源性病原生物的入侵：①通过吞噬作用，清除入侵的细菌和病毒；②通过形成抗体和致敏淋巴细胞，来破坏或灭活入侵的病原体。除淋巴细胞外，所有的白细胞都能伸出伪足做变形运动，白细胞凭借这种运动，得以穿过毛细血管壁，这一过程称为白细胞渗出。白细胞渗出有赖于白细胞与内皮细胞间的相互作用和黏附分子的介导。渗出到血管外的白细胞也可借助变形运动在组织内游走，在某些化学物质吸引下，可迁移到炎症区域发挥其生理作用。白细胞朝向某些化学物质运动的特性，称为趋化性。能吸引白细胞发生定向运动的化学物质，称为趋化因子。人体细胞的降解产物、抗原－抗体复合物、补体活化产物、细菌毒素和细菌等都具有趋化活性。白细胞按照这些物质的浓度梯度游走到炎症部位，将细菌等异物吞噬，进而将其消化、杀灭。通常情况下，炎症组织释放的趋化因子对周围影响的有效距离可达100 μm，而组织细胞距离毛细血管的距离一般不超过50 μm，因此，来自炎症区域的趋化信号易于吸引白细胞到达炎症部位。白细胞还可分泌白细胞介素、干扰素、肿瘤坏死因子、集落刺激因子等多种细胞因子，通过自分泌、旁分泌作用参与炎症和免疫反应的调控。白细胞借助血液的运输，从它们生成的器官运送到发挥作用的部位。

白细胞的吞噬具有选择性。正常细胞表面光滑，其表面存在可以排斥吞噬的保护性蛋白，故不易被吞噬。坏死的组织和外源性颗粒，因缺乏相应的保护机制而易被吞噬。此外，在特异性抗体和某些补体的激活产物调理下，白细胞对外源性异物的识别和吞噬作用加强。

（1）中性粒细胞：中性粒细胞的细胞核呈分叶状，故又称其为多形核白细胞，是数量最多的白细胞，细胞直径为10～12 μm，呈深染的弯曲杆状，分叶核一般为2～5叶，叶间有纤细的缩窄部相连，正常人以2～3叶者居多。细胞核的叶数与细胞的衰老程度呈正相关。当机体受严重的细菌感染时，大量新生中性粒细胞从骨髓进入外周血，杆状核与2叶核的细胞增多，称核左移；若4～5叶核的细胞增多，称核右移，表明骨髓造血功能发生障碍。中性粒细胞的胞质呈极浅的粉红色，含有许多小颗粒，其中浅紫色的为嗜天青颗粒，浅红色的为特殊颗粒。嗜天青颗粒约占颗粒总数的20%，电子显微镜下颗粒直径为0.6～0.7 μm，呈圆形或椭圆形，电子密度较高。它是一种溶酶体，含有酸性磷酸酶、髓过氧化物酶和多种酸性水解酶类等，能消化吞噬细菌和异物。特殊颗粒约占颗粒总数的80%，电子显微镜下颗粒较小，直径为0.3～0.4 μm，呈哑铃形或椭圆形。特殊颗粒是一种分泌颗粒，内含溶菌酶，吞噬素等，吞噬素也称防御素，具有杀菌作用。

中性粒细胞和巨噬细胞具有很强的趋化作用和吞噬功能，其吞噬对象以细菌为主，也吞噬异物。中性粒细胞在吞噬并处理了大量细菌后，自身也死亡，成为脓细胞。

血管中的中性粒细胞约有一半随外周血液循环，称为循环池，通常白细胞计数仅反映这部分中性粒细胞的数量；另一半则滚动在小血管的内皮细胞上，称为边缘池。这两部分细胞可以相互交换，保持动态平衡。肾上腺素可促进中性粒细胞从边缘池进入循环池，在 5 ~ 10 分钟内可使外周血中的中性粒细胞增高 50%。此外，在骨髓中还储备有约 2.5×10^{12} 个成熟的中性粒细胞，为外周血中性粒细胞总数的 15 ~ 20 倍。在机体需要时，储存在骨髓中的中性粒细胞可在数小时内大量进入外周循环血。中性粒细胞从骨髓进入血液，在血管内停留的时间平均只有 6 ~ 8 小时，然后离开血液进入组织，一旦进入组织，它们就不再返回外周血液循环。中性粒细胞进入组织后，在结缔组织中存活的时间为 1 ~ 3 天。

中性粒细胞是血液中主要的吞噬细胞，其变形游走能力和吞噬活性均比较强。当细菌入侵时，中性粒细胞在炎症区域产生的趋化性物质作用下，自毛细血管渗出而被吸引到炎症区域吞噬细菌。中性粒细胞是体内游走速度最快的细胞，最快可达 30 μm/min。感染发生时，中性粒细胞是首先到达发生炎症部位的效应细胞，它不仅自己吞噬细菌和异物，还在自己开始吞噬细菌和异物的同时，自身还能释放出能吸引中性粒细胞的物质，使更多的中性粒细胞趋向发生炎症的区域，6 小时左右局部中性粒细胞的数目可达高峰，可增高 10 倍以上，直到把所有细菌和异物吞噬掉。中性粒细胞吞噬细菌后，立即启动非氧杀菌和依氧杀菌过程。中性粒细胞还可通过颗粒中所含有的水解酶、乳铁蛋白（可与铁螯合而抑制细菌生长）等抗菌性蛋白分子对细菌进行非氧杀伤；也可通过产生大量具有很强细胞毒性作用的活性氧基团（如超氧阴离子、过氧化氢、羟自由基及单线态氧等）进行依氧杀菌。中性粒细胞颗粒内的非氧杀伤能力低于依氧杀菌能力，杀菌后对细菌的分解依赖于溶酶体中大量的溶酶体酶来实现。当中性粒细胞吞噬 3 ~ 20 个细菌后，其本身即解体，释放的各种溶酶体酶又可溶解周围组织而形成脓液（pus）。炎症发生时，炎症产物可使骨髓内储存的中性粒细胞大量释放，而使外周血液中的中性粒细胞数目显著增高，有利于更多的中性粒细胞进入炎症区域。当血液中的中性粒细胞数减少到 1×10^{9}/L 时，机体的抵抗力明显降低，易发生感染。此外，中性粒细胞还可吞噬和清除衰老的红细胞和抗原 - 抗体复合物等。

（2）嗜酸性粒细胞：嗜酸性粒细胞的直径为 10 ~ 15 μm，核多为 2 叶，胞质内充满粗大的鲜红色嗜酸颗粒，直径为 0.5 ~ 1.0 μm。在电子显微镜下，可见颗粒内基质中有长方形结晶体。嗜酸性粒细胞是一种特殊的溶酶体，除了含有一般的溶酶体，还含有阳离子蛋白，组胺酶、芳基硫酸酯酶。嗜酸性粒细胞也能做变形运动，并且有趋化性，可受肥大细胞等释放的嗜酸性粒细胞趋化因子的作用，移行至有病原体或发生过敏反应的部位。嗜酸性粒细胞能吞噬抗原抗体复合物，释放的多种溶酶体酶有杀菌作用，阳离子蛋白对寄生虫有很强的杀灭作用。在发生过敏反应的部位，其释放的组胺酶能分解组胺，芳基硫酸酯酶能灭活白三烯，从而抑制过敏反应。因此，在患过敏性疾病或寄生虫病时，血液中的嗜酸性粒细胞会增多。嗜酸性粒细胞在血液中停留 6 ~ 8 小时后进入结缔组织，特别是肠道结缔组织。嗜酸性粒细胞特别适宜肠道结缔组织中的环境，可在肠道结缔组织中存活 8 ~ 12 天。

血液中嗜酸性粒细胞的数目有明显的昼夜周期性波动，清晨细胞数减少，午夜时细胞数增多，两个时间段的差异可大于 40%，这种周期性波动，可能与血液中肾上腺皮质激素含量的昼夜波动有关。当血液中糖皮质激素浓度增高时，嗜酸性粒细胞数目减少。嗜酸性粒细胞在血液中停留的半衰期为 6 ~ 12 小时。体内嗜酸性粒细胞主要存在于组织中，为血液中嗜酸性粒细胞的 100 倍。嗜酸性粒细胞的胞质中含有较大的椭圆形嗜酸性颗粒，因其含有过氧化物酶和主要碱性蛋白（MBP）、嗜酸性粒细胞阳离子蛋白等由于带有大量正电荷的蛋白质而呈嗜酸性。它虽有较弱的吞噬能力，可选择性地吞噬抗原 - 抗体复合物，但吞噬缓慢，基本上无杀菌作用，在抗细菌感染防御中不起主要作用。嗜酸性粒细胞主要通过释放多种介质发挥其功能。嗜酸性粒细胞的主要作用是：①限制嗜碱性粒细胞和肥大细胞在Ⅰ型超敏反应中的作用：一是嗜酸性粒细胞通过产生前列腺素 E，抑制嗜碱性粒细胞的合成和释放生物活性物质；二是嗜酸性粒细胞通过吞噬嗜碱性粒细胞、肥大细胞所排出的颗粒，使含有生物活性的物质不能发挥作用；三是嗜酸性粒细胞能释放组胺酶和芳香硫酸酯酶等酶类，分别灭活嗜碱性粒细胞所释放的组胺、白三烯等生物活性物质。②参与对蠕虫的免疫反应。在特异性免疫球蛋白 IgG、IgE 抗体和补体 C_3 的调理作用下，嗜酸性粒细胞可黏附于多种蠕虫的幼虫上，释放颗粒内所含的主要碱性蛋白、嗜酸性粒细胞阳离子蛋白和过氧化物酶等，损伤幼虫虫体。但其成虫在体内和体外均能抵抗嗜酸性粒细胞的损伤作用。嗜酸性粒细胞是机体对抗蠕虫幼体感染的主要防御机制。当机体发生过敏反应和寄生虫侵袭时，常伴有嗜酸性粒细胞增多。此外，在某些情况下，嗜酸性粒细胞也可导致组织损伤。嗜酸性粒细胞可释放多种促炎介质及主要碱性蛋白，对支气管上皮具有毒性作用，并能诱发支气管痉挛，目前认为嗜酸性粒细胞是在哮喘发生发展中组织损伤的主要效应细胞。

（3）嗜碱性粒细胞：嗜碱性粒细胞是人体内数量较少的细胞，细胞直径为 10 ~ 12 μm，核分叶，或呈 S 形或不规则形，着色较浅。胞质内含嗜酸性颗粒，大小不等，分布不均，染色呈蓝紫色，可将核掩盖。嗜碱性颗粒属于分泌颗粒，内含有肝素、组胺、中性粒细胞趋化因子、嗜酸性粒细胞趋化因子等；当嗜碱性粒细胞被活化时，不仅能释放颗粒中的介质，还可合成释放白三烯（过敏性慢反应物质）和白细胞介素 -4（IL-4）等细胞因子。显然，嗜碱性粒细胞与肥大细胞分泌物质基本相同，作用也基本相同，即启动针对病原体的炎症，也参与过敏反应，但两种细胞源于骨髓中不同造血祖细胞。嗜碱性粒细胞在组织中可存活 10 ~ 15 天。成熟的嗜碱性粒细胞存在于血液中，只有在发生炎症时受趋化因子的诱导才迁移到组织中。嗜碱性粒细胞释放的肝素具有抗凝血作用，有利于保持血管通畅，使吞噬细胞能够到达抗原入侵部位而将其破坏。组胺和过敏性慢性反应物可使毛细血管壁通透性增加，引起局部充血水肿，并可使支气管平滑肌收缩，从而引起荨麻疹、哮喘等Ⅰ型超敏反应症状。因此，嗜碱性粒细胞是参与变态反应的重要效应细胞。此外，嗜碱性粒细胞被激活时释放的嗜酸性粒细胞趋化因子 A，可吸引嗜酸性粒细胞，使之聚集于局部，以限制嗜碱性粒细胞在过敏反应中的作用。近年来还有研究显示，嗜碱性粒细胞还参与固有免疫调节，在机体对抗寄生虫的免疫应答中可能起重要作用。

（4）单核细胞：单核细胞是体积最大的血细胞，直径为 14 ~ 20 μm。核心呈肾形、马蹄形或扭曲折叠的不规则形，染色质颗粒细而松散，故着色较浅。胞质丰富，因弱嗜碱性而呈灰蓝色，内含许多细小的淡紫色嗜天青颗粒，即溶酶体。从骨髓进入血液的单核细胞是尚未成熟的细胞。单核细胞在血流中停留 0 ~ 48 小时，然后进入结缔组织或其他组织中，继续发育分化为巨噬细胞等具有吞噬功能的细胞。单核细胞与器官组织内的巨噬细胞共同构成单核吞噬细胞系统。巨噬细胞的体积增大 5 ~ 10 倍，直径可达 60 ~ 80 μm，细胞内溶酶体颗粒和线粒体的数目增多，具有比中性粒细胞更强的吞噬能力，可吞噬更多的细菌（多达 100 个）、更大的细菌和颗粒（包括红细胞）。此外，巨噬细胞的溶酶体还含有大量的酯酶，可消化某些细菌（如结核杆菌）的脂膜。当有细菌入侵时，组织中已存在的巨噬细胞可立即发挥抗感染作用。巨噬细胞对于某些细胞内细菌、真菌和原虫杀伤极为关键。出生时因单核细胞和巨噬细胞的功能尚未充分发育，新生儿对病毒及细胞内致病菌的感染尤为敏感。由于单核细胞的趋化迁移速度较中性粒细胞慢，外周血液和骨髓中储存的单核细胞数目较少，以及进入组织后尚需要一段时间发育成为巨噬细胞，因此，需要数天到数周时间巨噬细胞才能成为炎症局部的主要吞噬细胞。激活的单核吞噬细胞也能合成、释放多种细胞因子，如集落刺激因子（CSF）、白细胞介素（IL-1、IL-3、IL-6 等）、肿瘤坏死因子（TNF-a）、干扰素（IFN-a、IFN-β）等，参与对其他细胞活动的调控；激活的单核吞噬细胞对肿瘤和病毒感染细胞具有强大的杀伤能力；单核吞噬细胞还可有效地加工处理并呈递抗原，在特异性免疫应答的诱导和调节中起关键作用。此外，单核细胞还可在组织中发育成树突状细胞。树突状细胞仅有微弱的吞噬活性，不直接参与宿主的防御功能，但它的抗原呈递能力远大于巨噬细胞，为目前所知功能最强大的抗原提呈细胞，是机体特异免疫应答的始动者。有关树突状细胞的研究者，曾于 2011 年获得诺贝尔生理学或医学奖。

（5）淋巴细胞：淋巴细胞不仅产生于骨髓，而且还产生于淋巴器官和淋巴组织。淋巴细胞是体积最小的白细胞，血液中的淋巴细胞大部分为直径 6 ~ 8 μm 的小型淋巴细胞，小部分为直径 9 ~ 12 μm 的中型淋巴细胞。大型淋巴细胞直径为 13 ~ 20 μm，主要存在于淋巴组织中，血液中还没有见到。小淋巴细胞的核为圆形，一侧常有浅凹，染色质浓密呈块状、着色深。小型淋巴细胞的核染色质略稀疏，着色略浅，有的可见核仁。淋巴细胞的胞质为嗜碱性，呈蔚蓝色。小型淋巴细胞的胞质很少，在核周围形成很薄的一个圈；中型淋巴细胞的胞质较多，胞质中可含天青颗粒。电子显微镜下，淋巴细胞胞质含大量游离核糖体，以及溶酶体、粗面内质网、高尔基复合体等。

根据淋巴细胞的来源、生长发育的过程、表面标志、形态特点和免疫功能等方面的不同，可分为以下 3 类。

1）胸腺依赖淋巴细胞（亦称 T 淋巴细胞，简称 T 细胞）：产生于骨髓，随血液循环到胸腺，在胸腺激素等的作用下发育成熟，因此有人认为其产生于胸腺；T 淋巴细胞约占血液中淋巴细胞总数的 75%；体积小，胞质内含少量溶酶体。

2）骨髓依赖淋巴细胞（亦称 B 淋巴细胞，简称 B 细胞）：产生于骨髓，占血液中淋巴细胞总数的 10%～15%；其体积略大，一般不含溶酶体，有少量粗面内质网；B 淋巴细胞受抗原刺激后增殖分化为浆细胞，产生抗体。

3）自然杀伤细胞（亦称为 NK 细胞）：产生于骨髓，约占血液中淋巴细胞总数的 10%；为中淋巴细胞，溶酶体较多。

淋巴细胞是主要的免疫细胞，在机体防御疾病过程中发挥着关键性作用，在机体免疫应答反应过程中起着核心作用。T 淋巴细胞和 B 淋巴细胞都是抗原特异性淋巴细胞，它们最初都是来自造血组织。T 淋巴细胞随血液循环到胸腺，在胸腺激素等的作用下成熟，而 B 淋巴细胞在骨髓中分化成熟。T 淋巴细胞主要与细胞免疫有关，B 淋巴细胞主要与体液免疫有关，而 NK 细胞则是机体固有免疫的重要执行者，能够直接杀伤被病毒感染的自身细胞或者肿瘤细胞。当受抗原刺激后，T 淋巴细胞即转化为淋巴母细胞，再分化为致敏 T 淋巴细胞，参与细胞免疫，其免疫功能主要是抗胞内感染、瘤细胞与异体细胞等；而 B 淋巴细胞是先转化为浆母细胞，再分化为浆细胞，产生并分泌免疫球蛋白（抗体），参与体液免疫，其功能是产生抗体，提呈抗原，以及分泌细胞内因子参与免疫调节；NK 细胞不依赖抗原刺激而自发地发挥细胞毒效应，具有杀伤靶细胞的作用。淋巴细胞增多：①常见于病毒感染性疾病，如麻疹、风疹、水痘、流行性腮腺炎等；②某些血液病：如淋巴细胞性白血病、淋巴瘤等；③急性传染病恢复期；④器官移植后的排异反应期等。淋巴细胞减少，常见于应用了某些化学药物或被放射线辐射，如肾上腺皮质激素或接触放射线、免疫缺陷性疾病、某些传染病的急性期等。若想了解更多内容，请查阅相关专著。

3. 白细胞的生成和调节 白细胞也起源于骨髓中的造血干细胞。目前对淋巴细胞生成的调节机制还了解不多。粒细胞和单核细胞的生成受粒－巨噬细胞集落刺激因子、粒细胞集落刺激因子、巨噬细胞集落刺激因子等调节。这些集落刺激因子主要由炎症组织内活化的巨噬细胞所产生，炎症组织内的其他细胞（内皮细胞、成纤维细胞）也可产生。粒－巨噬细胞集落刺激因子能刺激中性粒细胞、单核细胞和嗜酸性粒细胞的生成。粒－巨噬细胞集落刺激因子与骨髓基质细胞产生的干细胞因子联合作用，还可刺激早期造血干细胞与祖细胞的增殖与分化。粒细胞集落刺激因子和巨噬细胞集落刺激因子分别促进粒细胞和单核细胞的生成。粒细胞集落刺激因子还能动员骨髓中的造血干细胞与祖细胞进入血液。此外，还有一类抑制性因子，如乳铁蛋白和转化生长因子 β 等，它们可直接抑制白细胞的生成，或是限制上述的集落刺激因子的释放或作用。抑制性因子与促白细胞生成的刺激因子共同维持正常的白细胞生成过程。重组粒细胞集落刺激因子和粒－巨噬细胞集落刺激因子已在临床治疗中性粒细胞减少症过程中获得成功。

4. 白细胞的破坏 由于白细胞主要在组织中发挥作用，淋巴细胞还可往返于外周血、组织液和淋巴之间，并能增殖分化，故白细胞的寿命较难准确判定，初步判定为 100～300 天。外周循环血只是将白细胞从骨髓和淋巴组织运送到机体所需部位的通路，白细胞在血液中停留的时间比较短。一般来说，中性粒细胞在外周循环血中只停留 6～8 小时就进入组织，4～5 天后即衰老死亡，或经消化道排出；若有细菌入侵，中性粒细胞在吞噬大量细菌后，因释放溶酶体酶而发生“自我溶解”至牺牲，与破坏的细菌和组织碎片共同形成脓液。单核细胞在血液中停留 2 ~ 3 天，然后进入组织，并发育成巨噬细胞，在组织中可生存 3 个月左右。嗜酸性粒细胞在组织中可生存 8 ~ 12 天，而嗜碱性粒细胞在组织中可生存 12 ~ 15 天。

5. 白细胞血型　白细胞具有自己特有的血型抗原。白细胞上最强的同种血型抗原是人类白细胞抗原（human leukocyte antigen，HLA），亦称人类组织相容性抗原，其基因定位于人类第 6 号染色体。HLA 系统是一个极为复杂的抗原系统，在体内分布十分广泛，是免疫细胞识别自我和非自我的关键分子，是引起器官移植后免疫排斥反应的最重要的抗原。由于在无关个体间 HLA 表型完全相同的概率极低，所以 HLA 的分型成为法医学上用于鉴定个体或亲子关系的重要手段之一，而 HLA 的配型则成为确保器官、组织和造血干细胞等移植成功的重要保障。

（1）HLA 的发现及发展：人们对人类组织相容性系统的研究，早期是受对小鼠之间进行皮肤移植实验时发生的反应所启发，随后大多数也是借助于对小鼠的研究而进行的。20 世纪 40 年代，人们在对不同近交系小鼠之间进行皮肤移植实验时，发现移植物的排斥由多个基因决定，这些基因分布在不同的染色体上，其中定位于小鼠第 17 号染色体上的 H-2 基因在组织相容性引起的移植物排斥反应中起着主要作用，其结构上为基因复合体，由此将小鼠的 H-2 称为主要组织相容性复合体（MHC）。随后的研究发现，不同的脊椎动物都有主要组织相容性复合体（MHC），它为一组存在于各种脊椎动物身上的某对染色体特定区域的基因群，不同的脊椎动物有着不同的命名，如小鼠的要组织相容性复合体（MHC）为 H-2 系统，而人类则为 HLA 系统。

人们对 HLA 系统的研究不仅使器官移植、组织移植和造血干细胞移植成为一项有效的挽救重度顽疾患者生命的治疗手段，而且给基础免疫学带来了重大的突破性进展。人类主要组织相容性抗原系统受控于主要组织相容性复合物；主要组织相容性复合物是表达白细胞抗原的一群基因，其功能重要而且结构复杂，是免疫学研究关注的热点。HLA 系统遗传区域存在控制免疫反应的基因，而且 HLA 系统也参与免疫细胞的相互作用，使 HLA 系统在机体的免疫中起十分重要的作用。已证实 HLA 系统抗原在器官、组织和造血干细胞等移植中起着重要作用，早期的研究发现，在器官移植过程中移植物赖以存活的基础是由捐献者和受者细胞表面的组织相容性抗原所决定的，移植抗原的存在与否是通过组织相容性实验来确认的。根据其抗原性的强弱和诱发移植排斥反应的快慢，可分为主要组织相容性抗原和次要组织相容性抗原。其中能引起快而强的排斥反应的抗原系统为主要组织相容性系统，人类的主要组织相容性抗原系统为 HLA 系统。

尽管 HLA 系统具有重要的功能作用，但是人们对 HLA 抗原系统的认识却晚于对红细胞血型系统的认识，然而 HLA 系统研究进展速度特别快。1952 年，首次在白细胞减少症患者血清中发现存在白细胞凝集素。1958 年，法国医师 Dausset 用一组捐献者的白细胞进行凝集实验，从多次输血患者中取得 7 份含有白细胞抗体的单价血清，它们与大约 60% 的法国人白细胞反应，从而发现了人类第一个白细胞抗原 A2，使人类对白细胞抗原系统的认识向前迈进了一大步。1962 年，Van Wood 用统计学方法建立了 HLA 抗血清集群分析方法，成功地检测出 HLA-Bw4 和 HLA-Bw6 抗原。随着人们对 HLA 研究的深入，其在免疫移植中的作用日益受到重视，同时 HLA 的分型技术也取得了很大的进展。随着科学技术的发展，人们对 HLA 的研究和检测方法也在不断进步和改变，20 世纪 60—70 年代主要采用血清学方法检测 HLA，研究不同群体 HLA 的分布情况；20 世纪 80 年代研究了 HLA 的结构和生物学功能；20 世纪 90 年代，分子生物学技术在 HLA 领域得到了广泛的应用，为 HLA 的研究带来了突破性进展，人们可以直接检测 HLA 的核苷酸序列和指定等位基因，现已检测出的 HLA 等位基因超过 3750 个，并且人们还在不断地发现 HLA 的新的等位基因。随着分子生物学技术的发展，HLA 的研究重点也转向分子领域。

（2）HLA 的基因结构：***HLA*** 基因位于第 6 号染色体短臂 21.3 区域，是调控人体特异性免疫应答的主要基因系统，全长为 3600 kb，约为人类基因组基因碱基数的 0.1%，是目前所知的最富多态性的遗传系统，共有 224 个基因座位，其中 128 个为功能性基因，96 个为假基因。目前正式获得世界卫生组织 HLA 命名委员会认可的 HLA 主要区域基因名称的有 HLA-A、HLA-B、HLA-C、HLA-E、HLA-F、HLA-G、HLA-H、HLA-J 等 50 多个。按编码分子的特性不同，可将 HLA 基因分为 3 类：HLA-Ⅰ、HLA-Ⅱ、HLA-Ⅲ类基因，每类基因均含有多个座位。

1）HLA-Ⅰ基因：HLA-Ⅰ类基因包括经典 HLA-Ⅰ类基因和非经典 HLA-Ⅰ基因，长度为 2000 kb。HLA-Ⅰ类基因位于第 6 号染色体顶端，从中心侧开始依次为 MICB、MICA、HLA-S、-B、-C、-E、-N、-L、-J、-W、-A、-U、-K、-T、-H、-G、-P、-V、-F 等。其中 HLA-H、-J、-K、-L 和 -N 为假基因，尚未检测出表达的产物。

2）HLA-Ⅱ：HLA-Ⅱ类基因靠染色体着丝点，从中心侧开始依次为 DP、DOA（A 代表编码 α 链的基因）、DMA、DMB（B 代表编码 β 链的基因）、LMP2、TAP1、LMP7、TAP2、DOB、DQ 和 DR 基因亚区域。其中 HLA-DR、DQ、DP 位点编码的分子为经典的 HLA-Ⅱ类分子，而 LMP、TAP 和 DM 为与抗原加工和呈递有关的基因，这类基因编码的分子称为非经典的 HLA-Ⅱ类分子。

经典的 HLA-Ⅱ类抗原分子由 α 多肽链和 β 多肽链通过非共价键连接而成，α 链和 β 链基因分别编码 α 多肽链和 β 多肽链。编码 α 链的基因有 5 个外显子，大小约 6 kb。第 1 外显子编码主导序列和第 1 活性区（α_1 区）最初的几个氨基酸，第 2、3 外显子编码 α 链的 α_1 和 α_2 区，第 4 外显子编码连接多肽和跨膜蛋白的一部分，第 5 外显子主要编码细胞内区域和非翻译区域蛋白。编码 β 链的基因有 6 个外显子，大小约为 8 kb，其编码的顺序与 α 链相同，HLA-DR、DQ、DP 的特异性由 β 链基因决定，主要由编码 β 链基因的第 2 外显子决定，但是在第 1、3、4、5 外显子上均有一定的多态性。

3）HLA-Ⅲ类基因：HLA-Ⅲ类基因是人类基因组中密度最大的区域，在Ⅰ类区与Ⅱ类区之间，长度为 1000 kb。HLA-Ⅲ类基因结构和功能上与Ⅰ类和Ⅱ类基因并不相关，包括补体 C_2、C_4A、C_4B、补体备解素 B、21 羟化酶基因、淋巴毒素基因、肿瘤坏死因子基因、热休克蛋白基因等。这些基因在功能和结构上与HLA并无密切的关系，只是习惯上将它们列为HLA-Ⅲ类基因。HLA-Ⅲ类基因表达产物一般不是细胞表面的膜分子，而是分布于血清及其他体液中的可溶性分子。

4)HLA基因表达调控：HLA基因的表达调控有其特殊性：①HLA分子的表达调控复杂，除了一般的CCAAT盒子与TATA盒子，还有一系列调控位点，可以与相当多种类的反式因子相互作用，既有正性调控作用，又有负性调控作用，对多种外源性细胞因子，如γ干扰素（IFN-Y）、白细胞介素（IL）系列等较为敏感。②HLA分子的调控区序列与其功能区相似，在群体中表现出多样性，这可能有利于生物种群的进化。③HLA-Ⅰ/Ⅱ类基因间的调控虽然存在些不同，但从调控序列结构及结合因子上可以发现，两者之间有很多相似之处。对HLA分子表达调控的研究有助于人们更好地了解HLA分子在免疫抑制、自身免疫性疾病、器官移植等免疫学中的作用，并为基因治疗方法提供理论依据。

(3)HLA的命名：HLA的命名可分为血清学命名和基因命名方法，1968年第3届国际组织相容性专题研讨会后，在WHO和国际免疫学会联合会（International Union of Immunological Societies，IUIS）的指导下成立了由遗传学、免疫学和组织相容性分型方面专家组成的命名委员会，对HLA血清特异性进行了统一的命名，并做了相应的规定。

HLA等位基因命名：HLA复合体包括多个基因座位，每个座位上有多个等位基因，随着分子生物学技术在HLA分型上的应用，发现的等位基因已超过3750个，目前仍不断在发现新的等位基因。关于HLA等位基因的命名，WHO的HLA系统命名委员会已建立系列的命名原则，2002年在加拿大召开的专题讨论会对原有命名体系进行了增补和修订。由于HLA新等位基因的不断发现，在2008年第15届国际组织相容性专题讨论会上对命名原则又进行了新的调整。

(4)HLA的结构和分布

1)HLA-I类分子：HLA-A、-B、-C分子的一级到四级结构均已阐明，所有的HLA-I类分子均由1条重链（α链，44）和1条轻链（β链，12）通过非共价键连接而成。α链由第6号染色体上的MHC基因编码，β链（β_2微球蛋白）由15号染色体上的基因编码。α链由胞外区、跨膜区和胞内区组成，胞外区形成3个结构坡——α_1、α_2、α_3，每个结构域约含90个氨基酸残基。跨膜区含疏水性氨基酸，排列成α螺旋，跨越细胞膜的脂质双层约含25个氨基酸残基。胞内区有30个氨基酸残基，其氨基酸常被磷酸化，有利于细胞外信息向胞内传递。β_2微球蛋白分子量为12，人体中的β_2微球蛋白以两种形式存在，一种与HLA-Ⅰ分子重链相结合，另一种游离于血清中。β_2微球蛋白通过非共价键与α链的α_3结构域相连。β_2微球蛋白无同种异体特异性，其功能有助于Ⅰ类分子的表达和稳定。

X线衍射晶体分析技术揭示HLA-Ⅰ类分子，在胞外区具有两对结构相似的功能区：α_1～α_2和α_3～β_2m。其中α_1、α_2两个结构域位于Ⅰ类分子的顶部，共同组成肽结合凹槽，肽结合凹槽由8个反向排列的β片层和2个平行的α螺旋组成，是分子的可变区和抗原性多肽识别的部位。A_3～β_2m具有Ig恒定区样结构，α_3为CD8的识别结合部位。

2）HLA-Ⅱ类分子：HLA-Ⅱ类分子是膜糖蛋白，是1条 α 多肽链和 β 多肽链通过非共价键连接而成，其中 α 链分子量为34，由220个氨基酸残基组成。β 链分子量为29，由230个氨基酸残基组成。α 链和 β 链可分为4个区域：细胞外活性区（肽结合区）、免疫球蛋白样区、跨膜区、胞浆区。每一条链从其氨基酸末端的前导链开始合成，在运送至细胞表面后该前导链被去除，因此在成熟的蛋白质上并不表现前导链。

HLA-Ⅱ类分子与HLA-Ⅰ类分子具有类似的空间结构，α_1 和 β 结构域共同组成类似于Ⅰ类分子的肽结合凹槽，β_1 相当于Ⅰ类分子中的 α_2 区。肽结合凹槽是结合抗原性物质的结构基础，凹槽两端开放，可接纳13～18个氨基酸残基的抗原肽，凹槽也由8条反向排列的 β 片层和2个平行的 α 螺旋组成，其中 α_1 和 β 各有1个 α 螺旋组成肽结合凹槽的两个侧壁，其余部分折叠成 β 片层形成槽底部分。HLA-Ⅱ类分子多态性残基主要集中在 α_1 和 β_1 片段，这种多态性决定了肽结合部位的生化结构。Ig样区由 α_2 和 β_2 片段组成，两者均含有链内二硫键，属于免疫球蛋白（Ig）基因超家族，其 β_2 结构域上具有与 CD_4 结合的部位，在抗原呈递过程中发挥着重要的作用。跨膜区和胞浆区与Ⅰ类分子的 α 链一样，α 链和 β 链均形成螺旋样结构跨越细胞膜的脂质双层，并伸向细胞质内，有利于细胞外信息向胞内传递。

3）HLA分子分布：经典HLA-Ⅰ类分子表达广泛，几乎在所有有核细胞表面以糖蛋白形式表达，包括血小板和网织红细胞。但是不同细胞上HLA分子数量变化很大，HLA-Ⅰa类分子表达量最高的是淋巴细胞。巨噬细胞、树突状细胞、中性粒细胞也高表达HLA-Ⅰ类分子，血小板和网织红细胞也表达此类抗原。成熟的红细胞、神经细胞和母胎表面的滋养层细胞不表达Ⅰ类分子。体内淋巴细胞随着成熟度增加，HLA抗原浓度递减。人体存在少量的可溶性Ⅰ类分子，可溶性Ⅰ类分子见于血清、体液、乳汁、汗液和尿液中。

非经典HLA-Ⅰ类分子的表达有别于经典HLA-Ⅰ类分子，HLA-E是人类组织和细胞系广泛转录的Ⅰb基因，以静息的T细胞表达最高。胎儿HLA-F主要是在肝脏表达，而成人则主要在免疫器官表达。HLA-G主要在人胎盘组织中转录，表达于孕卵着床期植入母体子宫内膜的胎盘组织中，而此处恰恰不表达经典的HLA-A、-B及-DR、-DQ和-DP分子。HLA-G可能与胎儿的存活有关，涉及胎母免疫反应。

HLA-Ⅱ类分子的分布较窄，主要是抗原呈递细胞，如B细胞单核细胞、巨噬细胞、树突状细胞、激活的T细胞等。中性粒细胞、未致敏的T细胞、肝、肾、脑及胎儿滋养层细胞等均不表达HLA-Ⅱ类分子。有些组织在病理情况下可表达HLA-Ⅱ类分子，血清和某些体液也可检测到可溶性HLA-Ⅱ类分子。

（5）HLA的遗传特点：单体遗传、多态性现象、连锁不平衡。

（6）HLA在医学中的应用：HLA在医学中的应用十分广泛，主要体现在深层次和精细化医学领域。HLA的主要生物学功能主要有：参与对抗原的处理、运输、呈递等，对组织相容性复合体（MHC）的限制，参与对免疫应答的遗传控制，调节NK细胞的活性，参与妊娠免疫调节。在医学临床的实际应用主要体现在以下几个方面。

1）HLA 与临床输血：HLA 与输血反应密切相关，主要是由 HLA 同种免疫引起的反应，由于 HLA 具有高度免疫原性，通过妊娠输血、移植等途径免疫机体可产生 HLA 抗体。HLA 抗体与血小板输注无效（PTR）、发热性非溶血性输血反应（FNTR）、输血相关性急性肺损伤（TRALI）、输血相关性移植物抗宿主病（TA-GVHD）等密切相关。

A. 血小板输注无效与 HLA：血小板输注无效在医学临床中比较常见，患者在接受足够剂量的血小板输注后，仍处于无反应状态，即临床出血表现未见改善、血小板计数未见明显增高等，多次输血的患者容易发生 HLA 同种免疫，血小板输注无效的可能性为 20% ~ 70%。多种因素均有可能导致血小板输注无效，其原因分为非免疫性原因（脾大伴脾功能亢进、感染、发热、药物作用、弥散性血管内凝血等）和免疫性原因。免疫性因素可分为 HLA、血小板特异性抗原、红细胞血型抗原、药物免疫性等；研究发现血小板输注无效的免疫性原因大多为 HLA 抗体引起，约占免疫因素的 80%，少数为血小板特异性抗体（HPA 抗体）、ABO 血型抗体或药物免疫性抗体。血小板表面上有 HLA，它只存在 HLA-Ⅰ，没有 HLA-Ⅱ。血小板上的 HLA-Ⅰ类抗原是血小板膜表面的固有结构成分，另外，血小板表面还有从血浆中吸附的可溶性 HLA-Ⅰ类抗原。HLA 抗原性较强，输注 HLA 不配合的血小板可以引起血小板同种免疫和血小板输注无效。目前医学临床常规输血一般不进行血小板配型，因此容易发生捐献者与受血者 HLA 不合，从而产生相应的抗体，再次输入血小板时就会因同种免疫而导致血小板破坏和输注无效。对于一些接受化疗、放疗的癌症患者或骨髓移植者，可以从直系亲属及同胞或随机志愿捐献者中选择血小板交叉配型相合的志愿捐献者捐献单采血小板，以解决血小板输注无效的问题。目前国内有些采供血机构已经建立血小板捐献者基因数据库，国家级血小板捐献者基因数据库正在筹建，以保障配型相合的血小板供应，减少 HLA 及血小板抗原 - 抗体等免疫因素引起的血小板输注无效案例。

B. 发热性非溶血性输血反应：发热性非溶血性输血反应（FNHTR）是输血反应中较为常见的一种反应。人类白细胞抗体抗 -HLA、粒细胞抗体或血小板特异性抗体、血液保存中产生的细胞因子均可能引起发热性非溶血性输血反应。临床上发热性非溶血性输血反应主要是由白细胞抗原与抗体反应，白细胞被破坏后释放细胞因子等热源性物质（如白细胞介素 -1）所引起。受血者临床表现为面色潮红、心动过速，继而发生寒战、体温升高，发热可持续数小时，血清中常存在人类白细胞抗体抗 -HLA。预防发热性非溶血性输血反应可以通过输注少白细胞的血液制剂进行预防。

C. 输血相关性急性肺损伤：输血相关性急性肺损伤（transfusion-related acute lung injury，TRALI）是临床输血并发的急性呼吸窘迫综合征，是一种严重的输血不良反应，患者可发生急性呼吸困难、低氧血症、非心源性肺水肿、低血压和发热。一般认为 TRALI 的发生机制是捐献者的血浆中存在人类白细胞抗体抗-HLA 或者人类粒细胞特异性抗体（抗 -HNA），引起中性粒细胞在受血者肺血管内聚集，激活补体，导致肺毛细血管内皮损伤和肺水肿等临床症状，其死亡率较高。大多数情形下，捐献者体内可检测到人类白细胞抗体抗-HLA 或抗 HNA，多见于经产妇捐献者。少数 TRALI 检测不到人类白细胞抗体抗-HLA或人类粒细胞特异抗体抗-HNA，表明TRALI的发生可能还存在其他机制。由于人类白细胞抗体抗-HLA可引起TRALI，因此可选择人类白细胞抗体抗-HLA阴性捐献者的血液以减低TRALI的发生，临床上可以在输血前进行交叉淋巴毒试验选择和输注HLA配型相合的血液。此外，可以选择无输血及HLA免疫史的男性和（或）未妊娠过的女性作为捐献者。

D.输血相关性移植物抗宿主病：输血相关性移植物抗宿主病（TA-GVHD）是严重的输血不良反应之一，它是受血者接受输入了含有免疫活性的淋巴细胞（主要是T淋巴细胞）的血液或血液成分后发生的一种与骨髓移植引起的移植物抗宿主病类似的临床综合征。TA-GVHD的发生取决于多种因素：受者免疫抑制的程度、输注的血液制剂中淋巴细胞的数量和活性、捐献者HLA相配的程度。HLA系统在TA-GVHD的发生中起着一定的作用，TA-GVHD见于某些非免疫功能受损害的伤病者，此类病的伤病患者多见于直系亲属之间（父母与子女）的输血即捐献者与患者之间有一个HLA单倍型相同。若患者是HLA杂合子，而捐献者是HLA纯合子，并与患者的一个单倍型相同，则患者不能识别捐献者的T淋巴细胞为外来物，也就不能排斥，捐献者T淋巴细胞得以在受者体内存活并增殖。此后捐献者的T淋巴细胞将受者组织视为异物而予以排斥、攻击，造成严重的组织、器官损害，产生致命的移植物抗宿主反应。例如，父母HLA有1条单体型相同，如父亲HLA单体型为A1-B8-DR12；A3-B46-DR11；母亲为A1-B8-DR12；A2-B60-DR9；其子女的单体型第1个为A1-B8-DR12纯合，第2个为A1-B8-DR12，A2-B60-DR9。如果第1个小孩的血液输注给父母或第2个小孩，则受者不会将输注的淋巴细胞当成外来的抗原（均含有A1-B8-DR12单体型），相反捐献者的细胞识别受者为外来抗原，捐献者细胞被激活、增殖、攻击受者。因此直系亲属间直接捐献和接受血液，TA-GVHD发生的风险明显增加。为了预防，有效的措施是用Y射线照射血液成分制剂中的活性淋巴细胞成分。

2）HLA检测与器官移植：HLA与同种器官移植的排斥反应密切相关，故又称为移植抗原。器官移植术后，移植物能否存活很大程度上取决于捐献者与受者之间HLA配型别是否相合。HLA位点对选择合适的供体、降低移植物抗宿主病（GVHD）的发生率、提高移植物的存活率均有重要意义。因此，HLA配型能显著改善移植物的存活，如捐献者和受者间组织相容性差别越大，将激活越多的T细胞克隆参与对移植物的破坏和排斥。

A.造血干细胞移植：造血干细胞移植广泛用于治疗白血病、再生障碍性贫血等恶性顽固性疾病，造血干细胞移植对于捐献者和受者HLA配合度的要求比任何器官移植都要严格。这是由于造血干细胞移植的移植物中含有大量的免疫细胞，尤其是成熟的T细胞。造血干细胞移植中HLA-A、-B、-C、-DR、-DQ抗原比较重要。研究表明，捐献者和受者之间HLA位点的相合程度与造血干细胞移植的效果呈正相关，HLA-A、-B、-DRB1位点全相合的存活率显著高于不同者，等位基因高分辨水平上相合比低分辨水平上相合的存活率要高。HLA位点完全相合移植后发生移植物抗宿主病（GVHD）的可能性低，随着不相合位点的增加，移植物抗宿主病发生率增高。在造血干细胞移植中，首选移植物抗宿主病HLA全相同的亲缘捐献者或非血缘关系的无关捐献者，也可选用脐带血造血干细胞移植。

B. 肾移植：HLA 配型对提高肾移植的短期存活率和长期存活率均有重要意义。第 1 次肾移植，供受体间相合的 HLA 数越多，或已检出的抗原配型不相合位点数越少，移植肾存活率越高。影响肾移植的最主要的基因座位依次为 HLA-DR、-B、-A。有报道 HLA-Cw 的不配合在很大程度上会引起移植排斥反应。HLA-Ⅱ类抗原与移植肾的早期排斥反应有关，且 HLA-Ⅱ类相配程度越好，移植肾存活率越高，早期排斥反应发生率越低。HLA-Ⅰ类抗原主要影响移植肾的长期存活，特别是 HLAB，HLA-Ⅱ类抗原对移植肾的短期和长期存活率有影响，但对 1 ~ 3 年存活率的影响最大。对于再次或多次肾移植，HLA 对移植肾长期存活率的影响更大。肾移植前输血可诱导受者对免疫反应产生非特异性的抑制作用，从而减轻对移植物的排斥反应，延长存活期。目前 HLA 在器官移植中的应用，已从单纯的配型发展到 HLA 型已知的血液进行计划输血，使受者对移植物产生免疫耐受，而又不降低患者的免疫防御功能。

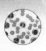

如患者有针对捐献者特异的淋巴细胞毒抗体时，移植肾被迅速破坏，引起超急性排斥反应。为选择合适的捐献者，可采用交叉配合试验测定患者的 HLA 同种抗体。同种抗体可以用补体依赖的淋巴细胞毒试验、酶联免疫吸附剂测定（ELISA）和流式细胞仪的方法进行检测，常用谱细胞反应抗体的百分率（PRA）指示患者体液致敏的程度。临床肾移植一般以谱细胞反应抗体的百分率（PRA）30% ~ 40% 作为可移植的阈值，PRA 高时，肾移植容易发生超急性排斥反应，可采用血浆置换、免疫吸附和诱导免疫耐受等方法降低体液中的 HLA 抗体，提高肾移植存活率。

选择 HLA 相同或相容的捐献者将大大地提高移植成功率，但是由于 HLA 高度多态性难以找到匹配的捐献者，在肾移植中可利用交叉反应组的方式选择捐献者。由于 HLA-Ⅰ类抗原具有多态性，但是这些抗原的结构类似，可以归属于一个交叉反应组。利用交叉反应，可以选择在同一交叉反应组且交叉配合为阴性的捐献者进行肾移植。

C. 其他实体器官移植：肝、胰腺、心、肺或心肺联合移植，移植前需进行 ABO 血型相容性试验。是否进行 HLA-A、-B、-DRB 位点的检测并不一致，但是移植前必须进行交叉配型。心脏移植的结果受 HLA 配型的影响，捐献者和受者 HLA 配合程度与移植物的存活率呈正相关。角膜移植中，HLA-A、-B 配型可以降低排斥反应的发生率。HLA 对肝移植的影响虽然不如肾移植，但其重要性仍不可忽视，捐献者与受者间 HLA 配合度的提高仍可显著改善移植物的存活率。

3）HLA 与肿瘤的关系：HLA 在免疫应答中发挥着重要作用，包括抗原呈递、免疫识别和细胞毒作用，其中任何一个环节的改变都可能影响肿瘤的发生和发展。1979 年发现人类肿瘤细胞可丢失 HLA 分子，随着越来越多抗人类白细胞抗体单克隆抗体的出现，已检测到脑癌、结肠癌、乳腺癌等多种癌组织中都存在这种现象。免疫组化方法显示正常细胞多为 HLA-Ⅰ类阳性，而 25% ~ 75% 的肿瘤细胞则存在不同程度的表达缺失。

HLA 表达异常与肿瘤免疫逃避的关系研究较多，目前普遍接受“丢失自我”假说，即肿瘤细胞 HLA-Ⅰ类分子表达的普遍下调，是肿瘤细胞针对 HLA 分子具有向 T 淋巴细胞呈递免疫原性多肽而选择的逃避机制。现证实，许多肿瘤中 HLA-Ⅰ类分子有失表达和低表达现象，发生的频率在不同肿瘤中差异较大，主要机制包括重链及 β_2m 的基因突变、表达调控异常和抗原加工相关转运体（TAP）、低分子量蛋白（LMP）异常等。HLA-Ⅰ类分子和抗原加工相关转运体（TAP）的低表达常预示着肿瘤的临床进程加快和预后不良，在体内外研究中能导致肿瘤细胞对细胞毒性 T 细胞（CTL）的敏感性丧失或降低，能明显影响患者进行 T 淋巴细胞免疫治疗的效果。因此，在肿瘤的特异性主动免疫治疗中应考虑 HLA 的表达情况。组织相容性复合体（MHC）分子表达数量的改变可能使肿瘤细胞遭受 NK 细胞的攻击，近年来研究发现 NK 细胞 MHC 识别受体可分为抑制性受体（KIR）和活化性受体（KAR）两大类，经典与非经典的 HLA-Ⅰ类家族成员都可通过与 KIR 相识别而抑制 NK 细胞的细胞毒性。NK 细胞可杀伤 HLA-Ⅰ类分子缺失的靶细胞，肿瘤或病毒感染的细胞由于细胞表面的 HLA-Ⅰ类分子表达的下调，不能与相应的 NK 细胞抑制性受体结合，从而使其对 NK 细胞介导的细胞毒活性更为敏感。

4）HLA 与疾病的关联：由于发现小鼠 H-2 系统存在 Groues 病毒诱发的白血病的易感基因，因此推测作为 H-2 对应的 HLA 系统是否也存在与疾病的内关联。1967 年，Amiel 首先报道霍奇金淋巴瘤与 HLA-B5、B35 存在弱关联，后来 Brewerton 和 Terasaki 等分别发现强直性脊柱炎（ankylosing spondylitis，AS）与 HLA-B27 抗原有非常强的关联，这些发现大大地推动了 HLA 与疾病关联的研究。关联是指与表型的联系，个体携带某种抗原则易患某种疾病，称为阳性关联。个体携带某种抗原对某种疾病具有一定的抵抗力，称为阴性关联。HLA 与疾病的关联程度采用相对危险度（relative risk，RR）来表示，RR 值越大，相关程度越大。

5）HLA 与亲子鉴定和个体识别的关系：应用医学和生物学的理论和技术判断父母与子女之间是否存在亲生的关系称为亲子鉴定。HLA 系统具有高度遗传多态性，在亲子鉴定和法医学中具有一定的作用。HLA 是人类最具遗传多态性的血型系统，其表型数以亿计。除同卵双生子外，两个个体间 HLA 全相同的概率极低，而且在没有外界干扰的情况下终生不变，这一特征可以作为遗传性标记。HLA 检测在法医学亲子鉴定和个体识别方面意义的主要表现在：由于 HLA 具有单体型遗传的特点，每个子代均从其父母处得到一条单体型，可用于亲子鉴定；如用分子生物学的检测方法，尚可对极少量的血痕进行检测，可用于法医学方面。

单独采用 HLA 分型可以有 90% 的排除率，结合红细胞血型和红细胞酶学检测，准确率可以达到 99%，但是判断时应考虑 HLA 的种群分布特点和 DNA 重组的可能性。近年来随着分子生物学的发展，目前已较少通过 HLA 系统单独进行亲子鉴定和法医个体识别，更多的是采用微卫星 DNA 检测或线粒体 DNA 测序分析。

6）HLA 与人类学研究：由于 HLA 具有连锁不平衡的遗传特点，某些基因或单体型在不同的民族或地区人群的频率分布存在明显的不同，人种和地区不同而出现 HLA 基因频率的变化可能是长期进化的结果，可作为不同种群特征性的基因标志。不同等位基因在人群中的分布不致，具有一定的应用价值。第一，在非血缘关系造血干细胞捐献者资料库中，高频率抗原比较容易在无血缘关系的志愿捐献者中找到 HLA 基因相合的志愿捐献者。第二，不同等位基因产物所选择和呈递的抗原肽不同，结果可能造成不同等位基因个体对同一病原体所启动的免疫应答不同，直接导致个体对疾病抵抗力的差异。此外，分析 HLA 等位基因群体频率变化，有利于了解人种的演化和迁移规律。群体的 HLA 基因多态性研究，对于人类学研究中追溯民族的起源、演化及种群关系也有非常重要的作用，可根据 HLA 基因频率估计出各种族或民族间的遗传距离，建立分子遗传树，从而了解人群和地理族的演化和迁移规律。我国曾有 15 个 HLA 实验室，联合以 HLA 分布频率为基础勾画出我国主要民族遗传系统树图，从而将中华民族分成南北两个群系，即北方汉族和回族、满族被划为一群系；南方汉族和苗族、布依族被划分为一群。

（7）粒细胞抗原系统：粒细胞是白细胞家庭中的一部分，但是它却具有独特的特异性抗原。20 世纪初期，人们发现某些患者的血清可以与其他人的白细胞发生凝集，继而在多次输血者、妊娠妇女、粒细胞减少症患者、发热性输血反应患者的血清中检测到了粒细胞抗体，在引起患者输血相关性急性肺损伤的献血者血清中也检测到了粒细胞抗体。1960 年，Lalezari 在一例新生儿同种免疫性粒细胞减少症患者首次描述粒细胞特异性抗原，随后又陆续发现一些粒细胞抗原，并对其分子学和生物学特性进行了研究，随之开发出了一些抗原的检测技术，包括分子诊断技术。

医学临床实践发现，中性粒细胞抗体在多种疾病中起着重要的作用，包括新生儿同种免疫性粒细胞减少症、自身免疫性粒细胞减少症、发热性非溶血性输血反应、输血相关性急性肺损伤、骨髓移植后同种免疫性粒细胞减少症、输血相关性同种免疫性粒细胞减少症、药物诱导的粒细胞减少症和粒细胞输注无效等。目前已发现的粒细胞抗原有 7 种，归属于 5 个人类粒细胞抗原系统。中性粒细胞减少的患者可发生反复感染，临床上可采用粒细胞刺激因子进行治疗，也可选择输注粒细胞制剂。粒细胞血型抗原的研究将有助于提高粒细胞制剂输注的有效性，及时诊断和治疗粒细胞血型抗原引起的疾病。

1）粒细胞抗原：粒细胞特异性抗原具有粒细胞组织分布限制性，一般只分布于中性粒细胞、嗜碱性粒细胞、嗜酸性粒细胞。由于嗜酸性粒细胞和嗜碱性粒细胞在正常人血液中的含量非常低。所以要确定这两类细胞上的抗原非常困难，至今很难用实验方法检测。虽然目前检测的是中性粒细胞上的粒细胞特异性抗原，但统称为粒细胞特异性抗原。

A. 粒细胞特异性抗原的命名：粒细胞特异性抗原是 1960 年 Lalezari 首先报道的，以往都按照 Lalezari 的命名方法对发现的粒细胞特异性抗原进行命名。1998 年，ISBT 的粒细胞抗原工作组在西班牙制定了一个新的粒细胞抗原命名法则。此命名法则根据粒细胞抗原的糖蛋白位置对粒细胞同种抗原进行命名。粒细胞特异性抗原（HNA，人类粒细胞同种抗原）系统目前已经发现了 7 个抗原，分别归属于 5 种糖蛋白类型（表 1-7）。

表 1-7 人类粒细胞特异性抗原（HNA）的分类

系统	糖蛋白	CD	抗原	基因	曾命名
HNA-1	Fcγ Receptor Ⅲ b	CD16	HNA-la	FcGR3B*1	NA1
			HNA-1b	FcGR3B*2	NA2
			HNA-1c	FcGR3B*3	SH
HNA-2	NB1 糖蛋白	CD177	HNA-2	CD177*01	NB1
HNA-3	GP70-95		HNA-3a	未定义	5b
HNA-4	MAC-1；CR3；$a_M\beta_2$- 整合素	CD11b	HNA-4a	ITGAM*01（230C）	MART
HNA-5	LFA-1；$a_L\beta_2$- 整合素		CD11a	HNA-5aITGAL*01	（2372G）OND

B. 人类粒细胞抗原 1（HNA-1）：人类粒细胞抗原 1（HNA-1）是粒细胞抗原系统中最早研究清楚的是人类粒细胞抗原 1（HNA-1）系统，它有 3 个等位基因，人类粒细胞抗原 1（HNA1）-1a、-1b、-1c。人类粒细胞抗原 1（HNA-1）-1a、-1b 是最早发现的粒细胞抗原，是 1960 年 Lalezari 等在新生儿同种免疫性粒细胞减少症患者的血液中发现。随后又发现了第 3 个多态性 SH 抗原，现称为人类粒细胞抗原 1c（HNA-1c）。人类粒细胞抗原 1（HNA-1）同种抗体可引起新生儿同种免疫性粒细胞减少症输血相关性急性肺损伤等，但并不影响骨髓移植中同种免疫患者的造血干细胞植入和中性粒细胞的恢复。

a. 人类粒细胞抗原 1（HNA-1）的特性和作用：人类粒细胞抗原 1a（HNA-1a）、人类粒细胞抗原 1b（HNA-1b）、人类粒细胞抗原 1c（HNA-1c）都位于糖蛋白 FcγRⅢ b 上，FcγRⅢ b 和与其极为相似的 FcγRⅢ a 共同组成 Fcγ 受体Ⅲ型，FcγRⅢ受体属于免疫球蛋白超家族，胞外拥有两个双硫键结合的免疫球蛋白 G 样结构域。FcγRⅢ a 发现位于单核细胞、巨噬细胞和 NK 细胞上，而 FcγRⅢ b 却只表达于粒细胞上。FcγRⅢ b 近端结构域的残基对配体结合具有重要作用，远端结构域的作用尚不清楚。FcγRⅢ b 是 IgG_1 和 IgG_3 的低亲和力受体，它与 IgG 抗体的 Fc 段结合。静息的中性粒细胞主要通过 FcγRⅢ b 结合免疫复合物，进而将它们从循环中清除。识别 FcγRⅢ b 的单克隆抗体为 CD_{16b}，FcγRⅢ b 通过 GPI 锚定于粒细胞膜上，使之在磷脂双分子层外侧具有高度横向移动性，FcγRⅢ b 具有结合免疫复合物，并把它们清除出循环系统的能力。FcγRⅢ b 是高度糖基化的蛋白，存在不同的分子异构体，人类粒细胞抗原 1a（HNA-1a）的异构体分子量为 50 ~ 65，人类粒细胞抗原 1b（HNA-1b）的异构体分子量为 65 ~ 80。FcγRⅢ b 是粒细胞膜中具有重要临床意义的糖蛋白，30% 的粒细胞自身抗体可以识别 FcγRⅢ b 的表位，它优先与 HNA-1a 的异构体结合。每个中性粒细胞表面表达的糖蛋白数量平均约为 190000 拷贝数（范围 100000 ~ 400000 拷贝数）。

b. 人类粒细胞抗原 1（HNA-1）的分子机制：编码 FcγRⅢ b 的基因为 FCGR3B，它位于 1 号染色体长臂端，具有 5 个外显子，编码序列为 699 个，信使核糖核酸（mRNA）编码 233 个氨基酸，但是被表达的糖蛋白只有 186 个氨基酸，前 17 个氨基酸是信号肽。HNA-1 系统是目前发现的唯一具有多态性的粒细胞特异性抗原系统。对 FcγRⅢ b 基因互补脱氧核糖核酸（cDNA）分析发现，有5个核苷酸的改变与HNA-1a/b的多态性有关（表1-8），所有替换均在第3外显子，其编码膜的远端结构域。

表1-8　HNA-1系统基因多态性和抗原分布

表型	cDNA						氨基酸						基因频率	
	141	147	227	266	277	349	36	38	65	78	82	106	中国人	白种人
HNA-1a	G	C	A	C	G	G	Arg	Leu	Asn	Ala	Asp	Val	0.680	0.325
HNA-1b	C	T	G	C	A	A	Ser	Leu	Ser	Ala	Asn	Ile	0.309	0.648
HNC-1c	C	T	G	A	A	A	Ser	Leu	Ser	Asp	Asn	Ile	/	0.025

5个核苷酸的改变可导致4个氨基酸的改变（36、65、82和106位氨基酸）并增加了两个HNA-1a异构体只有4个潜在的N-连接糖基化位点，这是其对分子量大小不同的原因。

FCGR3B另外的一种多态性是人类粒细胞抗原1c（HNA-1c）它是在人类粒细胞抗原1b（HNA-1b）基础上发生1个碱基的替换。HNA-1c的遗传是十分复杂的，目前主要在白种人中发现了HNA-1c阳性者，他们在染色体上HNA-1a和HNA-1c混合，个体可能拥有3个***FCGR3B***基因，有丝分裂中不对称交换可能是产生***FCGR3B***基因HNA-1a和HNA-1c混合的机制。此外，还有一些个体由于***FCGR3B***基因的缺乏，在中性粒细胞表面并不表达FcγRⅢb受体，缺乏FcγRⅢb的个体称为FCGR3B null表型，频率为0.2%～0.3%。大多数FcγRⅢb缺乏的个体并不会发生反复感染，自身免疫或免疫相关性疾病，但是FcγRⅢb缺乏的妇女妊娠时可能产生针对FcγRⅢb的抗体，从而引起新生儿同种免疫性粒细胞减少症。

c.人类粒细胞抗原1的频率：不同人群人类粒细胞抗原1（HNA-1）的频率存在差异。在高加索人种和非洲人中HNA-1b比HNA-1a更常见，而在中国人、日本人及美洲原住民中分布则相反。人类粒细胞抗原1e（HNA-1e）是FcγRⅢb的另一种多态性，是由第266位上C→A替换引起的。人类粒细胞抗原1c（HNA-1c）在5%的高加索人群和30%的非洲黑种人的粒细胞上有所表达（表1-9）。

表1-9　人类粒细胞抗原频率

人群	HNA-1a	HNA-1b	HNA-1c	HNA-1 null	HNA-2a	HNA-3a	HNA-4a	HNA-5a
非洲人	46～66	78～84	23～31	4	98	NT	NT	88
中国人	90	52	0	0-0.2	99	NT	NT	65
印度人	44	83	16	NT	NT	NT	NT	NT
日本人	88	51～61	0	< 0.4	89～99	NT	NT	NT
韩国人	78	75	< 1	NT	86	NT	99	96
欧洲白种人	54～52	87～89	5～7	0.2～0.8	87～97	89～99	96	96
北美白种人	56～62	89	5	NT	97	NT	NT	96
巴西人	100	93	11	NT	97	86～95	96	91

C. 人类粒细胞抗原 2：人类粒细胞抗原 2a（HNA-2a）是另一个具有临床意义的粒细胞特异性抗原，HNA-2a 是 1971 年由 Abzani 等发现，描述为粒细胞特异性抗原 NB1，它不仅位于粒细胞膜上，还可在细胞内浆膜以及某些次级管道和分泌囊的膜上发现。

a. HNA-2a 生物特点和分子机制：HNA-2a 具有的独特性质是异质性表达。单一个体存在部分粒细胞亚群中表达 HNA-2a，而另外部分粒细胞的亚群不表达。细胞群中表达 HNA-2a 的范围是 0 ~ 100%，在男性与女性中略有不同，女性平均为 63%，而男性约为 53%。女性随着年龄的增大，HNA-2a 表达量有所下降，妊娠妇女 HNA-2a 表达量有所增加，提示 HNA-2a 的表达可能与雌性激素有关。HNA-2a 阴性个体和 HNA-2a 阳性个体中的阴性亚群细胞是无效表型（null 表型），他们的中性粒细胞缺乏相应的糖蛋白。HNA-2a 阴性个体中产生的 HNA-2a 同种抗体可以引起新生儿同种免疫性粒细胞减少症、输血相关性急性肺损伤、骨髓移植后失败和药物诱导的粒细胞减少症等。

HNA-2a 是一个 56 ~ 64 的糖蛋白，有 2 个丝氨酸富集结构域和 3 个 N - 连接糖基化位点。HNA-2a 采用与 Fcγ RⅢ b 相似的方式，通过一个 GPI 锚定于细胞膜上。识别 Fcγ RⅢ b 的单克隆抗体为 CD_{177}，CD_{177} 属于 Ly-6/uPAR/ 蛇毒家族蛋白。2001 年 Kissel 等发现编码 HNA-2a 的基因，它位于 19q13.2，个体存在一个与人类粒细胞抗原 2a（HNA-2a）基因外显子 4 ~ 9 类似的假基因，假基因与 HNA-2a 基因相连，但基因方向相反。HNA-2a 互补脱氧核糖核酸（cDNA）具有 1311 个碱基，编码 437 个氨基酸，包括 21 个氨基酸的前导信号肽。HNA-2a 无效表型是因剪切的不正确，导致在成熟的 mRNA 上含有内含子片段而形成另外的终止密码，从而使粒细胞不表达 HNA-2a。

b. 功能和频率分布：CD_{177} 参与中性粒细胞与内皮细胞的黏附以及内皮下的迁移，胞膜表达 CD_{177} 的细胞亚群，也表达细胞内的中性粒细胞丝氨酸蛋白酶 3。在细菌感染以及集落刺激因子的刺激下，个体 HNA-2a 抗原明显上调。HNA-2a 在人群中频率较高，中国人群约为 99%。

D. 人类粒细胞抗原 3：人类粒细胞抗原 3a（HNA-3a）是 1964 年由 van Leeuwen 等发现的，它是一个分子量为 70 ~ 95 的糖蛋白。与 HNA-1 和 HNA-2 不同，它并不通过 GPI 连接在细胞膜上。分子遗传研究发现，编码人类粒细胞抗原 3a（HNA-3a）的基因位于 4 号染色体上，但是 HNA-3 的抗原结构仍不清楚。HNA-3a 表达在中性粒细胞和淋巴细胞上，而是否表达在血小板上存在争议。人类粒细胞抗原 3a（HNA-3a）的同种抗体可引起输血非溶血性反应、新生儿同种免疫性粒细胞减少症、输血相关性急性肺损伤等。目前有关 HNA-3a 的功能并不明确，HNA-3a 是高频率抗原，在欧洲白种人群中的频率为 89% ~ 99%。

E. 人类粒细胞抗原 4：人类粒细胞抗原 4a（HNA-4a）是 1986 年由 Kline 等在 HNA-4a 阴性者的血液中发现的，HNA-4 系统位于 Leu-CAM 家族整合素超家族和 β_2（CD_{18}）整合素上，它们有相同的 β 亚单元，非共价结合在 4 个不同的 a 亚单元。HNA 4a 抗原是 a_M 亚单元（CR3；CD_{11b}）的单个核苷酸多态性引起的，其核苷酸第 302 位 G → A，导致第 61 位精氨酸变为组氨酸。HNA-4a 抗体可引发新生儿同种免疫性粒细胞减少症。已证实存在两种不同类型的 HNA-4a 抗体，与细胞相互作用存在不同效果。针对 CD_{11b}/CD_{18} 的自身抗体不仅可以引起免疫性粒细胞减少症，而且可以影响粒细胞的黏附功能。HNA-4a 在人群中频率大于 90%。

F. 人类粒细胞抗原 5：人类粒细胞抗原 5a（HNA-5a）是 1979 年 mh Decay 等报道的，以前称其为 OND。HNA-5a 位于白细胞 β_2 整合素家族的 aL 链上（CD_{11a}；LAF-1）。HNA-5a 抗原是编码序列的单个核苷酸多态性引起的，其核苷酸第 2466 位 G→C，导致第 776 位精氨酸变为苏氨酸。HNA-5a 的同种抗体尚未见有引发免疫性粒细胞减少症的报道。HNA-5a 在不同人群中表达存在差异，人群中频率为 65% ~ 96%。

2）粒细胞抗体的临床意义：粒细胞的生成障碍或破坏增加可引起粒细胞减少，破坏增加主要由粒细胞抗体所致。粒细胞抗体可引起新生儿同种免疫性粒细胞减少症、自身免疫性粒细胞减少症、发热性非溶血性输血反应、输血相关性急性肺损伤、骨髓移植后同种免疫性粒细胞减少症、输血相关性同种免疫性粒细胞减少症、药物诱导的粒细胞减少症和粒细胞输注无效等，粒细胞系统不同的抗体所引起的疾病不同（表 1-10），检测粒细胞抗原和抗体有利于诊断这些疾病。

表 1-10　粒细胞特异性抗体引起的疾病

抗体	疾病	抗体	疾病
HNA-1	新生儿同种免疫性粒细胞减少症	HNA-3a	输血相关急性肺损伤
	自身免疫性粒细胞减少症	HNA-4a	新生儿同种免疫性粒细胞减少症
	输血相关急性肺损伤		自身免疫性粒细胞减少症
HNA-2a	新生儿同种免疫性粒细胞减少症	HNA-5a	未知
	自身免疫性粒细胞减少症		
	输血相关急性肺损伤		
	药物诱导的粒细胞减少症		
	骨髓移植后同种免疫性粒细胞减少症		

A. 新生儿同种免疫性粒细胞减少症：新生儿同种免疫性粒细胞减少症是一种不常见的新生儿疾病，估计发病率为 1∶500。它的发病机制与新生儿溶血病相类似，由于母系被胎儿的粒细胞抗原所致敏，从而产生相应的抗体，母亲产生的粒细胞特异性 IgG 抗体通过胎盘进入胎儿体内损害胎儿的粒细胞，胎儿常因反复细菌感染而进行确诊。50% 以上的新生儿同种免疫性粒细胞减少症可以检出新生儿同种免疫性粒细胞减少症 1a（HNA-1a）和新生儿同种免疫性粒细胞减少症 1b（HNA-1b）、新生儿同种免疫性粒细胞减少症 2a（HNA-2a）等抗体，其他新生儿同种免疫性粒细胞减少症 1c（HNA-1c）和新生儿同种免疫性粒细胞减少症 3a（HNA-3a）、新生儿同种免疫性粒细胞减少症 4a（HNA-4a）抗体也可引起本病。新生儿同种免疫性粒细胞减少症可发生在第一胎，可在母亲的血液中检测到中性粒细胞抗体。新生儿同种免疫性粒细胞减少症易发生在 HNA-1a 和 HNA-1b 纯

合子表型的母亲，患新生儿同种免疫性粒细胞减少症的婴儿主要表现为出生后中性粒细胞计数异常低下，伴有感染和发热。大多数细菌感染是温和的，但可发生严重的感染。抗生素和静脉注射免疫球蛋白、粒细胞刺激因子、血浆置换等措施有利于本病的治疗。对患儿检测 HNA 系统的 HNA-1a 和 HNA-1b、HNA-2a 等抗体将有助于新生儿同种免疫性粒细胞减少症的诊断。

B. 输血相关性急性肺损伤（TRALI）：TRALI 是一种严重的非溶血性输血反应，输血后数分钟即可能发生，常见症状为输血发生急性呼吸困难、低氧血症、非心源性肺水肿，严重者可引起死亡。发生 TRALI 可能需要同时具备 2 个条件：①患者体内的粒细胞释放细胞因子或其他物质，引起粒细胞黏附在内皮细胞上；②患者从输注的血液制剂中获得有生物活性的磷脂，刺激中性粒细胞。输血相关性急性肺损伤可由抗 HLA 的抗体引起，但也可以由受血者体内的粒细胞抗体引起。粒细胞抗体有粒细胞特异性抗原新生儿同种免疫性粒细胞减少症 1a（HNA-1a，NA1）和新生儿同种免疫性粒细胞减少症 2a（HNA-2a，NB1）、新生儿同种免疫性粒细胞减少症 3a（HNA-3a，5b）等的抗体，少数 TRALI 检测不到输血相关性急性肺损伤抗 HLA 抗体或粒细胞抗体。

C. 发热性非溶血性输血反应：发热性非溶血性输血反应的发生率约为 0.5%，大多数在输血后 30 ~ 60 分钟即可出现。据统计有 66% ~ 88% 的发热性非溶血性输血反应是由抗 HLA 的抗体、粒细胞抗体或血小板特异性抗体引起，可以通过输注少白细胞的血液制剂进行预防，少白细胞血液制剂的标准为 $< 5.0 \times 10^6$。

D. 粒细胞输注无效：粒细胞抗体或抗 HLA 的抗体可引起粒细胞输注无效，导致粒细胞减少。粒细胞输注无效患者常表现为输注一定数量的粒细胞后未应答，血清中可检测出粒细胞抗体或抗 HLA 的抗体。

E. 自身免疫性粒细胞减少症（AIN）：AIN 是因个体产生针对自身粒细胞的抗体而发生的疾病，它可分为原发性免疫性粒细胞减少症和继发性免疫性粒细胞减少症。原发性 AIN 与其他的免疫性或血液性疾病无关，继发性 AIN 常有自身免疫性疾病或血液系统的紊乱。原发性 AIN 可发生在成人和儿童，但常见于 1 ~ 36 个月的儿童，大多数患儿有严重的粒细胞减少，粒细胞绝对数常少于 1500 个 / μL。原发性 AIN 常伴有单核细胞增多症，患者的骨髓血涂片显示正常或呈现轻度细胞增殖的骨髓象，但是成熟的粒细胞明显减少，医学临床诊治中婴幼儿 AIN 可表现为轻度到中度的反复感染，血清中可检测出粒细胞抗体，常为自身免疫性粒细胞减少症 1a（HNA-1a）抗体。继发性 AIN 常有自身免疫性疾病，如系统性红斑狼疮、类风湿关节炎、Felty 综合征等，继发性 AIN 常见于 40 ~ 80 岁的成年人，一般不会出现严重的感染。临床医学中可采用类固醇治疗 AIN。

F. 药物诱导的免疫性粒细胞减少症：许多药物可以诱导免疫性粒细胞减少症，其机制与药物诱导的免疫性红细胞破坏相似。药物诱导产生的粒细胞抗体可能直接针对药物的代谢产物，但是药物依赖性抗体常不能进行有效的检测。诊断药物诱导的免疫性粒细胞减少症，应排除是否正在使用有毒性的药物或存在导致粒细胞减少的疾病（如缺乏维生素 B_{12} 等），在近 4 周内应使用过相应的药物。药物诱导的免疫性粒细胞减少症暂停药物后 30 天内粒细胞逐步恢复正常的数量水平。

G. 骨髓移植后同种免疫性粒细胞减少症：骨髓 / 造血干细胞移植后可发生免疫性粒细胞减少，可分为同种免疫和自身免疫作用。患者血清中存在粒细胞特异性 IgM 或 IgG 抗体，诱导产生免疫反应。患者可通过注射免疫球蛋白、使用激素、血浆置换、脾切除等进行治疗。

H. 输血相关性同种免疫性粒细胞减少症：输血相关性同种免疫性粒细胞减少症（TRAIN）比较少见，它可在输血后短期内发生严重和持续的粒细胞减少，诊断 TRAIN 时应排除其他可导致粒细胞减少的原因。TRAIN 发生的主要原因是捐献者血浆中含有高滴度的新生儿同种免疫性粒细胞减少症（HNA）抗体［如新生儿同种免疫性粒细胞减少症 1b（HNA-1b）抗体］，而受者拥有相对应的抗原［如新生儿同种免疫性粒细胞减少症 1b（HNA-1b）抗原］，抗原抗体两者结合后发生免疫反应导致受者体内粒细胞被破坏，从而引起粒细胞数量上的减少。

（三）血小板

血小板（platelet，PLT）是血细胞的三大有形成分之一，是血液中最小的细胞，体积很小，直径仅有 2 ~ 4 μm。血小板形状不规则，呈双面凸圆的盘状，无细胞核，有时可伸出伪足，循环液中正常状态的血小板呈双面微凹、有折光的椭圆形或圆盘形小体。在血液涂片上，血小板常聚集成群。血小板中央部有蓝紫色的血小板颗粒，称为颗粒区，周边部呈均质蓝色，称透明区。在电子显微镜下，可见血小板表面吸附有血浆蛋白，其中有多种凝血因子。透明区含有微管和微丝，参与血小板形状的维持和变形。颗粒区有特殊颗粒，致密颗粒和少量溶酶体。特殊颗粒又被称 α 颗粒，体积较大，圆形，电子密度中等，内含血小板因子Ⅳ、血小板衍生生长因子（platelet-derived growth factor，PDGF）、凝血酶敏感蛋白等。致密颗粒较小，电子密度大，内含 5 - 羟色胺、二磷酸腺苷（ADP）、ATP、钙离子、肾上腺素等。血小板内还有开放小管系统和致密小管系统。开放小管系统的管道与血小板表面膜连接，借此可增加血小板与血浆的接触面积，利于摄取血浆中的物质和释放颗粒内容物。致密小管系统是封闭的小管，管腔电子密度中等，能收集钙离子和合成前列腺素。血小板参与凝血和止血，是维护人体血管完整和在意外情况下止血、加强血液凝固、修复破裂的血管和维持人体正常生理功能不可缺少的重要血液成分之一。

1. 血小板的生成和调节 血小板是从骨髓成熟的巨核细胞胞质裂解脱落下来的具有生物活性的小块胞质，并非严格意义的细胞。生成血小板时，造血干细胞首先分化为巨核系祖细胞，然后再分化为原始巨核细胞，并经过幼巨核细胞，而发育为成熟巨核细胞，成熟巨核细胞胞质裂解后脱落下来具有生物活性的小块胞质即为血小板。一般人体内的细胞为 2 倍体（2N），而巨核细胞在进行核内有丝分裂时不伴随胞质的分裂，使细胞的染色体数成倍增加，形成 4 倍体（4N）、8 倍体（8N）、16 倍体（16N）、32 倍体（32N）和少量的 64 倍体（64N）细胞，为多倍体细胞。一般骨髓窦壁外的成熟巨核细胞胞质被分隔成若干个小区，当胞质伸向骨髓窦腔时，被隔离脱落成为血小板，新生成的血小板通过静窦，进入血液。

有文献报道，研究发现，肺也是血小板生成的重要部位。

一般一个巨核细胞可产生 2000 ~ 8000 个血小板。从原始巨核细胞 / 巨核系祖细胞到生成血小板释放入血需要 8 ~ 10 天。据造血动力学估算：一个健康的成年人每天能生成 12×10^{10} 个血小板。进入血液的血小板，2/3 存在于外周循环血中，其余 1/3 储存于脾脏和肝脏。储存于脾脏的血小板可与进入循环血液中的血小板自由交换，以维持血液中血小板数量的相对恒定。有文献报道：有些药物和食物有促进血小板生长，提升血液中血小板数量的作用；同时有些药物和食物有降低血液中血小板数量的作用；有些药物和食物有抑制小板功能的作用，甚至有杀伤血小板的作用，从而影响血小板的寿命。

血小板生成素（TPO）是人体内血小板生成调节最重要的生理性调节因子。TPO 主要由肝细胞产生，肾也可产生少量。TPO 是由 332 个氨基酸残基组成的糖蛋白，其分子量为 50000 ~ 70000。TPO 可促进巨核系祖细胞的存活和增殖，也可促进不成熟巨核细胞的分化，是刺激巨核祖细胞增殖和分化作用最强的细胞因子。在 TPO 的刺激下，血小板的生成可增加 10 倍。TPO 的促血小板生成作用是通过其受体 Mpl（为原癌基因 ***c-mpl*** 的表达产物）实现的。还有研究显示，清除小鼠 TPO 或 TPO 受体后，除巨核细胞和血小板的量减少 90% 外，骨髓中干细胞及各系祖细胞数目也随之下降至正常数目的 15% ~ 25%，这表明 TPO 对造血干细胞的存活、增殖和分化也有重要的促进作用。与 EPO 不同，TPO 的生成速率并不受血小板数目的影响。无论血小板数目是否正常，肝脏内的 TPO 都以恒定的速度生成并释放。血小板膜上含具有高亲和力的 TPO 受体，该受体可与 TPO 结合，而将 TPO 从循环中清除。当外周血中的血小板计数正常时，血浆中大量的 TPO 结合于血小板上而被清除，以维持血浆中正常的 TPO 浓度。当外周血中的血小板计数降低时，血浆中 TPO 清除减少，使得血浆中 TPO 浓度增高，进而促进骨髓生成血小板。医学临床试验显示，重组人血小板生成素可有效促进血小板的生成。

2. 血小板的数量和功能　当血小板与玻片接触或受刺激时，可伸出伪足而呈不规则形状。电子显微镜下可见血小板内存在 α－颗粒、致密体等血小板储存颗粒。血小板膜上有多种糖蛋白（CP），它们具有受体功能。如 GP Ⅰb/Ⅸ/Ⅴ由 GP Ⅰb、GP Ⅸ和 GP Ⅴ通过非共价键组成的糖蛋白复合物，可与血浆因子（vWF）结合。属于整合素家族的 CP Ⅱ b/Ⅲ a 复合物（整合素 αⅡbβ3）为血小板膜上含量最为丰富的糖蛋白，可与纤维蛋白原及 vWF 结合。GP Ⅰb/Ⅸ/Ⅴ及 GP Ⅱ b/Ⅲ a 与相应配体结合是引起血小板黏附、聚集及血小板内信号途径活化的重要机制。

正常成年人血液中的血小板数量为（100 ~ 300）$\times10^9$/L。正常成年人血液中的血小板计数可有 6% ~ 10% 的变动范围，通常午后较清晨高，冬季较春季高，剧烈运动后、妊娠中期和晚期升高，静脉血管血液中的血小板数量较毛细血管血液中的血小板数量高。

血小板有助于维持血管壁的完整性。临床实践中早已观察到，当血小板数降至 50×10^9/L 时，患者的毛细血管脆性增高，微小的创伤或仅血压升高即可使之破裂而出现小的出血点。

血小板维持血管壁完整性的机制尚未完全阐明。一般认为，血小板还可释放具有稳定内皮屏障的物质（如 1- 磷酸鞘氨醇）和生长因子，如血管内皮生长因子（VEGF）、血小板衍生生长因子（PDGF），有利于受损血管的修复。循环中的血小板一般处于“静止”状态，当血管内皮破裂，血小板迅速黏附、聚集于破损处，凝固形成血栓，堵塞裂口，甚至小血管管腔。在这一过程中，血小板释放颗粒内容物，其中 5 - 羟色胺能促进血管收缩，血小板因子Ⅳ能对抗肝素的抗凝血作用，凝血酶敏感蛋白促进血小板聚集，PDGF 刺激内皮细胞增殖和血管修复。当血管损伤时，血小板可被激活而在生理止血过程中发挥重要的作用。更多内容可阅读生理性止血部分。

3. 血小板的特性 黏附、释放、聚集、收缩和吸收是血小板自身的五大特性，也是血小板功能的具体表现。以下针对血小板的特性逐一叙述。

（1）黏附：血小板与非血小板表面的黏着称为血小板黏附。血小板不能黏附于正常内皮细胞的表面。当血管内皮细胞受损时，血小板即可黏附于内皮下组织。血小板的黏附需要血小板膜上 GPⅠb/Ⅸ/Ⅴ复合物、内皮下成分（主要是胶原纤维）和 vWF 的参与。GPⅠb/Ⅸ/Ⅴ复合物是血小板表面的主要黏附受体。血管受损后，血浆因子首先结合于内皮下暴露胶原纤维，引起血浆因子变构，获得与血小板膜上的 GPⅠb 结合的能力，从而使血小板黏附于胶原纤维上。因此，血浆因子是血小板黏附于胶原纤维的桥梁。这使得血小板能在高剪切力条件下（如小动脉和狭窄的血管等）黏附于受损局部。正常情况下，由于血浆因子未与胶原纤维结合，则不能与血小板上的 GPⅠb-Ⅸ-Ⅴ结合。在 GPⅠb/Ⅸ/Ⅴ复合物缺乏（巨大血小板综合征）、血浆因子缺乏病和胶原纤维变性等情况下，血小板的黏附功能会大大降低，因而可能或存在出血倾向。血小板黏附和血栓形成在正常止血、急性冠状动脉综合征和血栓形成病变中起着主要作用。尽管正常情况下，血流动力学会对抗血小板黏附和接触血管内皮，甚至接触到不正常的血管内皮。但是当血管内皮受损时，血小板在黏附受体的作用下即可黏附于受损的血管内皮组织或血管壁上，血小板上的受体便与固定在损伤部位上的特定内皮下基质蛋白和血浆蛋白相互作用，形成不可逆的黏附物，发挥修补血管的作用，阻止受损血管进一步流失血液。

（2）释放：血小板受刺激后将储存于血小板内致密体、α-颗粒或溶酶体内的物质排出（释放）的现象，称为血小板释放或血小板分泌。许多聚集诱导剂可促使血小板发生释放反应。有人利用电子显微镜观察到，在释放反应中，颗粒成分随着收缩蛋白的向心收缩先向中央移动，随之发生颗粒膜与细胞膜的融合，内容物从融合处开口排出细胞外。参与释放反应的主要颗粒为 α-颗粒、致密体和溶酶体。释放产物则可作为血小板活化的标志物。从致密体释放的物质，主要有 ADP、ATP、5-HT、Ca^{2+}；从 α-颗粒释放的物质主要有 β-血小板球蛋白、血小板因子 4（PF4）、vWF、纤维蛋白原、血小板因子（PF5）、PDGF、凝血因子 V（FⅤ）、凝血酶敏感蛋白等。此外，被释放的物质除来自血小板颗粒外，也可来自临时合成并即时释放的物质，如血栓烷 A2（TXA2）。能引起血小板聚集的因素，大多数能引起血小板释放反应，而且血小板的黏附、聚集与释放几乎同时发生。许多由血小板释放的物质可进一步促进血小板的活化、聚集，加速止血过程。医学临床上，也可通过测定血浆β－血小板球蛋白和PF4的含量来了解体内血小板的活化情况。

（3）聚集：血小板与血小板之间的相互黏着，称为血小板聚集，这一过程需要纤维蛋白原、Ca^{2+}和血小板膜CPⅡb/Ⅲa的参与。在未受刺激的静息血小板膜上的GPⅡb/Ⅲa处于低亲和力状态，不能与纤维蛋白原结合。当血小板黏附于血管破损处或在致聚剂的激活下，GPⅡb/Ⅲa活化，与纤维蛋白原的亲和力增高，在Ca^{2+}的作用下，纤维蛋白原可与之结合，从而连接相邻的血小板，充当聚集的桥梁，使血小板聚集成团。GPⅡb/Ⅲa的异常（血小板无力症）或纤维蛋白原缺乏均可引起血小板聚集障碍。

体外实验中，在血小板悬液或富含血小板的血浆中加入致聚剂而诱发血小板聚集时，悬液的光密度降低（透光度增加），因此可根据血小板悬液的光密度变化来动态了解血小板的聚集情况（图1-4）。血小板的聚集通常出现两个时相，即第一聚集时相和第二聚集时相。第一聚集时相发生迅速，也能迅速解聚，为可逆性聚集；第二聚集时相发生缓慢，但不能解聚，为不可逆性聚集。目前已知多种生理性因素和病理性因素均可引起血小板聚集。生理性致聚剂主要有ADP、肾上腺素、5-HT、组胺、胶原、血栓烷A_2（TXA_2）等；病理性致聚剂有细菌、病毒、免疫复合物、药物等。血小板聚集反应的形式可因致聚剂的种类和浓度不同而有差异。例如，低浓度ADP引起的血小板聚集只出现第一聚集时相，并很快解聚；中等浓度ADP引起的聚集，在第一时相结束和解聚后不久，又出现不可逆的第二聚集时相，第二聚集时相的出现是由血小板释放内源性ADP所致；高浓度ADP引起的聚集，由于第一聚集时相和第二聚集时相相继发生，只出现单一的不可逆性聚集。凝血酶所引起的血小板聚集反应与ADP相似，也呈剂量依赖方式引起的单相或双相血小板聚集。胶原只引起血小板单相的不可逆性聚集，聚集反应与释放反应同时发生，故胶原所诱发的血小板单相聚集与内源性ADP的释放和TXA_2的生成有关。

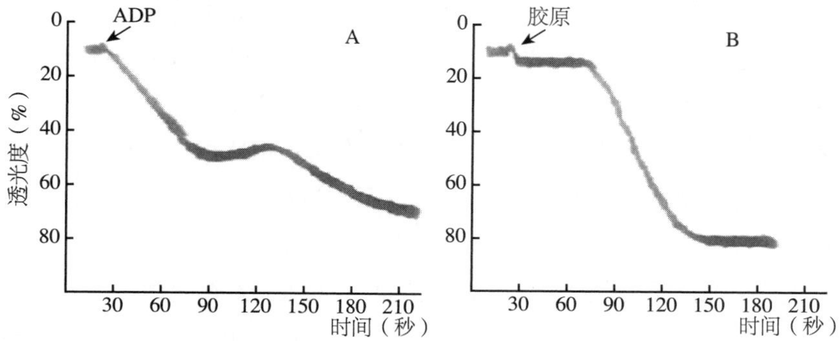

图1-4　血小板的聚集曲线

图A示ADP（二磷酸腺苷）引起血小板聚集时血小板悬液透光度的增加呈双相变化，表明血小板先迅速发生聚集，然后解聚，进而发生更强的不可逆性聚集；图B示胶原引起血小板聚集时血小板悬液透光度呈单相性持续增高，表明血小板呈单一的不可逆性聚集血小板释放的血栓烷 A_2（TXA_2）具有强烈的聚集血小板和缩血管作用。血小板内并无 TXA_2 的储存，当血小板受刺激而被激活时，血小板内的磷脂酶 A_2 也被激活，进而裂解膜磷脂，游离出花生四烯酸，后者在环加氧酶作用下生成前列腺素 G_2（PGG_2）和氢气（H_2）[前列腺素 H_2（PGH_2）和Ⅱ前列腺素（PGH_2）]，并进一步在血小板的血栓烷合成酶的催化下生成血栓烷 A_2（TXA_2）。TXA_2 可降低血小板内环磷酸腺苷（cAMP）的浓度，对血小板的聚集有正反馈促进作用。阿司匹林可抑制环加氧酶而减少 TXA_2 的生成，具有抗血小板聚集的作用。此外，血管内皮细胞中含有前列环素合成酶，可使前列腺素 H_2（PGH_2）转化为前列环素（PGI_2）（图 1-5）。前列环素（PGI_2）与 TXA_2 的作用相反，可提高血小板内 cAMP 的含量，具有较强的抑制血小板聚集和舒张血管的作用。正常情况下，血管内皮产生的 PCI_2 与血小板生成的 TXA_2 之间保持动态平衡，使血小板不发生聚集。若血管内皮受损，局部 PGI_2 生成减少，将有利于血小板聚集的发生。此外，血管内皮细胞还可释放一氧化氮（NO）。NO 与 PGI 相似，可抑制血小板聚集。但 NO 抑制聚集的效应是通过提高血小板 cGMP 的含量实现的。

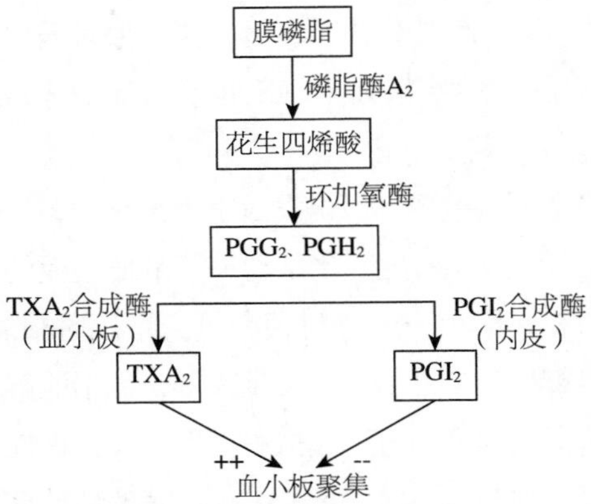

图 1-5　血小板和内皮细胞中前列腺素的代谢

TXA_2：血栓烷 A_2；PGI_2：前列环素 I_2；

+ 表示促进；- 表示抑制

（4）收缩：血小板有着很强的收缩能力。其收缩机制目前还不完全明了，但是可以明确的是血小板的收缩与血小板的收缩蛋白有关。血小板中存在着类似肌细胞的收缩蛋白系统，包括肌动蛋白、肌球蛋白、微管和各种相关蛋白。血小板收缩蛋白分为纤维蛋白、参与纤维形成与编写的蛋白和收缩蛋白。①收缩蛋白，主要有肌动和肌凝蛋白，参与直接的收缩作用；②参与纤维形成与编织的蛋白，主要有肌动蛋白、结合蛋白、α 辅助动蛋白和廓蛋白；③收缩功能调节蛋白，主要有溶凝素、钙调蛋白和原肌球蛋白。肌动蛋白纤维与肌凝蛋白棒之间的彼此滑动是产生收缩物质的基础。血小板的伪足形成、释放反应以及血液凝块回缩，均依赖血小板收缩蛋白的功能。伪足形成是微管游离端向外伸展或肌动蛋白形成纤维时，向心性伸展遇到阻力而对膜的反作用力所致。血小板活化后，胞质内 Ca^{2+} 浓度增高通过分解 ATP 而引起血小板的收缩反应。在血液凝块中，血小板的伪足通过膜上活化的 GPⅡb/Ⅲa 结合于纤维蛋白素上。当血液凝块中的血小板发生收缩时，可使血液凝块回缩。血液凝块回缩是伪足在血液凝块中伸入纤维蛋白网、附着后发生收缩运动的结果。血小板外形改变时，发生膜磷脂双层的翻转运动，使血小板因子 3（PF3）活化成为可利用因子。血小板释放反应则是收缩作用的结果，它可经发生在血小板无黏附或聚集的条件下。血小板活化后，胞质内 Ca^{2+} 的增高可引起血小板的收缩反应。若血小板数量减少或 GPⅡb/Ⅲa 缺陷，可使血液凝块回缩不良。医学临床的诊断和治疗过程中可根据体外血液凝块回缩的情况，大致估计血小板的数量或功能是否正常。

（5）吸附：血小板表面可吸附血浆中多种凝血因子（如凝血因子Ⅰ、Ⅴ、Ⅺ、ⅩⅢ等）。如果血管内皮破损，随着血小板黏附和聚集于破损的局部，可使局部凝血因子浓度升高，有利于血液凝固和生理止血。

血小板的生理特性是血小板发挥生理性止血功能的基础。血小板的异常活化也参与动脉硬化的发生和血栓形成。目前抗血小板药物在医学临床的血栓性疾病治疗中得到了广泛使用。

4. 血小板的破坏 血小板进入血液后，其寿命仅有 7 ~ 14 天，但只在最初两天具有生理功能。正常情况下，外周静脉血中的血小板每天有 10% ~ 20% 衰老死亡，同时也有相应数量年轻的血小板在骨髓的血窦中生成并释放到血液中。用碳 51（^{51}C）或磷 32（^{32}P）标记血小板，在观察其破裂情况的过程发现并证明血小板的破坏随血小板的日龄增高而增多。衰老的血小板大多数在脾脏、肝脏和肺组织中被吞噬破坏并清除，从而维持正常的生理活动。此外，在生理性止血活动中，血小板聚集后，其本身将解体并释放出全部活性物质，表明血小板除衰老破坏外，还可在发挥其生理功能时被消耗。

5. 血小板血型 血小板表面除了存在一些与红细胞 ABO 血型和白细胞 HLA 血型有关的抗原（血小板非特异性抗原，亦称血小板相关抗原），还有一些血小板本身特有的血型抗原，即血小板特异性抗原（人类血小板抗原，HPA），而且已经形成为一个系统。血小板表面有丰富而复杂的抗原，其基因多态性有着明显的种族特征，由血小板特有的决定簇组成，表现出血小板独特的遗传多态性，在其他细胞和组织上不能发现。血小板表面抗原具有免疫原性，能通过输血、妊娠及药物等免疫因素而产生相应的抗体。血小板抗原和抗体间的免疫反应，可导致免疫性的血小板输注无效、输血后紫癜和各类免疫性血小板减少症等临床问题，因此血小板免疫学对输血和血液治疗有重大的影响。自 20 世纪 70 年代开始，国际血小板免疫学的专业人员在血小板抗原、抗体及其免疫反应特征方面，包括结构、功能、命名、检测和鉴定技术以及临床应用等方面，借助免疫学、生物化学和分子生物学等技术，进行了大量的研究工作，特别是通过富有成效的国际性学术合作，取得了显著成果，使因血小板免疫而导致的医学临床问题的预防和诊断能力，以及血小板输血医学和血液治疗的水平，有了大幅度提高，血小板免疫生物学学科也由此形成。

（1）血小板抗原和抗体：在血小板表面上表达着各种不同的抗原。通常人们将血小板表面的抗原分为两大类，一类是与其他细胞或组织共有的非特异性抗原，如 ABH 抗原、人类白细胞Ⅰ（HLA-Ⅰ）类抗原等；另一类是所谓的血小板特异性抗原（HPA），主要存在于血小板膜的糖蛋白分子上，其他组织细胞上很少存在。当个体受到这些抗原致敏时，有可能会出现相应的抗体。这些抗原和相关的免疫反应是个体涉及的血小板的同种免疫、自身免疫和药物引起的各类免疫综合征的重要因素。

1）血小板与其他细胞或组织共有的抗原

A. 血小板上的 ABO 血型抗原：表达在血小板上的 ABO 血型抗原是由存在于血小板膜表面的和从血浆中吸附的 ABO 血型物质组成的。不同个体血小板表面上的 ABO 血型抗原的数量相差很大，在非 O 型血人群的血小板上表达的 A 或 B 物质差异可高达 5% ~ 10%。

虽然输注血小板制剂时可以不严格要求 ABO 血型相容性，然而使用 ABO 血型不匹配的血小板制剂经常会发生输注血小板制剂后回收率较低的结果。在一些医学案例中，O 型受血者血液中高效价的 IgG ABO 血型抗体可能会与 A 或 B 抗原高表达的捐献者血小板反应，导致血小板制剂输注无效。A 或 B 抗原高表达者的血小板特别容易受到这种类型的免疫破坏。献血者和受血者之间的间接不相容性也可以影响血小板制剂输注的体内回收率。例如，O 型血小板制剂输注给 A 或 B 型受者时，有时回收率差，原因可能是血小板捐献者血浆内的抗 A 和（或）抗 B 抗体与受血者血浆中可溶性的 A 或 B 物质发生反应，形成免疫复合物通过 Fc 受体（Fc γ R Ⅱ）结合到输入（或自身）的血小板上，从而影响它们的功能和寿命。有文献报道，在对需要多次输注血小板制剂的肿瘤患者的临床试验中，比较 ABO 血型相同的血小板，与 ABO 血型不配合的血小板的输注效果，发现使用 ABO 不配合的血小板时，输注血小板无效性的比率显著增加。

B. 其他与红细胞相关的抗原：血小板上也发现了其他的红细胞抗原，包括 Le^a、Le^b、I、i、P、Pk 和与衰变加速因子相关的 Cromer 抗原，但是至今没有证据表明这些抗原的抗体会显著影响血小板在体内的功能和寿命。

C. 血小板上的 HLA：HLA 在血小板、白细胞以及人体内的其他有核细胞表面均有表达，血小板上仅表达人类白细胞 Ⅰ 类抗原（HLA-Ⅰ），大多数 HLA-Ⅰ 的分子是完整的膜蛋白，同时也有少量的 HLA-Ⅰ 分子是从周围血浆中吸收形成。至今认为，在血小板表面的 HLA-Ⅰ 分子中，仅表达 HLA-A 和 HLA-B 位点的抗原。

HLA 具有高度的免疫原性，正常免疫功能的个体在妊娠、输血或做组织器官移植时，与任何其他抗原系统的抗原相比较，HLA 可能更容易产生免疫作用而形成抗体。HLA 系统的抗原和抗体在输血相关的实践中，起着重要的作用，包括导致同种免疫和血小板制剂输注治疗无效性、输血相关性急性肺损伤和血小板制剂输注后的移植物抗宿主反应，特别是在血小板制剂输注同种免疫无效性问题上，人类白细胞抗体（HLA 抗体）的免疫反应是主要原因。

2）血小板特异性抗原：血小板特异性抗原主要在血小板膜的糖蛋白分子上表达。1959 年，人们发现了人类第一个血小板特异性抗原，至今由人血清免疫抗体确定的血小板特异性抗原已有 28 个。

血小板抗原的命名与红细胞和粒细胞等抗原的命名情况比较相似，历史上对血小板抗原的命名情况一直比较混乱，有些血小板抗原有着不同的命名。ISBT 和国际血液学标准委员会（International Committee for Standardization in Hematology，ICSH）联合组建的血小板命名委员会颁布了血小板抗原系统的命名规则，以 HPA 字母代表人类血小板抗原，根据抗原发现时间的先后进行数字排序（即 1、2、3、4、5 等）对系统分类命名。在每一个抗原系统中，人群中最常见的抗原给予字母“a”，少见的给予字母“b”。该命名规则的制定改变了以往血小板特异性抗原命名混乱的局面。例如，第一个发现的血小板抗原当时被报道者命名为“Zw^a”，以后又常称为PL^{A1}抗原，现按国际命名规则，该抗原则被命名为人类血小板抗原系统1a抗原（HPA-1a）。至今已被ISBT和ICSH联合组建的血小板命名委员会认可的血小板特异性抗原和相应的分子结构特征具体见表1-11。

表1-11 人类血小板抗原（HPA）和分子结构特点

HP抗原	曾用名	糖蛋白位置	核酸置换
HPA-1a/b	$Pl^{A1/A2}$，$Zw^{a/b}$	GPⅢa	T∶C 176
HPA-2a/b	$Ko^{b/a}$，$Sib^{a/b}$	GPⅠba	C∶T 482
HPA-3a/b	$Bak^{a/b}$	GPⅡb	T∶G 2621
HPA-4a/b	$Pen^{a/b}$，$Yuk^{b/a}$	GPⅢa	G∶A 506
HPA-5a/b	$Br^{b/a}$, $Zav^{b/a}$	GPⅠa	G∶A 1600
HPA-6bw	Ca^a, Tu^a	GPⅢa	G∶A 1544
HPA-7bw	Mo^a	GPⅢa	C∶G 1297
	Hit^a	GPⅢa	C∶T 1297
HPA-8bw	Sr^a	GPⅢa	C∶T 1984
HPA-9bw	Max^a	GPⅡb	G∶A 2602
HPA-10bw	La^a	GPⅢa	G∶A 263
HPA-11bw	Gro^a	GPⅢa	G∶A 1976
HPA-12bw	ly^a	GPⅠbβ	G∶A 119
HPA-13bw	Sit^a	GPⅠa	C∶T 2483
HPA-14bw	Oe^a	GPⅢa	AAG 1909-1911
HPA-15a/b	$Cov^{b/a}$	CD109	C∶A 2108
HPA-16bw	Duv^a	GPⅢa	C∶T 497
HPA-17bw	Va^a	GPⅢa	C∶T 622
HPA-18bw	Cab^a	GPⅠa	G∶T 2235
HPA-19bw	Sta	GPⅢa	A∶C 487
HPA-20w	Kno	GPⅡb	C∶T 1949
HPA-21bw	Nos	GPⅢa	G∶A 1960

A. 血小板特异性抗原的分子特征：血小板膜上具有多态性的血小板糖蛋白复合物，它是血小板特异性抗原的载体。在血小板膜糖蛋白复合物中，至少已经发现5个膜糖蛋白是多态性，并证明是具有同种免疫原性的。它们是GPⅠa和Ⅰb（a和b）、Ⅱb、Ⅲa以及CD109，这些膜糖蛋白携带着人类血小板抗原（HPA）同种特异性抗原。大多数携带特异性抗原的糖蛋白是以异质二聚体复合物的形式出现的，每一个异质二聚体复合物由两个不同的糖蛋白分子组成，如Ⅰa/Ⅱa、Ⅱb/Ⅲa或Ib/IX，只有CD109是单体结构。HPA由常染色体双等位共量性基因编码构成，大多数抗原的基因遗传多态性是由单核苷酸取代而产生的，为单核苷酸多态性（SNP），只有人类血小板抗原-14hw（HPA-14hw）是由于基因1909～1911位置上AAG的3个碱基缺失而产生的。关于血小板特异性抗原在膜糖蛋白上的位置、所在的染色体，以及编码的等位基因、形成多态性的DNA碱基对的替换等分子结构特征可查阅相关著作和文献。

2010年6月报道的1个新发现的抗原，是从一位患新生儿同种免疫血小板减少症（NAIT）的日本母亲（Hit）的血液中检测到的，被命名为Hit^a抗原。该抗原位于GPⅡb/Ⅲa复合物的GPⅢa的亚单位上，因GPⅢa基因的第9外显子发生1297C>T（带来407脯氨酸>丝氨酸的替代）突变而产生，这个突变被证实是人类血小板抗原7（HPA-7）的又一个等位基因编码。按2003年血小板命名委员会制定的命名原则和认可新抗原的标准，HPA目前正式认可的HPA系统中已有12个抗原被归为6个双等位基因系统，包括HPA-1、HPA-2、HPA-3、HPA-4、HPA-5和HPA-15，其余抗原尚未完全达到系统标准。

尽管各种抗血小板特异性抗原的抗体较少引起血小板同种免疫输注无效性，但是这些HPA的抗体较常涉及胎儿/新生儿同种免疫血小板减少症（FNAIT）和输注后血小板紫癜（PTP）等同种免疫综合征，以及自身免疫血小板减少症等问题，因此在临床诊断和治疗中有着重要的意义。

B. 血小板膜糖蛋白Ⅳ、白细胞分化抗原CD36和抗CD36抗体：血小板膜糖蛋白Ⅳ（GPⅣ），是白细胞分化抗原CD36（CD36抗原），糖蛋白Ⅲb（GPⅢb）等，GPⅣ携带血小板NaKa抗原，GPIV的表达由CD36基因决定，基因突变可以造成GPIV缺失。据报道，携带不正常CD36基因的个体与血小板减少症、高胆固醇血症、外周动脉粥样硬化、动脉高血压、心肌病、糖尿病、疟疾和早老性痴呆等疾病相关。

GPⅣ缺乏的个体，通过同种免疫反应可产生抗GPⅣ抗体，这种抗GPⅣ抗体可导致胎儿/新生儿发生同种免疫血小板减少症，血小板同种免疫输注无效性和输注后血小板紫癜等临床问题。

（2）血小板抗原同种免疫反应引发临床问题：随着科学技术的发展，血小板抗原同种免疫反应引发的临床问题不断发现。这属于临床输血范畴，若需详细了解，可查阅相关文献。

（3）HPA和抗体的检测和鉴定试验：HPA和抗体的检测和鉴定试验的检测方法有流式细胞检测试验、混合被动血凝试验和HPA单克隆抗体特异性免疫固定试验等多种，而且新的方法不断涌现。因为这部分内容不是本章所涉及的重点，因此这里不过多介绍，若需了解可查阅相关著作和文献。

（4）HPA分型的发展：血小板抗原的血清学分型是鉴定潜在的免疫基因肽的最理想的途径。但是，由于难以获得高质量和特异性的HPA抗血清，血小板抗原分型受到了限制。此外，对于血小板显著减少的患者而言，取得足够量的血小板进行抗原分型十分困难，特别是进行过血小板制剂输注治疗的患者。因此，HPA基因分型是目前血小板免疫实验室常用的方法，这种措施排除了对患者血小板和合适定型血清的需要，目前已广泛应用于HPA型的筛查和鉴定，以及建立已知HPA的血小板基因型捐献者资料库等工作。使用和探讨比较多的基因分型技术有聚合酶链反应序列特异引物（SSP）、实时定量聚合酶链式反应（PCR）、基因芯片、血小板基因序列检测以及免疫荧光微球等基因分型技术。近年来，高通量基因定型技术的发展使得多达21个系统的血小板抗原的基因分型能同时进行，这有助于HPA分型试验的标准化，省时和使用最少的生物材料，而且这些方法正在逐渐走向自动化。

但是，HPA 血型基因分型技术也存在一定的缺陷，基因分型不能在所有的情况下代表真正的抗原分型，特别是当出现因基因突变而形成的血小板膜糖蛋白缺陷，以及有阻碍基因分型技术本身的未知基因变异的情况下，抗原分型和基因分型的结果可能会有误差。因此，如果可能，同时进行基因分型和抗原分型有助于避免因错误的血小板定型而带来的潜在的严重临床后果。

三 血浆

血浆是多种物质混合溶液，其中既含有晶体溶液性物质，也含有胶体溶液性物质。血清和血浆是所含成分不同的两种胶体溶液。

1. 血浆与血清的区别 血浆是悬浮血液细胞的液体。血液离体时经过抗凝处理，沉淀后析出不含细胞的清澈透明的淡黄色液体。

血清是血液中游离血液细胞的胶状液体，或指离体血液凝固后析出的不含纤维蛋白原等凝血因子的淡黄色透明液体。

从表面上看，血清和血浆似乎没有什么明显的不同，但是其内含物还是有着明显区别的。血浆与血清的本质区别是，血清中不含纤维蛋白原等凝血因子，而血浆中含有全部纤维蛋白原和凝血因子。

血浆和血清在医学领域的作用有所不同。但是，由于目前采供血和医学临床及急救输血过程中涉及血浆较多，所以本书中涉及血液非细胞成分时，以血浆及其组成成分为主。

2. 血浆的组成 血浆占血液总体积的 55% ~ 60%。血浆中的成分包括水及溶解于其中的多种电解质、小分子有机化合物和一部分气体，称为溶质。溶质占血浆总体积的 8% ~ 10%（其中 70% 为蛋白质），无机盐约为 9%，其他为糖、脂及有机物，如肌酐、肌酸、尿酸、氨基酸、酮体和胆红素等，而血浆中的水约占其总量的 91%。

由于血浆中的溶质和水都是很容易透过毛细血管壁与组织液进行交换的物质，所以血浆中电解质的含量与组织液的基本相同（表 1-12）。医学临床检测血浆中各种电解质的浓度可大致反映组织液中这些物质的浓度。血浆中含有 200 多种已知的蛋白质，统称为血浆蛋白。血浆与组织液的主要差别是组织液中蛋白含量甚少（表 1-12），因为血浆蛋白的分子很大，不易透过毛细血管壁。用盐析法可将血浆蛋白分为白蛋白、球蛋白和纤维蛋白原三类；用电泳法又可进一步将球蛋白分为 α_1-、α_2-、β-和 γ-球蛋白等。正常成年人血浆蛋白含量为 65 ~ 85 g/L，其中白蛋白为 40 ~ 48 g/L、球蛋白为 15 ~ 30 g/L。除 γ-球蛋白来自浆细胞外，白蛋白和大多数球蛋白主要由肝脏产生。患肝病时白蛋白减少，γ-球蛋白增高，常引起血浆白蛋白/球蛋白的比值下降（正常人为 1.5 ~ 2.5 g/L）。血浆蛋白的主要功能是：①形成血浆胶体渗透压，可保持部分水于血管内；②与甲状腺激素、肾上腺皮质激素、性激素等可逆性地结合，既可使血浆中的这些激素不会很快地经肾脏排出，又可因结合状态和游离状态的激素处于动态平衡，从而维持这些激素在血浆中相对较长的半衰期；③作为载体运输脂质、离子、维生素、代谢废物以及一些异物（包括药物）等低分子物质；④参与血液凝固、抗凝和纤溶等生理过程；⑤抵御病原微生物（如病毒、细菌、真菌等）的入侵；⑥营养功能。

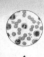

表 1-12　人体各部分体液电解质的含量（mmol/L）

阳离子	血浆	组织液	细胞内液	阴离子	血浆	组织液	细胞内液
Na^+	142	145	12	Cl^-	104	117	4
K^+	4.3	4.4	139	HCO_3^-	24	27	12
Ca^{2+}	2.5	2.4	<0.001（游离）①	$HPO_4^{2-}/H_2PO_4^-$	2	2.3	29
Mg^{2+}	1.1	1.1	1.6（游离）①	蛋白质②	14	0.4	54
其他		5.9	6.2	53.6			
总计	149.9	152.9	152.6	总计	149.9	152.9	152.6

注：①表示游离 Ca^{2+} 和 Mg^{2+} 的浓度；②蛋白质以当量浓度（mEq/L）表示（引自 Greger R & Windhorst U，1996）

（1）血浆中的无机物：血浆中主要的阳离子是钠（Na^+），浓度大约为 140 mmol/L。其他三种重要的阳离子分别是钾（K^+，4 mmol/L）、钙（Ca^{2+}，1 mmol/L）和镁（Mg^{2+}，2 mmol/L）。有 1/3 ~ 1/2 的二价阳离子，以其与低分子量阴离子或蛋白质（如白蛋白）所形成的复合物形式存在。

血浆中最丰富的阴离子是氯（Cl^-），浓度为 102 mmol/L。由 HCO_3^- 和 CO_3^{2-} 组成的缓冲系统，则对保持血浆和血细胞酸碱度的稳定起着重要的作用。正常人血浆中的 HCO_3^- 浓度为 28 mmol/L，从而使血浆的 pH 保持在 7.4 左右。

（2）血浆中的糖：血液中的葡萄糖水平受激素的调节，保持在较窄的范围内，正常人血浆中的葡萄糖浓度为 3.9 ~ 5.8 mmol/L。血浆中其他的糖主要有果糖、半乳糖和甘露糖。这些糖的浓度因膳食的不同而有所变化。

血浆中糖类的另外一种存在形式是糖蛋白，糖蛋白中的糖含量为 5% ~ 50%，它与天冬氨酸、丝氨酸及苏氨酸等氨基酸的侧链基因共价结合。除绝大多数凝血因子和不少蛋白酶抑制剂是糖蛋白外，血浆中还有些功能不甚明确的 α 和 β 糖蛋白，见表 1-13。

表 1-13　血浆中一些功能不甚明确的 α 和 β 糖蛋白

名称	血浆浓度（mg/L）	名称	血浆浓度（mg/L）
α，β - 糖蛋白	150 ~ 300	α_1T- 糖蛋白	50 ~ 120
9.5S α_1- 糖蛋白	30 ~ 80	3.8S α_2- 糖蛋白	50 ~ 150
锌 - α_2- 糖蛋白	20 ~ 150	α_2HS- 糖蛋白	400 ~ 850
8S α_3- 糖蛋白	30 ~ 50	4S α_2-β_1- 糖蛋白	微量
妊娠相关糖蛋白	可变	妊娠特异性 β_1 糖蛋白	可变
β_2- 糖蛋白 I	150 ~ 300	无唾液酸 β_1- 糖蛋白	150 ~ 300

（3）血浆中的脂：由于具有疏水性，血浆中的脂通常以其与血浆蛋白质所形成的复合物形式存在，正常人血浆中的脂含量大约为 5 g/L。

血浆中的脂肪酸有一小部分以未酯化的形式存在，这些脂肪酸大多数和白蛋白结合。而大部分脂肪酸均以复脂，以三酰甘油的形式存在于血浆脂蛋白中。脂蛋白中除了三酰甘油，还有磷脂、胆固醇、胆固醇酯和载脂蛋白。脂蛋白是一种结构复杂的复合物，内核为中性脂（三酰甘油和胆固醇酯），外层为载脂蛋白和极性脂。它的组成变化很大，可用电泳或超速离心的方法将其分为乳糜微粒（CM）、极低密度脂蛋白（VLDL）、低密度脂蛋白（LDL）、高密度脂蛋白（HDL）和极高密度脂蛋白（VHDL）等不同的类别，其分子量、密度和组成等见表 1-14。

表 1-14　人血浆脂蛋白分类及主要性质

名称	分子量	密度（g/mL）	组成（%）			脂质组成（%）	
			蛋白	脂质	胆固醇	磷脂	三酰甘油
乳糜微粒	70.4×10^6	<0.94	2	98	3	9	88
极低密度脂蛋白	$1 \sim 10 \times 10^6$	0.94 ~ 1.006	10	90	18	21	61
低密度脂蛋白	$2.2 \sim 3.4 \times 10^5$	1.006 ~ 1.063	25	75	63	30	7
高密度脂蛋白 2	3.6×10^5	1.063 ~ 1.125	44	56	47	46	7
高密度脂蛋白 3	1.75×10^5	1.125 ~ 1.210	55	45	44	48	8
极高密度脂蛋白	1.15×10^5	>1.210	65	35	44	50	6

（4）血浆中的主要蛋白质成分：目前已知的血浆蛋白成分有 200 多种（包括血浆中脂蛋白和糖蛋白），已可分离纯化的有百余种，研究较多的有 70 多种。血浆蛋白质按其功能的不同，可分为白蛋白及其他转运蛋白、免疫球蛋白、凝血和纤维蛋白溶解系统蛋白、补体系统蛋白、蛋白酶抑制剂及其他微量蛋白成分等。

（一）白蛋白及其他转运蛋白

1. 白蛋白的理化、生物学性质和功能　白蛋白是血浆中含量最高的蛋白质。每 100 mL 血浆含 3500 ~ 5500 g 白蛋白，约占血浆总蛋白的一半，易大量、高纯度地提取纯化。白蛋白分子量为 66，分子呈椭圆形，构形较对称，长径与横径轴比约为 4∶1（分子大小为 3.8 nm × 15 nm），产生的渗透压大而黏度低，是有效的血容扩张剂。20 ℃时，白蛋白单体的沉降系数为 4.6×10^3 Svedberg 单位；它的负电性强，在离子强度为 0.15 时，等电点为 4.7；电泳中向阳极泳动快，在 pH 8.6、离子强度 0.15 的条件下，电泳迁移率为 59 Tiselius 单位。白蛋白分子是由单条肽链盘曲形成的球状分子，由 610 个氨基酸组成（Behrens 报道由 584 个氨基酸组成）。白蛋白的结构中包含 3 个功能区和 9 个亚功能区，且链内半胱氨酸残基间有 17 个二硫键交叉连接，维持天然的四级结构，稳定性好。

白蛋白在肝脏内产生，据报道，每个肝细胞每秒钟能合成约 7000 个白蛋白分子，但是要约20分钟才能穿过内质网逸出。依此计算，静止状态每千克体重每天可合成白蛋白3～9 g，活动状态每千克体重每天可合成白蛋白≥ 9 g。正常生理状态下，只有1/3～1/2的肝细胞在合成白蛋白，而在失血的状态下肝脏合成白蛋白的能力可提高2～3倍，故在肝功能正常、营养充足的情况下，损失的白蛋白可很快获得补充，一般丢失400 mL血浆，1～2天即可恢复。白蛋白的半衰期约为20天，其分解代谢部位目前尚不明确，一般认为主要在单核巨细胞和胃肠道中分解代谢，估计胃肠道承担着总分解率的50%。正常状态下，一个50 kg体重的人，体内大约储存有215 g白蛋白，大约40%白蛋白分布于循环血液/管内，其余主要分布在肌肉、皮肤和内脏组织相联系的血管外空间。不同的血管外储存部位以不同速度与血管内白蛋白保持着平衡。

白蛋白的主要生理功能：维持血液渗透压和体液平衡、抗休克、运输和解毒、调节胶体渗透压和为组织供给营养等。

1）维持血液渗透压和体液平衡：白蛋白作为溶质降低了溶液水分子的化学势能，在保持体液渗透压平衡中起着重要作用，它约占血浆总蛋白的60%，却提供血浆总胶体渗透压的80%。一般1 g白蛋白产生的渗透压相当于20 mL液体血浆或40 mL全血，可使18 g水保持在血管内，据此推算，100 mL体积的25%浓度白蛋白保持循环内水分的能力相当于500 mL血浆或者1000 mL全血。

保持组织与血液中的水分平衡，主要靠两种调节因素：一是血浆与组织液的渗透压之差。二是微血管的血压与组织液的静力压之差。渗透压低的一方将水吸入，静力压高的方将水压出。血液与组织液的渗透压在正常情况下是稳定的，血压也是稳定的。但在微血管的动脉端与静脉端有显著区别，因此总压力在动脉端是血管大于组织，故水由血管流向组织；静脉端总压力是组织大于血管，水由组织流向血管。这种双向运动，适合于新陈代谢中的物质交换。某些病理变化可导致低蛋白血症，由于血浆的渗透压过低，不能与组织液保持水分平衡，故可发生水肿，进而损害肝脏。血浆蛋白迅速而大量丢失，可引起休克。

2）抗休克作用：白蛋白能增加血液的有效循环量，在医学临床中对创伤、手术、烧伤或血浆蛋白迅速丢失所引起的休克疗效明显。

3）运输和解毒作用：白蛋白能够结合阳离子，也能结合阴离子，这种结合是可逆的，故能输送性质不同的物质，如脂肪酸、激素、金属离子、酶和药物到全身各处，并能结合有毒物质，并将其运送至解毒器官，然后排出体外。

4）20%～25%的白蛋白溶液是高渗溶液，能调节由胶体渗透压紊乱而引起的机体障碍，如水肿和腹水等。

5）营养供给：组织蛋白和血浆蛋白可以互相转化，在氮代谢障碍时，白蛋白可以作为机体的氮源，为组织提供营养。白蛋白还能促进肝细胞的修复和再生。

2. 其他转运蛋白 这是一类在血液循环中能够输送营养物质，代谢产物金属离子、激素、维生素和药物的血浆蛋白。

血浆中白蛋白和主要转运蛋白的名称、分子量、在血浆中的浓度和生理功能见表1-15。

表 1-15 人血浆中的转运蛋白

蛋白名称	分子量	血浆浓度（mg/dL）	生理功能
前白蛋白（PA）	54.98	25	转运甲状腺素及维生素 A
白蛋白	66	3500 ~ 5500	最主要的转运蛋白
转铁蛋白（Tr）	76.5	295	转运铁
铜蓝蛋白（CP）	132	35	转运铜
触珠蛋白（HP）	100	170 ~ 235	转运游离血红蛋白
血红蛋白结合蛋白（HPX）	51	80	转运游离血红素
维生素 B_{12} 转运蛋白Ⅱ	60	~ 10^{-4}	转运维生素 B_{12}
维生素 B_{12} 转运蛋白Ⅰ	56	~ 10^{-4}	转运维生素 B_{12}
维生素 B_{12} 转运蛋白Ⅲ	62	~ 10^{-4}	转运维生素 B_{12}
维生素 A 结合蛋白	21	5	转运维生素 A
转皮质素蛋白	55.7	4	转运皮质激素和皮质醇
甲状腺素结合球蛋白（TBG）	60.7	1 ~ 2	转运甲状腺素
性激素结合蛋白	58	男：0.2 女：0.4	转运性激素
维生素 D 结合蛋白	54	40	转运维生素 D
转钴胺蛋白Ⅰ	120	微量	转运维生素 B_{12}
转钴胺蛋白Ⅱ	53.9	微量	转运维生素 B_{12}
GC 球蛋白（GC）	50	40	转运维生素 D_3
视黄醇结合蛋白（RBP）	21	4.5	转运维生素 A

前白蛋白（PA）能结合甲状腺素结合蛋白（TBP）和视黄醇结合蛋白（RBP，维生素 A 的前身），起到转运甲状腺素及维生素 A 的作用。同时前白蛋白（PA）的含量检测，是肝功能正常与否的重要指标；触珠蛋白（HP）主要能结合并运输游离的血红蛋白，而血红蛋白结合蛋白（HPX）能结合并运输游离的血红蛋白。有两种转运蛋白的缺乏与遗传性疾病相关，一种是铜蓝蛋白（CP），铜蓝蛋白能结合血浆中 90% 的铜离子，并具有氧化酶活性。如果体内铜蓝蛋白缺乏，可引起铜离子在肝脏内沉积而导致坏死性肝炎和肝硬化，这是遗传性的肝豆状核变性（Wilson 病）。另一种是维生素 B_{12} 转运蛋白Ⅱ，该蛋白的遗传性缺乏与巨幼细胞贫血相关。

下面简要介绍转铁蛋白和铜蓝蛋白的两种转运蛋白。

（1）转铁蛋白：转铁蛋白（transferrin，Tr）是体内铁的主要载体，能把铁运送给网织红细胞等组织。Tr 是分子量为 76.5 的糖蛋白，由 630 个氨基酸残基构成的单键多肽，含糖量是 5.9%，其沉降系数（S）为 5.3，等电点（pI）5.9，电泳位置在 β_1 区。在 HCO_3^- 存在下，Tr 与铁离子结合成棕红色，最高吸收峰在 470 nm。每个 Tr 分子具有 2 个金属结合位点，可同二价或三价金属如铜、锰、铬、铁的离子结合，而以和铁离子亲和力最强。

Tr 在肝脏内合成，正常人血浆中的含量约为 295 mg/dL，青壮年含量略高于老年人，性别差异不明显，半衰期为 8 ~ 11 天。先天性 Tr 缺乏者较为罕见，为常染色体显性遗传。

Tr的获得性减少常见于各种急慢性活动性疾病，Tr减少的原因除合成减少（如肝损伤）外，也可因为分解增加（各种传染病、恶性肿瘤等）、损耗过多（肾病、胃肠病蛋白丢失）等引起。Tr获得性增高，见于妊娠、缺铁性贫血以及肝炎早期。服用雌激素亦可导致Tr水平增高。

Tr有多种重要生理功能，首先是铁的转运蛋白。血红蛋白的正常代谢使铁的每天周转量达30 mg左右，大部分由Tr转运。Tr能把铁带给网织红细胞，供制造红细胞使用，也可把铁释放给其他组织和网织内皮组织。它还有解毒作用，与铁离子结合，抑制细菌生长。

（2）铜蓝蛋白：铜蓝蛋白（ceruloplasmin，CP）能结合运输铜，调节胃肠道对铜的吸收，维持体内铜的稳定。CP的含糖量约为8%，主要为己糖、己糖胺和唾液酸。它的含铜量为0.34%，每一个分子能结合6～8个铜离子，呈黄色。CP的分子量为132，正常CP水溶液在610 nm有强吸收峰，在320 nm处有弱吸收峰。CP的电泳位置在α_2区。CP分子极不稳定，在制备与贮藏过程中易发生降解和再聚合，冷冻或冻干可使其失铜，CP溶液应避光储存。

CP在肝脏内合成，成年人血液中的含量约为35 mg/dL，新生儿血液中的含量很低，仅为6.5 mg/dL左右，发育至1周岁时可达成年人水平，老年人高于青壮年，孕妇及服用避孕药者血液内的CP含量会大幅度升高。CP的遗传性缺乏会导致肝豆状核变性，这是因先天性合成障碍，患者血中CP含量明显降低，正常代谢受阻，引起多组织器官的细胞变性等。

获得性CP降低多见于营养不良、吸收受阻、蛋白丢失（如肾病综合征）及肝损害其合成障碍等情况。以下情况可见获得性CP升高：各种急慢性炎症，组织损伤、坏死等；硅沉着病患者的肺部纤维需大量的胺氧化酶和铜，来促进胶原聚合成纤维时的交联反应顺利进行，故硅沉着病患者CP水平升高是硅沉着病诊断的重要指标；另外在某些神经精神系统疾病，如急性精神分裂症、毛细血管扩张性精神失调等，亦可见CP水平升高。

正常人血浆中的铜有90%以上和CP结合，从肠胃道吸收所得的铜先与白蛋白结合输送至肝脏，在肝中与去铜CP结合，然后第二次进入血液循环。CP主要生理功能为调节胃肠道对铜的吸收并担负铜在体内的转运，如将铜输送给结合铜的酶类（细胞色素C氧化酶、酪氨酸酶等）或其他靶组织以供利用，同时维持体内肝铜的稳定。

（二）免疫球蛋白

免疫球蛋白（immunoglobulins，Ig）是指具有抗体活性或化学结构与抗体分子相似的球蛋白。Ig是由两条相同的轻链和两条相同的重链通过链与二硫键连接而成的四肽链结构。抗体（Ab）是介导体液免疫的重要效应分子，主要存在于血浆等体液中，通过与相应抗原特异性结合，发挥体液免疫功能。

19世纪后期，Von Behring等发现白喉和破伤风毒素免疫动物后可产生抗毒素类物质。1937年，Tiselius等用电泳方法将血浆蛋白分为白蛋白及α_1、α_2和γ球蛋白等成分，并发现抗体活性主要存在于γ区，故相当一段时间里，该抗体又被称为γ球蛋白（图1-6）。1968年和1972年，WHO和国际免疫学会先后决定，将具有抗体活性或化学结构与抗体分子相似的球蛋白统一命名为免疫球蛋白。

1. 免疫球蛋白的结构

（1）免疫球蛋白的基本结构

1）重链和轻链：免疫球蛋白分子单体的基本结构呈“y”字形（图 1-7），由两条相同的重链（H 链）和两条相同的轻链（L 链）借二硫键连接而成。连接重链分子量为 50 ~ 75，由 450 ~ 550 个氨基酸残基组成。各类 Ig“氨基酸”组成和排列顺序不同，可将其分为免疫球蛋白 G（IgG）、免疫球蛋白 A（IgA）、免疫球蛋白 M（IgM）、免疫球蛋白 D（IgD）和免疫球蛋白 E（IgE）五类，其相应的重链分别被命名为 μ、δ、γ、α 和 ε 链。根据不同类甚至是同类 Ig 的不同特性，如链内二硫键数量和位置，铰链区氨基酸数目、位置不同，可以将同一类的 Ig 分为不同的亚类。如 IgG 可分为 IgG_1 ~ IgG_4 四个亚类；IgA 可分为 IgA_1 和 IgA_2；IgM 有 IgM_1 和 IgM_2 两个亚类；目前尚未发现 IgD 和 IgE 有亚类。

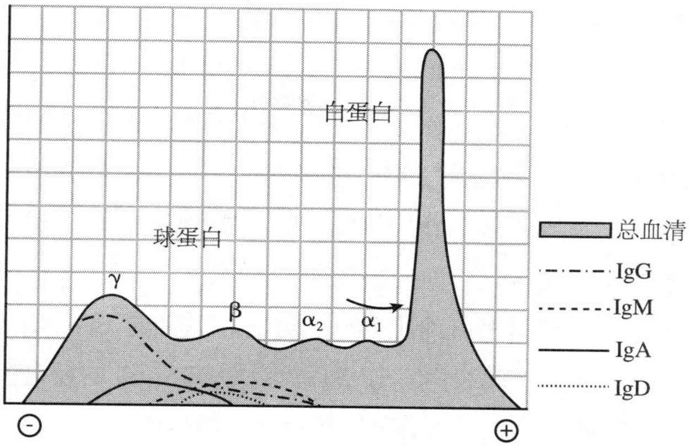

图 1-6　血浆蛋白电泳扫描示意图

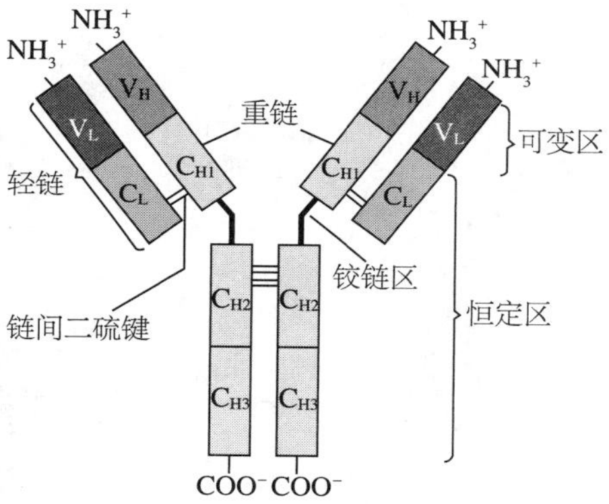

图 1-7　免疫球蛋白基本结构示意图

轻链分子量约为 25，由 214 个氨基酸残基构成。轻链有两种，分别为 κ 链和 λ 链，据此可将 Ig 分为两型，即 κ 型和 λ 型。正常人血浆免疫球蛋白 κ：λ 约为 2：1，人类免疫球蛋白 λ 链过多，提示可能有 λ 链的 B 细胞肿瘤。根据 λ 链恒定区个别氨基酸的差异，又可分为 λ_1、λ_2、λ_3 和 λ_4 四个亚类。

2）可变区和恒定区：研究发现重链和轻链靠近 N 端的约 110 个氨基酸的序列变化很大，其他部分氨基酸序列则相对恒定。免疫球蛋白轻链和重链中靠近 N 端氨基酸序列变化较大的区域称为可变区（V 区），分别占重链和轻链的 1/4 和 1/2；V 区组成抗原后结合位点，似钥匙的锯齿一样，能特异识别并结合特定抗原，赋予抗体识别、清除相应抗原物质的功能。C 区可以保持抗体分子的相对稳定性，像钥匙柄是补体细胞膜结合部位，按功能不同又可分为 C1、C2、C3、C4 功能区。IgG、IgA 的重链有 VH、CH_1、CH_2 和 CH_3 四个功能区，而 IgM、IgD 和 IgE 有 VH、CH_1、CH_2、CH_3 和 CH_4 五个功能区，轻链则均分为 VL 和 CL 两个功能区。另外，在两个重链间二硫键连接处的重链恒定区内，有一可转动的铰链区，由 2 ~ 5 个二硫键连接的 CH_1 尾部和 CH_2 头部的小段肽键构成，约合 30 个氨基酸，当 IgG 与抗原结合时，该区可转动，一方面使可变区的抗原结合位点尽量与抗原结合，另一方面还可使 Ig 变构，使补体结合位点暴露出来。

（2）Ig 的其他成分：Ig 轻链和重链除上述基本结构外，某些类别的 Ig 还含有其他辅助成分，如 J 链和分泌片。J 链是一个富含半胱氨酸的多肽链，由浆细胞合成，主要功能是将单体 Ig 分子连接为二聚体或多聚体。一个分泌型 IgA 分子由两个 IgA 单体借 J 链连接成聚体；一个 IgM 分子由五个 IgM 单体借 J 链连接成五聚体。IgG、IgD 和 IgE 常为单体，无 J 链，分泌片（SP）又称为分泌成分（SC），是分泌型 IgA 分子上的一个辅助成分，是一种含糖的肽链，由黏膜上皮细胞合成、分泌，并结合 IgA 二聚体上，使其成为分泌型 IgA（SIgA），并被分泌到黏膜表面。分泌片具有保护 SIgA 的铰链区免受蛋白水解酶作用，并借 IgA 二聚体从黏膜下通过黏膜等细胞转运到黏膜表面。

（3）Ig 的水解片段：不同的蛋白酶在一定的条件下，可将免疫球蛋白的肽链在不同的部位切断，产生各种片段（图 1-8）。木瓜蛋白酶在铰链区二硫键连接的 2 条重链的近 N 端切断，产生 3 个片段：一对片段各包含一条整个的轻链和半条重链，称为 Fab，具有抗体活性；另一片段含 2 条重链的后半部由二硫键相连，称 Fc，有各种生物活性，并决定蛋白质分子的抗原特异性。胃蛋白酶则在铰链区连接重链的二硫键近 C 端切断，产生一个由一对 Fab 组成并由二硫键连接的片段，称为 F（ab′）$_2$，为双价抗体，剩下的大部分为 Fc′，在胃蛋白酶继续作用下分解为小肽。溶纤酶在 CH_2 和 CH_3 之间切断肽链，产生含全部轻链和大部分重链的大片段 Feab 及相当于 CH_3 的 PFc′ 一片段。

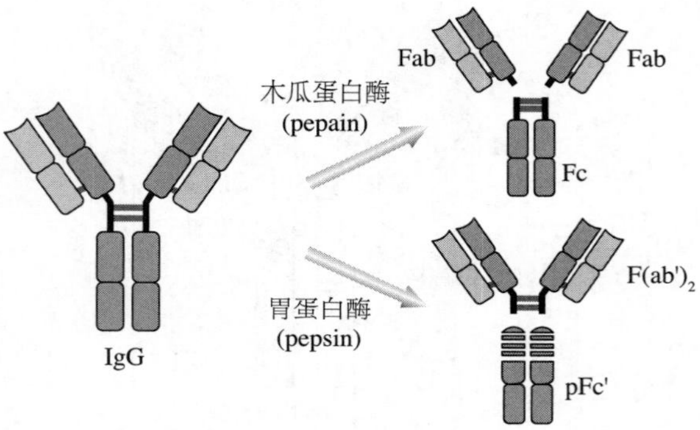

图 1-8　免疫球蛋白的水解片段

2. 免疫球蛋白的性质和功能

（1）免疫球蛋白的功能

1）免疫球蛋白 V 区的功能：免疫球蛋白 V 区能识别并特异性结合抗原，它与抗原结合后，在体内可结合病原微生物及其产物，具有中和毒素、阻断病原入侵、清除病原微生物等功能。B 淋巴细胞表面的 IgM 和 IgD 等 Ig 构成 B 淋巴细胞的抗原识别受体，能特异性识别抗原分子，在体外可发生各种抗原抗体结合反应，有利于抗原或抗体的检测和功能的判断。

2）免疫球蛋白 C 区的功能

A. 激活补体：IgG_1、IgG_2 和 IgG_3 及 IgM 与相应抗原结合后，可因构型改变而使其 CH_2 和 CH_3 内的补体结合点暴露，从而通过经典途径激活补体系统，产生多种效应功能。其中 IgM、IgG_1 和 IgG_3 激活补体系统的能力较强 IgG_2 较弱。IgA、IgE 和 IgG_4 本身难以激活补体，但是形成聚合物后，可通过旁路途径激活补体系统。通常，IgD 不能激活补体。

B. 结合 Fc 段受体：IgG、IgA 和 IgE 抗体，可通过 Fc 段与表面具有相应受体的细胞结合，产生不同的生物学作用。①调理作用。指 IgG（IgG_1 或 IgG_3）的 Fc 段与中性粒细胞、巨噬细胞上的 Fc 受体结合，可以增强吞噬细胞的吞噬作用。②抗体依赖细胞介导的细胞毒作用（ADCC）。指具有杀伤活性的 NK 细胞，通过其表面表达的 Fc 受体识别包被于靶抗原（如细菌或肿瘤细胞）上抗体的 Fc 段，直接杀伤靶细胞。③介导Ⅰ型超敏反应。IgE 为亲细胞抗体，可通过其 Fc 段与肥大细胞和嗜碱性粒细胞表面的高亲和力 IgE Fc 受体结合，并使其致敏。若相同变应原再次进入机体与致敏靶细胞表面特异性 IgE 结合，即可以促使这些细胞合成和释放活性物质，引起Ⅰ型超敏反应。

C. 穿过胎盘和黏膜：在人类，IgG 是唯一能通过胎盘的免疫球蛋白，IgG 可选择性与胎盘母体的滋养细胞表达的一种 IgG 输送蛋白结合，从而转移至滋养层细胞内，并主动进入胎儿血液循环中。IgG 穿过胎盘的作用是一种重要的自然被动免疫机制，对于新生儿抗感染等具有重要意义。另外，分泌型 IgA 可通过呼吸道和消化道的黏膜，是黏膜免疫的主要因素。此外，免疫球蛋白对免疫应答有调节作用。

（2）各类免疫球蛋白的特性及功能

1）IgG：IgG 于出生后 3 个月开始合成，3 ~ 5 岁浓度接近成年人水平，是血浆和细胞外液中含量最高的免疫球蛋白，占血清总免疫球蛋白的 75% ~ 85%。IgG 共有 4 个亚类，分别为 IgG_1、IgG_2、IgG_3、IgG_4。IgG 的半衰期为 20 ~ 23 天，是再次免疫应答所产生的主要抗体，其亲和力高，在体内分布广泛，具有重要的免疫功能，是机体抗感染的主力军。IgG_1、IgG_3 和 IgG_4 可穿过胎盘屏障，在新生儿抗感染免疫中起着重要作用。IgG_1、IgG_2 和 IgG_3 的 CH_2 能通过经典途径活化补体，并可与巨噬细胞、NK 细胞表面 Fc 受体结合，发挥调理作用、抗体依赖细胞介导的细胞毒作用等。

2）IgM：IgM 占免疫球蛋白的 5% ~ 10%，血浆浓度约为 1 mg/mL。单体以膜结合型表达于 B 淋巴细胞表面。分泌型 IgM 为五聚体，是分子量最大的免疫球蛋白，沉降系数为 19S，称为巨球蛋白，一般不能透过血管壁，主要存在于血浆中。IgM 是婴幼儿发育过程中最早合成和分泌的抗体。在胚胎发育晚期的胎儿即能产生 IgM，故脐血 IgM 升高提示胎儿有宫内感染。IgM 也是初次体液免疫应答中最早出现的抗体，是机体抗感染的“先头部队”。血浆中检验出 IgM 提示新近发生感染，膜表面 IgM 是 B 淋巴细胞抗原受体的主要成分。

3）IgA：IgA 有血清型和分泌型两型。血清型为单体，主要存在于血清中，仅占血清免疫球蛋白总量的 10% ~ 15%。SIgA 为二聚体，由 J 链连接，经上皮细胞分泌至外分泌液中。SIgA 合成和分泌的部位在肠道、呼吸道、乳腺、唾液腺和泪腺，因此 SIgA 是外分泌液中的主要抗体类别，参与黏膜局部免疫，通过与病原微生物结合，阻止病原体黏附到细胞表面，在局部感染中发挥作用，是机体抗感染的“边防军”。SIgA 在黏膜表面也有中和毒素的作用，新生儿易患呼吸道、胃肠道感染等，可能与 IgA 合成不足有关。

4）IgD：正常人血浆中 IgD 浓度很低（约 30 μg/mL）（表 1-16），仅占血浆免疫球蛋白量的 0.3%。IgD 可在机体发育的任何时间产生，其半衰期很短（仅 3 天），这是因为其易被蛋白酶水解。IgD 分为两型：IgD 生物功能不清楚；膜结合型 IgD 是 B 淋巴细胞分化发展成熟的标志。未成熟的B淋巴细胞仅表达膜结合型mIgM，成熟的B淋巴细胞可同时表达膜结合型mIgM和膜结合型mIgD。

表1-16　人免疫球蛋白的主要理化性质和生物学功能

性质	IgM	IgD	IgG	IgA	IgE
分子量	950	184	150	160	190
亚类数	2	无	4	2	无
重链	μ	δ	γ	α	ε
C区结构域数	4	3	3	4	
辅助成分	J	无	无	J，SP	无
糖基化修饰率（%）	10	9	3	7	13
主要存在形式	五聚体	单体	单体	单体/二聚体	单体
开始合成时间	胚胎后期	任何时间	出生后3个月	出生后4～6个月	较晚
合成率[mg/（kg·d）]	7	0.4	33	65	0.016
占血液Ig量比例（%）	5～10	0.3	75～85	10～15	0.02
血浆含量（mg/mL）	0.7～1.7	0.03	9.5～12.5	1.5～2.6	0.0003
半衰期（天）	10	3	23	6	2.5
结合抗原价	5	2	2	2.4	2
溶细菌作用	+	?	+	+	?
抗革兰阳性菌感染	+	+	+++	+	?
抗革兰阴性菌感染	++++	?	++	+	?
抗病毒	+	?	++	++	?
抗寄生虫	?	+	+	+?	
胎盘转运	−	−	+	−	−
结合嗜碱性粒细胞	−	−	−	−	+
结合吞噬细胞	−	−	+	+	−
结合肥大细胞	−	−	−	−	+
结合SPA	−	−	+	−	−
介导ADCC	−	−	+	−	−
经典途径补体激活	+	−	+	−	−
旁路途径补体激活	−	+	IgG_4+	IgA_1+	−
其他作用	初次应答	B细胞标志	二次应答	黏膜免疫	I型超敏反应
早期防御	抗感染			抗寄生虫	

5）IgE：IgE是正常人血浆中含量最少的免疫球蛋白，血浆中的浓度约为5×10^{-5} mg/mL。主要由黏膜下淋巴组织中的浆细胞分泌。IgE的重要特征为亲细胞抗体，其CH_2和CH区域可与肥大细胞、嗜碱性粒细胞上的高亲和力Fe ε RI受体结合，当结合再次进入机体的抗原后可引起I型超敏反应。此外，IgE可能与机体抗寄生虫免疫有关。

（三）凝血系统和纤维蛋白溶解系统

1. 凝血系统及凝血机制

（1）凝血因子及其特性：血液凝固简称凝血，是由系列凝血因子参与的复杂的生理生化过程，它是机体止血功能的重要组成部分。参与血液凝固的凝血因子蛋白有 13 个，其中包括按发现的顺序以罗马数字命名的凝血因子Ⅰ、Ⅱ、Ⅲ、Ⅴ、Ⅶ、Ⅷ、Ⅸ、Ⅹ、Ⅺ、Ⅻ、XⅢ，以及激肽释放酶原和高分子量激肽原。这些凝血因子的主要理化和生物学特性详见表 1-17。

表 1-17　凝血因子的主要理化和生物学特性

因子	同义名词	分子量	氨基酸残基数	基因长度（kb）	基因的染色体定位	血浆浓度（mg/L）	半衰期（h）	功能
Ⅰ	纤维蛋白原	34	2964	50	4q26～28	2000～4000	90	结构蛋白
Ⅱ	凝血酶原	72	579	21	11p11～q12	50～200	60	蛋白酶原
Ⅲ	组织因子	45	263	12.4	1p21～22	0	–	辅因子
Ⅴ	易变因子	330	2196	80	1q21～25	5～10	12～15	辅因子
Ⅶ	稳定因子	50	406	12.8	13q34	0.5～2	6～8	蛋白酶原
Ⅷ	抗血友病球蛋白	330	2332	186	Xq28	0.1	8～12	辅因子
Ⅸ	血浆凝血活酶成分	56	415	34	Xq27.1	3～4	12～24	蛋白酶原
Ⅹ	Suart-Prower	59	448	22	13q34～ter	6～8	48～72	蛋白酶原
Ⅺ	血浆凝血活酶前质	160	1214	23	4q35	4～6	48～84	蛋白酶原
Ⅻ	接触因子	80	596	11.9	5q33～ter	2.9	48～52	蛋白酶原
XⅢ	纤维蛋白稳定因子	320	2744	6p24～25（a）		25	72～120	转谷酰胺酶原
PK	激肽释放酶原	85	619	4q35		1.5～5	35	蛋白酶原
HMWK	高分子量激肽原	120	626	2.7	3q26～ter	7.0	144	辅因子

1）凝血因子Ⅰ：亦称纤维蛋白原，是凝血过程中一连串具有蛋白水解活性的凝血因子相继激活的最终底物。凝血的最后一步即凝血酶的形成。作用于纤维蛋白原，使之转变为纤维蛋白。纤维蛋白原分子是由两个相同部分组成的对称二聚体，每个部分各由 3 条不同的肽链构成。这 3 条肽链分别被命名为 α、β 和 γ 链。每个部分的 3 条肽链之间由 12 个二硫键相连，两个部分之间通过两条 γ 链的半胱氨酸 8、9 及两条 α 链的半胱氨酸 28 所形成的 3 个二硫键在氨基端相连。

纤维蛋白原在凝血酶的作用下裂解释放纤维蛋白肽 A 和 B，与血小板一起形成稳固的纤维蛋白血栓完成止血机制。纤维蛋白凝块因纤维蛋白溶解作用而降解为 X、Y、D、E 碎片，即纤维蛋白原降解产物（FDP），纤维蛋白缺乏或分子结构异常可引起凝血障碍。

2）凝血因子Ⅱ：亦称凝血酶原（prothrombin，PT），是最早被纯化和确定氨基酸顺序的凝血因子，也属于依赖维生素 K 的凝血因子。凝血酶原的分子结构已被阐明，它是由 579 个氨基酸残基组成的单链糖蛋白，靠近复基末端有 10 个 γ－羧基谷氨酸，3 条不同的糖链分别连接于分子中天冬酰胺 78、100、373 侧链上，糖链末减均为 N- 乙酰唾液酸。凝血酶原经Ⅹa-Ⅴa 复合物激活，转化为具有蛋白水解活性的凝血酶。凝血酶由一条轻链和一条重链组成双链分子，轻链有 49 个氨基酸残基，重链有 259 个氨基酸残基，其活性中心位于重链。凝血酶通过对多种凝血因子的蛋白水解作用参与凝血过程。

3）凝血因子Ⅲ：亦称组织因子（tissue factor，TF），又称组织凝血活酶，是唯一不存在于正常人血浆中的凝血因子。它分布于各种组织细胞中，尤以脑、肺、胎盘中含量丰富，血管内皮细胞及白细胞中也含有大量的凝血因子Ⅲ。凝血因子Ⅲ在凝血过程中的作用是作为凝血因子Ⅶ（Ⅶa）的辅助因子参与启动外源性凝血过程。在钙离子存在的条件下，凝血因子Ⅲ可与凝血因子Ⅶ（Ⅶa）形成复合物。凝血因子Ⅲ－凝血因子Ⅶ复合物的形成可使凝血因子Ⅶ获得凝血活性，凝血因子Ⅲ－Ⅶa复合物的形成可使Ⅶa的凝血活性大大增加。

4）凝血因子Ⅴ：曾被称为易变因子，是血浆凝血因子中最不稳定者。它是由2196个氨基酸残基组成的单链糖蛋白。在凝血过程中，凝血因子Ⅴ的作用是作为Ⅹa的辅助因子，加速Ⅹa对凝血酶原的激活。正常人血浆中凝血因子Ⅴ无辅因子活性，它要经凝血酶或Ⅹa的蛋白水解作用，转变成由一条轻链和一条重链组成的双链因子，才成为有辅因子活性的Ⅴa。

5）凝血因子Ⅶ：亦称稳定因子，也属于依赖维生素K的凝血因子，它是一种单链糖蛋白。凝血因子Ⅶ的主要功能是和组织因子形成活性复合物，从而激活凝血因子Ⅹ，启动外源性凝血途径。血浆中以酶原形式存在的凝血因子Ⅶ没有或只有很低的蛋白水解活性，它只有被激活转化为Ⅶa后才具有高催化活性，与凝血因子Ⅲ结合后能激活大量的凝血因子Ⅹ。除Ⅹa外，Ⅸa、Ⅻa和凝血酶均能激活凝血因子Ⅶ，使之转化为Ⅶa。Ⅶa则除了能激活凝血因子X，还能激活凝血因子Ⅸ和凝血因子Ⅶ（自我激活）。

6）凝血因子Ⅷ：亦称抗血友病球蛋白，是内源性凝血途径中另一种重要的凝血因子，其遗传性缺乏导致甲型血友病，故又称为抗血友病球蛋白。凝血因子Ⅷ以单链形式被合成，但是在血浆中，它是以由两条由不同位点被酶切的单链（一条轻链和一条重链）组成的异二聚体再和von Willebrand因子形成的复合形式存在的。von Willebrand因子分子量为220，血浆中含量约为10 mg/L，是作为凝血因子Ⅷ的载体蛋白而在凝血过程中发挥作用的。凝血因子Ⅷ的功能是作为Ⅸa的辅因子，参与Ⅸa对凝血因子Ⅹ的激活。血浆中以二聚体形式存在的凝血因子Ⅷ无辅因子活性，它要经凝血酶Ⅹa的蛋白水解作用才能转变为其活性形式Ⅷa。在钙离子参与下，Ⅷa和Ⅸa在磷脂表面形成复合物，从而使Ⅸa对凝血因子Ⅹ激活的速率大大提高。

7）凝血因子Ⅸ：亦称血浆凝血活酶成分，是一种单链糖蛋白，含糖量约为17%，属于依赖维生素K的凝血因子。除此之外，凝血因子Ⅱ、Ⅶ、Ⅹ也属于依赖维生素K的凝血因子。其共同的生化特征是都含有γ－羧基谷氨酸，这种特殊的氨基酸残基可和钙离子结合。依赖维生素K的凝血因子与钙离子结合后发生构象改变，暴露出磷脂膜结合部位，进而参与凝血过程。凝血因子Ⅸ在钙离子参与下被Ⅺa或Ⅶa-凝血因子Ⅲ复合物激活成Ⅸa，Ⅸa和钙离子、磷脂及Ⅷa形成复合物，可将凝血因子Ⅹ激活成Ⅹa，进入共同凝血途径。凝血因子Ⅸ是内源性凝血途径中的一种重要的凝血因子，其遗传性缺乏导致乙型血友病。

8）凝血因子Ⅹ：亦称Stuart-Prower因子，是一种依赖维生素K的凝血因子，由448个氨基酸残基组成的单链分子。存在于血浆中的凝血因子Ⅹ，因为被酶切掉一段由精氨酸

140-赖氨酸141-精氨酸142组成的三肽，而以由一条轻链和一条重链经二硫键相连接的双链糖蛋白形式存在。凝血因子Ⅹ处于内源性凝血途径和外源性凝血途径的共同通道，经Ⅸa-Ⅷa和Ⅶa-凝血因子Ⅲ复合物的激活，凝血因子Ⅹ转化为活化的Ⅹa。在钙离子存在条件下，在磷脂膜表面Ⅹa和Ⅴa形成复合物。Ⅹa-Ⅴa复合物可激活凝血酶原，使之转化为具有蛋白水解活性的凝血酶。

9）凝血因子Ⅺ：亦称血浆凝血活酶前质，是种含糖量为5%的糖蛋白，是由两个相同的亚单位组成的二聚体，亚单位之间以二硫键相连，它是内源性凝血途径中与接触相关的4种凝血因子之一，分子结构中有和高分子量激肽原及Ⅻa结合的部位，有利于与其他接触凝血因子之间的相互作用。正常人血浆中的凝血因子Ⅺ以酶原形式存在，它被Ⅻa激活后，形成2条轻链和2条重链组成的Ⅺa。Ⅺa具有蛋白水解活性，能激活凝血因子Ⅸ。

10）凝血因子Ⅻ：亦称接触因子，主要在肝脏中生成，是一种单链糖蛋白。分子中含糖量约为13.5%，糖主要连接在230位和414位的天冬酰胺残基上。凝血因子Ⅻ是丝氨酸蛋白酶原，其活性部位由位于丝氨酸蛋白酶区的组氨酸393、天冬氨酸442和丝氨酸544残基组成。正常人血浆中的凝血因子Ⅻ以无蛋白水解活性的酶原形式存在，当它和带负电荷的表面接触时，即在激肽释放酶原分子量激肽原和高的参与下被大量激活，形成一条重链和一条轻链组成的Ⅻa。Ⅻa具有蛋白水解活性，能激活凝血因子Ⅺ，从而启动内源性凝血的途径。

11）凝血因子ⅩⅢ：亦称纤维蛋白稳定因子，是由2个α亚单位和2个β亚单位组成的四聚体，活性中心位于α亚单位。它在凝血过程中的主要作用是催化相邻的纤维蛋白单体，通过在其γ链及α链上的赖氨酸和谷氨酸残基之间形成ε（γ谷氨酰）赖氨酸键而共价交联，使可溶性纤维蛋白变成不可溶的纤维蛋白多聚体，从而稳固纤维蛋白凝块。正常血浆中的凝血因ⅩⅢ以酶原形式存在，没有上述转谷氨酰胺酶活性；只有在钙离子参与下被凝血酶激活成ⅩⅢa，才能变成活性酶。

12）激肽释放酶原：亦称前激肽释放酶（PK），是在肝脏中生成的一种单链糖蛋白，是激肽系统的主要成分之一。正常人血浆中以酶原形式存在的激肽释放酶原，也不具有蛋白水解活性。当它被激肽释放酶原激活剂（PKA）激活成具有蛋白水解活性的激肽释放酶后，即可作用于激肽原，释放出具有生物活性的激肽，参与炎症反应、超敏反应、免疫复合物反应、器官移植的排斥反应等一系列的生理病理过程。它在凝血中的作用，是和凝血因子Ⅻ及高分子量激肽原一起，参与内源性凝血途径的启动。

13）高分子量激肽原：是种多功能蛋白，在激肽原释放酶的水解作用下可释放出激肽，同时生成一种不含激肽肽段的双链分子，后者作为Ⅻa和激肽释放酶的辅因子促进Ⅻa对激肽释放酶原和凝血因子Ⅺ，以及激肽释放酶对凝血因子Ⅻ的激活，由此加速内源性凝血途径的启动。高分子量激肽原的这种辅因子活性，与其和激肽释放酶原及凝血因子Ⅺ的亲和性相关。

（2）凝血机制：自凝血的“瀑布学说”被提出以来，经过不断的补充和发展，现已被广泛接受，人们对凝血机制的认识日趋深入。根据“瀑布学说”，将凝血过程分为内源性凝血途径、外源性凝血途径和共同凝血途径（图 1-9）。

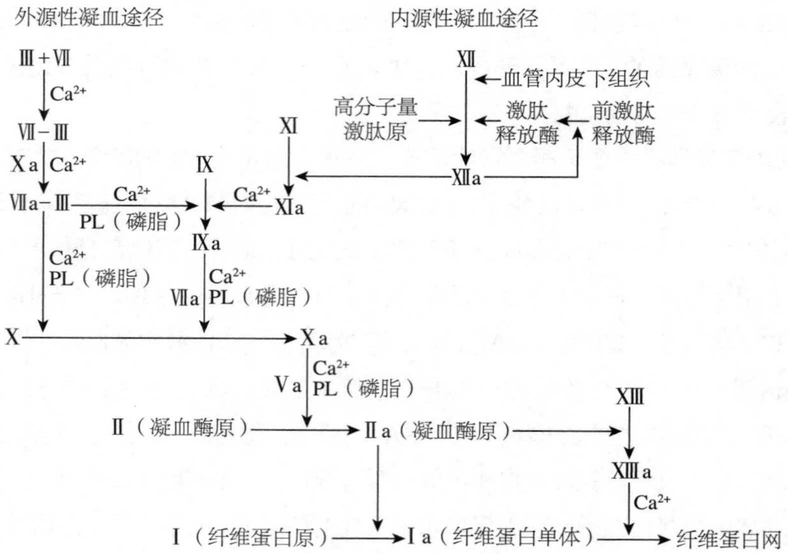

图 1-9 凝血过程示意图

1）内源性凝血途径：是指从凝血因子Ⅻ激活到Ⅹa形成的过程，参与的凝血因子均来自血液（内源性）。该凝血途径从接触相激活开始，这一步有Ⅻ、Ⅺ、肽释放酶原和高分子微肽原4种凝血因子参与。这4种凝血因子均易于吸附在带负电荷的异物（如玻璃、白陶土、硫酸酯、胶原等）的表面，凝血因子Ⅻ吸附于带负电荷的异物表面后即可自身激活为Ⅻa，Ⅻa作用于激肽释放酶原生成激肽释放酶，激肽释放酶反过来又作用于凝血因子Ⅻ生成更多的Ⅻa。这样形成的正反馈作用，大大加快了内源性凝血途径的启动速度。同时，Ⅻa作用于凝血因子Ⅺ成Ⅺa。高分子量激肽原本身无蛋白水解酶活性，它在接触相激活中的作用，是转变为不含激肽肽段的双链分子后，作为Ⅻa和激肽释放酶的辅因子，促进Ⅻa对激肽释放酶原和凝血因子Ⅺ以及激肽释放酶对凝血因子Ⅻ的激活。

在钙离子参与下，Ⅺa激活凝血因子Ⅸ生成Ⅸa。Ⅸa则和Ⅷa、磷脂、钙离子形成复合物，将凝血因子Ⅹ激活成Ⅹa。在上述反应中，Ⅸa是蛋白水解酶，凝血因子Ⅹ是底物，Ⅷa和磷脂的作用是加速Ⅸa对凝血因子Ⅹ的激活速度。

2）外源性凝血途径：是指凝血因子Ⅶ和凝血因子Ⅲ激活凝血因子Ⅹ的过程，参与的凝血因子包括凝血因子Ⅶ、凝血因子Ⅲ、钙离子和凝血因子Ⅹ，其中凝血因子Ⅲ来自血液以外（外源性）。在该凝血过程中，组织损伤后暴露的凝血因子Ⅲ和钙离子及凝血因子Ⅶ形成的复合物，即具有缓慢激活凝血因子Ⅹ生成Ⅹa的蛋白水解酶活性。一旦生成Ⅹa，Ⅹa就反过来作用于凝血因子Ⅶ，将其激活成Ⅶa。Ⅶa的形成，使其和凝血因子Ⅲ及钙离子形成的复合物对凝血因子Ⅹ的激活速度大大加快。凝血因子Ⅲ本身无蛋白水解酶活性，它在外源性凝血途径中是作为凝血因子Ⅶ（Ⅶa）的辅因子起作用。

3）共同凝血途径：是指从Ⅹa形成到最终生成稳定的纤维蛋白凝块的整个过程。该过程的第一个阶段，是凝血酶的生成。在内源性凝血途径和外源性凝血途径途中生成的Ⅹa，和凝血因子Ⅴ、钙离子及磷脂形成复合物后，即具有激活凝血酶原成为凝血酶的蛋白水解活性。凝血因子Ⅴ在该过程中作为Ⅸa的辅因子起作用，被凝血酶和Ⅹa激活成Ⅴa后，则具有更高的辅因子活性，使Ⅹa激活凝血酶原成为凝血酶的速度大大加快。

凝血酶生成后，即进入共同凝血途径的第二阶段。首先是凝血酶作用于纤维蛋白原，切断其2条α链和2条β链氨基末端的4个精氨酸－甘氨酸肽键，释放出2个纤维蛋白肽A和两个纤维蛋白肽B，生成纤维蛋白单体。纤维蛋白单体可自发通过非共价键连接成纤维蛋白多聚体，连接方式在单体γ链羧基末端呈端端聚合，在氨基末端呈侧向聚合。如此形成的纤维蛋白多聚体很不稳定，可被5 mol/L的尿素溶液或1～2 g/dL一氯醋酸溶解，因而被称为可溶性纤维蛋白聚体。然后，在ⅩⅢa和钙离子的作用下，可溶性纤维蛋白聚体中相邻单体的赖氨酸ε－氨基和谷氨酸γ－氨基之间发生酰胺转移，形成稳定的共价键，产生横向、纵向及交叉连接的稳定的纤维蛋白凝块，最终完成凝血过程。

4）调控机制：如上所述，内源性凝血途径中Ⅻa作用于激肽释放酶原生成激肽释放酶，激肽释放酶反过来又作用于凝血因子Ⅻ生成更多的Ⅻa；外源性凝血途径中凝血因子Ⅶ复合物缓慢激活凝血因子Ⅹ成Ⅹa，而Ⅹa又反过来作用于凝血因子Ⅶ，将其激活成活性更高的Ⅶa；这都是为加快凝血过程启动速度所需要的正反馈机制。其他，如凝血酶在低浓度时激活凝血因子Ⅷ和凝血因子Ⅴ也属于正反馈；而凝血酶在高浓度时灭活Ⅷa和Ⅴa则属于负反馈。这种凝血过程本身所表现的反馈机制，以及生理性抗凝因子、纤维蛋白溶解系统、激肽系统、单核－巨噬细胞系统、血液和血管内皮细胞等与凝血系统的相互作用，构成了完整的调控机制，共同维持了机体的凝血和抗凝血平衡。

2. 纤维蛋白溶解系统 人血浆纤维蛋白溶解系统（纤溶系统）是指纤维蛋白溶酶原（纤溶酶原）被激活为纤维蛋白溶酶纤溶酶，再将纤维蛋白原或纤维蛋白分解为可溶性碎片的反应系统。它与凝血系统、激肽系统以及补体系统有着错综复杂的相互作用关系。纤溶系统的主要功能是溶解在内源性或外源性凝血反应中形成的纤维蛋白，即抗凝作用，以维持血液的流体状态，保持血管内血液的正常流动，血管壁的正常通透性和腺分泌管道的畅通。同时。体内存在若干种纤溶酶抑制物起到制约作用，在正常状态下，保持抗凝血系统与凝血系统的动态平衡。

（1）纤溶系统的主要成分

1）纤溶酶原：人的纤溶酶原（Pg）是一种糖蛋白，在肝脏中合成。主要存在于血浆中，体液和分泌物中含量较少。其分子量约为93000，电泳中在β－球蛋白位置，分子直径为2.2～2.4 nm，长22～24 nm螺旋状丝状物，由790个氨基酸组成的单肽链结构。纤溶酶原在血浆中比较稳定，含量为0.2 g/L。在循环中存在着两种形式的纤溶酶原，天然纤溶酶原NH_2末端为谷氨酸，又称谷纤溶酶原。谷纤溶酶原部分降解，在末端失去一个分子量约为8000的小肽后，产生氨基末端为赖氨酸、缬氨酸和蛋氨酸的，称为赖纤溶酶原。谷纤溶酶原的沉降系数（S）5.1，半衰期2～2.5天；赖纤溶酶原的沉降系数（S）为4.8，半衰期为 0.8 天，后者与纤维蛋白结合力大于各种纤溶酶原。这两种酶原均可被激活成纤溶酶而具有纤溶活性。纤溶酶原转变为纤溶酶的过程是一个不可逆过程。

2）纤溶酶原激活剂：纤溶酶原激活剂（PA）在人体内的分布很广，这类物质对纤溶酶原有特异活性，能将纤溶酶原转变成具有纤溶活性和双链结构的纤溶酶。其激活剂分为尿激酶型纤溶酶原激活剂（uPA）和组织型纤溶酶原激活剂（tPA）两类。

A. 尿激酶型纤溶酶原激活剂（uPA）：尿激酶是肾细胞产生的一种丝氨酸蛋白水解酶，分子量是 54，由 411 个氨基酸组成。单链尿激酶在纤溶酶的作用下，发生水解，变成双键高分子量的尿激酶，可以直接使纤溶酶原被激活。在血浆中单链尿激酶与相应的抑制剂结合，不表现尿激酶活性，当其与纤维蛋白结合后，抑制被解除，单链转变为双链，才具有尿激酶活性。

B. 组织型纤溶酶原激活剂（tPA）：是一种丝氨酸蛋白水解酶，分子量为 68，由 527 个氨基酸组成的单链糖蛋白。在纤溶酶的作用下，tPA 精 3- 丝 4 及精 278- 异亮 279 的肽键被切断，单链 tPA 可转变为由二硫键相连接的双链 IPA。几乎所有的组织中都含有一定量 tPA，其中以子宫、肺、前列腺、卵巢、甲状腺和淋巴结的含量为最高，在组织损伤或手术时 tPA 释放增多。tPA 在血浆中的浓度为（6.6 ± 2.9）mg/mL；体内半衰期约为 15 分钟，主要通过肝脏清除。

C. 链激酶：链激酶（SK）是医学临床实际工作中使用较为广泛的溶血栓药物。它由 β 溶血性链球菌产生，为不含糖和脂类的单一肽链结构，分子量约为 46，电泳在 α_2- 球蛋白位置。SK 本身没有蛋白酶或酯酶作用，其激活纤溶酶原是以间接的方式。先与纤溶酶原形成 1∶1 的复合物，此复合物能切开纤溶酶原分子中的精 560- 缬 561 之间的键，使纤溶酶原转变为纤溶酶。SK 对纤溶酶原激活作用强，但对纤维蛋白凝块上的和循环中的纤溶酶原没有选择性，在溶栓时，易发生系统性和持续性纤溶。

D. 血浆纤溶抑制剂：血浆纤溶抑制剂依据其作用机制不同分为两类，一类是直接抑制纤溶酶，主要有 α_2- 抗纤溶酶（α_2-AP）、α_2- 抗凝血酶、α_1- 抗胰蛋白酶（α_1-AT）、α_2- 巨球蛋白（α_2-M）等；另一类是直接抑制纤溶酶原激活剂纤溶酶原激活物抑制物 -1（PAI-1），纤溶酶原激活物抑制物 -2（PAI-2），纤溶酶原激活物抑制物 -3（PAI-3）和蛋白酶连接抑制素等间接抑制纤溶酶。正常人血浆中还存在几种能抑制纤溶酶原内激活途径的抑制物，如 C1 酯酶抑制剂（C1-INH），肝素 ATⅢ（抗凝血酶Ⅲ）复合物及 α_2- 巨球蛋白等都能抑制因子Ⅻ a 所诱导的纤溶。

（2）纤溶酶原的激活和纤维蛋白（原）的降解

1）纤溶酶原的激活：现认为纤溶酶原被激活成为纤溶酶有两种途径：①内激活途径：主要通过内源凝血系统的有关因子，Ⅻ因子与带负电荷的表面接触时，被激活为Ⅻ a，Ⅻ a 使激肽释放酶原转变为激肽释放酶，直接激活纤溶酶原生成纤溶酶。②外激活途径：外激活又有两条途径：血管内皮层及组织中分泌的纤溶酶原激活剂使纤溶酶原激活，是主要的激活途径；另一途径是从体外补充纤溶酶原激活剂使纤溶酶原激活（酶解），酶解后的分子断成轻重两条肽链，由二硫键相连接，达到溶栓的目的。

2）纤维蛋白原的降解：纤溶酶作用于纤维蛋白或纤维蛋白原生成纤维蛋白原降解物（FDP）。降解过程是首先分解为 X 碎片和 A、B、C 三个小肽，纤溶酶继续作用，X 碎片又分解为 Y 和 D 碎片，Y 碎片又可分解为 D 和 E 碎片，这些碎片的分子量，X 为 250，Y 为 155，D 为 85，E 为 55（图 1-10）。

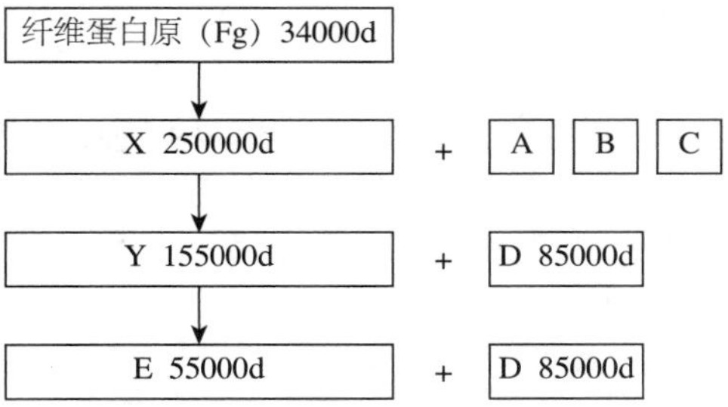

图 1-10 纤溶酶降解纤溶蛋白原的过程

纤维蛋白分解产生物中 X、Y、D、E 片段有抑制血液凝固的作用，可防止局部血栓增大，Y 和 D 可抑制纤维蛋白单体的聚合，提纯的 E 是凝血酶的强力抑制物；纤维蛋白原短肽也能抑制血小板聚集和影响血管功能。

（3）纤溶系统的调节及与凝血、激肽系统的相互作用

1）纤溶系统的调节：在生理情况下，机体可通过纤溶作用，清除体内生成的纤维蛋白，又可通过抗纤溶作用使血液循环中的纤溶酶不至于过多，从而使机体纤溶和抗纤溶活性处于动态平衡状态。

A. 组织型纤溶酶原激活剂（tPA）是纤溶系统中关键性部分，它的活性和功能直接影响着纤溶作用。纤溶抑制物和纤维蛋白对纤溶系统也有重要的调节作用，在正常情况下，血液循环中的含量很少，PAI-1 多于 tPA。tPA 与 PAI-1 容易形成 1∶1 结合，复合物无激活纤溶酶原的作用。而血液循环中一旦有沉积的纤维蛋白出现，则 tPA 分泌增多，并结合于纤维蛋白上，激活纤溶酶原，生成纤溶酶，从而降解纤维蛋白成为可溶性碎片，使纤维蛋白溶解。

B. 血液和体液中存在多种纤溶抑制剂，有的抑制纤溶酶激活剂，有的直接抑制纤溶酶，使这些促纤溶物质一旦形成就被迅速灭活，从而限制了纤溶反应。

C. 纤溶酶能降解谷纤溶酶（原）成为赖纤溶酶（原），纤溶酶解降解其自身的轻链而失去纤溶活性。

2）纤溶系统与凝血、激肽系统的相互作用：纤溶酶除能降解纤维蛋白（原）外，还能作用于许多其他蛋白，包括凝血因子Ⅴ、Ⅵ、Ⅷ、Ⅹ、Ⅺ、Ⅻ、Ⅻa 和XⅢ、PK、HMWK、补体 C1、C2、C3、C4 以及生长激素、高血糖素等。在纤溶反应失去自我调节时，可通过其他反应系统的作用引起多种病理状态；而纤溶酶原又能被凝血酶激肽释放酶激活。凝血、纤溶、激肽等系统存在着错综复杂的相互作用。

（四）补体系统蛋白

补体（C）系统由 30 余种可溶性蛋白和膜结合蛋白组成，它广泛存在于血浆、组织液和细胞膜表面，是一套具有精密调控机制的蛋白质反应系统。血浆中补体成分在被激活之前没有任何生物学功能。多种微生物成分、抗原 - 抗体复合物以及其他外源性或内源性物质可遵循三条既独立又交叉的途径，通过启动一系列丝氨酸蛋白酶的酶解反应而激活补体，所形

成的活化产物具有调理吞噬溶解细胞、介导炎症、调节免疫应答和清除免疫复合物等生物学功能。补体不仅是机体固有免疫防御的重要组成部分，也是抗体发挥变异效应的主要机制之一，并对免疫系统的功能具有调节作用。补体缺陷、功能障碍或过度活化与多种疾病的发生和发展程度密切相关。通过下面的表 1-18，可详细了解存在于血浆中的补体系统蛋白及其主要理化性质和功能。

表 1-18　血浆中补体系统蛋白及主要理化性质

名称	分子量	血浆浓度（mg/L）	功能
Clq	410	190	结合蛋白
CIr	83	120	酶原
CIs	83	120	酶原
C4	209	430	辅因子
C2	117	30	酶原
C4 结合蛋白（C4BP）	570	200	辅因子
CI 酯酶抑制剂（C1-INH）	104	170	蛋白酶抑制物
C3	185	1300	酶原
B 因子	93	210	酶原
D 因子	24	1	活性酶
I 因子	88	35	活性酶
H 因子	150	475	辅因子
备解素（P）	56	26	辅因子
C5	191	70	结合蛋白
C6	120	64	结合蛋白
C7	110	56	结合蛋白
C8	151	55	结合蛋白
C9	71	59	结合蛋白
蛋白 S	69	29	结合蛋白

正常人血浆中的补体成分（C1 ~ C9），通常以无活性的前体形式存在。只有在活化物的作用下或在特定的接触表面，补体各成分才依次活化。每当前一组成分被激活，即具备了活化下一组成分的活性，由此通过系列扩大的连锁反应，完成补体系统的激活，最终导致溶细胞效应。在补体活化过程中还同时生成一些补体片段，它们具有不同的生物学效应，广泛参与机体的免疫调节和炎症反应。

1. 补体系统的激活　补体系统的激活过程可分为两条途径，即经典途径和旁路途径。此外，两条激活途径还有共同的末端通路，即攻膜复合体（MAC）的形成及其溶细胞效应。

（1）经典途径：此途径从 C1 的活化开始，到 C5 转化酶形成，然后进入共同的末端通路。C1 是由 1 个 C1q、2 个 Clr 和 2 个 Cls 构成的复合物。C1q 有 6 个抗体结合位点，至少有 2 个位点与抗体结合，桥架于 2 个 IgG 之间，导致构象改变，使 C1r 活化成 Cir。然后 Cir 使两个 CIs 活化成 Cis。Cis 依次酶解 C4 和 C2、形成 C3 转化酶，即 C4b2b。后者进一步酶解 C3，并形成 C5 转化酶，即 C4b2b3b。

（2）旁路途径：此途径不经过 C1、C4 和 C2 途径，而是从 C3 的活化开始，并有 B 因子和 D 因子参与，最后也形成 C5 转化酶，进入共同的末端通路。旁路途径的激活是非特异性的，主要的活化物有细菌内毒素（脂多糖）、多聚糖（酵母多糖、葡聚糖等）和其他哺乳动物细胞等；在一定条件下，抗原抗体反应可以激活旁路途径。旁路途径形成的 C3 转化酶和 C5 转化酶与经典途径有所不同，它们分别是 C3bBb 和 C3bBb3b。

（3）共同的末端通路：两条补体激活途径形成的 C5 转化酶均可将 C5 酶解激活，生成 C5b。C5b 在细胞表面和 C6、C7 结合，形成 C5b67，插入细胞膜脂双层中，并与 C8 形成复合体 C5b678，牢固地吸附在细胞表面，但其溶细胞能力有限，当 C5b678 和 12 ~ 15 个 C9 分子结合后，就形成了有很强溶细胞能力的攻膜复合体（MAC）。在电子显微镜下，可见 MAC 的结构像一个面包圈，嵌入细胞膜，造成小孔，最终导致细胞膜溶解。

2. 补体的生物学活性　补体系统被激活后，除上述溶细胞功能外，还有多种其他生物学功能。如补体激活过程中产生的 C3b、C4b 和 iC3b，均是重要的调理素。它们可以和中性粒细胞或巨噬细胞表面的相应受体结合，促进吞噬细胞的吞噬作用。而 C3a、C4a 和 C5a 则具有炎症介质作用，又被称为过敏毒素。在补体激活过程中产生的另一些成分，还参与机体清除免疫复合物和免疫调节等过程。补体系统与凝血系统纤维蛋白溶解系统及激肽系统之间也存在着密切的相互影响和相互调节的关系。例如，补体激活可触发凝血及纤维蛋白溶解过程；而纤维蛋白溶解、缓激肽等成分又可以反过来激活补体系统。其综合效应是炎症、超敏反应、休克、弥散性血管内凝血（disseminated intravascular coagulation，DIC）等病理过程发生和发展的重要机制之一。

3. 补体反应的调节　补体反应是免疫应答的重要组成部分，且参与组织细胞的新陈代谢、反应达不到一定强度，不能有效地发挥作用；另外，在反应过程中产生的效应又可操作正常的组织细胞、在正常情况下，机体调节系统会发挥调节作用。

（1）反应的增强或放大：血液中的一些生物活性系统，包括凝血、纤溶、激肽、前列腺、血小板以及吞噬反应系统，有增强或放大补体反应的作用。补体本身也有正反馈作用。

（2）自我协调：在补体反应连锁中，各成分的活化按严格的顺序进行，是时间上的自我协调。在正常状态下，循环血液中已有补体成分的复合物形成，反应启动时，这些成分不需互相“寻找”即可相互作用。但是这些存在于循环血液中的复合物必须固定于细胞膜表面上才能产生活性。

（3）灭活或失活：大多数补体成分及其复合物的性能极不稳定，不与表面结合即于短时间内失效；另外，血液中有多种补体灭活或抑制因子，使补体反应不能无限地往下进行并逐步放大，已知灭活因子有：① C1 酯酶抑制剂（C1-INH，抑制物，是 C1r 和 C1s 唯一的抑制物，这使得它成为补体系统经典途径的重要调节因素。此外，还可抑制 XI 因子、Xn 因子、凝血酶、纤维蛋白溶酶、激肽释放酶等）。② C3b 灭活因子（C3b-INH），系 β 球蛋白，分子量为 100，能降解 C3b 为 C3c 及 C3a 而失去其活性。③ C4b 结合蛋白（C4b-BP），系高分子蛋白，分子量为 540 ~ 590，由多个分子量为 70 的亚单位组成，以二硫键相连接，性质尚未完全明了。它能阻碍 C3 转化酶的形成和加速 C4.2 的降解。④因子 H，也称 β_1H 球蛋白或 C3b-INH 加速因子，系分子量为 150 的单链蛋白，本身无活性，能与 C3b 结合使之加速被 C3b-INH 降解，并可使 Bb 从 C3bBb 中解离。

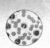

（五）蛋白酶抑制剂及其他血浆糖蛋白

1. 蛋白酶抑制剂 蛋白酶抑制剂在补体系统、凝血系统纤维蛋白溶解系统、激肽系统以及组织的再生等方面都有重要的调节作用。如 α_1 抗胰蛋白酶（α_1-AT）是血浆中最主要的蛋白酶抑制物，能保护机体正常细胞不受蛋白酶的破坏和损害，能协助控制感染和炎症，维持机体内环境的稳定，而 α_1-AT 的缺乏易引起肺气肿。α_2 抗纤溶酶（α_2-AP）主要能抑制纤溶酶的活性，防止过分的纤溶作用。又如 α_2 巨球蛋白（α_2M）有广泛的抑制凝血酶纤溶酶、激肽酶、胰酶、糜蛋白酶、胶原酶及组织蛋白酶 D 等多种蛋白酶活性。总之，体内通过许多蛋白酶抑制物的分工协作，相互调节，维持机体内环境的稳定。通过下面的表 1-19，可详细了解存在于血浆中的主要几种蛋白酶抑制剂。

表 1-19 血浆中的主要蛋白酶抑制物

名称	分子量	正常含量	功能（mg/L）
α_1- 抗胰蛋白酶（α_1-antitrypsin，α_1-AT）	52	1500	弹性蛋白酶抑制物
C1 酯酶抑制剂（C1-esterase inhibitor，C1-INH）	104	170	CI、Ⅻ a 和激肽释放酶抑制物
α_1 抗糜蛋白酶（ap-antichymotrypsin，α_1-AC）	69	500	中性粒细胞组织蛋白酶 G 抑制物
A_2- 抗纤维蛋白溶酶（α_2-antiplasmin，α_2-AP）	70	70	纤维蛋白溶酶抑制物
抗凝血酶Ⅲ（antithrombinlⅢ，ATⅢ）	60	100	凝血酶和Ⅹ a 抑制物
α 间胰酶抑制剂（interatrypsin inhibitor，IaI）	160	300	不详
A_2- 巨球蛋白（α_2-macroglobulin，α_2-M）	725	2700	广谱的蛋白水解酶抑制物
肝素辅因子Ⅱ（HCⅡ）	66	100	凝血酶抑制物
蛋白 C 抑制物（PCI-3）	57	4	活化蛋白 C 抑制物
纤溶酶原激活物抑制物 -1	50	<1	纤溶酶原激活剂的抑制物
纤溶酶原激活物抑制物 -2	60	<1	纤溶酶原激活物的抑制物

（1）α_1- 抗胰蛋白酶（α_1-AT）：亦称 α_1 蛋白酶抑制物，是机体内的一种丝氨酸蛋白酶抑制物。血浆中 α_1-AT 的含量约 1.5 L，占总蛋白含量的 3% ~ 4%。分子由 394 个氨基酸组成，分子量约为 52 ，是一种糖蛋白，等电点在 4.7 ~ 5.0。A_1-AT 在肝脏中合成，半衰期为 4 ~ 6 天。α_1-AT 约占血浆中抑制蛋白酶活性的 90% 除了可抑制胰蛋白酶活性，还具有抑制糜蛋白酶、组织蛋白酶 G、凝血酶、组织激肽释放酶、纤溶酶原及中性粒细胞弹性蛋白酶等的作用。

α_1-AT 通过形成 1∶1 的复合物而抑制中性粒细胞弹性蛋白酶的活性，能抑制和清除弹性蛋白酶。这是因为中性粒细胞弹性蛋白酶是一种作用于结缔组织，特别是肺脏结缔组织的蛋白水解酶。α_1-AT 缺乏患者易患肺部疾病，特别是进行性全肺泡性气肿。至少 60% 的 α_1-AT 缺乏患者有慢性阻塞性肺气肿。α_1-AT 缺乏亦可能是获得性的，如由吸烟所致，这种情况导致的肺气肿病例远多于先天性的。

α_1-AT 具有多种遗传型，至不久前，已分离鉴定了 33 种等位基因，其中最多见的是 PiMM 型（为 M 型蛋白抑制剂的纯合子，抑制功能为 100%）占人群的 90% 以上；常见的两种功能缺陷为 Z 型和 S 型。PiZZ 型相对正常人活性水平仅为 15%，PiSS 约为 60%，PiMZ 为 57%，PiMS 约为 80%。A_1-AT 先天性缺乏（<15% 的正常水平）和 ZZ 表现型有关。据瑞典人的测定结果，其出现率高达 1/1700。

（2）C1 酯酶抑制剂（C1-INH）：血浆中 C1 酯酶抑制剂对补体、凝血、纤溶、激肽四大系统均有抑制作用，承担血浆中 90% 的 FⅫa 灭活作用。C1 酯酶抑制剂（C1-INH）是经典补体途径的一种重要的调节因子，通过两种途径调节 C1 的活性：①结合于酶原形式的 C1r 和 C1s 阻止其自活化；②结合于已活化的 C1r 和 C1s，使它们从复合物 C1 解离下来。

C1 酯酶抑制剂（C1-INH）为神经氨酸糖蛋白，分子量为 104，电泳在 α_2 位，沉降系数（S）为 3.7 ~ 4.0，等电点为 2.7 ~ 2.8，多糖含量约为 35%，C1-INH 分子由单一肽链构成，肽链内有 3 对二硫键，其中 1 对和维持抑制剂活性位点有关。电子显微照相显示它是由直径 4 nm 的球部及 2 nm × 33 nm 的杆状部构成的分子。

C1-INH 在肝脏内合成，血浆中含量约 170 mg/L，新生儿含量与成人相当。

已知 C1-INH 至少具有 8 种遗传变异性，它们的电泳迁移率及抑制酶谱均与正常型不同。如 Za 型抑制 FⅫa 的能力为正常型的 7 倍，但对 C1s 的抑制活性却很低，而对纤溶酶则全无抑制能力。由此推测，C1-INH 除具有和这些蛋白酶共同作用的位点以外，尚有对不同酶的特定结合位点，基因变异可能导致结合位点的改变。它还与凝血系统中已活化的 FⅫa 形成等分子无活性的复合物，从而抑制内源通道凝血的进程，在正常血浆中可灭活 90% 的 FⅫa。此外，C1-INH 还能使纤溶酶失活，同时又是激肽释放酶的竞争性抑制剂。先天缺乏该抑制剂会引起血管神经性水肿，其特点是皮肤、内脏和呼吸系统的水肿，可以危及生命。

（3）抗凝血酶Ⅲ（ATⅢ）：ATⅢ是分子量为 55 ~ 61 的单链 α_2 糖蛋白，是体内最重要的抗凝物质。分子由 432 个氨基酸组成，含有 3 个二硫键和 4 个寡糖侧链，多糖含量约为 15%。沉降系数（S）为 4.46，等电点为 4.9 ~ 5.2。ATⅢ具有一定的耐热性，最适温度为 35 ~ 40 ℃，在 60 ℃以下数分钟内活性不被破坏，70 ℃以上迅速失去活性，在 4 ℃以下可放置 4 ~ 12 周。在 pH 9.5 以上，pH 6.0 以及化学试剂，如乙醚、乙醇、四氯化碳等存在时易被灭活。

ATⅢ主要在肝脏中合成，在体内分布于肾脏、肺，特别是肝脏血管内皮细胞，每 1000 mL 血浆中的含量约为 100 mg，活性波动范围 89.3% ± 20.9%。新生儿的含量仅为成年人的 50%，6 个月后方达到成年人的水平。ATⅢ的生物半衰期约为 3 天，但是一旦与凝血酶形成复合物后，则很快被清除，其半衰期仅为 9 小时左右。

ATⅢ占血浆中总抗凝血酶活性的 60% ~ 70%，它不仅能与凝血酶 1∶1 比例结合成不可逆的复合物，从而使凝血酶失活，而且以同样方式使凝血因子Ⅹa、Ⅺa 及Ⅸa 失活，其失活的复合物通过分解代谢很快自循环中被清除。ATⅢ对凝血酶活性的抑制作用可因肝素的存在而大大加速，因为肝素能与 ATⅢ及凝血酶双向结合，使它们的分子构象改变，有利于复合物形成，使 ATⅢ的抗凝作用增强约千倍。ATⅢ对 FⅩa 的抑制作用大于对凝血酶的作用。一个单位的Ⅹa 能生成约 40 个单位的凝血酶，而一个单位的 ATⅢ可抑制约 30 单位的 FⅩa。ATⅢ通过这样的机制对整个凝血系统起调节作用，对保持机体凝血和纤溶系统平衡起着重要的作用。先天性 ATⅢ缺陷是一种常染色体显性遗传性疾病，发病率约为 1/5000。经典的 ATⅢ缺陷（Ⅰ型）其抗原含量及功能活性均低下，另有一些变异型的缺陷（Ⅱ型及Ⅲ型）则抗原含量正常而仅活性低下。

2. 其他血浆糖蛋白

（1）纤维结合蛋白（Fn）：是存在于细胞表面和血浆中的高分子糖蛋白。

1948 年被证明为是单一的血浆成分，称冷不溶球蛋白（CIG）；历史上还有过多种名称，如细胞表面蛋白（CSP）、细胞黏附因子（CAF）、α_2- 表面结合糖蛋白等。Fn 分子含 2300 个氨基酸残基和 5% 的糖。血浆 F 在 4 ℃可被肝素沉淀，在 SDS 电泳中，还原型 Fn 产生近似的两条区带（单体），分子量约为 250；免疫电泳中，位于 α、β 球蛋白位置（β_1 或 α_2），沉降系数（S）为 12 ~ 13。

多种细胞，包括纤维细胞、内皮细胞、软骨细胞、成肌细胞、巨噬细胞等可合成分泌纤维结合蛋白 F。Fn 主要有两种：一种是由细胞表面合成，分泌到细胞外液中，称为细胞型 Fn，多为不溶性聚合体；另一种分布于血浆内，由血管内皮细胞合成，可溶性高，多为二聚体。两种 Fn 存在着生理上的差异，而生物学活性相似。Fn 以可溶性的形式广泛分布于血液、口腔黏膜和阴道表面，并存在于炎症渗出液中。血浆中 Fn 的半衰期为 24 ~ 72 小时，血浆中 Fn 的浓度女性高于男性，正常值是 300 mg/L，严重肝功能衰竭和弥散性血管内凝血患者血浆中的 Fn 水平下降。Fn 也可以不溶的形式广泛分布于组织中，与纤维蛋白多聚体共价交联，可溶性 Fn 也可存在其中。先天性 Fn 缺乏极为罕见。

Fn 的生物学活性和功能主要有：①对组织细胞粘连和伸展作用。Fn 能与细胞间的胶原、蛋白、多糖等高分子物质结合，在细胞相互粘连和组织细胞的伸展中起重要作用。在动物模型中观察到 Fn 加速创伤愈合与组织再生和修复作用。②增强细胞移动的作用。在胎儿发育过程中的脏器发生阶段细胞分化时细胞的移动区域可发现 Fn，分化完成即消失。Fn 还能刺激内皮细胞运动，促进新生血管形成；Fn 能诱导上表皮细胞移动，在表皮下基膜的重组和角质化过程中起决定性作用。③化学趋化作用。实验中发现在炎症病灶或创伤组织中，大量的单核细胞从 Fn 浓度低处向浓度高的部位移动，提示 Fn 在创伤修复中的作用。④与巨噬细胞的相互作用：Fn 与纤维蛋白胶原多种细胞以及细菌等结合再与巨噬细胞结合有助于巨噬细胞从组织体液或血液中廓清异物、病原体及肿瘤细胞等有害物质。⑤ Fn 分子上有多种结合位点，可与金黄色葡萄球菌、化脓性链球菌梅毒螺旋体，某些真菌以及寄生虫等结合。Fn 在体内分布广泛，推测可能在抵抗病原体感染中起到一定作用。

（2）蛋白 C：蛋白 C（PC）是存在于血浆中的丝氨酸蛋白酶前体，是维生素 K 依赖的糖蛋白，分子量57，由二硫键将一条轻链（21）和一条重链（41）连接。PC 浓度为 4 mg/L，等电点为 4.4 ~ 4.8。PC 是体内重要的抗凝因子，占全血抗凝活力的 20% ~ 30%。

PC 在肝细胞中合成，在维生素 K 的参加下，羧基化成为具有潜在活性的蛋白水解酶原，可以被 α_1 凝血酶（包括蛇毒）活化，成为活化蛋白 C（APC）在血液凝固、发炎反应及细胞凋亡过程中起重要调节作用。它主要通过酶水解，能特异的灭活因子Ⅴa 和Ⅷa 先天性蛋白 C 缺乏症通常在出生前或出生后就会发病。严重的蛋白 C 缺乏症发病率为（1 ~ 2）/100 万。1977 年，Discipio 等从人血浆中又分离出另一种糖蛋白，称为蛋白 S（PS），能与活化蛋白 C（APC）形成复合物，起辅因子作用。后又发现一种能够增强凝血酶对蛋白 C（PC）活化作用的物质，因其有调节微血栓形成的作用，故称为“血栓调节素（TM）”。在体内蛋白 C 系统是重要的抗凝系统，该系统由 PC、TM、PS、PC 抑制物及内皮细胞蛋白 C 受体（EPCR）等组成。在体内，PC、TM 及 PS 协同作用，使因子Ⅴa 和Ⅷa 的灭活大大加速。蛋白 C 是该系统中的主要成分，活化蛋白 C 具有抗凝作用和促纤溶作用，对动静脉血栓的形成，遗传性或获得性蛋白 C 缺乏症和肝病等有明显的预防和治疗作用。近年来，活化蛋白在感染性疾病，特别是严重脓毒血症，内毒素血症和 DIC 等治疗中起到了很好的作用。

蛋白 C 的主要功能有：① APC 将因子Ⅴa 裂解为 9 条以上的小肽而失去活性，从而使因子Ⅹa 不能结合于磷脂表面，阻碍凝血酶的生成；②已证明 PC 有活化纤溶酶原促进纤溶反应的作用。

（3）蛋白 S：PS 是 1977 年 Disecipio 等从人血浆中分离出的一种 α 单链糖蛋白，分子量为 69 ，在血浆中的浓度为 29 mg/L。PS 是一种补体调节蛋白，可阻碍 C5667 复合物与靶细胞膜结合而抑制膜攻击复合物（MAC）形成。PS 的主要调节作用是可与 C5b ~ 7 的亚稳态结合部位竞争靶细胞膜脂质，通过形成亲水性的 SPC5b ~ 7 复合物，使 C5b ~ 7 失去膜结合活性，从而保护补体活化部位邻近的细胞免遭攻击。这种亲水性的 SPC5b ~ 7 还可与 C9 聚合形成孔道，从而可保护补体活化部位邻近的细胞免于遭受补体的攻击而损伤。PS 与 C8 和 C9 的结合部位为这两种分子中富含半胱氨酸功能区，电子显微镜下观察，PS 位于楔形的宽部可掩盖补体蛋白的疏水区，从而封闭膜攻击复合物（MAC）的膜结合部位。此外，2 ~ 3 个分子的 PS 与 C5b ~ 7 与 C5b ~ 8 复合物的结合，还可使这些复合物易溶。PS 也参与凝血过程，PS 能与 APC 形成复合物，起 PC 辅因子作用。在体内 PS、TM 及 PC 的协同作用下，对凝血因子Ⅴa 和Ⅷa 的灭活大大加速。因此，PS 还可通过干扰抗凝血酶Ⅲ对凝血酶的灭活而保护凝血酶。

蛋白 S 的功能主要有：①活化过程调控，也可作为蛋白 C 辅因子，激活蛋白 C，抑制血液凝固。② PS 增高常见于糖尿病、深静脉血栓形成；PS 减低常见于肝脏病、维生素 K 缺乏症。

（六）血浆的渗透压

当不同浓度的溶液被半透膜分隔时，低浓度溶液中的水分子则在两侧渗透压差的驱动下通过半透膜进入高浓度侧的溶液中，这个现象称为渗透。溶液渗透压的高低取决于单位容积溶液中溶质颗粒（分子或离子）数目的多少，而与溶质的种类和颗粒的大小无关。血浆的渗透浓度约为 300 mmol/L，即约 300 mOsm/（kg · H_2O），相当于 770 kPa 或 5790 mmHg。血浆的渗透压主要来自溶解于其中的晶体物质。由晶体物质所形成的渗透压称为晶体渗透压，其 80% 来自钠（Na^+）和氯（Cl^-）。由蛋白质所形成的渗透压称为胶体渗透压。由于蛋白质的分子量大，血浆中蛋白分子数量少，所形成的渗透压低，一般为 1.3 mOsm/（kg · H_2O），约相当于 3.3 kPa 或 25 mmHg。由于白蛋白的分子量小，其分子数量远多于其他血浆蛋白，故血浆胶体渗透压的 75% ~ 80% 来自白蛋白。若血浆中白蛋白的含量减少，即使血浆中的其他蛋白相应增加，仍保持血浆蛋白总量基本不变，血浆胶体渗透压也将明显降低。

正常情况下，细胞外液与细胞内液总渗透压相等。细胞外液中的大部分晶体物质不易通过细胞膜，当其浓度发生变化时，可引起细胞外液晶体渗透压及总渗透压的变化，而影响细胞内外水的平衡。因此，细胞外液的晶体渗透压保持相对稳定，这对保持细胞内外水的平衡和细胞的正常体积极为重要。水和晶体物质可自由通过毛细血管壁，血浆与组织液中晶体物质的浓度以及它们所形成的晶体渗透压基本相等。血浆蛋白不易通过毛细血管壁，当血浆蛋白浓度发生变化时将改变毛细血管两侧的胶体渗透压，而影响毛细血管两侧的水的平衡。因此，虽然血浆胶体渗透压较低，但在调节血管内、外水的平衡和维持正常的血浆容量中起着极其重要的作用。当肝、肾疾病或营养不良导致血浆蛋白降低时，可因血浆胶体渗透压的降低而导致毛细血管处的组织液滤过增多，出现组织水肿。

在医学临床上和实验中所使用的各种溶液，其渗透压与血浆渗透压相等，称为等渗溶液。渗透压高于血浆渗透压的溶液，称为高渗溶液；渗透压低于血浆渗透压的溶液，称为低渗溶液。浓度为 0.9% 的氯化钠（NaCl）溶液为等渗溶液，红细胞悬浮于其中可保持正常形态和大小。但是，须指出的是，并非每种物质的等渗溶液都能使悬浮于其中的红细胞保持其正常形态和大小，如 1.9% 的尿素溶液虽然与血浆的渗透压相同，但是将红细胞置于其中后，会立即发生溶血。这是因为尿素分子可自由通过红细胞膜，并依其浓度梯度进入红细胞，导致红细胞内渗透压增高，水进入红细胞，会使红细胞肿胀破裂而发生溶血；NaCl 却不易通过红细胞膜，因而不会发生红细胞悬浮于其中的现象。一般将能够使悬浮于其中的红细胞保持正常形态和大小的溶液，称为等张溶液。实际上，等张溶液是由不能自由通过细胞膜的溶质所形成的等渗溶液。因此，0.9% 氯化钠溶液既是等渗溶液，也是等张溶液；而 1.9% 尿素溶液虽是等渗溶液，但却不是等张溶液。

（七）血浆的 pH

正常人血浆的 pH 为 7.35 ~ 7.45。血浆 pH 的相对恒定有赖于血浆内的缓冲物质，以及肺和肾的正常功能。血浆内的缓冲物质主要包括碳酸氢钠和碳酸水（$NaHCO_3/H_2CO$）、蛋白质钠盐 / 蛋白质和磷酸 – 氢钠 / 磷酸二氢钠（Na_2HPO_4/NaH_2PO_4），三对缓冲对，其中

$NaHCO_3/H_2CO_3$ 最重要，其比值为 20。此外，红细胞内还有血红蛋白钾盐 / 血红蛋白等缓冲对，参与维持血浆的 pH 的恒定。当血浆 pH 低于 7.35 时，称为酸中毒；当血浆 pH 高于 7.45 时称为碱中毒。当血浆 pH 低于 6.9 或高于 7.8 时，都将危及生命。

（八）血清血型及血清酶型

1. 血清血型 血清血型发现的早期就被称为血清型，因此现在仍然习惯于称其为血清型。由于在医学临床输血中血浆应用的比较多，所以亦称血浆血型，简称血浆型。实际上也是血清蛋白型，指的是血浆中蛋白质的遗传多态性。

1955 年，Smithies 使用淀粉凝胶电泳的方法，发现人类的结合珠蛋白具有遗传多态性，从而表明人类血清中的蛋白质，也具有“型”的差别，当时称其为血清型。随后又发现了免疫球蛋白等。除此之外，人们还在某些家庭中发现一些血浆蛋白变异体，如白蛋白、血清类黏蛋白等。1963 年，Tokita 等将血清类黏蛋白除去唾液酸残基后进行电泳，发现Ⅰ、Ⅱ、Ⅲ 3 种格局。在美国献血者中，3 种型分布分别为 11%、46% 和 43%，在日本人中分别为 17%、63% 和 20%。随着免疫化学和分子生物学技术及检测方法突飞猛进的发展和应用，使得人们对血清 / 浆型的认识越来越广泛而深刻。

免疫球蛋白因其复杂的结构和功能，使之成为血浆蛋白质中多态性最多的一种。免疫球蛋白血清 / 浆型是依据免疫球蛋白具有的两重性决定的，一方面免疫球蛋白是具有抗体活性的蛋白质分子，另一方面它对于不同种系的物种或者同一种系的不同个体来说，又是一种抗原物质。基于免疫球蛋白的这一特性，人们将血清 / 浆型分为三种类型，即同种型、同种异型和独特型。①同种型又称为同种特异型，具有种属特异性。②同种异型指的是蛋白质氨基酸突变出现在同一种属的不同个体。③独特型，独特型也称个体型，具有特定抗原决定簇。

2. 血清酶型 血清酶型发现的早期即被称为血清酶型，因此现在仍然习惯于称其为血清酶型。

1962 年，Harris 用淀粉凝胶电泳方法，检出拟胆碱酯酶的几种变异体，表明血清中的酶也有“型”之分，当时有作者称之为血清酶型。

（1）胆碱酯酶：胆碱酯酶是一类糖蛋白，以多种同工酶形式存在于人体内。一般可分为真性胆碱酯酶和假性胆碱酯酶。真性胆碱酯酶也称乙酰胆碱酯酶，主要存在于胆碱能神经末梢突触间隙，特别是运动神经终板突触后膜的皱褶中聚集较多，也存在于胆碱能神经元内和红细胞中。假性胆碱酯酶广泛存在于神经胶质细胞、血浆肝、肾、肠中，又称丁酰胆碱酯酶或者拟胆碱酯酶。

人拟胆碱酯酶（PChE）是一个糖蛋白四聚体，每个糖蛋白亚单位的分子量为 85，由 574 个氨基酸组成，在每个亚单位的 N 端有 9 个蛋白聚糖，C 端的 40 个氨基酸是四聚体的结合位点，其在血浆中的浓度为 5 mg/L，半衰期为 12 天。拟胆碱酯酶在肝脏合成，在血浆、肠道、肝脏和肺部的浓度较高。

拟胆碱酯酶的生理功能目前还不太清楚。但是人们发现，拟胆碱酯酶能够缓解有机磷中毒，也可以水解一些其他类型的含脂有毒物质，如可卡因、琥珀酰胆碱等。

临床研究发现，用琥珀酰胆碱作为气管插管前的肌肉松弛剂，99% 的患者在用药 3 ~ 5 分钟后药效就可消失，但是有些患者在 1 ~ 2 小时内不能自主呼吸，后来发现，这类患者的拟胆碱酯酶发生了突变。

值得一提的是，由于拟胆碱酯酶在肝脏合成后即进入血液，因此拟胆碱酯酶在血浆中的浓度变化常常作为肝脏代谢和病理损害的重要参考指标。

（2）碱性磷酸酶（ALP）：ALP 主要是用来催化除去 DNA、RNA、三磷酸核糖核苷和三磷酸脱氧核糖核苷 5′ 磷酸基团的磷酸酶。同时，也有一些利用该酶对磷酸化蛋白上的磷酸基团进行去除的报道。ALP 在人体内分布甚广（肝、胆、骨、小肠及胎盘），不同部位的 ALP 同工酶生物学功能不同，但当机体这些部位发生病变时，其相应的 ALP 同工酶活性会有改变，进而引起 ALP 总活性升高。

血浆中的 ALP 可以分为三类，一类是来源于肝脏、肾脏、骨骼（AL-PL）和其他组织，这一类 ALP 也叫组织非特异性 ALP（NSALP）；另一类是来自肠道的 ALP（ALPI）；还有一类是胎盘 ALP（PLAP）。

碱性磷酸酶的确切功能目前还不是很清楚，目前所知碱性磷酸酶是一种催化底物去磷酸化的酶，它通过水解磷酸单酯将底物分子上的磷酸基团去除。碱性磷酸酶在碱性条件下酶的活力较高。

（3）α_1 抗胰蛋白酶（AAT）：AAT 又叫 α_1 蛋白酶抑制剂（Pi），全长 394 个氨基酸，分子量为 52，编码基因位于 14q31 ~ 32.1，主要由肝脏细胞合成，肺泡巨噬细胞和肺泡上皮细胞也有少量合成。AAT 具有广谱蛋白酶抑制活性，其首要作用便是抑制肺弹性蛋白酶的活性。在其靶蛋白结合位点的突变会导致该酶在肝脏细胞的堆积，从而减少血液中 AAT 的浓度，进而减少了肺部 AAT 的浓度，因此会造成肺部弹性蛋白酶活性增高，破坏肺部弹性蛋白基质，导致肺水肿等肺部疾病。

目前通过等电聚焦确定的蛋白酶抑制（Pi）的表现型有 75 个，根据其在血浆中的含量，可以把这 75 个不同表型的 AAT 分为 3 种类型，即 M 型、S 型和乙型。M 型蛋白抑制物的纯合子以 Pi^{MM} 表示，占人群的 90% 以上。其他类型是点突变造成的纯合子或者杂合子，分别以 Pi^{ZZ}、Pi^{SS}、Pi^{SZ}、Pi^{MZ}、Pi^{MS} 表示，不同表型个体的血浆中 AAT 的浓度有所不同（图 1-11）。

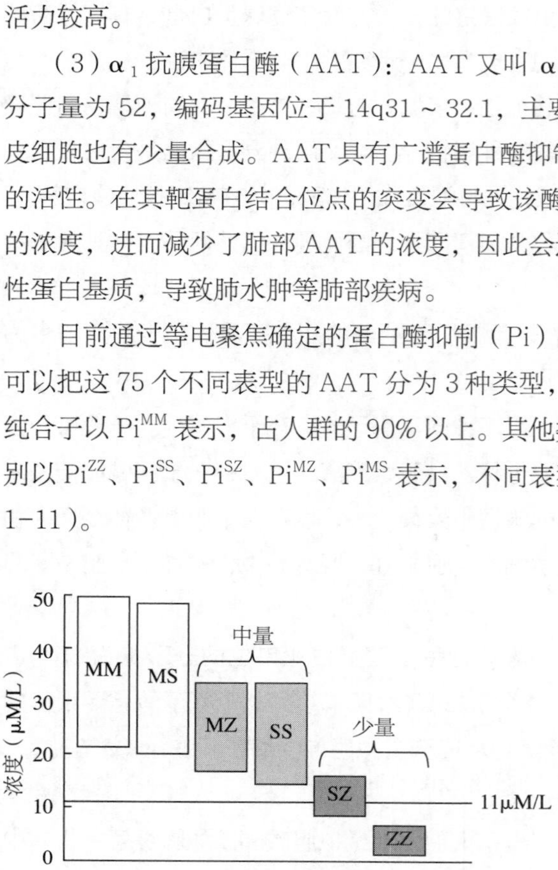

图 1-11　不同表型个体的血浆中 AAT 的浓度

一般认为 AAT 的主要功能是对抗由多形核白细胞吞噬作用时释放的溶酶体蛋白水解酶。由于 AAT 的分子量较小，它可透过毛细血管进入组织液与蛋白水解酶结合而又回到血管内。AAT 结合的蛋白酶复合物有可能转移到 α－巨球蛋白分子上，经血液循环转运而在单核吞噬细胞系统中被降解、消失。血浆中低

AAT 见于胎儿呼吸窘迫综合征。AAT 缺陷（ZZ 型、SS 型，甚至 MS 表现型）常伴有早年（20 ~ 30 岁）出现的肺气肿，由于吸入尘埃和细菌引起肺部多形核白细胞的吞噬活跃，引起溶酶体弹性蛋白酶释放，当 M 型 AAT 蛋白缺乏时，蛋白水解酶过度地作用于肺泡壁的弹性纤维而导致肺气肿的发生。

u 型个体由于其 AAT 底物结合部位的突变导致酶在肝脏细胞合成后即可发生聚集作用，这种聚集会破坏肝脏细胞，所以这种表型的婴儿或者成年人易患肝脏疾病。

第四节 血液的理化特性

一 血液的比重

正常人全血的比重为 1.050 ~ 1.060，男女之间略有差异。全血中红细胞的数量越多，其比重就越大。红细胞的比重为 1.090 ~ 1.092，与红细胞内血红蛋白的含量呈正相关。血浆的比重为 1.025 ~ 1.030，其高低主要取决于其中所含血浆蛋白的质量。利用红细胞和血浆比重的差异，可进行血液细胞比容和红细胞沉降率的测定，以及将红细胞和血浆分离。

二 血液的黏度

液体的黏度来源于液体内部分子或颗粒间的摩擦，即内摩擦。如果在温度为 37 ℃的情况下，以水的黏度为 1 做参照，则全血的相对黏度为 4 ~ 5，血浆的相对黏度为 1.6 ~ 2.4。当温度不变时，全血的黏度主要取决于血细胞比容的高低，而血浆的黏度则主要取决于血浆蛋白含量的多少。全血的黏度还受血流速切率的影响。血液的黏度是形成血流阻力的重要因素之一。若想了解更多内容，请查阅血流动力学方面的著作文献。

血浆渗透压和血浆的 pH 在血浆部分已经叙述，详情请查阅血浆部分及相关的著作文献。

第五节 血液免疫学

免疫系统是机体抵御病原体感染的关键系统，它是由免疫组织、免疫器官、免疫细胞和免疫分子等组成。血液循环系统和淋巴循环网络是免疫细胞在全身免疫器官和各种组织中穿梭和运输的渠道。免疫器官分为中枢免疫器官和外周免疫器官。中枢免疫器官是淋巴细胞发育成熟的场所，其中包括骨髓与胸腺；骨髓和胸腺分别是 B 淋巴细胞和 T 淋巴细胞发育成熟的部位，被称为中枢免疫器官。外周免疫器官是免疫应答的主要场所，其中包括脾脏、淋巴结、黏膜相关淋巴组织等。血液中的各种细胞、抗体和补体是机体免疫系统的重要组成部分。

早在16世纪，中国人就曾采用带有天花病毒的人痘苗预防天花，这应视为人类史上主动免疫的首次尝试，开创了免疫学。但据文献记载，免疫学开始于琴纳（Jenner，1789）关于牛痘的研究。后来的免疫学是在抗感染的基础上发展起来的，早期的免疫学隶属于微生物学。故按传统定义，免疫是指免除传染病，免疫性是指抗感染的能力。现代科学及技术促进免疫学迅速发展，使其突破了抗感染的范畴，到20世纪中期，免疫学已成为一门独立的、向医学各学科渗透的边缘学科，并产生了许多免疫学分支和交叉学科，其中也包括血液免疫学。目前，将免疫定义为对抗原性异物的识别和清除，分辨"自我"和"非我（异己）"，产生免疫应答，以清除异己抗原或者诱导免疫耐受，从而维持自身内环境的稳定。因此，免疫学是研究免疫系统的结构与功能的学科，涉及免疫识别、免疫应答和免疫耐受或免疫调节等的免疫学基本科学规律与机制，免疫机制在相关疾病发生、发展中的作用，以及应用免疫技术对疾病诊断和治疗及预后的应用。现代免疫学已形成与其他多种医学与生命学科的交叉融合，极大地促进了免疫学和其他学科的发展，为生命科学和人类的健康做出了巨大的贡献。

免疫系统涉及的绝大多数免疫细胞本身就是血液细胞，免疫系统的发生和发展与造血系统紧密相关。免疫学是研究机体识别"自我"和"非我"、清除异己成分的科学。免疫系统包括固有免疫和获得性免疫，它们是不可分割的两个部分。

（一）固有免疫

固有免疫亦称天然免疫，是由遗传获得，因其不具有针对某一类抗原的特异性，所以又称其为非特异性免疫。固有免疫细胞及固有免疫分子（如血浆中的补体等）是实现非特异性免疫功能的重要效应细胞和效应分子。固有免疫细胞包括吞噬细胞（如中性粒细胞和单核巨噬细胞系统）、树突状细胞（DC）、NK细胞、自然杀伤T细胞、γδT细胞和B1细胞等。吞噬细胞具有识别、吞噬并杀灭细菌（单核细胞需发育成为巨噬细胞，才具有强大的吞噬能力）等作用。NK细胞能非特异性杀伤肿瘤细胞和被病毒及胞内病原体感染的靶细胞。补体是存在于人或动物正常新鲜血液和组织液中的一组与免疫有关，且具有酶活性的球蛋白，它可被细菌脂多糖或抗原抗体复合物等激活物激活。激活的补体可导致细胞和细菌溶解。补体的激活产物还能促进吞噬细胞更好地发挥吞噬作用（补体的调理作用）。DC是功能最强的抗原提呈细胞，可摄取、加工处理并提呈抗原，进而激活初始T细胞。此外，巨噬细胞也具有一定的抗原提呈能力。因此，固有免疫是机体抵御病原微生物入侵的第一道防线，启动并参与获得性免疫应答。法国科学家Hoffmann JA因为发现DC及其在获得性免疫调控中的作用，而获得2011年诺贝尔生理学或医学奖。

（二）获得性免疫

获得性免疫是一个人出生后，与抗原物质接触后而产生或接受免疫效应因子后所获，能够特异性和专一性地与某种抗原物质发生反应，所以又称其为特异性免疫。获得性免疫是通过免疫系统产生针对某种抗原的特异性抗体或活化的淋巴细胞，而攻击破坏相应入侵病原生物或毒素，前者称为体液免疫，后者称为细胞免疫。获得性免疫主要依赖特异性免疫细胞，包括 T 淋巴细胞和 B 淋巴细胞的参与。抗体是由 B 淋巴细胞发育而来的浆细胞产生的，是能与抗原进行特异性结合的免疫球蛋白（Ig）。Ig 按其重链结构可分为 IgM、IgG、IgA、IgD 和 IgE 五类。抗体可与侵入机体的病毒或细菌毒素结合，可使病毒失去进入细胞的能力或中和细菌毒素的毒性的作用；抗体与病原体结合可促进吞噬细胞对病原体的吞噬（称为免疫的调理作用），并可增强中性粒细胞、单核细胞、巨噬细胞、NK 细胞对靶细胞的杀伤作用（称为抗体依赖细胞介导的细胞毒性作用）；抗体与靶细胞上的抗原结合后还可激活补体，在靶细胞膜上形成小孔而导致病原体细胞溶解。B 淋巴细胞通过分化为具有抗原特异性的浆细胞，产生抗体而引起体液免疫。T 淋巴细胞通过形成活化的效应淋巴细胞以及分泌细胞因子引起细胞免疫。B 淋巴细胞和 T 淋巴细胞负责识别和应答特异性抗原，是获得性免疫反应的主要执行者。需要指出的是，免疫应答是把双刃剑，异常免疫应答可导致多种免疫相关疾病的发生。

骨髓也是机体重要的中枢免疫器官。骨髓不仅提供造血细胞，也是免疫细胞的来源和许多免疫细胞分化成熟的场所。免疫细胞和所有造血细胞均由骨髓中的多能造血干细胞分化发育而来。而且哺乳动物免疫系统涉及的绝大多数免疫细胞本身就是造血细胞，它们循环于血液之中，并不停地进出于淋巴器官和各种组织。

根据在免疫系统中所起作用的不同，将免疫器官分为中枢免疫器官（中枢淋巴器官）和周围免疫器官（周围淋巴器官）。

中枢免疫器官有胸腺和骨髓。胸腺是细胞免疫的中枢，淋巴细胞分化、发育和成熟的场所。骨髓是人类和哺乳动物体液免疫的中枢、所有造血细胞和免疫细胞也都来自骨髓中的多能造血干细胞。周围免疫器官有淋巴结、脾和黏膜相关淋巴组织（MALT），以及免疫细胞的再循环。它们是 T 淋巴细胞和 B 淋巴细胞离开中枢免疫器官后定居的部位，是捕获抗原并启动获得性免疫应答的场所，并为维持淋巴细胞的再循环提供信号。病原体可以通过许多途径进入机体，并在任何部位造成感染，但密布机体的各种淋巴组织监视所有进入体内的病原体。不管感染发生在什么部位，抗原和淋巴细胞最终都将在周围淋巴器官相遇。大部分来自组织中感染部位的抗原被送到局部淋巴结；血液中的病原体则被脾滞留；黏膜相关的淋巴组织收集所有身体表皮、胃肠道及呼吸道黏膜部位的病原物质。所有淋巴组织基本都按同一原则发挥免疫功能。捕获从感染部位引流来的抗原，将其递交给小淋巴细胞并刺激产生获得性免疫应答。淋巴组织不是静止的结构，而是根据是否有感染存在而发生戏剧性的变化，弥散的黏膜淋巴组织（如扁桃体）在感染反应过程中可以出现肿大，继而消退。在感染期间，淋巴组织结构按一定模式发生改变，如当 B 淋巴细胞受到抗原刺激并增殖时，淋巴结滤泡扩大，形成生发中心，随之发生我们所感觉到的淋巴结肿大。当感染被控制，病原体被排除后，该淋巴结又逐渐恢复正常大小。免疫应答最基本的单位是免疫细胞。免疫细胞由大量不同类型及不同功能的细胞组成，包括淋巴细胞（T 淋巴细胞和 B 淋巴细胞）、NK 细胞、单核细胞 / 巨噬细胞、树突状细胞、粒细胞和肥大细胞等。其中起核心作用的是淋巴细胞，故又称为免疫活性细胞。淋巴细胞决定免疫应答的特异性，是获得性免疫的基础，介导细胞免疫和体液免疫的主要成分。但无论是固有免疫或获得性免疫，无论是细胞免疫或体液免疫，都是多细胞参与和协同作用的结果，都离不开血细胞参与。在整个免疫应答过程中，始终存在着细胞间的相互合作。淋巴细胞在骨髓和胸腺中成熟，T、B淋巴细胞都来自骨髓中的多能干细胞，哺乳动物的B淋巴细胞在骨髓中分化成熟。T淋巴细胞的祖细胞从骨髓迁移至胸腺，并在其中分化、发育、成熟。成熟后，都通过血流迁入周围淋巴器官，分别定居在胸腺依赖区（T淋巴细胞）和非胸腺依赖区（B淋巴细胞）。并循着血流→组织→淋巴→血流的途径进行淋巴细胞再循环，分布全身，执行细胞免疫和体液免疫的功能。外周血中T淋巴细胞占淋巴细胞总数的60%～70%，B淋巴细胞占20%～25%。

（三）血液系统免疫

血液系统是各种重要免疫细胞的载体，也是各种免疫活动的主要发生场所。不论是按照理论上的推测，还是根据已有的大量研究成果，都可以证明血液学与免疫学存在着密不可分的关系。而事实上，血液学与免疫学这两个原本各自独立的学科已经在很多亚领域内出现了广泛的衔接和渗透。

血液免疫学最初起源于输血配型时所涉及的红细胞血型抗原抗体反应以及出、凝血等免疫学问题，从而提示红细胞也参与机体的免疫活动。近年来，随着临床血液病学和免疫学以及遗传学、基因组学、分子生物学等相关基础学科的发展，血液免疫学理论在深度和广度上都有了大幅度的延伸：血液病的病因学以及发病机制研究越来越多地涉及免疫学因素；许多免疫治疗研究逐渐进入医学临床试验并初见成效；各种抗体、免疫因子乃至疫苗不断进入医学临床试验和商品化阶段。另外，作为各种恶性血液病的最有效治疗手段，造血干细胞移植技术的各个环节也离不开免疫学理论的有力支持。血液免疫学正逐渐发展成为一个具有完善的理论体系和丰满知识框架的新兴交叉学科。

近年来，血液免疫学在基础理论研究和医学临床应用领域均取得了长足发展。基础医学研究的不断深入、医学临床诊疗水平的提高、药物研发及生产领域高新技术的不断涌现，为血液免疫学的发展和应用提供了良好的契机。血液免疫学在发病机制、免疫学诊断方法、免疫调节策略等方面的研究正逐渐从笼统模糊状态上升到分子水平。其中比较有代表性的进展包括：红细胞免疫学进展、调节性T淋巴细胞、造血干细胞移植与免疫、血液病的免疫学发病机制、血液病的免疫诊断和血液系统恶性肿瘤的免疫等。

1. 红细胞与免疫 红细胞血型抗原抗体反应提示，红细胞也与机体的免疫反应有关，而且它具有固有免疫功能。红细胞表面有补体受体，它具有识别抗原的免疫功能，当相关抗原进入血液后被黏附到红细胞表面（称为免疫黏附作用），形成的免疫复合物在经过肝和脾时，能被巨噬细胞所吞噬，从而清除病理性循环免疫复合物。

以往人们忽视了红细胞血型及红细胞表面的补体也具有免疫功能，也参与免疫反应。片面地认为红细胞只参与呼吸和运输等，没有免疫功能。事实上，红细胞除了具有红细胞血型及红细胞表面的补体，也具有免疫功能，除参与免疫反应外，还有许多与免疫有关的物质，如CR1、CR3、CD58、CD59、DAF、SOD酶等，数目众多，自成系统，是人体天然免疫的重要组成部分。近年来的研究表明，红细胞还参与调控获得性免疫应答，是血液循环中最重要的天然免疫细胞，其天然免疫功能与白细胞的天然免疫和适应性免疫功能常呈一致性改变。

（1）1930 年，Duke 发现锥虫在抗血清及补体存在时可黏附到人类的红细胞上，并发现不同人的红细胞对锥虫的黏附能力的高低有所不同。1953 年，Nelson 发现人类的红细胞可与经过特异调理的梅毒螺旋体及肺炎双球菌结合，称为免疫黏附。推测红细胞膜存在免疫受体，免疫复合物（IC）同该受体结合可促进白细胞的吞噬作用，并认为这是宿主防御机制的一部分。1963 年，K. Nishioka 证实这种免疫黏附现象是通过人类红细胞膜 C3 受体（现称第一补体受体，CR1 即 CD35）的作用而实现的。1980 年，Fearon 较详细地研究了 CR1 的性质，明确了 CR1 是分子量为 19 万 ~ 25 万的多态性膜糖蛋白。红细胞膜 CR1 的密度为白细胞的 1/60 ~ 1/20，但是在血液循环中，红细胞的数量却是白细胞的 1000 多倍，故血液中的 CR1 总数 85% 以上在红细胞膜上。在同时期，Garcey 发现新生红细胞有识别、储存牛血清白蛋白抗原的能力，也就是说，红细胞可识别异体蛋白（抗原），并加以处理。1981 年，美国的生殖免疫学家 Siegel 在前人研究的基础上发现红细胞有多种免疫功能，红细胞可黏附胸腺细胞，并发现血清中存在红细胞免疫黏附抑制因子，是一种不耐热的大分子糖蛋白。在系统性红斑狼疮（systemic lupus erythematosus，SLE）患者中，此因子增加，预见了血清中存在红细胞免疫调节系统。红细胞膜过氧化物酶活性与 CR1 活性有关，红细胞有杀伤致病原的效应细胞样作用，推测红细胞在阻止肿瘤细胞血行转移中有着一定作用。用系统综合的观点看待以往对红细胞免疫的研究成果，提出“红细胞免疫系统”概念，冲破了传统上划分血细胞功能的“界限”，更新了人们对红细胞生理功能的认识，促进了红细胞免疫功能研究工作的迅速发展。

对红细胞免疫黏附功能的研究报道很多。1982 年，Medof 通过体外实验证明了红细胞 CR1 和血浆中 I 因子共同作用将黏附的免疫复合物中的 C3b 降解为 C3dg、C3d，而失去致炎性。1982 年，上海长海医院血液免疫研究室郭峰通过体外实验证明红细胞可黏附补体调理过的酵母菌，也就是说，红细胞通过补体系统的协作可识别、黏附致病原，并证明系统性红斑狼疮、肿瘤患者红细胞免疫黏附酵母菌的能力低下，该实验说明红细胞可直接黏附补体调理过的病原体。1983 年，J. B. Cornagoff 在猴血液循环内注入免疫复合物，用同位素示踪，发现大多数 IC 很快与红细胞结合，并迅速被运至肝、脾，在该特定环境下，巨噬细胞膜上 Fe 段受体比红细胞膜上 CR1（补体受体 I 型）活性强，使 IC 从红细胞膜上脱落而被吞噬销毁，也就是说红细胞清除适应免疫反应产生的免疫复合物，还参与适应免疫反应的过程。1986 年，郭峰通过体外对比实验证明各种肿瘤细胞传代株可旁路激活和黏附补体 C3b 等补体分子，红细胞可黏附补体调理过的各种肿瘤细胞，电子显微镜观察发现与红细胞膜点状结合的肿瘤细胞膜有断裂现象，也就是说红细胞黏附肿瘤细胞后可杀伤肿瘤细胞，并证明肿瘤患者红细胞免疫黏附肿瘤细胞的能力下降，动物实验证明中药有效治疗后，红细胞免疫黏附肿瘤细胞的能力增强。并通过实验研究证明红细胞免疫黏附肿瘤细胞的能力受神经内分泌正负调控。1988 年，Virela 用单抗标记法证明了红细胞膜上有 CR3(补体受体Ⅲ型），粒细胞膜上 CR3 参与吞噬过程，红细胞上有 CR3 为其可能对微小致病原有吞饮作用提供了理论上的依据。1990 年，Paccaud 采用免疫电子显微镜比较中性粒细胞和红细胞的 CR1 形态，发现红细胞上几乎 50% 的 CR1 量≥ 3 单位的 IC 结合位点呈多价性，连接更为牢固，实验证明尽管单个白细胞表面 CR1 数（2500 ~ 6000/ 细胞）较红细胞（200 ~ 1000/ 细胞）多，但在细胞浓度相同时，两种细胞的 IC 结合率相同。而在 CR1 浓度等同的情况下，中性粒细胞与免疫复合物的结合量总是低于红细胞。由于血液中红细胞数远远超过白细胞，因而几乎所有补体调理过的抗原和免疫复合物都是由红细胞结合运至肝、脾销毁的。

关于红细胞免疫调控功能的研究报道很多。1984 年，A. Sigfusson 通过体外美洲商陆素刺激淋巴细胞转化的实验发现加自身红细胞可增加淋巴细胞转化率和培养液中 IgG、IgA 的量。1986 年，Keyes 等发现人自身红细胞可促进 T 淋巴细胞产生 γ－干扰素。Ficoll 提取的人外周血单个核细胞加适量的植物血凝素（PHA）刺激诱导产生 γ－干扰素，实验管加自身红细胞到淋巴细胞悬液中 [(10∶1) ~ (50∶1)]，发现加红细胞组 γ－干扰素含量明显高于不加红细胞组，并且与加红细胞数有关，但是与血型无关。用溶解的红细胞膜代替完整的红细胞仍观察到类似的促进作用。抗 CD2 单抗可抑制人红细胞和绵羊红细胞对 T 淋巴细胞产生 γ－干扰素的促进作用。这种抗体可抑制淋巴细胞的增殖以及红细胞与淋巴细胞之间的相互作用。用抗白细胞介素 -2（抗 IL-2）受体单抗研究发现红细胞可促进 T 淋巴细胞表达 IL-2，增强 T 辅助细胞的免疫功能。1987 年，M.T.Rugeles 发现自身红细胞加入人外周血单个核细胞培养管中可增强原发性和继发性特异抗体应答。以上的研究证明红细胞参与和指导 T 淋巴细胞、B 淋巴细胞等适应免疫细胞的适应性免疫反应的整个过程。1988 年，G. Yirella 通过体外淋巴细胞功能相关抗原 3（LFA-3）单抗或抗 CD2 单抗处理和不处理的红细胞对促进 B 淋巴细胞增殖和免疫球蛋白影响的分析，认为红细胞的这种作用同 CD58、CD59 与 T 淋巴细胞的 CD2 分子之间相互作用密切相关，推测是由它促进 T 淋巴细胞 IL-2 受体表达和增强对外源性 IL-2 应答的敏感度所致，可能与增加 B 淋巴细胞生长因子或分化因子有关。表达淋巴细胞功能相关 FA-3 的红细胞有利于激活 T 辅助细胞。T 辅助细胞除接受第一信号（加工后的抗原）刺激外，还接受第二信号——通过 LFA-3/CD2 相互作用。1988 年，H. Shau 在红细胞促进 NK 细胞活性的对比研究中发现，当效靶细胞为 80∶1 时，红细胞促 NK 细胞毒活性最高，红细胞与效应细胞比例为 5∶1 时最强。1988 年，J.R.Yannelli 发现在培养瓶内加红细胞可促进淋巴因子激活的杀伤细胞（lymphokine-activated killer cell，LAK）的产量和活性，红细胞数与淋巴细胞数为 100∶1 时，IL-2 激活的淋巴因子激活的杀伤细胞活力最大。通过单抗阻断实验证明这种促进作用与红细胞膜上淋巴细胞功能相关 LFA-3 与淋巴细胞膜 CD2 相互作用密切相关。1985 年，J. Forslid 在体外通过对比实验证明红细胞促吞噬作用与红细胞 CR1 和超氧化物歧化酶（SOD，亦称肝蛋白）活性有关。以上研究表明，红细胞不仅参与适应免疫反应调控，而且还参与其他固有免疫细胞的天然免疫反应调控。1987年，郭峰通过体外对比实验证明血清中还存在一种加热（50 ℃，30 分钟）不能灭活的红细胞免疫黏附促进因子，说明红细胞天然免疫反应中存在完整的调控系统。1989年，郭峰在体外对比实验中发现，红细胞和淋巴细胞或粒细胞可共同围攻黏附各种肿瘤细胞，说明红细胞参与适应性免疫细胞和固有免疫细胞对癌细胞的免疫反应。

20世纪90年代，随着固有免疫和现代免疫研究学的持续升温，红细胞固有免疫研究也掀起了高潮。1990年，Amar从红细胞上分离出小分子量的吞噬抑制因子（PIE），从而证明了红细胞对吞噬细胞功能有正负调控作用。1993年，H. Shau在原有研究基础上，发现红细胞NK细胞增强因子（NKEF，自然杀伤细胞增强因子），1994年基因重组克隆成功。1994年，Bate发现红细胞可分离出特异性肿瘤坏死因子诱导因子（TNFIF）。1994年，M. Baggiolini发现红细胞广谱趋化因子受体（ECKR）。1998年，郭峰发现肿瘤患者红细胞天然免疫黏附能力低下与红细胞CR1密度相关基因多态性中、低表达比例上升相关；1999年，其又发现新鲜血细胞天然免疫反应中，红细胞对肿瘤细胞的快速天然免疫黏附反应占绝对多数，并建立了相应测定方法。这些新发现充分说明红细胞是血液循环中很重要的一种固有免疫细胞，与疾病发病机制有关，在机体免疫反应及其调控中占有非常重要的地位。特别值得关注的是，1991年，Taylor以红细胞CR1分子作为桥梁，建立了双特异性单抗异聚体清除血液循环中的致病原，开拓了以红细胞作为抗致病原药物的载体，在免疫治疗及其他药物治疗中应用的新的研究领域，使红细胞天然免疫研究扩展到药物研究领域，引起了免疫学界、临床医学界、药物学界的广泛关注和重视。2005年，郭峰提出“红细胞天然免疫主干道理论”即“血液反应路线图理论”；2006年，提出血液免疫反应包括抗原、血浆、红细胞、血小板、白细胞5个要素，构建了体外的“现代系统免疫学自然与分离实验免疫研究体系”，引起了热烈反响，红细胞天然免疫学研究已成为现代免疫学天然免疫研究领域中令人关注的新热点。

（2）红细胞天然免疫调控的物质基础：血液循环不仅是输送氧、运输的营养通道，而且是保持全身免疫网络贯通的主要通道。血液循环中存在多种天然免疫细胞和适应性免疫细胞，现已知白细胞类中的NK细胞、吞噬细胞、树突状细胞等均属于天然免疫细胞，而淋巴细胞则属于适应性免疫细胞，血浆中可溶性蛋白质中有多种天然免疫分子，如补体系统（多种补体蛋白质分子组成，可发生连锁天然免疫反应，对细胞性致病原发起攻击），而血浆中的抗体属于适应性免疫分子。有发现红细胞是另一种具有多种天然免疫分子，是具有多种天然免疫功能，数量巨大而重要的天然免疫细胞。红细胞的多种天然免疫功能可调控指导白细胞中的天然免疫细胞的天然免疫反应与适应性免疫细胞的获得性免疫反应（即适应性免疫反应）的能力，是机体免疫系统中的重要组成部分。通常人们将红细胞称为体内的红色卫士。红细胞作为天然免疫细胞，数量是组成天然免疫细胞和适应性免疫细胞的白细胞类的500～1000倍。可想而知，只研究白细胞的免疫功能，而忽略了对红细胞天然免疫功能的研究，是某些免疫性疾病发病机制至今仍然不清楚的重要根结。所以20世纪90年代以来，医学科学界逐渐重视对红细胞天然免疫功能的研究。

郭峰等研究发现，当一种肿瘤细胞、一种细菌或酵母菌悬液放入新鲜的人抗凝血液中，混匀，放置于 37 ℃环境中 30 分钟，肿瘤细胞或酵母菌可被多个红细胞免疫黏附包绕形成红色的玫瑰花，说明当致病原进入血液循环后，红细胞可免疫黏附致病原，产生快速天然免疫黏附反应。郭峰等还发现，将肿瘤细胞悬液放入抗凝全血中，红细胞免疫黏附肿瘤细胞数量最大，形成花环率占 99%，而白细胞免疫黏附肿瘤细胞的花环比率极少只占 1%，说明致病原进入血液循环中主要是红细胞对致病原（如肿瘤细胞、酵母菌）发生快速天然免疫反应。郭峰等在电子显微镜下观察发现，红细胞可变形嵌合癌细胞伪足，吞饮癌细胞碎片，而且在红细胞和癌细胞结合处癌细胞膜有断裂现象，说明红细胞对癌细胞有破坏作用，可称为效应细胞作用。郭峰等深入研究了其机制及意义，现已基本清楚；细菌、癌细胞等致病原进入血液循环中，首先是血浆中的补体系统（属天然免疫物质）主动识别攻击致病原，产生一系列补体活化反应，补体片段分子黏附在致病原上，而各种血液细胞上都有识别致病原上活化补体片段（如 C3b、C4b 分子）的天然免疫分子（如补体Ⅰ型受体），可同时对致病原发生天然免疫黏附作用，激起一系列天然免疫和适应性免疫反应。而红细胞数量最大，所以通过血浆中补体系统活化反应的协助，围攻黏附致病原的血液细胞主要是红细胞。红细胞不仅可通过细胞膜上的补体受体识别致病原上的补体成分而捕获致病原，而且在红细胞膜上还发现了病毒、细菌等病原体的识别受体（如 Duffy 抗原——疟原虫受体），可直接黏附有关病毒、细菌。红细胞内还有多种氧化酶可直接杀伤致病原（如过氧化物酶）。对红细胞免疫研究至今，发现红细胞有多种天然免疫分子，其中已知的有 CD35（补体Ⅰ型受体）、CD44、CD55、CD58、CD59、NK 细胞增强因子、趋化因子受体等（表 1-20、表 1-21），并且在血液循环中的红细胞、淋巴细胞、粒细胞都有天然免疫分子（如 CR1），因此红细胞可和淋巴细胞、粒细胞共同参与天然免疫黏附，以旁路等途径激活带有补体成分的致病原（如肿瘤细胞），在发挥效应细胞作用的同时参与整个血液循环中发生的免疫反应调控网络。红细胞作为数量巨大的天然免疫细胞，广泛参与机体天然免疫和适应性免疫反应调控网络。红细胞可通过分泌 NK 细胞增强因子，参与调控 NK 细胞免疫功能的强弱。红细胞 CD35 不仅可参与体液天然免疫物质——补体系统活化调控，参与补体杀伤致病原的连锁天然免疫反应系统调控，而且红细胞 CD35 还可黏附致病原上的补体成分 C3b、C4b 分子而识别致病原，将致病原递交给吞噬细胞如粒细胞、巨噬细胞吞噬销毁。红细胞还可通过 CD35 分子将致病原递交给适应性免疫细胞——T 淋巴细胞的抗原受体，同时，红细胞 CD58、CD59 分子可与 T 淋巴细胞 CD2 受体结合，激活调控 T 淋巴细胞对致病原发生适应性免疫反应。总之，红细胞，这个血液循环中的神奇“红色卫士”，可通过血液循环游走于全身各器官、组织，参与全身防御系统的免疫反应，协调各种天然免疫细胞和适应免疫细胞的免疫功能。

表 1-20 红细胞的主要免疫物质

免疫分子	主要功能
CR1（CD35）	免疫黏附补体 C3b 分子，为 I 因子的辅助因子，可将免疫复合物中 C3b 依次降解为 iC3b → C3dg
DAF（CD55）	抑制 C3 经典途径，保护细胞免遭补体介导的溶解破坏
CFA-3（CD58）	与 CD2 结合，活化淋巴细胞
MIRL（CD59）	C9 与 C5b-9 的抑制因子，限制自身细胞的溶解，与 CD2 结合，促进 T 淋巴细胞有丝分裂
HRF	限制白细胞对补体介导的细胞溶解破坏
CD44	黏附分子，活化 T 淋巴细胞
PIF	抑制和调控白细胞吞噬作用
NKEF	抗氧化作用，NK 细胞增强因子
CR3（CD11b）	LPS，iC3b 受体，增强对病原体的吞噬作用
Antioxidant enzymes	增强白细胞对免疫复合物的吞噬作用
Ck receptor（DARC，或 ECKR）	吸附 IL-8 和限制 IL-8 对白细胞的刺激作用

表 1-21 红细胞上与免疫分子相关的病原体受体（靶分子）

微生物	靶分子
病毒：脊髓灰质炎病毒	CD44
HIV	CR1；DARC
细菌：尿路病原体	DAF
流感嗜血杆菌	CD44
支原体：肺炎	CR1
寄生虫：间日疟原虫	Fy（DARC）
利什曼原虫	CR1

在对临床发病机制的研究中，发现病毒感染（如艾滋病、肝炎、SARS）患者、肿瘤患者的红细胞各项天然免疫功能明显低下，而在自身免疫性疾病中，不同的病种表现不一，如系统性红斑狼疮患者的红细胞天然免疫功能明显低下；而牛皮癣患者的红细胞天然免疫功能明显紊乱和亢进。同一种病的不同病程，异常程度也不一样，病情越重，红细胞天然免疫功能异常程度越重。如果通过有效的治疗，病情好转，红细胞天然免疫功能异常程度则减轻。

（3）红细胞天然免疫主干道理论与现代系统免疫学：系统生物学理论指导现代免疫学向系统免疫学研究方向发展，而红细胞免疫学发展所形成的“红细胞天然免疫主干道”理论，即“血液免疫反应路线图”理论所认为的血液免疫反应有 5 个要素：抗原、血浆、红细胞、

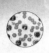

血小板、白细胞，又符合系统论思想，为开展系统免疫学研究提供了理论依据，郭峰等发现抗原性细胞（如灭活的酵母菌和S180癌细胞）可激活一系列血液免疫反应，使各种免疫指标和其他相关生化指标发生有规律性的变化，在此基础上构建了符合整体论的抗原、血浆、红细胞、血小板、白细胞5个要素的自然实验体系，以及符合还原论的分离的缺血浆或红细胞要素的分离体系，统称“自然与分离体系”，在此体系中测定红细胞CD35、CD55，白细胞CD4、CD8、CD35、CXCR4、IL-8、IL-12、球蛋白，发现血浆可调控红细胞和白细胞免疫反应，而在血浆存在的条件下红细胞可全方位地调控粒细胞、淋巴细胞天然免疫与适应性免疫反应，引起各项免疫指标有规律性的变化。表明“自然与分离实验研究体系”符合系统生物学对仿真实验体系的整体性、有序性、动态性和目的性的要求。郭峰等按照还原论与整体论相结合原则构建的“自然与分离体系”，对海量数据可进行横向与纵向的综合分析研究。

1）系统生物学理论：随着分子生物学的发展，系统生物学研究已是21世纪医学和生物学的重要研究方向。人体是一个完整的生命系统，免疫系统是生命系统的一个子系统，而免疫系统又是由许多要素即子系统构成。因此，用系统生物学的概念来研究免疫系统的结构与功能是今后免疫学的重要研究方向，也是取得原创性成果的希望所在。

按照系统生物学的理论进行分析，血液系统是生命系统中最具有“窗口意义”的重要子系统，而血液免疫系统又是血液系统中最重要的子系统，是最具挑战性质的生命研究领域，从血液免疫系统研究中可得知生命是如何保持独立、健康和平衡的，而红细胞免疫又是血液免疫系统中最具热点的研究领域，现代系统免疫学的发展与突破可能就在血液免疫学研究领域，而红细胞免疫研究的深入发展又为此带来了希望。1981年，美国学者Seigel等认为红细胞也是免疫细胞，而且是免疫系统的一个子系统，称为红细胞免疫系统。并利用抗原-抗体经典途径激活补体的原理建立了“人红细胞-绵羊红细胞花环试验”，验证了系统性红斑狼疮患者红细胞CR1活性明显低于正常人。但是，此试验只用于人红细胞免疫研究，没有用于动物红细胞免疫学研究。1982年，郭峰创建了用抗原（如酵母菌）旁路激活补体的原理构建的“红细胞-酵母菌花环试验”，可用于人、动物（包括鱼类）红细胞免疫学研究，为医用免疫学、生物免疫学、中医药免疫学提供了一种经济简便的测定红细胞免疫功能变化的方法，推动了我国红细胞免疫学基础与应用研究的发展。同时，此方法的理论原理有了突破，提示致病原（如酵母菌）进入血液循环，首先可旁路激活血浆中的补体系统黏附上补体，而被数量巨大的红细胞补体受体黏附处理后，最终交给白细胞（包括T淋巴细胞、B淋巴细胞、吞噬细胞、树突状细胞）引发白细胞一系列免疫反应。郭峰等在国家自然科学基金资助下，进一步实验证明红细胞CR1密度相关基因多态性的表达与淋巴细胞、NK细胞免疫活性密切相关，此后形成了“红细胞天然免疫主干道理论”即“血液免疫反应路线图理论”，强调“血液免疫反应有5个要素：抗原、血浆（补体等）、红细胞、血小板、白细胞”。构建了5个要素在实验系统中进行比较研究的快速简便的现代免疫学新的“自然和分离实验体系”，完善了现代免疫学中目前通用的“分离实验研究方法”，为现代系统免疫学新的“自然和分离实验研究体系”的创建，奠定了最原始的实验依据。“红细胞天然免疫主干道理论”的形成，符合系统生物学的原理与观点，为现代系统免疫学的方法研究提供了理论依据。

2）红细胞天然免疫主干道理论：系统生物学的发展促使实验免疫学的方法学从以还原论为研究重点转向以整体论（即系统论）为研究重点，因为还原论的单一因素为研究重点的方法，已不能解释客观存在的多因素免疫网络的复杂关系（如天然免疫与适应性免疫之间的关系）。因此，必须在还原论研究成果的基础上，构建以系统论为依据的新的实验免疫研究体系，促使现代免疫学向系统免疫学研究方向发展。红细胞免疫学研究为此奠定了扎实的理论与实验基础。1982 年，郭峰等用还原法分离出红细胞，发现红细胞可直接黏附血浆中经补体调理过的酵母菌，此后又发现可直接黏附补体调理过的各种肿瘤细胞传代株（如 S180 株和肝癌细胞传代株等）。1999 年，郭峰等以系统论为创新思维的依据，将一定数量的癌细胞放入经枸橼酸抗凝的 1 滴人新鲜血液中，发现红细胞黏附癌细胞形成花环率占 99%，而白细胞黏附癌细胞形成花环率仅占 1%，研究还发现红细胞 CR1 密度基因多态性与白细胞免疫功能变化密切相关。至此，郭峰等在扎实的实验研究基础上，于 2004 年在第八届全国红细胞免疫研讨会上提出了符合系统论观点的“红细胞天然免疫主干道理论”，即“血液免疫反应路线图理论”，强调血液免疫反应有 4 个密切相关的要素：抗原、血浆（补体等）、红细胞、白细胞。

各种致病性抗原进入血液循环后，首先可旁路激活血浆中的补体等可溶性免疫分子，黏附上补体 C3b 等可溶性免疫分子后，绝大多数被数量巨大的红细胞补体受体（如 CR1、CR3）免疫黏附处理，此后交给种类繁多的各种白细胞，激发白细胞系列天然免疫与适应性免疫反应，最终将入侵的致病原彻底消除，维护生命体的独立性、健康和平衡。这就是“红细胞天然免疫主干道理论”的中心内容，这个内容符合系统生物学提出的 4 个特点，即整体性、有序性、动态性和目的性。一般而言，我们可将致病原进入血液循环的整个路线图分为 3 个阶段。

第一阶段：当致病原（如癌细胞、细菌毒等）进入血液循环。首先是广泛溶于血浆中，补体系统对致病原迅速发生旁路等多种途径的识别、激活、效应等一系列免疫反应。可识别、损伤、灭活致病原，并将黏附上补体成分的致病原递交给有不同补体受体的血液细胞，其中包括红细胞、白细胞（粒细胞、NK 细胞、树突状细胞、B 淋巴细胞、某些 T 淋巴细胞），甚至血小板，激发各种血细胞对致病原发生各自的快速天然免疫反应。此阶段称为天然免疫反应阶段（快速反应），见图 1-12。反应液中可有补体等可溶性免疫成分数量的变化。

第二阶段：由于红细胞数量占绝对优势，所以大部分被打上补体成分等烙印的病原体（大约 85%）被红细胞 CD35 等天然免疫分子免疫黏附，激活红细胞胞内氧化酶杀伤致病原，发挥效应细胞作用，并参与致病原补体灭活过程，在将致病原固定于红细胞膜的同时，使致病原上的补体 C3b 降解为 C3d、C3dg，促使具有各种补体受体（如 CR2、CR3）的吞噬细胞、NK 细胞、树突状细胞、T 淋巴细胞、B 淋巴细胞更易捕获致病原，激发对致病原发生连锁的天然免疫反应，此阶段称为天然免疫阶段。反应体系中有各种细胞因子数量的变化及

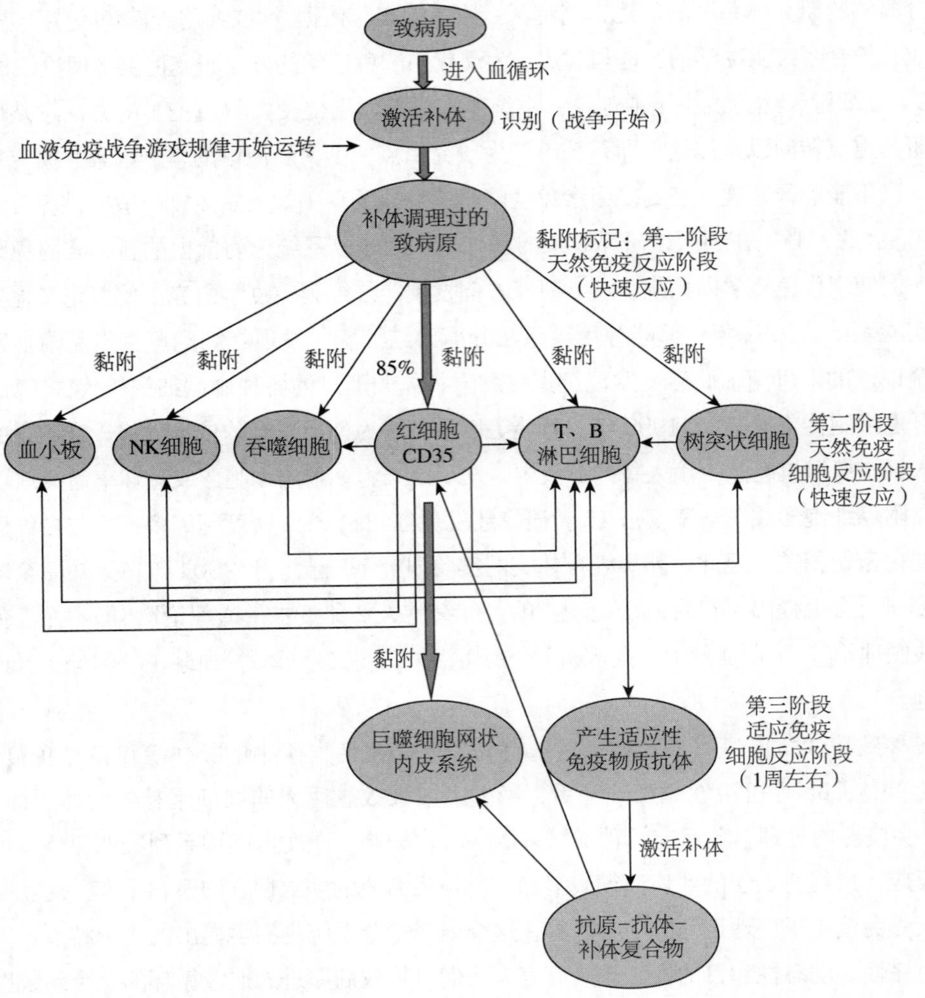

图 1-12　补体、红细胞、血小板、白细胞在系统血液免疫反应路线网络中的地位示意图

关注点：NK 细胞、树突状细胞、单核细胞、肥大细胞、细胞毒性 T 细胞、嗜酸性粒细胞、红细胞都有 iC3b 的受体 CR3，而红细胞 CR1 可将 C3b 降解为 iC3b，使调理过的抗原更易被这些细胞黏附捕获，CR3 可直接与细菌 LPS 黏附，促使其被吞噬

血液细胞天然免疫分子的变化。最后导致第三阶段发生迟发的适应性免疫反应（即特异性免疫反应）。

第三阶段：T 淋巴细胞和 B 淋巴细胞在发生适应性免疫反应过程中产生记忆细胞，可对再次侵犯的致病原发生快速的适应性免疫反应。

在第一阶段补体免疫效应反应中被灭活的致病原，在第二阶段红细胞等天然免疫细胞免疫效应反应中被灭活的致病原，以及在第三阶段最后被 T 淋巴细胞、B 淋巴细胞免疫识别、激活、特异性免疫效应反应中灭活的致病原（包括抗原补体复合物、抗原抗体补体复合物），其中绝大部分最终都被红细胞 CD35 免疫黏附运送到巨噬细胞网状内皮系统销毁。总之，在各种致病原进入血液循环后，在第一阶段补体系统等血浆中可溶性免疫物质发生快速天然免疫反应杀灭致病原，此时灭活的致病原主要由红细胞携带至巨噬网状内皮系统销毁，宿主可毫无症状表现。在第一与第二阶段，未被灭活的致病原（如艾滋病病毒，可产生溶酶体酶对抗补体及补体受体）被红细胞 CD35 天然免疫黏附。如果能被红细胞（包括白细胞天然免疫细胞）氧化酶灭活，宿主也可能无明显症状。最终抗原补体复合物被红细胞等血细胞携带至巨噬细胞网状内皮系统。如果不能被红细胞等天然免疫细胞销毁，红细胞可将致病原递交给 T 淋巴细胞、B 淋巴细胞激发适应性免疫反应，在第三阶段发生适应性免疫效应反应时，宿主可患病，最终结果是宿主康复并产生记忆 T 淋巴细胞。如果下次同种致病原再次进入该患者的血液循环可快速发生适应性免疫反应，机体可不再患同类疾病。血液循环中不同阶段产生的致病原补体复合物最终主要由红细胞递交给巨噬细胞网状内皮系统销毁。在这三个阶段不能彻底消灭致病原，宿主则死亡或变成慢性疾病。

补体应激系统、红细胞天然免疫黏附识别运输联络系统是血液免疫反应路线图网络中的主干道，红细胞不仅可通过补体系统的激活与补体受体的天然免疫黏附识别和捕获致病原，而且红细胞膜上有许多天然免疫分子还是致病原的受体，可直接识别和捕获致病原，将致病原（如艾滋病病毒）递交给其他天然免疫细胞（如 NK 细胞、CD 细胞）以及 T 淋巴细胞、B 淋巴细胞，激活第二阶段与第三阶段的免疫反应，如艾滋病病毒进入血液循环中，大多数被红细胞免疫黏附，而后传递给 CD4 阳性细胞。

现认为红细胞是 T 淋巴细胞活性的调节器，通过平衡红细胞活性可纠正淋巴细胞活性的病理状态。由此可见，研究红细胞天然免疫反应的机制和应用是非常重要的，是极有发展和创新前景的。在红细胞免疫研究实践中总结出的“血液免疫反应路线网络图”的创新理论又指导了实验，并发现在体外试管内用酵母多糖、癌细胞可激活红细胞天然免疫主干道引发一系列白细胞免疫反应，可创建血液免疫反应路线图实验体系，在此实验研究体系中不仅可检测免疫黏附功能变化，而且可检测激活红细胞、白细胞、血小板的免疫分子（如 CD 系列）的表达及某些基因表达的变化，以及反应液中多种细胞因子的数量及其他相关物质的变化，可对实验体系中各阶段的识别、激活、效应能力进行横向和纵向综合分析研究，符合系统生物学仿真实验体系构建的要求。

3）现代系统免疫学自然和分离实验体系的构建：2004 年，郭峰等根据红细胞天然免疫主干道理论即系统血液免疫反应路线图理论，发现任何抗原放入经枸橼酸抗凝的血液中都可引发红细胞、白细胞、血浆一系列连锁免疫反应，可发生各阶段的免疫细胞和免疫物质的识别、激活与效应作用，产生系列血液免疫反应，可发生各种免疫指标与相关其他生化指标的变化。郭峰等构建了抗原、血浆、红细胞、血小板、白细胞 5 个要素在一个实验体系中近似在血液循环中发生免疫反应的自然过程，为构建现代系统免疫学仿真实验研究体系奠定了基础，其特点不仅包含了血液免疫反应的 5 个要素，而且还包含了 2 个子体系，即自然体系和分离体系，统称自然与分离实验体系，为研究 5 个要素各自的作用和机制留下了自由组合的空间，实验体系免疫反应快捷，易操作，技术水平高，用处广，可做到分子、基因水平，极易推广验证。最常用的“自然与分离体系”介绍如下。

A. 用“自然与分离实验体系”验证血浆补体等在抗原激活白细胞产生 IL-8 中的重要作用。操作程序：1 组为 0.2 mL 抗原（癌细胞或卡介苗）加入 0.2 mL 全血细胞（包括红细胞、白细胞）悬液和 0.3 mL 血浆（从经枸橼酸抗凝的全血中分离出来的新鲜富血小板血浆），作为全血细胞激活组，可称为全血细胞激活自然组（包括抗原、血浆、红细胞、血小板、白细胞 5 个要素）；另一组相同，用 0.2 mL 抗原加入 0.2 mL 全血细胞悬液，不加血浆而用 0.3 mL 生理盐水取代血浆，称为全血细胞无血浆激活分离组（包括抗原、红细胞、血小板、白细胞 4 个要素）；用 0.2 mL 生理盐水取代抗原加入 0.2 mL 全血细胞悬液和 0.3 mL 血浆，称无抗原激活全血细胞对照自然组（包括血浆、红细胞、白细胞 3 个要素）。混匀后 37 ℃水浴 1 小时后，离心取上清液用免疫酶联法测定 IL-8 含量，发现无血浆组，抗原无激活 IL-8 分泌增加的作用，表明血浆成分的存在是抗原激活白细胞效应反应、IL-8 含量上升所必需的条件。

B. 用“自然与分离实验体系”验证血浆（补体等）对红细胞 CD55 免疫分子和淋巴细胞 CD4 免疫分子激活和表达调控中的重要作用。操作程序：如同上述操作，设立全血细胞激活自然组、无抗原激活全血细胞对照自然组、全血细胞激活无血浆分离组，再增加无抗原激活全血细胞无血浆分离组，此组操作是用 0.2 mL 生理盐水取代抗原（S180）加入 0.2 mL 全血细胞悬液，再加 0.3 mL 生理盐水取代血浆。4 组试管混匀后，放 37 ℃水浴 1 小时后离心，沉淀细胞层。红细胞加抗 CD55 荧光标记单抗作用后，用流式细胞仪测定平均荧光强度，再取沉淀血细胞，用此细胞裂解液破坏红细胞后，白细胞悬液用抗 CD4 荧光标记单抗作用后，用流式细胞仪测定平均荧光强度，发现无血浆、无抗原激活时红细胞 CD55 分子表达量下降，但有无血浆，抗原都能激活红细胞使 CD55 分子表达量上升，并发现无血浆时抗原激活淋巴细胞的 CD4 表达量反而明显下降，而有血浆时抗原激活淋巴细胞 CD4 明显上升，显著超过无血浆时抗原激活 CD4 的表达量，说明血液免疫反应中血浆对红细胞天然免疫与白细胞适应性免疫反应（即特异性免疫反应）都有着重要的调控作用。

C. 用“自然与分离实验体系”验证红细胞在血浆存在的情况下对白细胞免疫反应全方位的调控作用。操作程序：用 S180 细胞作为抗原，自然体系设计不变，设全血细胞激活自然组、无抗原激活全血细胞对照自然组；分离体系为无红细胞要素的分离体系。具体程序：0.2 mL 抗原（S180 5×10^6/mL）加入 0.2 mL 白细胞悬液（白细胞数与全血细胞悬液中白细胞数基本相等）加 0.3 mL 血浆为白细胞激活分离组；0.2 mL 生理盐水取代抗原加入 0.2 mL 白细胞悬液和 0.3 mL 血浆，为白细胞无激活分离组。4 组试管混匀放 37 ℃水浴 1 小时后离心，上清液用免疫酶联法测定 IL-8、IL-12，用 AU100 自动生化仪测定球蛋白含量，用免疫荧光间接法或直接法测定沉淀的红细胞 CD35、CD59 以及白细胞的 CD35、CD4、CD8、CXCR4 的平均荧光强度，发现在血浆存在的实验条件下，红细胞的存在对白细胞分泌的 IL-8、IL-12、球蛋白有正负调控作用，有红细胞的自然组比对应无红细胞的分离组相应指标都有明显下调，表明红细胞对白细胞产生的 IL-8、IL-12、球蛋白有吸附下调作用；而有红细胞的抗原激活与无激活自然组与对应分离组相比，抗原激活白细胞分泌 IL-8、

IL-12 与球蛋白含量上升明显高于无红细胞的分离组。

全血细胞激活自然组红细胞 CD35 分子表达量明显低于全血细胞未激活自然组，而前组的淋巴细胞 CD35 和粒细胞 CD35 分子表达量明显高于后组，差异显著，并且在前组中红细胞 CD35 表达量与淋巴细胞 CD35 分子表达量呈显著负相关（$r=-0.516$，$P<0.05$），表明在自然体系中抗原激活使红细胞 CD35 量下降而使白细胞 CD35 表达量上升，有红细胞的激活与未激活自然组淋巴细胞 CD35 和粒细胞 CD35 表达量都比相应的分离组高，说明红细胞在有血浆的实验条件下对白细胞 CD35 的表达量有正调控作用。

在有红细胞的激活与未激活自然组，淋巴细胞 CD4 表达量明显高于相应的白细胞激活与未激活分离组，而有红细胞的自然组淋巴细胞 CD8 表达量则低于相应的白细胞分离组，说明红细胞在血浆存在的情况下对淋巴细胞 CD4 与 CD8 分子表达量有正负调控作用。有红细胞的激活与未激活自然组淋巴细胞 CXCR4 和粒细胞 CXCR4 表达量都明显高于白细胞激活与未激活分离组，表明红细胞在血浆存在的条件下对白细胞 CXCR4 表达量有调控作用，红细胞的存在对白细胞多种免疫分子的激活与表达都有正负调控作用。

根据以上的实验，足以说明“自然与分离实验体系”是符合系统免疫学原理要求的，白细胞在没有血浆和红细胞的分离实验条件下，对抗原的激活反应是较低且失平衡的，因此自然体系测得的各种免疫指标变化更符合体内血液循环的状况，符合系统生物学仿真实验研究体系的要求，是可行的。而分离体系是人为制造的免疫不平衡，类似疾病状态，可为临床免疫性疾病诊治提供参考。

D. 自然与分离实验体系构建的意义：在“红细胞天然免疫主干道理论”即“系统血液免疫反应路线图理论”指引下构建的“自然与分离免疫研究体系”对于复杂的生命系统中，信息控制机理相当复杂的免疫子系统的研究符合系统论思想与方法。以血液免疫系统研究为突破口，构建一个仿真实验免疫研究体系，有合有分地对比研究，可探索生命系统与免疫子系统的关系，以及免疫系统中各子系统各要素之间的网络关系与相关机制。从系统论的思路考虑，血液系统是整个生命系统的一个子系统，它是生命系统健康与否的一个观察窗口，所以医用免疫检验学的临床辅诊主要是检测血液中各种指标的变化，探求接受检测对象（即患者）的健康状况，而用“自然与分离免疫实验体系”检测患者血液循环中的免疫状况，更为客观，更有实用价值。

血液系统又包括血浆和血液细胞 2 个子系统，血浆系统又包括体液免疫分子、激素分子、酶、血脂、血糖等多种生化分子，而血细胞上都有其相应的受体（如激素受体、酶受体、胰岛素受体等），血液免疫反应如同发生在血液中的立体战争，战争（免疫反应）的发生，指挥系统（如激素、激素受体）、能量物质保障系统（如血糖、胰岛素受体、酶与其受体等）都参与免疫反应过程中，在“自然与分离体系”不同实验组中都应有一定不同规律的变化，因此可用此实验体系探讨各种与免疫有关的疾病的发病机制中神经内分泌、物质代谢与免疫反应（如糖尿病、高血脂）之间的内在联系及其失平衡的变化规律。

“自然与分离体系”不仅可用于研究红细胞和血浆在血液免疫反应中的作用及其机理，

而且也可用于研究各种白细胞在血液免疫反应中的作用与机制，要研究某要素则可在分离系统清除此要素，例如，如果需要研究某一白细胞的免疫作用，只需在分离体系中人为清除此白细胞即可；研究树突状细胞在血液免疫反应中的作用，自然体系不变，都有血浆和全血细胞（包括树突状细胞），只是在分离体系中将树突状细胞清除即可。“自然与分离体系”的研究思路是研究某一免疫细胞的作用时，人为造成有与没有此免疫细胞时的血液免疫反应指标的不同，即可达到了解此免疫细胞在血液免疫反应中的真实、客观的作用，比分离出此细胞，加以人为培养扩增后研究其功能更客观、自然和科学。如果要研究某要素作用机制可在自然体系加相应抗体阻断进行对比研究，甚至可在实验反应后测定相应基因表达的变化，可进一步研制成生物免疫反应电脑软件，向自动化、信息化方向发展，研究领域与空间很大。“自然与分离实验体系”是在分离实验研究成果的基础上构建的，方法学更自然，更客观，更简便，更自动化、信息化。

现代系统免疫学的自然与分离体系的构建是原创性研究成果，是具有我国特色的创新成果，为读者提供了一种尽量减少人为、主观的影响因素的，近似自然状态的，可取得客观真实数据的简便实用的系统免疫学实验研究方法，也是一种符合系统生物学的新的研究思路，会在现代免疫学的研究实践中发挥重要的作用。研究还会不断深化，构建的“血液免疫反应的仿真实验体系”即“自然与分离体系”，为现代系统免疫学学科的创立与在国内推广应用研究奠定了扎实的理论与实验基础。

2. 白细胞与免疫 外周血中的白细胞是人体中的主要免疫细胞，分为粒细胞、单核细胞、淋巴细胞和树突状细胞等，这些细胞均由造血干细胞分化而成。树突状细胞是具有许多分支的细胞，在外周血液循环中数量极少，主要存在于外周淋巴组织以及胸腺髓质的 T 淋巴细胞区。这些细胞表达高水平的 MHC-Ⅱ分子，具有较强的激活 T 淋巴细胞能力。少部分被活化的 T 淋巴细胞和 B 淋巴细胞分化为体积较小、暂时进入静息状态（G_0 期）的记忆细胞。这些记忆细胞能够在体内存活几个月，甚至几年。T 淋巴细胞占外周血中淋巴细胞的 60%，绝大多数 T 淋巴细胞表达 CD4 或 CD8 分子，$CD4^+$T 淋巴细胞具有辅助 B 淋巴细胞和巨噬细胞活化的功能，而 $CD8^+$ T 淋巴细胞通过杀伤靶细胞发挥其免疫生物学效应。

（1）调节性 T 淋巴细胞：免疫调节机制是决定免疫系统能否维持机体正常状态的重要因素之一，血液系统也不例外，免疫应答过度导致自身免疫性疾病，免疫应答受到抑制则会引发肿瘤等疾病，因此免疫调节机制一直是免疫学研究的前沿课题之一。近 10 年来，$CD4^+$、$CD25^+$、调节性 T 淋巴细胞正成为众多免疫学家注意的焦点，相关论文也相继涌现。这种细胞可通过细胞间直接接触或分泌抑制性细胞因子的方式发挥抗原非特异性免疫抑制效应，与机体对自身抗原的耐受、移植免疫及抗肿瘤免疫有密切关系。因此，人们对 $CD4^+$、$CD25^+$、调节性 T 淋巴细胞生物学功能和特性的深入研究，可能会成为造血干细胞移植、血液系统肿瘤免疫治疗、自身免疫性血液病等领域的一个新的突破口。

（2）与白细胞免疫相关的细胞因子及其受体：所谓细胞因子，是指由免疫细胞和某些非免疫细胞（如血管内皮细胞、表皮细胞和成纤维细胞等）经刺激而合成并分泌的一类生物活性分子，它们介导免疫细胞之间的信息交换与相互调节，参与免疫应答和炎症反应过程。细胞因子及其受体主要产生于白细胞，其中仅白细胞介素一类就有 38 种。本节重点介绍主要的细胞因子、细胞因子受体和白细胞介素以及它们在免疫应答过程中的作用及其临床应用。

细胞因子的主要特点：细胞因子多为分子量在 6 ~ 60 的多肽或者糖蛋白，通常在 10^{-15} ~ 10^{-9}M 的浓度范围内通过与相应的细胞受体结合发挥效应。细胞因子与内分泌激素不同，它们不由专门腺体分泌，而是来自多种不同的组织和细胞，以近距离调节为主。纵观已经发现的 200 余种细胞因子，它们具有如下一些共同特性：①半衰期短：不在细胞内储存而是在被活化后开始合成并且分泌的；②多效（重叠）性：指多种细胞可以产生同一种细胞因子，一种细胞因子可以对不同细胞发挥不同作用；③丰裕性：指 2 种以上的细胞因子具有同样的生物学作用；④协同性：2 种及以上的细胞因子同时作用于一个靶细胞的效应大于它们单独效果之和；⑤拮抗性：有时 2 种细胞因子有相互抑制作用；⑥网络性：细胞因子能够诱导或抑制其他细胞因子的产生，形成细胞因子调节网络；⑦近距离作用为主：大多数细胞因子在血液中是检测不到的，它们发挥作用的方式以旁分泌和自分泌为主，前者指其对邻近细胞发挥作用，后者则指作用于分泌细胞自身。只有少数细胞因子能够以内分泌的形式通过循环系统对远距离的细胞发挥作用，如干细胞因子（SCF）和单核细胞集落刺激因子（M-CSF）等。

细胞因子有数种不同的命名方法，有些根据其产生细胞而命名。例如，淋巴因子指由淋巴细胞产生的细胞因子，单核因子来自单核 - 巨噬细胞，这两种名称是 1969 年提出的，现已很少使用。由白细胞分泌并作用于白细胞的细胞因子统称为白细胞介素（IL），取“白细胞之间信使分子”的意思。迄今已有 38 种细胞因子被命名为 IL，分别用 IL-1 ~ IL-38 来表示。

免疫系统细胞的增殖、分化和功能受到一系列细胞因子的调节。根据细胞因子的结构同源性可将其分为几个蛋白质家族，如 IL-1 家族、IL-6 家族、IL-10 家族、肿瘤坏死因子家族和造血因子家族等。白细胞介素被穿插归类于其中。实际上白细胞介素是由多种细胞产生并作用于多种细胞的一类细胞因子。

由于最初发现它是由白细胞产生又在白细胞之间发挥作用，所以由此得名，现仍一直沿用。最初指由白细胞产生又在白细胞间起调节作用的细胞因子，现指一类分子结构和生物学功能已基本明确，具有重要调节作用而统一命名的细胞因子，它和血液细胞生长因子同属细胞因子。两者相互协调，相互作用，共同完成造血和免疫调节功能。白细胞介素功能复杂，成网络，复杂重叠；在传递信息信号，免疫细胞的成熟、活化、增殖和免疫调节等一系列过程中均发挥重要作用，此外，它们还参与机体的多种生理及病理反应，在激活与调节免疫细胞，介导 T 淋巴细胞、B 淋巴细胞活化、增殖与分化及在炎症反应中起重要作用。

（3）主要由固有免疫细胞产生的细胞因子：固有免疫细胞包括单核巨噬细胞、粒细胞、CD 和 NK 等。这些细胞在病原体的刺激下分泌产生的细胞因子多具有促进炎症的作用，即促炎细胞因子。促炎细胞因子的主要代表是 IL-1、IL-6、肿瘤坏死因子（TNF-α）、干扰素 γ（IFN-γ）和 IL-18 等。

1）IL-1：IL-1 分为 IL-1α 和 IL-1β 两种，分别含有 159 个和 153 个氨基酸残基。IL-1β 分子结构较为独特，由 12 个 β 片层折叠衶组成四面体样结构。

虽然两者的氨基酸序列同源性只有 26%，但其所结合的受体以及所发挥的生物学作用几乎完全相同。它们是固有免疫应答过程中重要的调节因子之一。IL-1 能够作用于抗原呈递细胞，诱导其上调主要组织相容性复合体Ⅱ（MHC-Ⅱ）因子、各种黏附分子以及 IFN-γ 受体的表达水平。IL-1 还能够直接作用于辅助性 T 细胞，辅助其活化。病原体模式分子（如脂糖）能够有效地诱导巨噬细胞分泌 IL-1，在发生革兰阴性细菌感染时患者血液中 IL-1 的水平往往有明显升高。

2）IL-6：IL-6 是含有 183 个氨基酸残基的糖蛋白，由于糖基化和磷酸化的程度不同，不同细胞来源的 IL-6 的分子量在 22 ~ 30 不等。IL-6 分子折叠成典型的“四柱体”样结构。除单核巨噬细胞外，活化的 T 淋巴细胞和 B 淋巴细胞、上皮细胞、内皮细胞、纤维母细胞等也能产生 IL-6。IL-6 的生物学功能广泛，可通过旁分泌、自分泌和内分泌 3 种方式发挥作用。IL-6 诱导辅助 T 细胞（Th）表达白细胞介素 2 受体（IL-2R），故能够与 IL-1 和肿瘤坏死因子 α（TNF-α）协同刺激 T 淋巴细胞。IL-6 与 IL-1 均在全身性炎症反应过程中扮演重要角色，是肝脏急性期反应的主要诱导因子之一。它还能刺激下丘脑体温中枢，促进 B 淋巴细胞增殖与分化，促进造血干细胞再生和血小板产生。

3）TNF-α：TNF-α 是巨噬细胞被脂多糖（LPS）或者干扰素刺激后所产生的一种细胞因子。除此之外，活化 T 淋巴细胞、NK 细胞和肥大细胞均能产生 TNF-α。TNF-α 由 157 个氨基酸残基组成，在溶液中以三聚体形式存在。TNF-α 也以膜型存在于细胞表面，膜型 TNF-α 有分子量为 17 和 26 两个亚型。

肿瘤坏死因子 β（TNF-β）主要由活化 T 淋巴细胞分泌，是 171 个氨基酸残基组成的多肽链，与 TNF-α 同源性为 28%，两者的编码基因均位于 MHC 的第Ⅲ区内。TNF-α 与 TNF-β 使用相同的细胞受体，因此生物学活性几乎完全相同。

肿瘤坏死因子（TNF）与 IL-1 的分子结构不同，所结合的细胞受体亦不同，但是它们的生物学活性却有诸多类似之处。在低浓度的情况下，TNF-α 能够增强细胞间黏附分子 -1（ICAM-1）等的表达，从而促进白细胞穿出毛细血管壁聚集于炎症部位。TNF 能作用于辅助 T 细胞（Th），加强 IL-2 的分泌，提高 IL-2 受体和干扰素 γ（IFN-γ）受体的表达水平，促进 T 淋巴细胞的活化与扩增。TNF-α 基因敲除小鼠同时出现细胞和体液免疫缺陷，对细胞内寄生菌易感，而且外周免疫器官中不能形成初级淋巴滤泡（B 细胞免疫缺陷）。

TNF-α 能够进入血液循环，成为抗细菌炎症反应的主要调节者，发挥与 IL-1 类似的作用。此时 TNF-α 成为热原质，引起发热并诱导肝细胞合成并释放大量的急性期蛋白。另外，TNF-α 诱导 IL-1 和 IL-6 的分泌，并且与它们协同作用，共同促进细胞和体液免疫应答。体内过高水平的 TNF-α 能够造成宿主严重的病理损伤，TNF-α 是发生内毒素性休克的“罪魁祸首”。

4）IL-18：IL-18 是由 157 个氨基酸残基组成的糖蛋白，分子量为 20。肝脏 Kupffer 细胞和巨噬细胞是 IL-18 的主要分泌者。IL-18 能够诱导 T 淋巴细胞和 NK 细胞产生 IFN-γ 受体，加强自然杀伤细胞杀伤活性，促进 Th-1 细胞分化等。IL-18 和 IFN-γ 受体之间有明显的协同作用。IL-12/IL 18 和 IFN-γ 受体之间通过 Th-1、NK 细胞和巨噬细胞形成正反馈活化环路，在细胞免疫应答过程中发挥重要作用。

（4）主要由 $CD4^+$ T 淋巴细胞分泌的细胞因子：$CD4^+$ T 淋巴细胞虽然不产生抗体，也没有直接杀伤靶细胞的能力，但是它们能够通过所分泌的各种细胞因子发挥免疫调节作用，控制免疫应答的走向。不同功能亚群的 T 淋巴细胞所分泌的细胞因子也不同，Th-1 细胞主要分泌 IFN-γ 受体和 IL-2，而 Th-2 细胞分泌 IL-4 和 IL-10 等。

1）IL-2 及其受体：IL-2 主要由 $CD4^+$T 淋巴细胞分泌，活化的 $CD8^+$T 淋巴细胞和 NK 细胞也能产生少量 IL-2。IL-2 是 T 淋巴细胞增殖、分化所必不可少的细胞因子，又被称作 T 淋巴细胞生长因子（TCGF）。$CD4^+$T 淋巴细胞被抗原或致有丝分裂原激活 4 小时之后即可测得 IL-2 mRNA 的转录，12 小时达到高峰，此后迅速消失。IL-2 是 133 个氨基酸残基组成的精蛋白（分子量为 15），由 4 组螺旋和 1 个连接环组成，第 58 位和 105 位的半胱氨酸残基形成分子内二硫键，维持三维结构的稳定。

IL-2 在体内的半衰期很短，只能以自分泌和旁分泌的方式作用于分泌细胞本身或者毗邻细胞。除了作用于 T 淋巴细胞，IL-2 还能促进 B 淋巴细胞、巨噬细胞和 NK 细胞的功能，是重要的免疫调节因子之一。IL-2 受体的 α 链 IL-2Rα（IL-2Rα，又称 CD25）能够单独与 IL-2 结合，但亲和力很低（$Kd=1.4\times10^{-8}$ M），而且没有信号转导功能。高亲和力 IL-2R 由 α、β、γ 三条跨膜多肽链组成。

β 和 γ 链均有信号转导功能，前者与 IL-2 的亲和力居中（$Kd=1.2\times10^{-7}$M），后者不能单独与 IL-2 结合。α/γ 或 β/γ 异二聚体与 IL-2 的亲和力可达（Kd）10^{-9} M，而 α/β/γ 三聚体与 IL-2 的亲和力较之高 100 倍（$Kd=10^{-11}$M）。IL-2Rγ 链也是 IL-4R、IL-7R、IL-9R、IL-13R 和 IL-15R 等细胞因子受体的组成部分。人 IL-2Rγ 链基因突变导致免疫细胞对所有上述细胞因子无反应或者发育不全，表现为严重型 T 和 B 细胞联合免疫缺陷。

静息 T 淋巴细胞不表达高亲和力 IL-2R，但被激活 2～3 天之后 IL-2 高亲和力受体表达水平达到高峰，6～10 天后基本消失。此后如果再次被激活，则可重新表达高亲和力 IL-2R。T 淋巴细胞高亲和力 IL-2R 的阶段性表达是其在体内周期性、自我限制性增殖的保障。

2）IFN-γ：IFN-γ 是最重要的 Th-1 型细胞因子之一，又称为 I 型干扰素，主要来自活化淋巴细胞（$CD4^+$ Th-1、$CD8^+$T 淋巴细胞和 NK 细胞）。IFN-Y 是分子量为 18 的糖蛋白，在溶液中以共二聚体形式存在。与 I 型干扰素（IFN-α、IFN-B）不同，IFN-γ 的生物学作用以免疫调节而非抗病毒为主，其主要的生物学功能包括：①对固有免疫系统的调节：IFN-γ 是 Th-1 细胞对巨噬细胞、中性粒细胞、NK 细胞发出动员令使其进入活化状态的主要信号分子，是适应性免疫系统调控固有免疫系统的主要信使分子之一。它还能够诱导单核巨噬细胞分泌各种细胞因子，如 IL-1、IL-6、IL-8、IL-12 和 TNF-α 等。②影响 Th-1/Th-2 平衡：IFN-γ 促进 Th-l 细胞分化，对 Th-2 细胞则有负性调节作用。IFN-γ 除了抑制 Th-2 细胞产生 IL-4 之外，还抑制 IL-4 本身对 B 淋巴细胞的作用，阻断 B 淋巴细胞合成抗体分子向 IgE 的类别转换。③对抗原呈递细胞的调节：几乎所有的细胞都表达 IFN-γ 受体，因此 IFN-γ 具有十分广泛的免疫调节功能，它不仅能够使细胞的 MHC-Ⅰ和Ⅱ类分子表达水平显著上调，还能诱导 MHC-Ⅱ阴性的上皮和内皮细胞表达 MHC-Ⅱ分子，使它们也能执行一定的抗原呈递功能。

3）IL-4：由 Th-2 细胞所分泌的细胞因子包括 IL-4、IL-5 和 IL-13 等，它们的主要功能是促进体液免疫应器，辅助 B 淋巴细胞产生抗体。IL-4 是分子量为 15 ~ 20 的糖蛋白，能够辅助 B 淋巴细胞增殖并促进其表达 MHC-Ⅱ类分子，曾被命名为 B 淋巴细胞生长因子Ⅰ（BOGF-Ⅰ）和 B 淋巴细胞刺激因子Ⅰ（BSF-Ⅰ）。IL-4 能促进 B 淋巴细胞合成的抗体分子向 IgE 的类型转换，此外，IL-4 能够诱导 $CD4^{+}T$ 淋巴细胞向 Th-2 的分化，协同 IL-3 诱导肥大细胞增殖，诱导上皮细胞表达黏附分子，还能够激活巨噬细胞杀伤吞入的病原微生物，而且使其膜表面Ⅱ类 MHC 分子的表达水平增高。

IL-13 具有与 IL-4 类似的生物学活性，能够诱导 B 淋巴细胞合成 IgE 和 IgG4，IL-13 受体 α1 链（IL-13Rα1）能够与 IL-13 结合但是没有信号转导能力，与 IL-4Rα 链和 IL—2Rγ 链结合后方能发挥功能。

4）IL-5：IL-5 是由二硫键相连的其二聚体分子（分子量为 45），主要由活化 Th-2 细胞和肥大细胞产生，其主要功能是促进嗜酸性粒细胞增殖与分化和对寄生虫的杀伤，IL-5 能够与 IL-2 及 IL-4 协同作用，促进 B 淋巴细胞的分化及产生 IgA 和（或）IgE 抗体。IL-5 受体属于粒细胞 - 巨噬细胞集落刺激因子（GM-CSF）受体家族（包括 IL-5R、IL-3R 和 GM-CSF-R），由 α 和 β 两条链组成，该受体家族的成员共用受体 β 链。

5）IL-10：IL-10 是活化晚期的 Th-2 细胞、$CD8^{+}T$ 淋巴细胞、单核 - 巨噬细胞及活化 B 淋巴细胞分泌的一种分子量为 18 的细胞因子。其主要功能是抑制 Th-1 细胞合成 IL-2 和 IFN-γ，因此有助于免疫应答向 Th-2 型的偏移。IL-10 与致有丝分裂原有协同作用，促进 B 淋巴细胞的增殖。EB 病毒的一个基因（*bcrf-1*）所编码的蛋白分子（BCRF-1）与人 IL-10 高度同源。被 EB 病毒感染的人 B 淋巴细胞分泌大量的 BCRF-1 蛋白，一方面抑制抗病毒免疫应答，同时促进 B 淋巴细胞增殖，以便为其提供更多的可感染宿主细胞。

IL-10 细胞因子家族还包括 IL-19、IL-20、IL-21 和 IL-22 等成员，主要由 T 淋巴细胞产生。IL-22 具有 5 组 α 螺旋的分子结构，能够促进 T 淋巴细胞 IL-4 的合成。IL-19 和 IL-20 作用于角质细胞，以旁分泌或者自分泌的方式调节其对炎症刺激的应答。IL-21 则作用于肝细胞，诱导急性期蛋白的产生。

（5）生长因子：体内多种组织细胞能够产生具有调控白细胞增殖和分化作用的细胞因子，即细胞生长因子。它们能够促进造血干细胞向红细胞、血小板、中性粒细胞、嗜酸性粒细胞、嗜碱性粒细胞或单核巨噬细胞的分化，并诱导 T 淋巴细胞在体外培养系统中形成集落，故又称集落刺激因子（CSF）。

1）IL-3：IL-3 是分子量为 30 ~ 45 的糖蛋白。虽然活化 T 淋巴细胞是体内 IL-3 的主要来源，但是 NK 细胞、肥大细胞和上皮细胞也能产生。这一细胞因子的细胞生物学作用广泛，但最为重要的是刺激红骨髓内的造血干细胞分化为髓系细胞、巨核细胞和红细胞干细胞，因此又被称为多能造血因子。除此之外，IL-3 还能够与粒细胞 - 巨噬细胞集落刺激因子（GM-CSF）和 IL-4 协同作用，刺激肥大细胞、各种粒细胞、单核 - 巨噬细胞等的分化成熟。IL-3R 属于 GM-CSF 受体超家族，与其他受体共用 β 链。

2）IL-7：IL-7 主要由骨髓基质细胞和成纤维细胞分泌，是分子量为 25 的糖蛋白，能够诱导前 B 淋巴细胞、胸腺细胞和 T 淋巴细胞的增殖。IL-7 的活性受 TGF-β 的拮抗。IL-7 高亲和力受体表达于 T 淋巴细胞，而低亲和力受体表达于 B 淋巴细胞和单核细胞。高亲和力受体中的 γ 链与 IL-2R 和 IL-4R 中的 γ 链相同。

3）IL-11：IL-11 由骨髓基质细胞分泌，有促进造血干细胞的分化与成熟的作用。IL-11 与 IL-3 协同作用，促进巨噬细胞的生成、血小板的产生以及骨髓的生成，也能促进肝脏急性期反应蛋白的产生。IL-11R 属于 IL-6 受体超家族，与 IL-6R 共用具有信号转导功能的 gp130 作为其 β 链。

4）集落刺激因子：集落刺激因子（CSF）能够支持造血干细胞向粒干细胞分化的 CSF 称为粒细胞集落刺激因子（G-CSF），能诱导单核干细胞分化者为巨噬细胞集落刺激因子（M-CSF）。红细胞生成因子（EPO）和促血小板生成因子（TPO）分别促进红细胞与血小板的生成。对粒干细胞和单核干细胞有选择性促分化作用的细胞因子为粒细胞 - 巨噬细胞集落刺激因子（GM-CSF），是分子量为 18 ~ 22 的糖蛋白。GM-CSF 主要由 T 淋巴细胞、单核细胞和内皮细胞等分泌，具有促进中性粒细胞、嗜酸性粒细胞、单核细胞和树突状细胞（DC）分化的作用。除此之外，GM-CSF 还能激活吞噬细胞，增强其吞噬活性和杀伤能力，并能诱导 IL-1、IFN-γ、IFN-α 和前列腺素 2 的产生。GM-CSF 受体与 IL-3R 和 IL-5R 共用一个具有信号转导功能的 β 链。

（6）趋化性细胞因子：许多细胞（包括血小板、淋巴细胞、单核巨噬细胞和粒细胞等）都能分泌对不同细胞具有趋化作用的细胞因子，统称为趋化性细胞因子（或者趋化因子别称：趋化激素）。目前已经发现的趋化因子有几十种之多，其分子量一般为 8 ~ 10，氨基酸序列具有 20% ~ 50% 的同源性，活性浓度为 10^{-9} ~ 10M。主要功能是主导白细胞趋化。

几乎所有的趋化因子都含有由 2 对保守的半胱氨酸残基（C）形成的分子内二硫键。根据靠近氨基端的 1 对半胱氨酸残基的排列顺序将趋化因子分为 4 个亚家族：CXXXC（或 CX3C，2 个半胱氨酸残基被 3 个氨基酸残基隔开）；CXC（2 个半胱氨酸残基被 1 个氨基酸残基隔开）；CC（2 个半胱氨酸残基相邻）；XC（氨基端只有 1 个半胱氨酸残基，该分子只有 1 个分子内二硫键）（其中 X 代表任何氨基酸残基）。在趋化因子亚家族名称后级以 L 代表趋化因子，对每个趋化因子按其被发现的顺序统命名。

IL-8 是典型的 CXCL 趋化因子，以共二聚体的形式存在，其三维结构的主要特点是 2 个 α 螺旋横卧于 1 组 6 个折叠袢组成的 β 片层之上。CCL 亚家族的成员包括巨噬细胞炎症蛋白（MIP-1）、单核细胞趋化蛋白（MCP-1）和 RANTES 等。

趋化因子受体的命名规则是，在趋化因子亚家族名称后缀以 R，再按受体被发现的顺序缀以阿拉伯数字进一步区分。目前已经发现的趋化因子受体均为与 G 蛋白相结合的穿膜 7 次的跨膜蛋白。已知与 CXCL 趋化因子结合的受体共有 5 种，被称为 CXCR1 ~ CXCR5。CCL 趋化因子的受体共有 9 种，分别被命名为 CCR1 ~ CCR9；XCL 和 CX3CL 的受体各有 1 种。T 淋巴细胞表面的 CXCR4 与巨噬细胞的 CCR5 受体是人类免疫缺陷病毒（HIV）附着并感染这些细胞的辅助受体，与 CCR5 结合的趋化因子能够干扰 HIV 在细胞内的复制。

（7）细胞因子与医学临床：细胞因子介导免疫细胞之间的相互刺激、彼此约束，在免疫应答的全过程中均发挥至关重要的作用。例如，在免疫应答的识别（感应）阶段，干扰素 γ（IFN-γ）刺激抗原提呈细胞（APC）主要组织相容性复合体（MHC）Ⅱ的表达，IL-1 辅助 T 淋巴细胞活化，而 IL-10 抑制抗原呈递。在免疫应答细胞扩增阶段，IL-2、IL-4、IL-5、IL-6 等因子促进 T 淋巴细胞、B 淋巴细胞的增殖与分化，而转化生长因子（TGF-β）则抑制淋巴细胞增殖。在免疫应答的效应阶段，TNF-α、IL-1、IFN-γ、GM-CSF 等激活巨噬细胞，增强吞噬、杀伤活性；趋化因子吸引炎症细胞进入组织部位，TNF-α、TNF-β 具有细胞毒性并刺激中性粒细胞；干扰素则抑制病毒复制。从理论上说，任何免疫相关疾病（包括感染性疾病、肿瘤、移植排斥、超敏反应和自身免疫性疾病）都可以通过人为控制（或补充和添加，或阻断和拮抗）细胞因子的作用而加以治疗。目前已经研制出多种重组细胞因子，并投入临床治疗或者干预疾病。

3. 血小板与免疫 血小板除了参与预防出血和参与止血，还具有抗感染的作用。其与免疫学相关的内容在前面的血小板血型部分已经做了比较详细的介绍，这里不再重复罗列，若想了解更多，可查阅相关专著和文献。

4. 血浆与免疫 血浆中有多种在人体免疫和防御疾病中起着重要作用的免疫球蛋白，其结构、成分、性质和功能等在前面已经有所介绍，这里不再重复罗列，若想了解更多，可查阅相关专著和文献。

5. 造血干细胞移植与免疫 造血干细胞免疫是血液免疫学的源头，若不进行造血干细胞移植，造血干细胞在免疫中的作用很难引起人们的注意。造血干细胞移植的免疫问题极为复杂，以下简单介绍几个在造血干细胞移植过程中可能出现的热点免疫性问题和技术手段。

移植物抗白血病效应（graft versus leukemia，GVL）与移植物抗宿主病（GVHD）的分离与调控一直是血液免疫学研究者们比较感兴趣的热点问题，其实质就是试图通过免疫干预策略增强 GVL，预防或减轻 GVHD。主要的技术手段包括：

（1）体外扩增调节性 T 淋巴细胞，与供者的淋巴细胞同时回输。

（2）调节辅助 T 淋巴细胞 1（Th-1）与辅助 T 淋巴细胞 2（Th-2）及 T 淋巴细胞 1（Tc1）与 T 淋巴细胞 2（Tc2）之间的偏移。

（3）G-CSF 动员的外周血造血干细胞采集和移植。

（4）选择性 T 淋巴细胞去除，去除同种反应性 T 淋巴细胞。

（5）通过调节 IL-2 的 T 淋巴细胞活化作用，预防 GVHD。

（6）阻断共刺激信号通路，预防 GVHD。

（7）选择 HLA 相合，但次要组织相容性抗原不相合的供者。

（8）体外扩增抗原特异性细胞毒性 T 淋巴细胞（CTL），输注给受者。

（9）利用同种反应性 NK 细胞，增强 GVL。

6. 血液病的免疫学发病机制 在血液病中，有相当一部分疾病的发病机制或多或少地与免疫学因素有关。

（1）再生障碍性贫血：众多研究表明，细胞免疫异常是再生障碍性贫血（aplastic anemia，AA）发病机制中的主要原因。因此，强化免疫抑制治疗对 AA 的显著疗效，也就成为其有力的佐证。AA 发病时，免疫激活的过程同时伴有免疫耐受打破的过程，表现出自身免疫性疾病的免疫反应特征。

（2）骨髓增生异常综合征：骨髓增生异常综合征（myelodysplastic syndromes，MDS）与其他肿瘤性疾病一样，也存在细胞免疫过度耐受。这可能是 MDS 克隆得以不断扩增并逐渐向白血病进展的重要机制。

（3）阵发性睡眠性血红蛋白尿症：阵发性睡眠性血红蛋白尿症（paroxysmal nocturnal hemoglobinuria，PNH）的患者，由于 PIG-A 基因突变导致红细胞表面缺乏那些通过 GPI（PIG-A 基因的编码产物）与之相连的补体调节蛋白，如膜攻击复合物抑制因子 CD59、CD55。根据这一发病机制，现已研发出重组人 CD59 蛋白和人源抗 C5 单抗，两者均能对补体活化途径进行抑制，防止补体过度活化所致的溶血现象，临床应用已取得较好疗效。

（4）出、凝血疾病

1）免疫性血小板减少性紫癜：以往对免疫性血小板减少性紫癜（又称特发性血小板减少性紫癜、自身免疫性血小板减少性紫癜，ITP）发病机制的认识主要集中在体液免疫异常（体内产生自身抗体），但越来越多的证据表明细胞免疫因素也参与了 ITP 的发病过程，这些因素包括：①自身反应性 T 淋巴细胞凋亡不足；② T 淋巴细胞的异常激活；③ T 淋巴细胞亚群及功能异常，如调节性 T 淋巴细胞减少；④ T 淋巴细胞的细胞毒作用。

2）循环性凝血因子抗体：由于体内产生的循环性抗凝血因子抗体直接抑制了某一特异性凝血因子的活性而影响凝血过程，导致患者出现皮肤、肌肉、胃肠道及生殖、泌尿道等部位的出血。这些抗体是遗传性凝血因子缺乏患者经多次替代疗法后产生的同种抗体，或免疫异常患者体内产生的自身抗体，两者均可抑制某一特定的凝血因子活性。目前最常见的是针对凝血因子Ⅷ的抗体，其次可见到抗因子Ⅸ、Ⅺ、Ⅴ、Ⅶ、ⅩⅢ等循环抗体。

（5）缺铁性贫血：近年来发现免疫因子会通过诱导肝脏高表达抗菌肽（亦称铁调节蛋白，铁调素，是铁代谢的核心）使血清铁下降。其机制是抗菌肽与其受体——细胞膜表面的膜铁转运蛋白结合后，一同内化至溶酶体发生降解。膜转铁蛋白在十二指肠、肝细胞和巨噬细胞表达，负责将铁运出细胞，其大量降解将使铁在细胞内累积，降低了肠道对铁的吸收和储存铁的释放。血清铁的降低，一方面可以抑制细菌和肿瘤细胞对铁的利用，对机体产生保护，另一方面会造成贫血。抗菌肽的发现解开了一直困扰我们的关于“免疫反应与铁代谢之间是如何发生联系的”谜团。

7. 血液病的免疫诊断 流式细胞术的出现使我们能通过抗原－抗体反应特异性识别血液细胞表面的特征性 CD 分子，并借此对细胞进行更为准确的分类。这种方法与传统的血液细胞形态学和细胞遗传学方法相互补充形成了一个较为完善的血液病诊断体系，对提示预后及指导治疗具有重要意义。

8. 血液系统恶性肿瘤的免疫治疗 由于化疗和放疗的毒副作用及其在治疗效果上的局限性，人们一直在努力寻找治疗肿瘤的其他途径。利用免疫手段清除肿瘤细胞一直是人们积极尝试的方法之一，而血液系统肿瘤由于具有以下比实体瘤更适于进行免疫治疗特点：①瘤细胞容易获取，便于制备瘤苗或在体外诱导免疫效应细胞；②传统治疗手段可杀灭大部分瘤细胞使患者进入微小残留病状态，便于免疫治疗发挥作用；③免疫治疗与传统化疗无交叉耐药性，便于相互补充。血液病免疫治疗主要分为主动免疫治疗和过继免疫治疗。

（1）主动免疫治疗：主动免疫治疗是指通过瘤苗激活机体的抗肿瘤免疫反应。按技术方法可将主动免疫治疗分为：核酸（DNA 或 RNA）、抗原肽、肿瘤细胞（或其裂解物）、树突细胞瘤苗；按针对的抗原分类则包括肿瘤特有抗原（融合基因、EBV、独特型）、肿瘤过表达抗原（WT1、Pr3）和多效价瘤苗（自体全细胞瘤苗、通用旁观者瘤苗）。

（2）过继免疫治疗：过继免疫治疗包括单抗（偶联和非偶联的）、肿瘤特异性细胞毒性 T 淋巴细胞（CTL）、移植物抗白血病效应（GVL）、供者淋巴细胞输注（DLI）、细胞因子、淋巴因子激活的杀伤细胞（LAK 细胞）和多种细胞因子诱导的杀伤细胞（CIK）。

（3）免疫调节剂的应用：免疫调节剂的应用包括干扰素、白细胞介素、集落刺激因子等，其作用机制不是像前两种策略那样直接诱导免疫反应或直接补充免疫效应分子、免疫效应细胞，而是对机体的免疫状态进行整体调节。免疫调节剂往往是通过上调相关分子的表达，促进免疫细胞增殖、分化或成熟，促进其他免疫因子或抗体分泌，增强巨噬细胞、NK 细胞杀伤活性及其自身直接的肿瘤杀伤活性来增强机体的抗肿瘤免疫，力图达到杀灭肿瘤的效果。基因工程技术的成熟使得多种免疫调节剂已经商品化，剂型多样，使用方便。血液肿瘤免疫治疗方面已经取得的成果包括：①大多数方案已进入医学临床试验阶段，试验涉及多数血液系统恶性肿瘤。②临床免疫学水平有效产生细胞因子、T 淋巴细胞增殖、产生肿瘤特异性 T 淋巴细胞、产生特异性抗体。③部分已获得临床反应 PR、CR、融合基因检测阴性、肿瘤消退、生存期延长。④许多改进和完善方案正在积极研发中，并已在体外证明有效。同时，这些方案也存在很多亟待解决的问题：①肿瘤相关抗原的免疫原性弱。②肿瘤细胞中有些出现抗原缺失或双克隆性甚至三克隆性，无法被特异性效应细胞或抗体识别。③多数策略并非通用，需为每位患者“量身定制”，如与独特型抗体有关的方案，耗时耗力。④抗原特异性治疗只能针对已知抗原，有些方案还要知道表位所在的具体肽段。⑤细胞水平的免疫治疗操作复杂烦琐，不便进行大规模临床试验。⑥过继免疫治疗中细胞毒性 T 淋巴（CTL）进入人体以后作用的持久性。⑦肿瘤细胞的体内迁移问题。⑧治疗用细胞不能迁移到活化部位或作用部位。

根据目前的研究结果和发现的问题，血液免疫学未来的发展方向可能主要集中在以下方面：①加强基础研究，依托分子生物学、细胞生物学、基因组学等多学科的发展和协作，丰富和深化血液免疫学理论体系。②基础与临床医学相结合，充分利用并体现交叉学科的特色和优势。③在原有分类的基础上，对各功能细胞群，如 DC、$CD4^+$、$CD8^+$T 淋巴细胞、调节性 T 淋巴细胞等进行更精确的亚群分类。④开发制备通用型瘤苗。⑤免疫应答调节机制的研究依然是血液免疫学的研究热点。⑥寻找有效分离 GVHD 和 GVL 的理论依据和技术手段。

血液免疫学是一门实践性很强的学科，它的出现不是人为划分的结果，而是血液病科医师在医学临床工作实际中的不断思考和探索与免疫学专家学者的深入研究和分析相结合后应运而生的产物。血液免疫这门学科的出现，标志着血液学理论的又一次飞跃和提升，同时也是血液学专业广大医学临床和科研工作者面临的又一个挑战。这里只简要介绍一点与血液免疫学相关的基本知识和信息，若想更多更新的了解血液免疫学知识和理论，可查阅血液免疫学专著及相关文献。

第六节 血液的功能及医学价值

一 血液的功能

血液在全身心血管循环系统中不停地循环流动，通过其复杂的成分及其各自的功能，起着连接和支持体内各种器官组织和结构的重要作用。血液依赖其各种成分的正常含量和质量，来实现其主要生理和维持人体正常运转的功能。血液的功能决定了，血液在人体中的价值是十分重要。人体内血液的总量少，会影响其正常的生理功能，甚至会危及生命；同样，血液中的某种成分少了或功能发生异常，也会影响其所承担的功能，甚至也会危及生命。因此，也就产生了输血治疗，用输血来治病、疗伤和拯救生命。血液总量及其中的某种成分多了，身体健康也会出现问题，需要放血或置换等。因此可见，血液在医学中的价值是特别重要的，从而，也就有了输血医学，在输血医学的框架下，研究和开发利用血液及其成分，为人类的健康长寿贡献力量。

（一）血液的运输功能

1. 运输 O_2 和营养物质是血液的重要功能 红细胞内的血红蛋白（Hb），是血液将 O_2 由肺经心脏向组织输送的主要载体。95% 的 O_2 与 Hb 在肺泡结合，然后通过心脏的泵血将其带往全身组织。此外，另有 5% 的 O_2 以物理方式溶解于血浆的形式被运输。由于红细胞是 O_2 运输的主要载体，而 O_2 供应又是保障全身细胞中，线粒体能量代谢并维持全身细胞基本功能的基础。按在医学临床和急救中使用的数量和比例计算，红细胞输注最常用，用量也是最大，甚至是不可替代的。

除 O_2 外，血液还将被消化道吸收的营养物质，运送到全身各组织及细胞，供其维持生理功能和新陈代谢所用。血浆中不稳定的小分子物质，多与血浆中的蛋白质结合而被运输，例如难溶于水的胆固醇及脂类等；而溶于水的电解质等则主要被血浆运输。

2. 运输代谢产物 人体内细胞的能量代谢产物 CO_2，是必须被及时排出体外的。化学结合途径运输的 CO_2，占其总量的 94% 左右。组织代谢产生的 CO_2 扩散入血后，大部分在红细胞内生成 H_2CO_3，H_2CO_3 又解离成 HCO_3^- 和 H^+。血液中的红细胞将 HCO_3^- 运输到肺部。由于肺泡气中的 CO_2 分压低于静脉血，以 HCO_3^- 形式运输的 CO_2 到肺部后，会自动从血液中逸出，扩散到肺泡中被呼气带出体外。除 CO_2 外，血液还将细胞产生的各种代谢产物，运送至肾脏和汗腺等排泄器官排出体外，将多种药物和毒物运输到肝脏分解。

3. 运输免疫细胞和免疫分子 人体内多种免疫细胞和免疫分子经过血液运输，在血液和全身发挥其免疫功能。

4. 运输激素 人体内的激素，由内分泌器官和组织释放后，直接进入毛细血管，经血液循环运送到远距离的靶器官发挥作用。部分神经细胞合成的激素，沿轴浆流动被运送到神经末梢释放入毛细血管，再由血液运送至靶细胞发挥其生理功能。

此外，经肌内注射的药物吸收入血液，或经消化道和皮肤吸收入血液，或直接注射入血液的药物和毒物，也多是通过血液的运输到达靶器官，发挥治疗或解毒作用。

（二）血液缓冲功能

血液具有缓冲酸碱性和调解 pH 及体温的功能。血液通过其中所含有的多种缓冲物质，缓冲进入血液中的酸性或碱性物质，调节血浆 pH 变化，维持其酸碱平衡。

（三）维持机体内环境的相对恒定功能

机体各组织要有一个适宜的理化环境，各种功能活动才能顺利进行。这就决定了细胞与组织液之间、机体与外界环境之间必须不断地进行物质交换，而这种物质交换则是以血液为媒介来完成的。因为血液的比热大，能吸收大量的体热，这样在机体产热多或外部环境温度升高的情况下，能参与维持体温相对恒定的调节。

1. 调节电解质及酸碱平衡 血液依靠其中的多种缓冲对，来调节细胞外液的电解质及酸碱平衡。血液中的缓冲对包括碳酸氢盐体系、血清蛋白体系和磷酸盐体系等，其中碳酸氢盐体系发挥着重要的作用。当酸性或碱性物质进入血液循环后，血液中的缓冲物质可有效减轻酸性或碱性物质对 pH 的影响。

2. 维持渗透压和体液平衡 由血浆中不能自由透过毛细血管的蛋白质，所产生的渗透压称为胶体渗透压。血浆中的白蛋白分子量虽小，但分子数很多，其产生的渗透压占血浆总胶体渗透压的 80%。正常的血浆胶体渗透压约为 3.3 kPa，其主要功能是保持血液中的水分，不透过毛细血管壁进入血管外组织，进而维持正常的循环血液容量。血液的晶体渗透压，主要由其中的电解质等小分子维持，与所有细胞外液的晶体渗透压相等，是调节细胞内外平衡的最重要因素。

3. 调节体温 血液中的水分有很高的比热，血液循环高效地在机体各个部位间传输热能，有利于运送热量，是人体将体温维持在相对恒定范围的重要环节。

血液在维持机体内环境的相对恒定功能方面起着非常重要的作用。

（四）提供反馈信息，参与体液调节功能。

血液通过毛细血管壁与周围的组织液进行物质交换。因小分子物质可以自由进出毛细血管，使血液的理化特性不断地发生改变，这种变化可直接刺激分布在血管壁及其他部位的有关感受器，如压力感受器、化学感受器、容量感受器以及下丘脑的渗透压感受器等，为内环境稳态的维持提供反馈信息。因此，血液与机体的体液调节功能密切相关。

（五）防御和保护功能

血液具有防御病原体侵入，抵御细菌、病毒等微生物引起感染和各种免疫反应的保护功能。其中参与防御和保护功能的成分，主要是抗体、白细胞、血浆中的免疫球蛋白、红细胞和血小板及其他，如激肽释放酶，激肽系统也有重要作用。

血液中的白细胞能吞噬、分解外来的细菌、异物及体内的坏死组织。血浆中的抗体、免疫球蛋白和溶菌素等，也能对抗或消灭毒素和细菌。总之，它们在特异性或非特异性的免疫防御和保护机体方面起着十分重要的作用。

（六）血液的凝血和生理性止血及修复损伤的功能

血液的凝血和生理性止血及修复是人类在生物进化过程中，所获得的一种保护性生理功能。

凝血是血小板止血栓形成和血浆中一系列蛋白质有限水解的过程，大体可以分为三个阶段，即因子Ⅹ激活成Ⅹa，凝血酶原（因子Ⅱ）激活成凝血酶（Ⅱa），纤维蛋白原（因子Ⅰ）辅变成纤维蛋白（Ⅰa）。

正常情况下，小血管受损后引起的出血，在几分钟内就会自行停止，这种现象称为生理性止血。生理性止血是机体重要的保护机制之一。当血管受损，一方面要求迅速形成止血栓以避免血液的流失；另一方面要使止血反应限制在损伤局部，保持全身血管内血液的流体状态。因此，生理性止血是多种因子和机制相互作用，维持精确平衡的结果。医学临床上常用小针刺破耳垂或指尖，使血液自然流出，然后测定出血持续的时间，这段时间称为出血时间，正常人不超过 9 分钟（模板法）。出血时间的长短，可反映生理性止血功能的状态。生理性止血功能减退时，可能会发生现出血倾向，发生出血性疾病；而生理性止血功能过度激活，则可导致病理性血栓形成。

1. 生理性止血的基本过程 生理性止血过程主要包括血管收缩、血小板止血栓形成和血液凝固三个过程。

（1）血管收缩：生理性止血首先表现为受损血管局部和附近的小血管收缩，使局部血流减少，有利于减轻或阻止出血。引起血管收缩的原因有以下三个方面：①损伤性刺激反射性使血管收缩；②血管壁的损伤引起局部血管肌源性收缩；③黏附于损伤处的血小板释放 5-HT、TXA_2 等缩血管物质，引起血管收缩。

（2）血小板止血栓的形成：血管损伤后，由于内皮下胶原的暴露，1 ~ 2 秒即有少量的血小板聚集并黏附于内皮下的胶原上，这是形成止血栓的第一步。通过血小板的黏附，可

“识别”损伤部位，使止血栓能正确定位。黏附的血小板进一步激活血小板内信号途径导致血小板活化并释放内源性 ADP 和 TXA_2，进而激活血液中其他血小板，募集更多的血小板聚集并相互黏着而发生不可逆聚集；局部受损红细胞释放的 ADP 和局部凝血过程中生成的凝血酶均可使流经伤口附近的血小板不断地聚集黏着在已黏附固定于内皮下胶原的血小板上，最终形成血小板止血栓堵塞伤口，达到初步的止血，也称一期止血。一期止血主要依赖于血管收缩及血小板止血栓的形成。此外，受损血管内皮的前列环素 2（PGI2）、一氧化氮（NO）生成减少，也有利于血小板的聚集。

（3）血液凝固：血管受损也可启动凝血系统，在局部迅速发生血液凝固，使血浆中可溶性的纤维蛋白原转变成不溶性的纤维蛋白，并交织成网，以加固止血栓，称二期止血（图 1-13）。最后，局部纤维组织增生，并长入血液凝块，达到永久性止血。

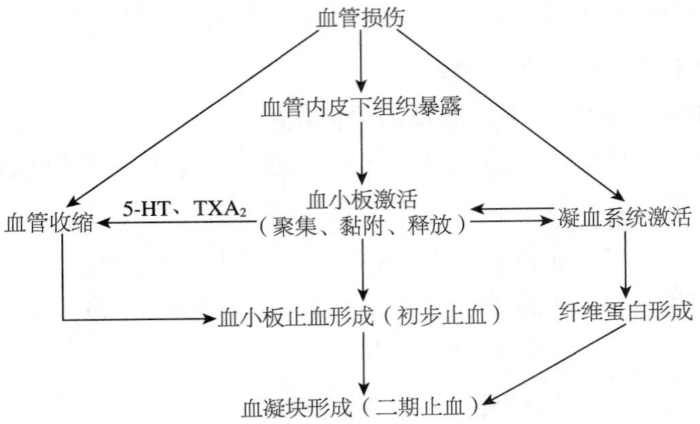

图 1-13　生理性止血过程示意图

生理性止血虽然分为血管收缩、血小板血栓形成和血液凝固三个过程，但这三个过程相继发生并相互重叠，彼此密切相关。只有在血管收缩使血流减慢时，血小板黏附才易于实现；血小板激活后释放的 5-HT、TXA_2 又可促进血管收缩。活化的血小板可为血液凝固过程中凝血因子的激活提供磷脂表面。血小板表面结合有多种凝血因子，血小板还可释放纤维蛋白原等凝血因子，从而大大加速凝血过程。而血液凝固过程中产生的凝血酶又可加强血小板的活化。此外，血液凝块中血小板的收缩，可引起血液凝块回缩，挤出其中的血清，使得血液凝块变得更为坚实，牢固封住血管的破损伤口。因此，生理性止血的三个过程彼此相互促进，使生理性止血能及时而快速地进行。由于血小板与生理性止血过程的三个环节均有密切关系，因此，血小板在生理性止血过程中居于极为重要的地位。当血小板减少或功能降低时，出血时间就会延长。

2. 血液凝固　血液凝固是指血液由流动的液体状态变成不能流动的凝胶状的过程。其实质就是血浆中的可溶性纤维蛋白原转变成不溶性的纤维蛋白的过程。纤维蛋白交织成网，把血液细胞和血液的其他成分网罗在内，从而形成血液凝块。纤维蛋白是迄今为止所发现的弹性最好的天然蛋白质，这使得血液凝块具有较好的弹性。血液凝固是一系列复杂的酶促反应过程，需要多种凝血因子的参与。

（1）凝血因子：血浆与组织中直接参与血液凝固的物质，统称为凝血因子。目前已知的凝血因子主要有 14 种，其中已按国际命名法依发现的先后顺序用罗马数字编号的有 12 种，即凝血因子Ⅰ～ⅩⅢ［简称 FⅠ～FⅩⅢ，其中凝血因子 6（FⅥ）是血浆中活化的凝血因子 5（FⅤa）］，已不再视为一个独立的凝血因子。此外还有高分子量激肽原、前激肽释放酶等（表 1-22）。

表 1-22　凝血因子的某些特性

因子	同义名	合成部位	主要激活物	主要抑制物	主要功能
Ⅰ	纤维蛋白原	肝细胞			形成纤维蛋白，参与血小板聚集
Ⅱ	凝血酶原	肝细胞（需维生素 K）	凝血酶原酶复合物	抗凝血酶	凝血酶促进纤维蛋白原转变为纤维蛋白；激活 FⅤ、FⅧ、FXI、FⅩⅢ和血小板，正反馈促进凝血；与内皮细胞上的凝血酶调节蛋白结合而激活蛋白质 C 和凝血酶激活的纤溶抑制物（TAFI）
Ⅲ	组织因子（TF）	内皮细胞和其他细胞			作为 FⅦa 的辅因子，是生理性凝血反应工程的启动物
Ⅳ	钙离子（Ca）	—			辅因子
Ⅴ	前加速素易变因子	内皮细胞和血小板	凝血酶和 FⅩa。以凝血酶为主	活化的蛋白质 C	作为辅因子加速 FⅩa 对凝血酶原的激活
Ⅶ	前转变素稳定因子	肝细胞（需维生素 K）	FⅩa、FⅨa、FⅦa	TFPI，抗凝血酶	与 TF 形成 VⅡa-TF 复合物，激活 FⅩ和 FⅨ
Ⅷ	抗血友病因子	肝细胞	凝血酶，FⅩa	不稳定，自发失活；活化的蛋白	作为辅因子，加速 FⅨa 对 FⅩ的激活
Ⅸ	血浆凝血活酶	肝细胞（需维生素 K）	FⅩ1a，Ⅶa-TF 复合物，FⅨa-Ⅶa 复合物	抗凝血酶	FⅨa 与Ⅷa 形成内源性途径 FⅩ酶复合物激活 FⅩ
Ⅹ	Stuart-Prower 因子	肝细胞（需维生素 K）	Ⅶa-TF 复合物，FⅨa-Ⅶa 复合物	抗凝血酶，TFPI	与 FⅤa 结合形成凝血酶原酶复合物激活凝血酶原；FⅩa 还可激活 FⅦ、FⅧ和 FⅤ
Ⅺ	血浆凝血活酶前质	肝细胞	FⅫa，凝血酶	α 抗胰蛋白酶，抗凝血酶	激活 FⅨ
Ⅻ	接触因子或 Hageman 因子	肝细胞	胶原、带负电的异物表面、K	抗凝血酶	激活 FⅪ、纤溶酶原及前激肽释放酶
ⅩⅢ	纤维蛋白稳定因子	肝细胞和血小板	凝血酶		使纤维蛋白单体相互交联聚合纤维蛋白网
—	原高分子量激肽原	肝细胞			辅因子，促进 FⅫa 对 FⅪ和对 PK 的激活，促进 PK 对 FⅫ的激活
—	前激肽释放酶	肝细胞	FⅫa	抗凝血酶	激活 FⅫ

TF：组织因子；TFPI：组织因子途径抑制物；K：激肽释放酶。

在这些凝血因子中，除凝血因子 4（FⅣ）是钙离子（Ca^{2+}）外，其余的凝血因子均为蛋白质，而且凝血因子 2（FⅡ，凝血酶原）、凝血因子 7（FⅦ，前转变素稳定因子）、凝血因子 9（FⅨ，血浆凝血活酶）、凝血因子 10（FⅩ，Stuart-Prower 因子）、凝血因子 11（FⅪ，血浆凝血活酶前质）、凝血因子 12（FⅫ，接触因子或 Hageman 因子）和前激肽释放酶都是丝氨酸蛋白酶，能对特定的肽链进行有限水解；但正常情况下这些蛋白酶是以无活性的酶原形式存在，必须通过其他酶的有限水解而暴露或形成活性中心后，才具有酶的活性，这一过程称为凝血因子的激活。习惯上在凝血因子代号的右下角加一个“a”表示其“活化型”，如FⅡ被激活为FⅡa。凝血因子3（FⅢ）、凝血因子5（FⅤ）、凝血因子8（FⅧ）和高分子激肽原在凝血反应中起辅因子的作用，可使相应的丝氨酸蛋白酶凝血因子的催化速率增快。除FⅢ外，其他凝血因子均存在于新鲜血浆中，且多数在肝内合成，其中FⅡ、FⅦ、FⅨ、FⅩ的生成需要维生素K的参与，故它们又被称为依赖维生素K的凝血因子。依赖维生素K凝血因子的分子中均含有γ-羧基谷氨酸，与Ca^{2+}结合后可发生变构，暴露出与磷脂结合的部位而参与凝血。当肝脏病变时，可出现凝血功能障碍。

（2）凝血过程：血液凝固是由凝血因子按一定顺序相继激活而生成的凝血酶最终使纤维蛋白原变为纤维蛋白的过程。因此，凝血过程可分为凝血酶原酶复合物（亦称凝血酶原激活复合物）的形成、凝血酶的激活和纤维蛋白的生成三个基本步骤（图1-14）。

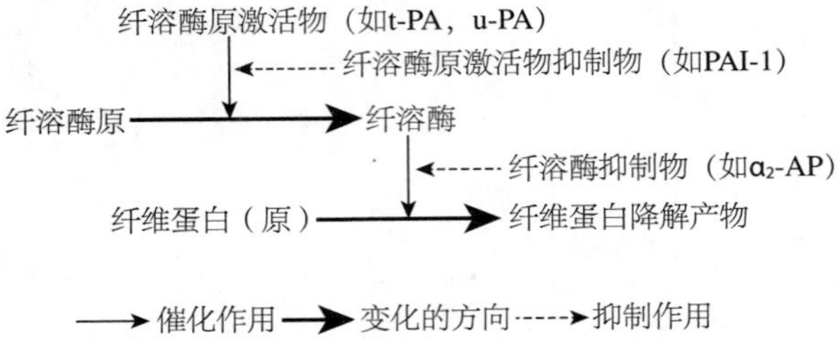

图1-14　凝血过程三个基本步骤

1）凝血酶原酶复合物的形成：凝血酶原酶复合物可通过内源性凝血途径和外源性凝血途径生成。两条途径的主要区别在于启动方式和参与的凝血因子有所不同。但是两条途径中的某些凝血因子可以相互激活，故两者间联系密切，并不各自完全独立。

A. 内源性凝血途径：内源性凝血途径是指参与凝血的因子全部来自血液，通常因血液与带负电荷的异物表面（如玻璃、白陶土、硫酸酯、胶原等）接触而启动。当血管内皮受损后，血液与带负电荷的暴露胶原接触时，首先是FⅫ（凝血酶原）结合到异物表面，并被激活为活化型凝血因子12（FⅫa），即活化凝血酶原。活化型凝血因子12（FⅫa）的主要功能是激活凝血因子11（FⅪ，血浆凝血活酶前质）成为活化型凝血因子11（FⅪa，活化血浆凝血活酶前质）从而启动内源性凝血途径。此外，FⅫa（活化接触因子）还能通过激活前激肽释放酶为激肽释放酶而正反馈地促进FⅫa的形成。从FⅫ结合于异物表面到FⅪa的形成的过程称为表面激活。表面激活还需要高分子量激肽原的参与，它作为辅因子可加速表面激活过程。

表面激活所生成的FⅪa在Ca^{2+}存在的情况下可激活凝血因子9（FⅨ）生成活化型凝血因子9（FⅨa）。FⅨa在Ca^{2+}的作用下与活化型凝血因子8（FⅧa）在活化的血小板提供的膜磷脂表面结合成复合物，即内源性途径因子Ⅹ酶复合物，可进一步激活凝血因子10（FⅩ），生成活化型凝血因子10（FⅩa）。在此过程中，FⅧa作为辅因子，可使FⅨa

对 FⅩ的激活速度提高 20 万倍。FⅧ或 FⅨ区的缺陷可引起血友病，表现出严重的凝血障碍。在正常情况下，血浆中 FⅧ与血管性血友病因子（vWF）以非共价形式结合成复合物，该复合物可避免 FⅧ被活化的蛋白 C 降解，提高其稳定性。vWF 缺陷时血浆 FⅧ水平降低。vWF 的缺陷可引起血管性血友病。FⅧ活化为 FⅧa 后就从 vWF 上释放出来。

B. 外源性凝血途径：由来自血液之外的组织因子（TF）暴露于血液而启动的凝血过程，称为外源性凝血途径，又称组织因子途径。组织因子是种跨膜糖蛋白，存在于大多数组织细胞内。在生理情况下，直接与循环血液接触的血液细胞和内皮细胞不表达组织因子。但是约有 0.5% 的凝血因子 7（FⅦ）为处于活化状态的活化型凝血在因子 7（FⅦa）。当血管受到损伤时，暴露出组织因子，组织因子与 FⅦa 和 Ca^{2+} 相结合而形成 FⅦa- 组织因子复合物（即外源性途径因子Ⅹ酶复合物）。

FⅦa- 组织因子复合物可催化两个重要的反应：①激活 FⅩ生成 FⅩa。在此过程中，组织因子既是 FⅦ和 FⅦa 的受体，使 FⅦa- 组织因子复合物定位于受损伤部位；组织因子又是辅因子，它能使 FⅦa 激活 FⅩ的效力增加 1000 倍。生成的活化型凝血因子 10（FⅩa）又能反过来激活 FⅦ，进而激活更多 FⅩ，形成外源性凝血途径的正反馈效应。②激活 FⅨ生成 FⅨa。FⅨa 除能与 FⅧa 结合而激活 FⅩ外，也能正反馈激活 FⅦ。因此，通过 FⅦa- 组织因子复合物的形成，使内源性凝血途径和外源性凝途径相互联系，相互促进，共同完成凝血过程。此外，在组织因子的辅助下，FⅦa 也能自身激活 FⅦ为 FⅦa。这里需要指出的是，在病理状态下，细菌内毒素、补体 C5a、免疫复合物、肿瘤坏死因子等均可刺激血管内皮细胞和单核细胞表达组织因子，从而启动凝血过程，引起弥散性血管内凝血。

由内源性和外源性凝血途径所生成的 FⅩa，在 Ca^{2+} 存在的情况下，可与活化型凝血因子 5（FⅤa）在磷脂膜表面形成 FⅩa- 活化型凝血因子 5（FⅤa）-Ca^{2+}- 磷脂复合物，即凝血酶原酶复合物（prothrombinase complex），进而激活凝血酶原。

2）凝血酶原的激活和纤维蛋白的生成：凝血酶原在凝血酶原酶复合物的作用下激活成为凝血酶。凝血酶原酶复合物中的 FⅤa 为辅因子，可使 FⅩa 激活凝血酶原的速度提高 10000 倍。凝血酶具有多种功能：①使纤维蛋白原（四聚体）从 N 端脱下四段小肽，即两个 A 肽和两个 B 肽，转变为纤维蛋白单体。②激活凝血因子 13（FⅩⅢ），生成活化型凝血因子 13（FⅩⅢa）。在 Ca^{2+} 的作用下，FⅩⅢa 使纤维蛋白单体相互聚合，形成不溶于水的交联纤维蛋白多聚体凝块，完成凝血过程。③激活 FⅤ、FⅧ和 FⅪ，形成凝血过程中的正反馈机制。④使血小板活化。在未被激活的血小板，带负电荷的磷脂（如磷脂酰丝氨酸等）存在于膜的内表面。当血小板被活化后，带负电荷的磷脂翻转到外表面，为因子Ⅹ酶复合物和凝血酶原酶复合物的形成提供有效的磷脂表面，也可加速凝血。上述凝血过程可概括地表达于图 1-15 中。

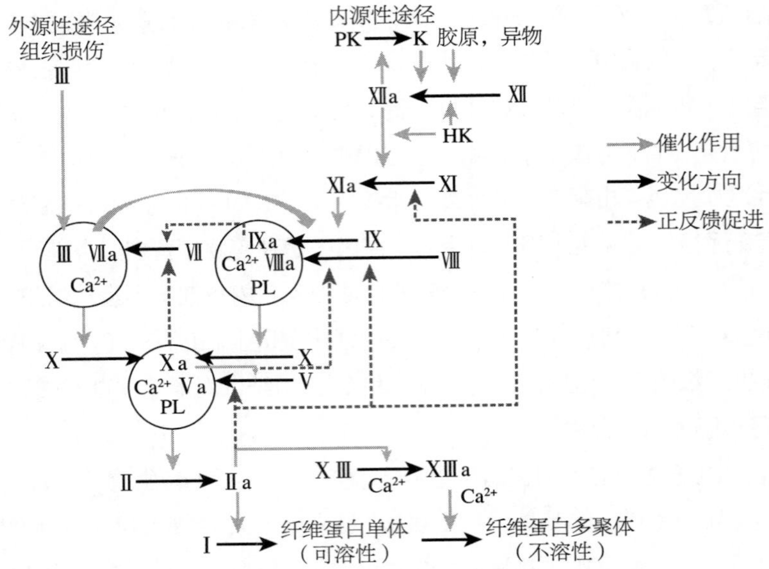

图 1-15 凝血过程示意图

PL：磷脂；PK：前激肽释放酶；K：激肽释放酶；HK：高分子激肽原；罗马数字表示相应的凝血因子

由于凝血是一系列凝血因子相继酶解激活的过程，每步酶促反应均有放大效应，也即少量被激活的凝血因子可使大量下游凝血因子被激活，逐级激活，整个凝血过程呈现出巨大的放大现象。例如，1 分子 FⅪa 最终可产生上亿分子的纤维蛋白。

将静脉血放入玻璃试管中，自采血开始到血液凝固所需的时间称为凝血时间（CT），主要反映自凝血因子 12（FⅫ）被异物表面（如玻璃）激活至纤维蛋白形成所需的时间，正常人为 4 ~ 12 分钟。血液凝固后 1 ~ 2 小时，因血液凝块中的血小板被激活，使血液凝块回缩，释放出淡黄色的液体，称为血清。由于在凝血过程中一些凝血因子被消耗，故血清与血浆的区别在于血清缺乏纤维蛋白原和凝血因子 2（FⅡ）、凝血因子 5（FⅤ）、凝血因子 8（FⅧ）、凝血因子 13（FXⅢ）等凝血因子，但也增添了少量凝血过程中血小板被激活释放出的物质。

3）体内生理性凝血机制：在体内，当组织和器官受到损伤时，暴露出的组织因子和胶原虽然可分别启动外源性凝血系统和内源性凝血系统，但医学临床观察发现，先天性缺乏 FⅫ和前激肽释放酶或高分子量激肽原的患者，几乎没有出血症状，这表明这些凝血因子并不是机体生理性止血所必需的，亦即这些凝血因子所参与的表面接触激活过程在体内生理性凝血的启动中不起重要作用。目前认为，外源性凝血途径在体内生理性凝血反应的启动中起关键性作用，组织因子是生理性凝血反应过程的启动物。由于组织因子镶嵌在细胞膜上，可起“锚定”作用，有利于使生理性凝血过程局限于受损血管的部位。

当组织因子与 FⅦa 结合成复合物后，可激活 FX 为 FXa，从而启动凝血反应。由于组织因子途径抑制物的存在，在启动阶段由外源性凝血途径仅能形成少量凝血酶，尚不足以维持正常凝血功能。但这些少量的凝血酶通过对血小板的激活及对 FⅤ、FⅧ、FⅪ的激活而绕过 FⅫ，激活居于下游的 FⅨ；同时，组织因子 –FⅦ a 复合物也可激活 FⅨ形成 FⅨ a，形成内源性因子Ⅹ酶复合物，最终激活足量的 FⅩ a 和凝血酶，完成纤维蛋白的形成过程。这样就可以理解为什么遗传性 FXI 缺乏（曾被称为血友病 C）患者的出血症状，比血友病 A（FⅧ缺陷）和血友病 B（FⅨ缺陷）要轻一些。因此，组织因子是生理性凝血反应的启动物，而“截短的”内源性途径在放大阶段对凝血反应开始后的维持和巩固发挥着非常重要的作用。

4）血液凝固的负性调控：正常人在日常活动中常有轻微的血管受到损伤的现象发生，体内也常有低水平的凝血系统的激活，但循环血液并不凝固。即使当组织损伤而发生生理性止血时，止血栓也只能局限于受到损伤的部位，并不会延及未受到损伤的部位。这表明人体内的生理性凝血过程在时间和空间上受到严格的控制。这是多种因素综合作用的结果，其中血管内皮细胞在防止血液凝固反应的蔓延中起重要作用。

A. 血管内皮的抗凝作用：正常的血管内皮作为一个屏障，能防止凝血因子、血小板与血管内皮下的组织及成分接触，从而避免凝血系统被激活和血小板的活化。血管内皮还具有抗凝血和抗血小板凝聚的功能。血管内皮细胞膜上存在硫酸乙酰肝素蛋白多糖、凝血酶调节蛋白（TM），并合成分泌组织因子途径抑制物（TFPI）、抗凝血酶等生理性抗凝物质。血管内皮细胞可以释放前列环素（PGI2）和一氧化氮（NO）抑制血小板的聚集。

内皮细胞膜上还有胞膜 ADP 酶，可以分解释放出来的 ADP 而抑制血小板的激活。通过上述过程，血管内皮细胞可灭活自凝血部位扩散而来的活化凝血因子，阻止血栓延伸到完整内皮细胞部位。此外，血管内皮细胞还能合成分泌组织型纤溶酶原激活物（t–PA）促进纤维蛋白溶解，保证血管内壁的光滑通畅。

B. 纤维蛋白的吸附、血流的稀释和单核吞噬细胞的吞噬作用：纤维蛋白与凝血酶有着较高的亲和力。在凝血过程中所形成的凝血酶，85% ~ 90% 可被纤维蛋白吸附，这不仅有助于加速局部凝血反应的进行，也可避免凝血酶向周围扩散。进入血液循环的活化凝血因子可被血流稀释，并被血浆中的抗凝物质灭活和被单核吞噬细胞吞噬。实验证明，给动物注射一定剂量的凝血酶时，若预先用墨汁封闭单核吞噬细胞系统，则动物可能会发生血管内凝血；如未封闭单核吞噬细胞系统，则不会发生血管内凝血，这表明单核吞噬细胞系统在体内抗凝机制中起着重要的作用。

5）生理性抗凝物质：每 1 mL 正常人血浆若被充分激活，可生成 300 个单位的凝血酶。但是在生理性止血时，每 1 mL 血浆所表现出的凝血酶活性很少超过 8 ~ 10 单位，这表明正常人体内有很强的抗凝血酶活性。体内的生理性抗凝物质可分为丝氨酸蛋白酶抑制物、蛋白质 C 系统和组织因子途径抑制物三类，分别抑制激活的维生素 K 依赖性凝血因子（FⅦ a 除外）、激活的辅因子（FⅤ a）和 FⅧ a，以及外源性凝血途径。

A. 丝氨酸蛋白酶抑制物：血浆中含有多种丝氨酸蛋白酶抑制物，主要有抗凝血酶、肝素辅因子Ⅱ、C_1 抑制物、α_1 抗胰蛋白酶、α_2– 抗纤溶酶和 α_2– 巨球蛋白等。抗凝血酶是最重要的抑制物，负责灭活 60% ~ 70% 的凝血酶，其次肝素辅因子Ⅱ，可灭活 30% 的凝血酶。抗凝血酶由肝和血管内皮细胞产生，能与内源性途径产生的蛋白酶如凝血酶和凝血因子FⅨa、FⅩa、FⅪa、FⅫa等分子活性中心的丝氨酸残基结合而抑制其活性。在缺乏肝素的情况下，抗凝血酶的直接抗凝作用慢而弱，但它与肝素结合后，其抗凝作用可增强2000倍。但是在正常情况下，循环血浆中几乎无肝素的存在，抗凝血酶主要通过与内皮细胞表面的硫酸乙酰肝素结合而增强血管内皮的抗凝功能。

B.蛋白质C系统：在凝血过程中，FⅧa和FⅤa分别是FⅩ和凝血酶原激活的限速因子。蛋白质C系统可灭活FⅧa和FⅤa。蛋白质C系统主要包括PC、凝血酶调节蛋白、PS和PC的抑制物。PC由肝合成，其合成过程需要维生素K的参与，以酶原的形式存在于血浆中。当凝血酶离开受损伤的部位，而与正常血管内皮细胞上的凝血酶调节蛋白结合后，可激活蛋白质C，凝血酶调节蛋白可水解灭活FⅧa和FⅤa，抑制FⅩ和凝血酶原激活，有助于避免凝血过程向周围正常血管部位扩展。因此，凝血酶调节蛋白是将凝血酶从促凝物转变为抗凝物的转换分子。此外，活化的蛋白质C还有促进纤维蛋白溶解的作用。血浆中的蛋白质S是活化蛋白质C的辅因子，可显著增强活化的蛋白质C对FⅧa和FⅤa的灭活作用。蛋白质C基因的缺陷者发生静脉血栓的危险性增高。

C.组织因子途径抑制物：组织因子途径抑制物（TFPI）是一种糖蛋白，其分子量为34000，主要由血管内皮细胞产生，是外源性凝血途径的特异性抑制物。目前认为，TFPI是体内主要的生理性抗凝物质。TFPI虽能与FXa和FⅦa-组织因子复合物结合而抑制其活性，但它只有结合FXa后才能结合FⅦa-组织因子复合物而抑制其活性。因此，TFPI并不阻断组织因子对外源性凝血途径的启动，待到生成一定数量的FXa后，才负反馈地抑制外源性凝血途径。

D.肝素：肝素是一种酸性黏多糖，主要由肥大细胞和嗜碱性粒细胞产生。生理情况下，血浆中几乎不含肝素。肝素具有较强的抗凝作用，但在缺乏抗凝血酶的条件下，肝素的抗凝作用很弱。因此、肝素主要通过增强抗凝血酶的活性而发挥间接抗凝作用。此外，肝素还可促进结合于血管内皮细胞表面的TFPI释放，使血浆TFPI水平升高，故肝素在体内的抗凝作用强于体外。

医学临床工作中常常需要采取各种措施保持血液不发生凝固或者加速血液凝固。外科手术时常用温热盐水纱布等进行压迫止血。这主要是因为纱布是异物，可激活凝血因子Ⅻ和血小板；又因凝血过程为一系列的酶促反应，适当加温可使凝血反应加速。反之，降低温度和增加异物表面的光滑度（如表面涂有硅胶或石蜡）可延缓凝血过程。此外，血液凝固的多个环节中都需要Ca^{2+}的参与，故通常用枸橼酸钠、草酸铵和草酸钾作为体外抗凝剂，它们可与Ca^{2+}结合而降低血浆中Ca^{2+}的含量，从而起抗凝作用。由于少量枸橼酸钠进入血液循环不至于产生毒性，因此常用它作为抗凝剂来处理输血用的血液。维生素K拮抗剂（如华法林）可抑制FⅡ、FⅦ、FⅨ、FⅩ等维生素K依赖性凝血因子的合成，因而在体内也具有抗凝作用。肝素在体内、体外均能立即发挥抗凝作用，已广泛应用于医学临床防治血栓形成。

3.纤维蛋白的溶解　正常情况下，组织损伤后所形成的止血栓在完成止血使命后将逐步溶解，从而保证血管的畅通。也有利于受损组织的再生和修复。止血栓的溶解主要依赖于纤维蛋白溶解系统（简称纤溶系统）。若纤溶系统活动亢进，可因止血栓的提前溶解而有重新出血的倾向；而纤溶系统活动低下，则不利于血管的再通，加重血栓栓塞。因此，生理情况下止血栓的溶解液化在空间与时间上也同样受到严格控制。

纤维蛋白被分解液化的过程称为纤维蛋白溶解（简称纤溶）。纤溶系统主要包括纤维蛋白溶解酶原（简称纤溶酶原，亦称血浆素原）、纤溶酶（亦称血浆素）、纤溶酶原激活物与纤溶抑制物。纤溶可分为纤溶酶原的激活与纤维蛋白或纤维蛋白原的降解两个基本阶段（图 1-16）。

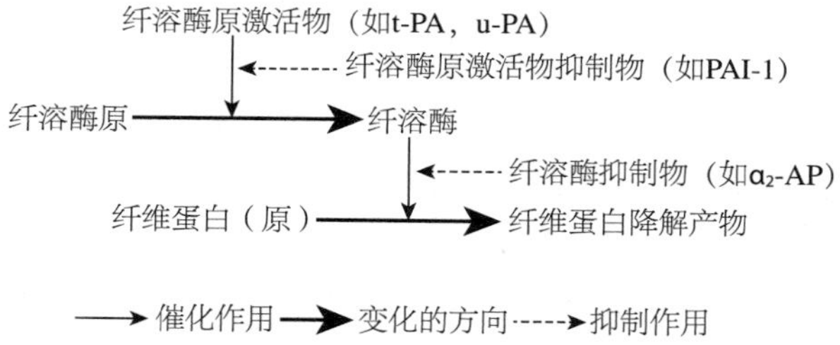

图 1-16 纤维蛋白溶解系统激活与抑制示意图

（1）纤溶酶原的激活：正常情况下，血浆中的纤溶酶是以无活性的纤溶酶原形式存在。纤溶酶原主要由肝脏产生。嗜酸性粒细胞也可合成少量纤溶酶原。纤溶酶原在激活物的作用下发生有限水解，脱下一段肽链而激活成纤溶酶。纤溶酶原激活物主要有组织型纤溶酶原激活物（t-PA）和尿激酶型纤溶酶原激活物（u-PA）。组织型纤溶酶原激活物（t-PA）是血液中主要的内源性纤溶酶原激活物，大多数组织内的血管内皮细胞均可合成 t-PA。正常情况下，新分泌的 t-PA 已具有较低的纤溶酶原激活作用。

在纤维蛋白的存在下，t-PA 对纤溶酶原的亲和力大大增加，激活纤溶酶原的效应可增加 1000 倍。t-PA，以非酶原的低活性单链形式分泌以及与纤维蛋白结合后，活性增强的特性有利于确保纤维蛋白生成时，纤溶的即刻启动和将纤溶限制于血液凝块局部，并增强局部的纤溶强度。重组人组织型纤溶酶激活剂已经作为溶栓药物广泛用于医学临床血栓栓塞的溶栓治疗。u-PA 是血液中仅次于 t-PA 的生理性活化物，主要由肾小管、集合管上皮细胞产生，人尿、眼泪和唾液中也发现 u-PA。u-PA 对纤维蛋白的亲和性低于 t-PA。u-PA 通过与细胞膜上的尿激酶型纤溶酶原激活物受体（u-PAR）结合，促进结合于细胞表面的纤溶酶原的激活。因此，u-PA 的主要功能是，在组织溶解血管外纤维蛋白，也有助于防止肾小管、泪管或唾液腺管栓塞的作用。

此外，FⅫa、激肽释放酶等也可激活纤溶酶原，但是正常情况下，其激活活性不足总激活能力的 15%。当血液与异物表面接触而激活 FⅫ时，一方面启动内源性凝血系统，另一方面通过 FⅫa 激活激肽释放酶而激活纤溶系统，使凝血与纤溶相互配合，保持平衡。在体外循环的情况下，由于循环血液大量接触带负电荷的异物表面，此时 FⅫa、激肽释放酶可成为纤溶酶原的主要激活物。

（2）纤维蛋白与纤维蛋白原的降解：纤溶酶属于丝氨酸蛋白酶，它最敏感的底物是纤维蛋白和纤维蛋白原。在纤溶酶作用下，纤维蛋白和纤维蛋白原可被分解为许多可溶性小肽，称为纤维蛋白降解产物。纤维蛋白降解产物通常不再发生凝固，其中部分小肽还具有抗凝血作用。纤溶酶是血浆中活性最强的蛋白酶，特异性较低，除主要降解纤维蛋白和纤维蛋白原外，对FⅡ、FⅤ、FⅧ、FⅩ、FⅫ等凝血因子也有一定的降解作用。当纤溶亢进时，可因凝血因子的大量分解和纤维蛋白降解产物的抗凝作用而发生出血倾向。

（3）纤溶抑制物：人体内有多种物质可抑制纤溶系统的活性，主要有纤溶酶原激活物抑制物-1（PAI-1）和α_2-抗纤溶酶（α_2-AP）。PAI-1主要由血管内皮细胞产生，通过与t-PA和u-PA结合而灭活t-PA和u-PA。α_2-AP主要由肝脏产生，血小板α-颗粒中也储存有少量α_2-AP。α_2-AP通过与纤溶酶结合成复合物而迅速抑制纤溶酶的活性，因此纤溶酶的$t_1/_2$很短，仅0.1～0.5秒。血小板中所含的α_2-AP在血小板活化时释放出来，可以防止纤维蛋白过早降解。在纤维蛋白凝块中纤溶酶上α_2-AP的作用部位被纤维蛋白所占据，因此不易被α_2-AP灭活。此外，凝血酶通过与凝血酶调节蛋白的结合还可激活凝血酶激活的纤溶抑制物，抑制纤维蛋白的溶解，稳定血液凝块。

在正常安静情况下，由于血管内皮细胞分泌的PAI-1的量是t-PA的10倍，加之α_2-AP对纤溶酶的灭活作用，血液中的纤溶活性很低。当血管壁上有纤维蛋白形成时，血管内皮分泌t-PA增多。同时，由于纤维蛋白对t-PA和纤溶酶原具有较高的亲和力，t-PA纤溶酶原与纤维蛋白的结合，既可避免PAI-1对t-PA的灭活，又有利于t-PA对纤溶酶原的激活。结合于纤维蛋白上的纤溶酶还可避免被血液中α_2-AP的灭活。这样就能保证血栓形成部位既有适度的纤溶过程，又不引起全身性纤溶亢进，维持凝血和纤溶之间的动态平衡。

二 血液在医学临床中的作用

血液是人体正常生命活动不可缺少的重要物质，而且目前还没有能够完全替代其功能的物质，如人造血液。在医学临床诊疗过程中，检测血液中的某些指标，对诊断疾病和了解疾病的恶化或转归有着十分重要的实际意义。因为，很多种伤病、药物和食物，均可导致血液及其成分的质量或性质发生特征性的变化，故临床医学检验对血液的检测结果，在医学临床诊治上有着十分重要的价值，几乎是不可缺少。

当血液总量及其中某种成分发生变化或对器官、组织的血液供给量不足时，可造成器官和组织的损伤，影响其功能，严重时甚至危及生命。因此，需要及时通过输血予以补充和调整。

1900年，Landsteiner发现了人类的ABO血型，使献血和输血挽救生命成为现实，并不断发展完善。经过一百多年的有序发展和进步，现在输血已经成为医学临床和急救工作中不可缺少的有效救治手段，捐献血液和血液及其成分的采集、检测、加工制备、储存、分配、运输和发放、输注，已经成为有法律规章可遵循的一整套完整工作体系，正在不断发扬光大，造福于世人。

目前而言，血液在医学临床中的作用是特别重要的，而且其在医学临床中的这种重要作用，目前是无法替代的。

（李　航　李慧文）

参考文献

[1] 王庭槐. 生理学［M］. 9版. 北京：人民卫生出版社，2018.

[2] 李继承，曾园山. 组织胚胎学［M］. 9版. 北京：人民卫生出版社，2018.

[3] 王憬惺. 输血技术学［M］. 北京：人民卫生出版社，2013.

[4] 李慧文，李航. 血小板及其捐献与输注［M］. 北京：中国科学技术出版社，2017.

[5] 大久保康人. 血型与输血检查［M］. 李慧文，等译. 北京：中国科学技术出版社，1996.

[6] 倪道明. 血液制品［M］. 北京：人民卫生出版社，2013.

[7] 魏亚明，吕毅. 基础输血学［M］. 北京：人民卫生出版社，2011.

[8] 王德炳. 血液免疫学［M］. 北京：北京大学医学出版社，2009.

[9] 杨成民，刘进，赵桐茂. 中华输血学［M］. 北京：人民卫生出版社，2017.

Chapter 2
第二章

采血、献血和输血的发展概况

献血的历史是从流血和放血开始的。献血和输血理论的发展史，是人类认识血液和了解血液的进化史。不论是原始的放血和喝血，还是现代捐献全血、捐献单采成分血及临床输血，其目的都是治病救命，强身健体。用献血和输血的方法治疗疾病、拯救生命这一设想能够实现和发展，应该归功于血液循环、ABO和Rh等血型系统、输血和血液抗凝及保存技术的发现和发展。如今，输血已成为医学临床和急救中不可缺少的重要的救治手段之一。在人造血液还不能完全取代人体血液的情况下，医学临床和急救所需要的血液或血液成分，仍需符合《献血者健康检查要求》者捐献。为了治病救命，全球每年有近亿人次无偿地捐献全血、血液成分（骨髓血、外周血造血干细胞及脐带血）。现在的献血和临床输血与人类生活关系越来越密切，几乎是密不可分，甚至献血救人已经成为部分健康人生活的一部分。

第一节 采血、献血和输血发展概况

在古罗马的竞技场上，每当角斗士在殊死搏斗中被打得头破血流、瘫倒在地时，观看者就会蜂拥而上，争相吸吮从角斗士体内流出的鲜血，他们认为刚从角斗士体内流出的鲜血最具生命力，喝下角斗士的血，就可以将角斗士的力量和强健的体魄转移到自己的身上。古时候人们认为，患病是恶魔进入人体血液中作怪而引起，所以用放血的方法来驱赶恶魔。历史上曾用放血的方法治疗精神病、麻风病、面赤、头晕等病，我国民间至今仍有人用放血或放血后再拔火罐的方法治疗风寒、头痛及用放血的方法治疗面赤、头晕和高血压的做法。古人认为血液即是生命，人体缺少血液，就需要补充，因此，有人将健康人的血液放出，补给伤病患者，疗伤治病。日本曾有一出古典戏剧，剧中有一位父亲为了治好儿子的麻风病，把自己的血液献出来，让儿子喝的场面。史料记载，古埃及国王在掺了人血的水中沐浴，以治疗象皮病。这种放血和喝血疗法，沿用了许多年，人们乐此不疲，而且一部分人深信不疑。

1616 年，英国医学家威廉·哈维发现并报道了血液循环后，人们才开始通过经血管输血的研究。首先是德国化学家利巴维斯撰书谈论输血方法，他让身体健壮的年轻人充当献血者，体弱的老年人为受血者，用两根银制的管子将年轻人的动脉血管和接受血液的老年人动脉连接起来，使年轻人的血液流到老年人的体内，目的是使老年人返老还童。1639 年，英国发明家波特牧师开始研究如何给人输血。1652 年，波特牧师在给友人的信中，详细地介绍了用雏鸡的胃或动物的膀胱做盛血的器皿，与用象牙制成的导管连接制成输血器具，用于采血和输血。1665 年 2 月，英国的理查德·洛沃成功地完成了以狗为献血者和受血者的狗与狗之间的献血和输血。他把一只健康狗的血采出来，然后再输给另一只被放了血，而且已经发生失血性休克濒临死亡的狗的体内，被放血的狗接受了输血以后，豁然精神旺盛，摇着尾巴跑了起来。理查德·洛沃被后人认为是在两个动物之间进行输血的成功者。

法国数学和哲学教授、国王路易十四的御医，吉恩巴波蒂斯波·丹尼斯，在进行狗与狗相互输血获得成功之后，又设想将动物的血液采出来输给人，以达到治病救人的目的。于是，1667 年 6 月 15 日，他给一位因长期发热，曾多次施行放血治疗的 15 岁孩子，再次放了约 100 mL 血之后，将孩子的静脉用输血器与羊的颈动脉连接起来，输入了近 300 mL 羊的血液。之后，这个孩子一扫过去嗜睡和精神错乱的状态，奇迹般地精神起来，病也好了。这一收获使吉恩巴波蒂斯波·丹尼斯信心大增，他决心再做更多的病例实验，以证明用动物作为献血者的输血疗法的作用。随后，他在一位狂躁症患者妻子的要求下，开始了以输血治疗狂躁症的试验。第一次，当狂躁症患者正在发病时，他给患者输注了一头性情极温和小牛的约 150mL 血，输血后患者的病情有所好转；数日后，那位狂躁症患者的妻子，再一次强烈要求吉恩巴波蒂斯波·丹尼斯给其丈夫输血。因此，吉恩巴波蒂斯波·丹尼斯又给那位狂躁症患者进行了第二次输血。这次，丹尼斯的试验失败了，他的设想从此再也没能如愿。吉恩巴波蒂斯波·丹尼斯被后人视为将动物血输给人的创始者。当时十分盛行的说法是给精神病患者输性情温和动物的血，可以治疗狂躁症及精神病，输动物的血液还可以改变一个人的性格等。甚至传说给狗输了羊的血液，狗会长出羊角和羊毛；给狐狸输羊的血液，狐狸会不再吃羊。尽管这种说法十分盛行，人们还是感到输血的害处要远远大于益处。至此，人们靠输血治疗的设想，仍处在幻想阶段。而失败，又使人们对这种设想增添了几分怀疑，从而加以阻挠。

1795 年，美国的菲思吉克，开始了以人为献血者的试验，将一个健康人的血液采集出来，再输注给另一个人。由于菲思吉克的试验比他的校友，詹姆斯・布兰德尔（1825 年在美国医学杂志上报道人与人之间输血试验获得成功）的试验时间早 30 年。因此，菲思吉克被后人确定为进行人与人之间输血的第一人。1825 年后，布兰德尔又在狗身上做了 14 次采血和输血实验，并且做出了十分科学的结论，即：①将血液从接受试验者的体内采出来，随后再立即还输回接受试验者的体内，其结果是血液不会失去活力，接受试验者的生命不会有危险；②静脉的血液和动脉的血液，在输注时同样有效；③即使输入患者体内的血液比失去的血量少，也一样可以起到救命的作用；④给狗输注人的血液，不如给狗输入狗的血液更有效；⑤不同种群之间，不宜相互输血；⑥人血凝固的速度，要比狗血凝固的速度迟缓一些；⑦用注射器进行输血，比较容易操作，等等。布兰德尔的这些试验，使人们了解了异种动物之间相互输血做法的利弊，开始了同种动物之间的输血。布兰德尔是一位妇产科医师，由于他所创立的同种输血的做法，不是建立在血液免疫学基础上，所以，在他以后的若干次为挽救产妇，因失血过多而导致休克的输血中，虽然献血者均为同种人，但仍然是成败参半。经过几个世纪的生死探索，由于人们未能看到人与人之间，同种输血的安全性和实际成效，人们便开始进行替代血和自身输血的研究。

1854 年，当欧洲流行霍乱时，鲍威尔提出乳汁进入体内可以变成血液的说法，当患者失血过多而危及生命的时候，可以用牛奶代替血液输注给患者。1881 年，舒瓦克斯又提出生理盐水可以与血液混合，生理盐水与血液混合后可以增加循环血液的总数量，当人失血过多生命垂危时，用生理盐水替代血液输注给患者，可增加患者的有效血容量，从而达到拯救生命的目的。这就是人类最早的关于替代血的研究。而舒瓦克斯提出的，用生理盐水替代血液输注给患者，增加患者有效血容量的做法，沿用至今。生理盐水也就成为最早的替代血。

1874 年，英国的海默尔提出自体输血的方法。他认为，在没有安全献血者的时候，可以将产妇自身流出的血液收集起来，再回输到其体内，并认为这种自体血回输的办法，是拯救产后大出血产妇生命唯一安全有效的办法。

第二节 现代采血、献血和输血的发展概况

1900 年，奥地利维也纳大学免疫学和病理学家卡尔・兰德斯坦纳和他的同事们，发现了人类 ABO 系统血型的 A 、B 、O 三种血型。随后，又发现了 ABO 血型系统中的第四种血型

和 Rh 血型系统，即 AB 型及 Rh（D）阳性血型和 Rh（D）阴性血型，从而结束了之前人类在血液疗法领域中曲折的探索。ABO 血型系统和 Rh 血型系统的发现，开创了人类献血和输血的新纪元。它不但解开了自布兰德尔以来因输血造成的不良反应，乃至死亡的恐惧之谜，也开启了人类步入红细胞类配型及输血疗法殿堂的大门。因此，卡尔·兰德斯坦纳被誉为“人类血型之父”，并于 1930 年获得诺贝尔生理学或医学奖。

红细胞血型技术在献血和输血中的应用，使人类苦苦研究了几百年的放血和输血疗法，真正成为治病救命和强身健体的一种有效的治疗手段。由于输血器材和血液抗凝及营养保存剂的研究和发展，相对晚于 ABO 血型的发现，因此，最初的献血和输血都是在床头进行的床边采血和输血。即检测完伤病患者和献血者的血型，确认血液相合后，就在床边将献血者的血液采集出来，立即输给躺在旁边的伤病患者。尽管这种模式的采血和输血，现在看起来十分原始。但比波特牧师当年向友人介绍的输血方法更加科学了，而且确实可以收到治病救命和强身健体的效果。

人类献血活动是随着血型的发现、采血和输血器具的改进、血液抗凝和细胞营养液及保护剂的研制、血液和血液成分的采集、血液成分的分离制备、采血和输血过程中消毒方法和输血技术的发展而完善普及的。

1921 年，英国红十字会的波瑞·奥立弗组织成立了献血者协会，并在伦敦建立了世界上第一所血库，为了保证有充足的血液来源，当时是通过健康人的有偿供血来满足医学临床和备战需求的，也就是通过经济补偿来征募更多的人来献血。随后，苏联的巴格达萨于 1926 年，在莫斯科开始了募集献血者的活动。1927 年，美国在纽约也成立了有偿供血者的组织。1928 年，在美国纽约又诞生了与有偿供血者组织性质完全不同的，自愿无偿献血者组织，但是无偿献血者所捐献的血液难以满足需求，有偿供血仍为主流。随着社会的发展，这种有偿供血模式逐渐显现出其局限性和弊端，出现了穷人有偿供血，富人有偿用血等社会伦理问题。职业有偿供血者也在这个时期出现，由于有偿供血的目的是获取经济利益，部分高危人群进入了职业有偿供血者的队伍，隐瞒病史、冒名顶替有偿供血等时有发生。1942 年，美国发生了有偿供血导致乙型肝炎病毒传播事件。鉴于有偿供血的安全性和伦理及社会因素等，人们开始反省有偿供血模式，部分国家开始尝试“义务献血”“互助献血”等模式，但血液的供应和安全问题始终得不到良好的解决。1972 年，时任美国社会福利与保障部部长 Elliot Richardson 提出：究竟“用什么样的制度，才能保证血液供应的充足和安全？”并要求研究部门开展研究。随后，很多社会学家和伦理学家纷纷对这个问题开展了研究。其中，英国著名社会学家 Richard Titmuss 提出无偿献血的理念，提出无偿献血，是献血者给需要输血延续生命伤病患者的一种礼物，只有无偿献血，才能有效地建立血液供应和安全良好的血液保障机制。他的观点也支持了红十字会的提倡，很快就被社会各界所接受，被很多国家用来作为国家血液保障政策，进行推广。

1932 年，在莫斯科急救医院工作的外科医师 S.S.Yudin，制造了一套比较完善的尸体血采集设施，开始以尸体为血液来源，从尸体收集血液，进行输血的工作。西班牙内战期间，也有人提出，以死者的尸体作为血液来源的提案，引起了西班牙社会各界的普遍关注和争议。1937 年，S.S.Yudin 在苏联发表了以 1000 具尸体作为血液的来源，采集尸体血液进行临床医疗和急救输血的论文，此论文引起了全世界的震惊。因此，当曾于 1936 年慕名到莫斯科访问并参观 S.S.Yudin 进行尸体采血操作及其采血设施，并计划回国后立即开展此种采血的美国伊利诺伊州大学的 M.Visscher 教授，向其所在大学的外科，提出采集那些没有亲戚朋友的死者的血液去挽救他人，并要求在医院停尸间摆放从事尸体采血的设施，此要求不但没有获得批准，反而引起了非议。官方认为，出于人道主义的观点，不应批准以尸体为血液来源的申请。

1937 年，美国芝加哥建立了第一所附属于医院的血站，后改名为“血液银行”，同时建立了初步标准化的采血、配血、储存、分配和运输等操作流程，血站一经创立即被纳入《生物制品管制法案》监管之下。因提出“血液银行”概念而名噪输血界的 Fantus，曾有过以尸体为血液来源，采集尸体血液的念头，但真正付诸实践的还是 S.S.Yudin。

第二次世界大战爆发后，参战各国都积极地动员国内公民献血，将募集到的血液制成各种血液制剂（主要是干燥血浆）送往前方各自的军队。1937 年，美国红十字会展开了全国性的献血运动，到 1941 年共募集到 1300 个单位的血液，这些血液大部分使用弗洛斯特和莫德在 1935 年开发成功的干燥血浆制备技术，制备成干燥血浆供给了本国的军队。1946 年，在英国举行的第 19 次国际红十字会与红新月会联合会理事会上，以文件的形式通过了推动无偿献血的原则，此后，国际红十字组织将推动无偿献血工作作为自己组织的一项任务，做了大量的工作。随后，美国红十字会制定了在全国兴建血液中心的计划，并在纽约的罗切斯特建立了世界上第一个红十字会的血液中心。到 1962 年，美国红十字会共在全美国设立了 55 个血液中心，在当时，这些血液中心与具有 4400 个医院院内血液中心和 123 个独立运营，并以买卖血液及存血还血制度为主体的血液银行相比，虽然有些势单力薄，但在无偿献血活动的开展和运作方面，是一个成功的尝试，对无偿献血活动在世界范围的开展起到了积极的促进作用。

1957 年，美国华盛顿大学的多纳尔·托玛斯医师，将经过抗凝和过滤的正常人骨髓血，通过造血功能出现障碍患者的静脉输注到其体内，从而打开了骨髓移植（骨髓血输注）的成功之门；1958 年，法国科学家 Jean Daussetnt 发现了第一个白细胞血型，目前已经发展成为具有 A、B、C、D、DR、DQ 和 DP 七个系列的白细胞血型系统，从而开启了细胞、组织和器官移植之路，也为骨髓血和外周血造血干细胞移植输注的广泛开展，奠定了理论和技术基础。1967 年，多纳尔·托马斯发表的报道称，将正常人的骨髓移植到患者体内，可以治疗造血功能障碍。他也因此荣获诺贝尔奖。

随后的研究和实验证明，骨髓血中含有大量的造血干细胞，通过静脉输注 HLA 配型相合的骨髓血，或造血干细胞混悬液的骨髓移植，是可以治疗造血功能障碍等 70 多种恶性顽固性疾病的。这也验证了 1908 年，柏林血液学会议第一次提出推测有造血干细胞存在的“干细胞”概念。干细胞的发现和实验进展，进一步拓展了造血干细胞治疗的可能性。1964 年 1 月 29 日，中国 38 岁的医师陆道培，在北京大学人民医院，为患有重度再生障碍性贫血的患者，输注了其有身孕的孪生姐妹的骨髓血，获得成功；1968 年，美国明尼苏达州的 Gatti 和 Good、威斯康星州的 Bach 等也先后开展了骨髓移植，获得了成功，使骨髓和造血干细胞移植技术得以广泛应用。

自血液事业萌生之日起，就存在有偿和无偿两种献血形式。由于战时血液服务和无偿献血的作用及贡献巨大，各国政府和红十字会都将血液事业，特别是将血液的募集作为社会公益事业来开展。但是，在相当长一段时间里，一直是有偿供血和无偿献血并存。1970 年，英国社会学家泰特莫斯，将供血者分为八种类型，他在批评美国在一些医院院内血液中心实行卖血的同时，也对欧洲各国盛行的无偿献血制度给予了褒扬，他认为唯有全社会的无偿献血才是社会福利的基础。1973 年，在德黑兰举行的第 22 次红十字与红新月国际大会上，首次规范了无偿献血者的概念。并指出：推动自愿无偿献血是发展血液事业的根本。1946 年以来，世界卫生组织、国际红十字组织和国际输血协会曾多次向各国发出呼吁，强调从人道主义角度出发，以志愿无偿献血来保障医学临床用血，并以此为基础建立自给自足的志愿无偿献血体系。确定输血事业应遵循在无偿献血的基础上，谋求发展的原则，献血是相互帮助，是无私奉献精神的体现，决不能带有强制性。无论在献血者个人方面，还是在献血的组织发动方面，都不能以金钱和利益作为行为的动机。目前，只有少数几个国家，仍然存在以有偿供血为医学临床提供血液的现象。大多数国家和地区已经实现了，靠志愿无偿献血者所捐献的血液、血液成分以及骨髓血，来满足医学临床用血的目标。还有部分国家和地区不但实现了以志愿无偿献血来满足医学临床所需要的血液、血液成分及骨髓血，还基本上实现了教学、科研和血液制品生产所需的血液或血液成分也由志愿无偿献血者提供。

血液疗法在中国有着悠久的历史。我们的祖先很早就开始利用放血祛风，治疗风寒、癫痫、抽风，利用放血减压治疗高血压、头晕和红脸病等疾病。1918 年，北京协和医院院长刘瑞恒、Kilgore 等在上海首先报道了中国人的血型分布（即后来命名的 ABO 血型）。1921 年，北京协和医院施行了几次临床输血，虽然献血者均为设计者和实施输血术的医务人员及伤病患者亲友、同事或同学等，但它开辟了中国现代献血之先河。1928 年，北京协和医院对献血者实行登记编号并施行体格检查。1932 年，在北京协和医院工作的 Chue C.Y. 和 Wang S.H. 报道了组织和检测有偿献血者的方法，自 1925 年起，登记献血者 1265 人，一次最大采血量为 500 mL，两次采血之间的间隔为 4 周。以后也有临床输血的案例，因为案例比较少，没有形成规模，所需的血液，大部分也都是由医务人员和伤病员的亲友、同事或同学等志愿无偿捐献的。像著名爱国将领冯玉祥、吉鸿昌，抗日战争时期中国红十字会总会昆明办事处主任倪葆春等，都是我国早期的志愿无偿献血者。被誉为国际共产主义战士的白求恩医师，既是中国野战条件下采血和外科输血的开创者，也是中国早期的志愿无偿献血者。

抗日战争时期，在中国人的眼中，“输血”是一件非常神奇而新鲜的事情，当时这种神奇的方法，只有北京、上海、广州等少数几所大医院才能做。在野战条件下进行采血和输血，当时中国军队里的大部分医务人员连听都没有听说过。许多抗日将士因战伤失血过多而导致休克、死亡。1938 年 6 月，在加拿大志愿者白求恩医师的建议下，八路军在五台县松岩口军分区后方医院，举办了野战外科输血培训班。在培训班上，白求恩医师首先详细讲授了输血疗法在野战外科的重要性、血液和ABO血型的基本知识、标准血清的制备、血型的鉴定及配血实验、采血和输血的方法等。并将一名因胸部外伤失血过多，正处于昏迷状态的术后伤员推到讲课现场。白求恩医师指着伤员对学员们说："现在，我来进行野战外科条件下采血和输血的示范操作，你们哪一位敢第一个来献血？"当时年仅32岁的军分区卫生部部长叶青山挽起袖子，走上前说："我来献血！"白求恩医师十分高兴地为他验过血型，做好配血试验后，让叶青山和伤员头脚相反躺在床上，拿出简易输血器具（在带有针头的橡胶管中间装了一个三通阀门，再将三通阀门与注射器相连接），将输血器两侧的针头一侧刺入叶青山左前臂肘部静脉，另一侧刺入伤员的左前臂肘部静脉。白求恩医师把输血器上的阀门开通后，还带有叶青山体温的血液就流入了伤员的体内。伤员苏醒了，在场的人们都高兴地欢呼跳跃。第二个伤员又被推进了讲课现场，白求恩医师主动躺在伤员的身旁，不容否定地说："我是O型血，这次抽我的。你们谁第一个来操作？"神奇的输血抢救疗法就这样在边区迅速传开，边区人民踊跃报名献血，仅经检验血型、登记入册的志愿无偿献血者就达上千人，很快就有了一支由1000多名身强体壮的青年组成的，野战志愿无偿献血者预备队，白求恩医师高兴地称这支志愿无偿献血者队伍为"群众移动血库"。白求恩医师是国际，特别是中国开展战场外科输血救治伤员的先驱者，也是野战外科输血事业的奠基人，更在中国人民的心目中留下全心全意为伤病员的精神遗产。

1938年1月24日，由美国输血界前辈、芝加哥大学医学院教授O.H.Robertson和3位美籍华人发起的美国医药援华会（ABMAC）在纽约注册成立，曾在北京协和医学院工作的Frank L、Meley、JohnScuddr等医师成为该协会的骨干，为此，这些爱华人士，为援助中国建立抗战血库做了精细的准备，从设备、药品耗材、技术、到人员招募等，先后筹资20多万美元、物资总重量超过67吨、消耗材料足够两年之用。很短的时间内，就在全球范围招募到，包括易见龙、黄庆生、黄若珍等10名管理和技术骨干人员，准备运到中国建立抗日战场"援华血库"。1941年，在加拿大留学的中国医学学者易见龙医师（1904—2003年），毅然决定放弃世界一流实验室的工作及优厚的生活待遇，果断地向美国医药援华会申请到纽约，参与筹备的援华血库，立即获得批准，并被任命为援华血库筹备主持人；当时，正在美国威斯康星大学从事微生物研究工作的黄庆生博士被任命为第二主持人。易见龙医师迅速赶到美国纽约，跟随美国纽约中央医院血库主任、医药援华会血库设计委员会主席John Scudder教授等学习血库运作的全面技术，后到费城Bryn Mawr医院随Strumia等学习血浆冻干技术。1943年6月7日，易见龙等主持的援华抗日血库在美国纽约正式揭幕，半年之内登记的志愿无偿献血者高达1157人，这些志愿无偿献血者除华人外，还有美国人、印第安人、日本后裔等；特别是时任中华民国中央政府卫生署署长的刘瑞恒医师、中央卫生实验院院长朱章庚医师、中国驻纽约总领事于峻吉等都率先捐献了自身的血液。1943年年底，援华抗战血库即开始将全部器材跨过大西洋、穿越加勒比海、经过巴拿马运河进入太平洋，绕道新西兰的惠灵顿港到印度加尔各答，再由美国空军越过海拔4500～5000 m高的"驼峰航线”，空运到中国抗战大后方的昆明市金碧路昆华医院（今云南省人民医院）。1944 年 7 月 12 日，这个援华抗战血库正式更名为中华民国中央政府军政部“军医署昆明血库”并举行在华开业仪式，易见龙医师任主任、黄若珍医师任副主任，雷滋德、林如斯（著名作家林语堂之女）、陈秀英、刘覃志、窦路德、倪葆春等为主要成员，当时全国各大报纸和通讯社纷纷报道这个隆重的开幕仪式。抗战血库开始运行后，昆明各界人士和军人、学生们热情志愿无偿献血。该市的中国银行经理王正芳先生，携其儿子捐献出了“父子血”，西南联大学生们更是踊跃报名并前往血库捐献血液。盟国军队米道顿上校、弗朗哥上校、培根少校等 7 名官兵慷慨捐献出他们宝贵的鲜血；200 多名中国军人，在战火纷飞和杀敌的间歇，也为受伤战友们捐献了血液。抗战援华血库在昆明运行 13 个月，志愿无偿献血者达 7000 多人，采血总量超过 300 万毫升（人均 428.6 mL），并制成冻干血浆 3000 多瓶，全部送往抗日战争前线。中国红十字会总会昆明办事处主任倪葆春和国民政府军政部军医署血库主任易见龙联合向无偿献血者签发了“输血证”，应该叫“志愿无偿献血证”。以易见龙教授为首的军医署昆明血库及其工作业绩，是世界输血医学发展的一个重大事例，更是中国战略血库建设的历史性创举；易见龙教授也因此成为中国战略血库建设和管理的奠基者，他的名字将永远载入中国输血医学发展史中！1946 年 6 月 1 日，昆明军医署血库奉命与当时在上海的中华民国国防医学院（后改为中国人民解放军第二军医大学）静脉液部合并，改名为血液血浆静液系血库，并于 1948 年 4 月 19 日成立了“自动捐血团”，时任中华民国军医总署署长兼国防医学院院长、中国杰出人体生理学家林可胜教授，带头无偿捐献血液。

1947 年 9 月，中华民国南京中央医院（今南京大学医学院附属金陵医院）血库由罗伯特林主持成立，开始招募志愿无偿献血者并采集血液，还设计了在冷藏箱内保存全血技术和装备。此时中国只有北京、上海、广州和南京等少数城市的大医院设有血库，20 世纪 40 年代中期，中国的采血主要使用枸橼酸钠抗凝，献血者和受血的伤病患者并排躺在手术室内，用大注射器采血和输血（俗称：床边输血），冷藏全血则用密闭式储存血瓶采血和储存。

1951 年 2 月，南京市抗美援朝医疗团中的血库队到达长春，肖星甫医师担任队长，他率先采用解放战争缴获中国国民党军的美式输血器材，开始以密闭式血瓶采血，创造性地利用驻防在长春的第 18 陆军医院地下的一段巷道，代替冷藏箱保存采得的血液。肖星甫领导的南京市抗美援朝医疗团血库队，创建了新中国输血史上第一次《献血者体检和实验室检测标准》；第一次采用密封玻璃瓶连同其他器械消毒后备用；第一次对医院随时配备了已经消毒的输血器材；又第一次在输血后常规填写输血不良反应卡。1951 年 11 月，他奉命赴朝鲜主持重伤员的输血救治和急性手术，并在中国人民志愿军第二基地医院院长董炳昆支持下，利用山洞建立起第一个野战血库。后来，肖星甫担任中国医学科学院输血研究所创所所长，在中国第一次主持输血专业技术培训班，开启中国成分输血之先河，主持起草若干个有关献血和输血法规的草案，主编第一部《中国输血》《输血技术手册》等，成为中国输血事业的领军者和中国现代输血医学学科建设的奠基人之一。

1953 年 1 月 1 日，中国第一所自行筹备的大型血库，中国人民解放军原中央军委卫生部中心血库在沈阳成立，由我国著名的医学教育家、军事医学科学与外科学的奠基人沈克非教授任主任，易见龙教授任顾问，上海医学院副院长、著名的外科专家左景鉴教授和内科学权威朱益栋教授及肖星甫医师任副主任，微生物专家杨叔雅教授和药物学家徐择隣教授任特邀专家。在短短3个月内建成了我国自行设计的第一个大型血库，并完成了运血箱、冷链送血车等的设计和陆路长途运血及分离血浆等研究，于1953年的4月1日开始向朝鲜前线的中国人民志愿军供应全血、红细胞及血浆，同时还供应了已包装和消毒的输血器材。3个月内接受输血的伤员总数超过前2年多的总和，因战伤失血所致休克死亡率明显降低，志愿军某兵站医院领导曾激动地告诉杨成民等来访者，该院伤员现场死亡率自中心血库供血后，下降了90%。东北地区百万军民志愿无偿献血，为朝鲜前线的志愿军提供了大量的全血、红细胞及各种血浆制剂，当时的东北军区后勤卫生部第一医管局政治部为志愿无偿献血者颁发了献血证；原中央军委卫生部中心血库全体英雄们付出了巨大的辛劳，他们也为现代战争中血液保障系统建设留下了重要的宝贵经验，做出了历史性和具有强大政治意义的贡献。

1957年8月，中国人民解放军军事医学科学院在天津建立了输血及血液学研究所，著名的血液学家邓家栋教授任创所所长。1958年，军事医学科学院创建的输血及血液学研究所划归中国医学科学院管理，在所内设立了血站，承担中国封闭式采输血、成分输血等的研究和培养我国输血事业技术骨干等工作，并于1958年在天津由国家卫生部主持召开了第一次输血会议，时任部长钱信忠对加强我国输血研究与临床输血安全工作做了重要的讲话，随后又举办了首届输血培训班，为随后各省级血液中心和地市级中心血站的相继建立打下了良好的基础。1965年，中国医学科学院输血及血液学研究所血站迁移至四川成都，1966年经国家卫生部批准，在中国医学科学院输血及血液学研究所血站的基础上，在成都建立了中国医学科学院输血研究所，从而中国有了独立的国家级输血医学和输血事业的研究机构，从而输血技术在全国得到了普及，临床用血量逐年递增，有偿献血（有偿供血）应运而生，并成为解决临床、急救、科研、教学及血液制品生产所需血液和血液成分的主要来源。

1975年，世界卫生组织在日内瓦召开的第28届世界卫生大会上，首次通过了关于血液安全战略的决议，将推行志愿无偿献血作为全球血液安全战略之首要环节，内容包括：促进发展中国家的血液服务基于志愿无偿献血制度，制定有效的法律监管血液工作，并采取必要的保障措施，确保献血者和受血者的健康和安全。之后，世界卫生大会（World Health Assembly，WHA）及其执委会还相继通过了一系列进一步加强血液安全的决议，包括1975年通过的关于《血液及血液制品的使用和供给》的WHA28.72决议。

1978年11月24日，中华人民共和国国务院为了解决职业供血（卖血）中存在的弊端和血源不足、血液质量低劣、献血和血液安全等问题，以国发〔1978〕第242号文件的方式，转发了国家卫生部《关于加强输血工作的请示报告》，报告中强调：实行公民义务献血制度，是改变我国落后面貌，解决医疗和战备储备用血的一项根本办法。各地要把输血工作当作一项重要工作抓起来，加强领导，不断总结经验，切实把输血工作做好。

1984年，在大连召开的全国输血工作座谈会上，总结了国家实行公民义务献血制度，6

年来的工作经验，提出提倡和鼓励公民无偿献血，并要求各地积极创造条件，逐步使公民义务献血从有偿（发放误工费、营养补助费、营养品供应票券和给予带薪休假等）向无偿志愿献血（公民献血后不发放误工费、营养补助费和营养品供应票券，无带薪休假）过渡。随后，中国红十字会总会会同中华人民共和国卫生部设计并制作了全国统一的第一代无偿志愿献血证（图 2-1、图 2-2），由各地红十字会和采供血机构颁发给，进行了无偿献血的无偿志愿献血者。

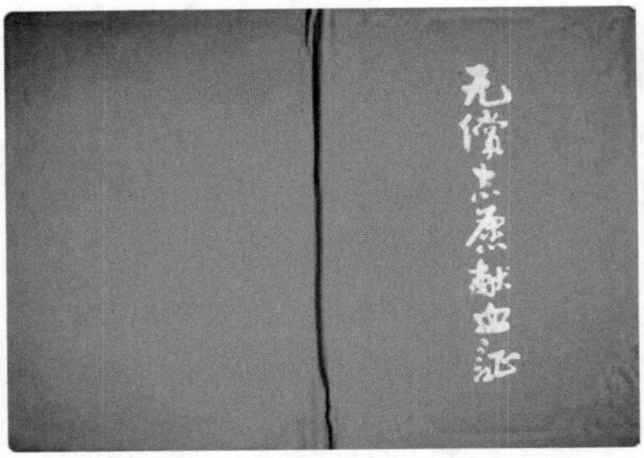

图 2-1　无偿志愿献血证封面

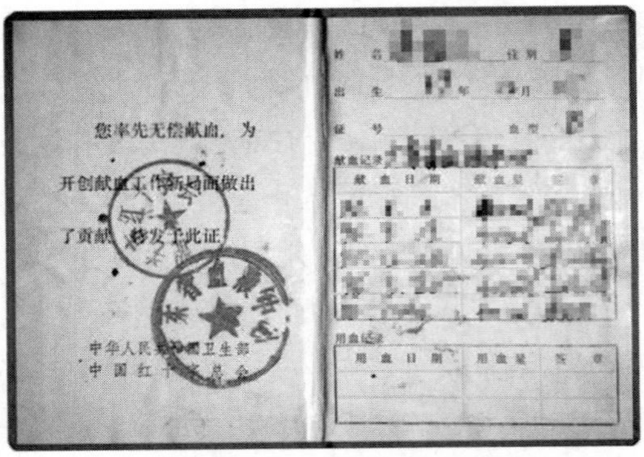

图 2-2　无偿志愿献血证内容

1987 年 6 月 8 日，为规范和促进无偿献血活动的开展，中华人民共和国国家卫生部和中国红十字会总会联合颁布了《无偿志愿献血奖励办法》（试行稿），办法明确规定“无偿志愿献血者系指献血者献血后，在献血单位和本人工作单位均不领取营养费、各种补助费和其他报酬者。”无偿志愿献血者及其配偶和直系亲属因伤病用血，可以凭无偿志愿献血证和用血发票或收据，到采其血液的采供血机构等量报销血液成本费（返还从所接受其捐献血液之伤病患者处收取的献血营养费）；并确定以后每两年召开一次全国无偿献血表彰大会，表彰在无偿献血方面做出了突出贡献的单位和个人。《办法》还规定：无偿志愿献血 1000 mL，授予无偿志愿献血铜质奖章；无偿志愿献血 1600 mL，授予无偿志愿献血银质奖章；无偿志愿献血 2400 mL，授予无偿志愿献血金质奖章；无偿志愿献血 3400 mL，授予无偿志愿献血奖杯奖。在该表彰办法生效的 12 年中，中国红十字会总会联合中华人民共和国国家卫生部，共举办了六届全国无偿献血表彰大会，为 893 位无偿志愿献血者颁发了刻有获奖者名字和颁奖时间的无偿志愿献血奖杯和荣誉证书。

1987 年 9 月 11—14 日，第一次输血专业学术交流大会在成都召开，交流了开展公民义务献血和无偿志愿献血、采供血和临床输血方面的新技术、新方法和经验教训等，有效地促进了公民义务献血和无偿志愿献血、采供血和临床输血工作的发展。

1987 年，中国输血协会筹备委员会，在成都依托中国医学科学院输血研究所成立，并开展了一系列筹备工作；1988 年，中国输血协会正式成立。随后中国输血协会，委托大连血液中心组建了无偿献血促进委员会，时任大连血液中心主任的姜学安（1933—2019）任创会主任委员，积极推动无偿献血工作。

1988 年，中国输血协会筹备委员会与中国医学科学院输血研究所，联合创办了《中国输血杂志》，并请中国书法家协会时任主席赵朴初先生为杂志题写刊名。

1988 年 9 月，经中华人民共和国国家卫生部批准，在上海血液中心设立“世界卫生组织输血服务发展和研究合作中心”。

1989 年 1 月 28 日，上海市人民代表大会常务委员会通过《上海市公民义务献血条例》，这是我国第一部关于推动献血的法规，它虽然是一部地方性法规，但是它引领出了若干个省市，甚至全国关于献血输血法规的起草和颁布施行。

1992 年 7 月 30 日下午，时任国务委员的李铁映同志，在北京人民大会堂，会见时任美国红十字会 HLA 实验室主任、国际著名血液免疫学专家李政道先生时，明确指出：中国输血事业发展的总方向应该是无偿献血。目前，我国一些地方卖血甚至出现“血霸”。有偿献血确实弊端很多，有偿献血和变相有偿补助阻碍了血液事业的发展，要取消卖血，尽快缩小有偿献血的比例，扩大无偿献血的比例。随后，中国红十字会总会会同原卫生部设计并制作了全国统一的第二代无偿献血证（图 2-3 ~ 图 2-5）。

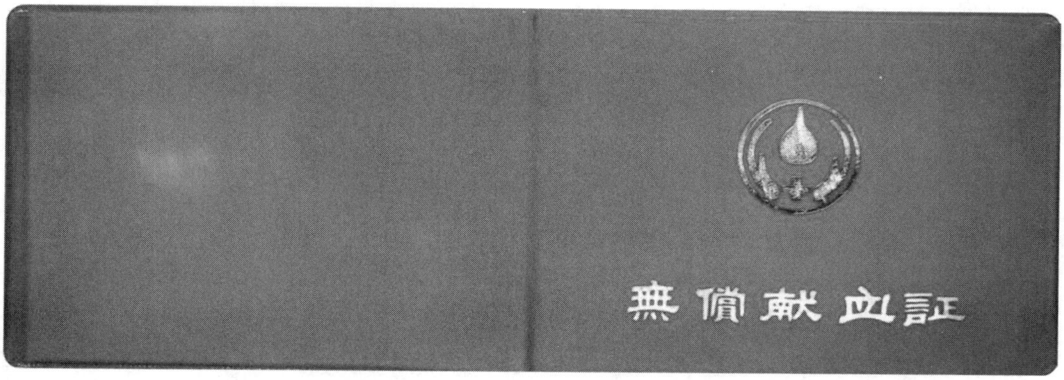

图 2-3　第二代无偿献血证封面

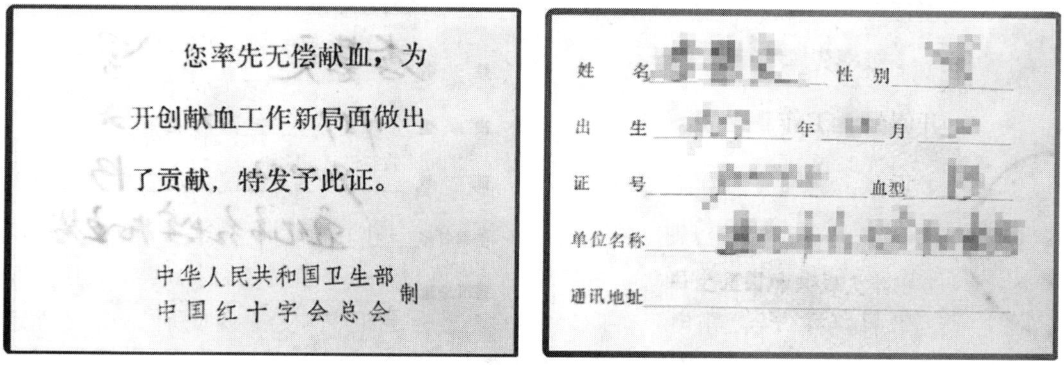

图 2-4　第二代无偿献血证内容

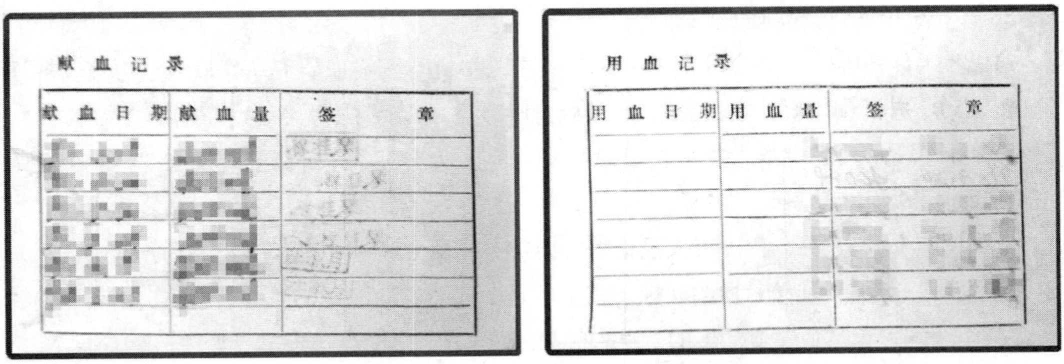

图 2-5　第二代无偿献血证内容

1993 年 3 月 20 日，签发了中华人民共和国国家卫生部令（第 29 号）《采供血机构和血液管理办法》。《采供血机构和血液管理办法》的第一条明确指出："为加强采供血机构和血液管理，保证血液质量，推行无偿献血，保护公民健康制定本办法。"

1993 年 10 月 31 日，中华人民共和国第八届全国代表大会常务委员会，第四次会议通过了《中华人民共和国红十字会法》。《中华人民共和国红十字会法》规定：红十字会"参与输血献血工作，推动无偿献血"。这是我国第一部涉及献血且是提出推动无偿献血的国家法律。随后，中国红十字会总会又会同原卫生部，设计并制作了全国统一的第三代无偿献血证（图 2-6、图 2-7），大力推动无偿献血。

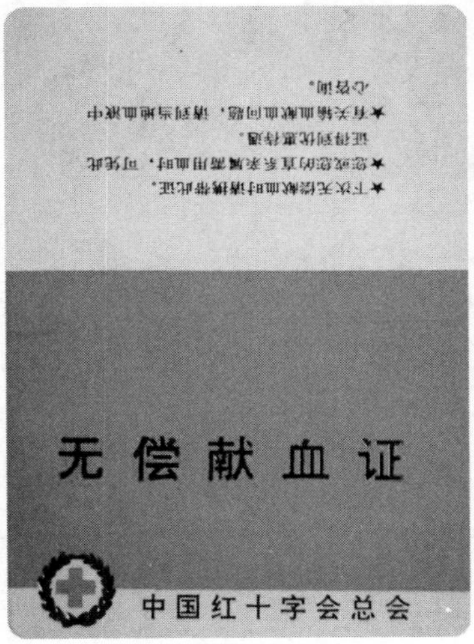

图 2-6　全国统一的
第三代无偿献血证封面

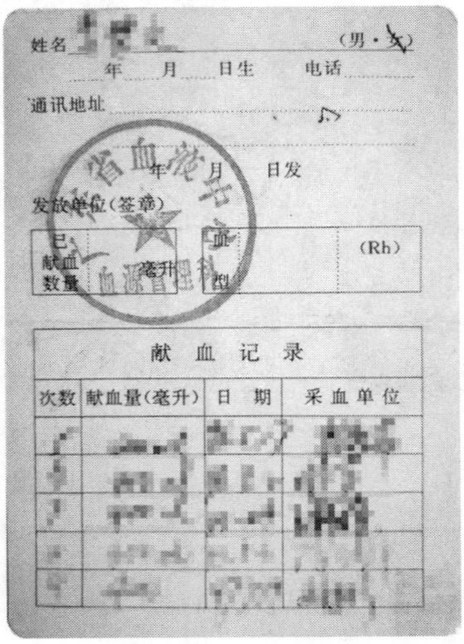

图 2-7　全国统一的
第三代无偿献血证内容

1994 年 5 月 7 日，为防止各地在推动无偿献血过程中，再出现公民义务献血那种高补贴、放长假、公费旅游等无偿献血有偿化现象，避免无偿献血重蹈公民义务献血越搞越艰难的覆辙，促进无偿献血更有效地健康发展，在李慧文（其间借调在中国红十字会总会血液事业部帮助工作）的建议下，中国红十字会总会在大连召开了"中国红十字会首届无偿献血经验交流会暨研讨会"，会上重申了 WHO 和国际红十字会组织对无偿献血所做的规范性定义，并邀请香港太平绅士、香港红十字会输血服务中心总干事梁邓素晶等专家，介绍了香港开展无偿献血工作的做法和经验。同时，还请与会专家介绍了美国、日本、德国、澳大利亚等国家和中国台湾地区推广志愿无偿献血的成功经验，讨论了由李慧文负责起草的《无偿志愿献血表彰奖励办法》（修改稿）。随后，中国红十字会总会又先后在青岛和重庆等地，召开了几次同样的会议，极大地推动了中国志愿无偿献血的发展，使无偿献血这一体现社会文明程度的活动，在全国各地迅速开展起来。特别是深圳，海外用二三十年完成的靠志愿无偿献血者捐献的血液，满足临床医疗和急救用血，在深圳用五六年的时间就实现了，从而成为中国大陆第一个在 1998 年 10 月 1 日，就实现了医学临床所需要的全血及其制剂，100% 来自志愿无偿献血的城市。与此同时，上海、北京、江苏徐州、吉林通化、辽宁本溪，广东的韶关、惠州、中山等城市的志愿无偿献血也得到了较快的发展。

1995 年 9 月 15 日，深圳市第二届人民代表大会讨论通过了于 1995 年 11 月 1 日起开始施行的《深圳经济特区公民无偿献血和血液管理条例》，拉开了深圳全面推广志愿无偿献血的序幕，为其他省市制定无偿献血条例和《中华人民共和国献血法》的颁布施行及“国家实行无偿献血制度”奠定了坚实的理论和实践基础。

1997 年 12 月 29 日，中华人民共和国第八届全国人民代表大会常务委员会，通过了于 1998 年 10 月 1 日起施行的《中华人民共和国献血法》（以下简称《献血法》）。《献血法》明确规定：“国家实行无偿献血制度。”“国家提倡十八周岁至五十五周岁的健康公民自愿献血。”《献血法》还明确规定：“地方各级人民政府领导本行政区域内的献血工作，统一规划并负责组织、协调有关部门共同做好献血工作。”“血站是采集、提供临床用血的机构，是不以营利为目的公益性组织。”“国家机关、军队、社会团体、企业事业组织、居民委员会、村民委员会，应当动员和组织本单位和本居民区的适龄公民参加献血。现役军人献血的动员和组织办法，由中国人民解放军卫生主管部门制定。对献血者，发给国务院卫生行政部门制作的无偿献血证书，有关单位可以给予适当补贴。”《献血法》规定了健康公民献血的年龄，也强调了公民自愿献血的原则。进一步明确了各级人民政府在推行无偿献血工作中的作用和职责、血站的性质和任务等一系列问题，对实行无偿献血制度提供了有力的保障。《献血法》颁布后，全国各地陆续制定了本地的实施办法或细则，加速了我国实现医学临床和急救用血，完全来自志愿无偿献血的步伐。《献血法》施行后，迅速实现了医学临床和急救用血，百分之百来自无偿献血的目标。根据《献血法》的规定，1998 年，原卫生部设计并制作了全国统一的第四代无偿献血证（图 2-8 ~ 图 2-12）。

1993 年秋，中国红十字会总会开始着手对 1987 年颁布的《无偿志愿献血奖励办法》（试行稿）进行修改，并于 1999 年联合国家卫生部颁布了《全国无偿献血表彰奖励办法》。随着形式的发展，2009 年和 2014 年又对《全国无偿献血表彰奖励办法》进行了修订。

2005 年，WHA 及其执委会通过的《设立世界献血者日》的 WHA58.13 决议，将每年的 6 月 14 日（ABO 血型的发现者，卡尔·兰特斯泰纳的生日）确定为世界献血者日。

2006 年 11 月，在李慧文（5—8 月借调中华骨髓库帮助工作期间）的建议下，中华骨髓库志愿服务工作研讨会，在深圳银湖度假村召开，我国台湾慈济七名志工应邀参加会议，并介绍了慈济志工志愿服务工作情况和“吃自己的饭、用自己的钱、帮忙需要帮助的人和社

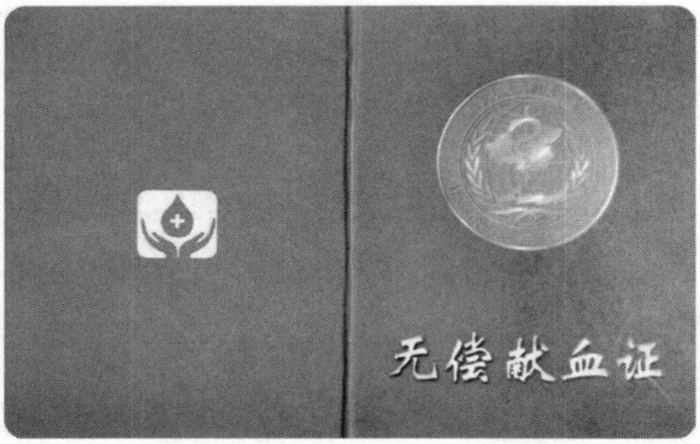
无偿献血证

图 2-8　全国统一的第四代
无偿献血证封面

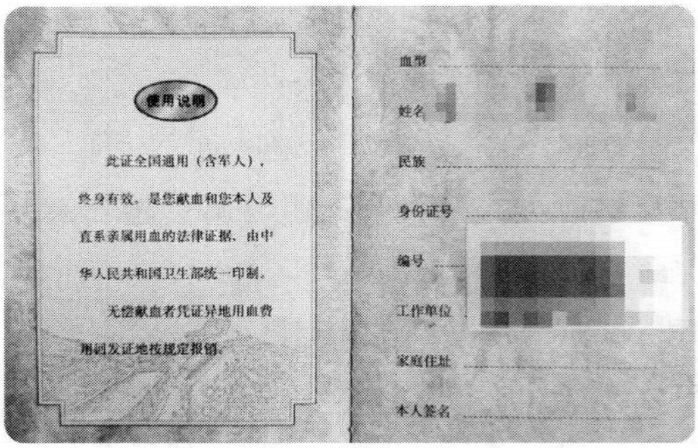

图 2-9　全国统一的第四代
无偿献血证内容

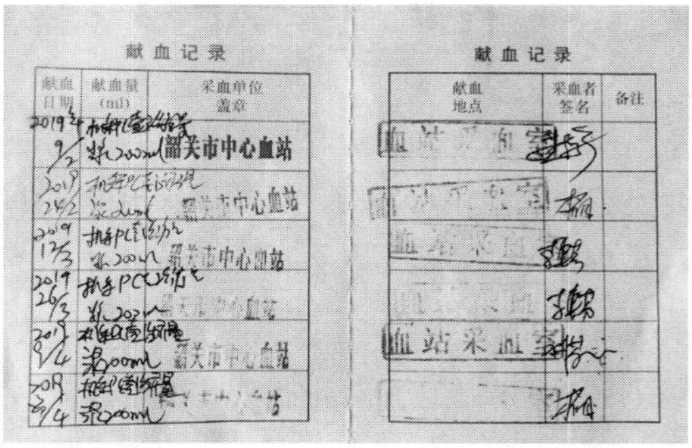

图 2-10　全国统一的第四代
无偿献血证内容

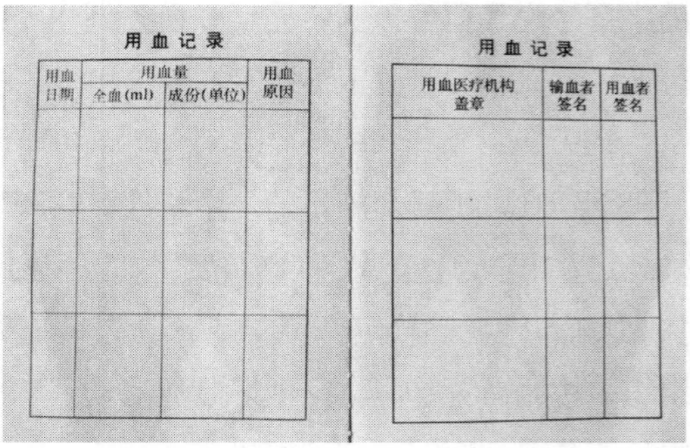

图 2-11　全国统一的第四代
无偿献血证内容

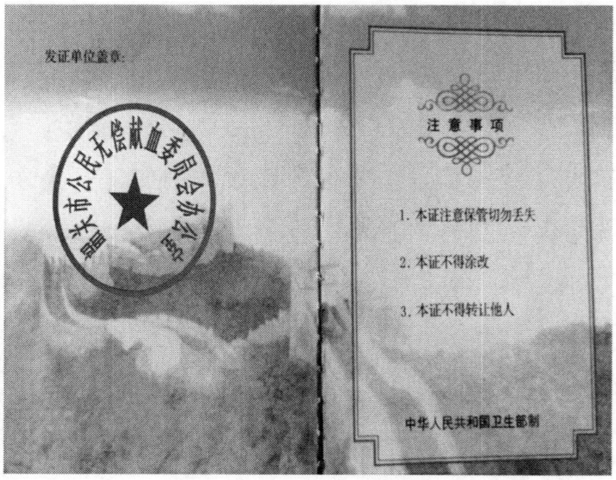
发证单位盖章：
注意事项
1. 本证注意保管切勿丢失
2. 本证不得涂改
3. 本证不得转让他人
中华人民共和国卫生部制

图 2-12　全国统一的第四代无偿献血证内容

会做事”的理念，推动了全国无偿捐献造血干细胞和无偿献血志愿服务活动的发展。

2007 年 8 月，由李慧文申请，国家卫生部支助主办，深圳市血液中心承办的国家级一类继续医学教育项目，全国无偿献血志愿服务工作研讨会在深圳召开（截至 2019 年 12 月共举办了八届）；2008 年 6—10 月，国家卫生部支助主办，深圳市血液中心承办的国家级一类继续医学教育项目，全国无偿献血志愿服务工作组织建设和管理培训班在深圳市委党校举办；2008 年 11 月，在李慧文的倡导和推动下，中国红十字会捐献造血干细胞志愿服务总队成立仪式在宜宾举行；2009 年 4 月 18 日，在李慧文的积极努力下，中国红十字会总会办公室发文批复同意，随后又于 5 月 18 日发文决定，在深圳市红十字会无偿献血志愿工作者服务队的基础上，成立中国红十字无偿献血志愿服务总队，并于 6 月 12 日在深圳会堂举行了中国红十字无偿献血志愿服务总队成立暨深圳市第六届无偿献血表彰大会；2009 年 11 月，由李慧文申请，深圳市血液中心主办的国家级一类继续教育项目，全国无偿献血志愿者培训师资班，在深圳举办；2011 年 10 月，由李慧文申请，深圳市血液中心主办的国家级一类继续教育项目，全国血液知识进校园、进社区师资班在深圳举办；2016 年 9 月，韶关市中心血站主办的国家级一类继续医学教育项目，全国无偿献血志愿服务工作交流会在韶关召开（截至 2020 年已经举办五届）；2008 年 8 月，第 30 届世界全球输血大会在澳门威尼斯人酒店召开，就《中国无偿献血志愿服务组织的建设和发展》一文在会上交流，引起了与会者的关注；2012 年 12 月,《中国无偿献血志愿服务体系的建设和管理》一文在《中国输血杂志》发表，这一系列会议的召开，团队的建设，文章的发表，有效地促进了全国（含港澳台）无偿献血及其志愿服务组织和团队的建设及无偿献血志愿服务工作的开展，极大地促进了社会各界共同推动志愿无偿献血活动的发展。

2009 年 11 月 6 日，WHO 在澳大利亚墨尔本召开了全球无偿献血专家咨询会议，通过了关于推进自愿无偿献血发展的《墨尔本宣言》，宣言号召世界各国政府在 2020 年之前全面实现 100% 志愿无偿献血，并提出以下倡议：①继续推进 100% 志愿无偿献血，保证所有输血伤病患者可以获得安全的血液和血液成分；②根据国际输血协会（ISBT）的《伦理准则》，保障献血者的权利；③建立国家层面的血液服务体系，保障志愿无偿献血规划的实施；④加强国际间的合作与交流，共同促进志愿无偿献血工作。

2010 年，WHA 及其执委会制定的《2011-2015 年世界卫生组织 HIV/AIDS 战略》（WHA63.19）。为推动全球血液安全和保障临床用血的需求，世界卫生组织制定了血液安全策略，主要包括：①在国家层面制定血液政策和规划；②全血和血液成分全部采集自志愿无偿献血者。在保障血液安全的各项措施中，世界卫生组织始终将推行志愿无偿献血放在血液安全战略的首位。

随着信息网络技术的发展，2016 年，中华人民共和国卫生和计划生育委员设计制作了全国统一的第五代无偿献血证（图 2-13、图 2-14）

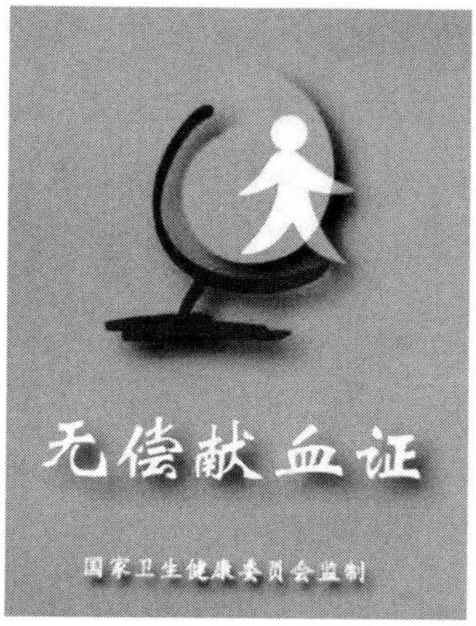

图 2-13　全国统一的第五代无偿献血证正面

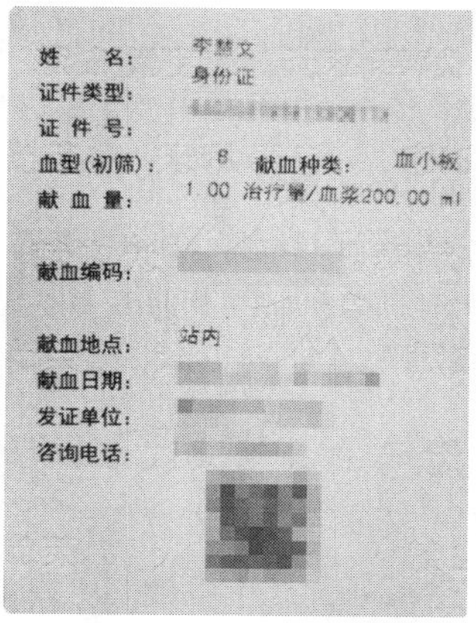

图 2-14　全国统一的第五代无偿献血证背面

第三节 国际组织对志愿无偿献血的决议和要求

志愿无偿献血是最理想的血液来源方式，也是 WHO、国际红十字会及 ISBT 共同倡导和努力推动的献血形式。20 世纪 20 年代初，国际红十字会组织就认识到了推动志愿无偿献血的重要性。理事会认为，为使人们普遍关注的献血和输血事业得到发展，红十字会应积极参加这一新的事业。第二次世界大战后，输血技术水平得到了很大提高，输血案例迅速增加，医学临床和急救以及血液制品生产，所需的血液及血液成分的数量越来越大，这些血液及血液成分的来源和获取形式，引起了国际社会和世界各国的广泛关注。

1936 年，在巴黎召开的第 16 次红十字会与红新月会协会理事会上通过的第 22 号决议指出：组织本国人民积极参加无偿献血活动，是十分符合红十字宗旨的行为，协会将为此向各国提供一切有关的情报。希望各国红十字会，要在血液事业中起主导作用。

1946 年，在英国牛津举行的第 19 次国际红十字会与红新月会联合会理事会，第 40 号决议强调：无论是战时还是平时，血液事业都是十分重要的，会议通过了“对献血者提供血液不应支付报酬”的无偿献血原则。

1948 年，在斯德哥尔摩召开的第 17 届红十字国际会议，希望各国红十字会能与政府密切合作，在建立血液中心的同时，力争实现无偿献血。

1950 年，在蒙特卡洛召开的第 21 届红十字国际联合会理事会，再次强调血液事业在一个国家的重要性，通过了各国红十字会，在必要的地区建立红十字血液中心，加强管理，建立献血者档案等。

1957 年，在新德里召开的第 19 届红十字国际会议申明：血液事业应贯彻人道主义原则，并建议各国红十字会要进行关于血液事业的教育，制订献血者的募集计划。

1959 年，在雅典召开的第 25 届红十字会国际联合会理事会议，要求各国红十字会要与当地政府紧密配合，将血液事业中以营利为目的的各种团体，在适当的时候排除出血液事业之外。

1963 年，在日内瓦召开的国际红十字会 100 周年纪念会上，号召各国红十字会要为募集更多定期献血的志愿无偿献血者而努力工作。加强与世界卫生组织和国际输血协会的配合，会议建立了红十字血液专家会议制度。

1965 年，在维也纳召开的第 20 届红十字国际会议上，呼吁不要把血液当作商品进行买卖，只有推行无偿献血才是正确的选择，要在对人的心理和社会发展研究的基础上，注重符合人类正义要求的广告宣传，要设定国家的和国际的献血日，特别要对青少年进行深入宣传，这是今后各国红十字会的重要工作内容。

1973 年，在德黑兰举行的第 22 届红十字与红新月国际大会，对血液事业取得的成果进行了评价。首次提出了发展红十字献血者，并定义红十字献血者是：“不要报酬，将自己提供的血液完全委托给红十字组织处理”的献血者。特别指出：自发志愿的无偿献血才是红十字血液事业的根基，献血者不应接受直接的感谢和物质及报酬。但是，以下待遇是合理的，不应视为物质报酬。一是软包装饮料；二是现场营养品补充；三是献血前免费的体格检查；四是献血当日的有薪休假；五是到血液中心献血时的迎送；六是献血后受到的适当照顾和服务。

1974 年，作为红十字血液专家会议的继续，世界卫生组织与红十字国际联合会召开了第二届咨询委员会，会议的主题是血浆单采商品化问题。世界卫生组织总干事长在报告中提出应该注意的 10 个问题。世界卫生组织对其成员国提出劝告：一是以无偿献血为基础，推进由国家或者相当于一级水准的团体进行血液服务系统的开发工作。二是迅速制定与采供血业务相关的法律，采取维护献血者和受血者身体健康的必要措施。提出：①与红十字组织携手对各加盟国进行援助。②协助各国完善以无偿献血为基础的，国与国之间的血液需求供给体制。③对在发展中国家，进行商业性采集血浆的做法，要从健康和道德的观点上继续进行调查。④为了保障供血者与受血者的健康，应建立血液及血液制品的 GMP（医药的制造管理及质量管理标准）。⑤以上事项的进展情况要定期向世界卫生组织大会提交报告。

1975 年，在日内瓦召开的世界卫生组织会议上指出：20 世纪 60 年代后期，血浆蛋白制剂的需求量增长迅猛，以血浆交易为中心的商业活动愈演愈烈。世界卫生组织提醒国际社会，不能无视这种以人血为交易对象的商业活动，并发出反对“血液贸易”的呼吁。

1975 年，在德国柏林召开的红十字国际联合会与世界卫生组织的联合会议，强调：即使进行成分输血，也应像全血的无偿采集一样，朝着无偿献血的方向过渡。营利团体采集血浆及其买卖血浆，对无偿献血体制的威胁，应引起高度重视。

1977 年，在布加勒斯特召开的第 23 届红十字国际会议上，通过了一系列有关血液方面的决议，采纳了红十字血液专家会议提出的准则及规定。一是广泛有效地向临床供给血液、血液成分及血浆制品是社会的责任，是否能做到以高水平的服务和最低的成本，最大限度地满足临床需要的关键在于管理血液事业的组织是否摆脱了营利的动机。二是向临床提供血液、血液成分及血浆制品，无论在何种情况下，都属于人道性质的，提供此项服务的组织对所服务的区域应承担相应的义务。三是血液事业应在全国范围内开展，并置于国家卫生行政当局的监督之下。四是为了保障献血者和受血者的健康，在采血、调制和供给的每一环节上，都应高度遵守医学的、伦理的标准。五是血液、血液成分以及血浆制品，是现代世界人民生命健康的必需品，它来自人类本身。最小限度的浪费，最高标准的质量，充足的供应是血液事业不可缺少的特征。

1981 年，在马尼拉召开的第 24 届红十字与新月会国际联合大会提出：由于献血者从志愿无偿献血中得不到任何经济利益，献血者可以毫不犹豫地主动说明可能对受血者不利的因素（如曾患过某种疾病），这是无偿献血者可以遵循的道德规范。故无偿献血被视为对受血者是最安全的。成分输血的出现，使得有限的血液资源得到了充分合理的利用，临床用血一直紧张的状态，得到了一定程度上的有效缓解，因此提倡成分输血，主张血液事业远离营利行为。

1990 年，国际红十字会和国际输血协会在布鲁塞尔召开了欧共体与欧洲输血专家理事会，会议讨论了“志愿无偿献血者”的确切概念，并得到了国际红十字组织、世界卫生组织和国际输血协会的认可。会上提出：出于志愿提供自身的血液、血浆或其他血液成分而不获取任何报酬的人，被称为志愿无偿献血者。无论是现金或礼品都可视为金钱的替代，包括休假和旅游等，而小型纪念品、茶点以及支付交通费用则是合理的。

1991 年，在布达佩斯召开的国际红十字会与红新月会联合会第八届大会上，进一步明确了志愿无偿献血的定义。即无偿献血是志愿提供自身的血液、血浆或其他血液成分而不获取任何报酬的行为。无论是现金或礼品都可视为金钱的替代，包括休假和旅游等，而小型纪念品、茶点以及支付交通费用则是合理的。

2001 年，在南非举行的第八届国际志愿无偿献血者招募大会上，世界卫生组织、红十字会与红新月会国际联合会、国际献血组织联合会、国际输血协会四家联合倡导，2005 年确定，将发现 ABO 血型系统的诺贝尔奖获得者，卡尔·兰德斯泰纳的生日 6 月 14 日定为“世界献血者日”，希望各地在每年的 6 月 14 日举办相关活动。通过这一特殊日子，感谢那些为挽救伤病患者生命而志愿无偿献血的人，特别是多次定期献血的无偿献血者；同时，希望无偿献血的重要意义和血液安全的意识，能够得到全社会更广泛的认同，进而唤起更多的人，特别是青年人自觉加入无偿献血者的行列，最终成为固定的无偿献血者，为医学临床救助生命提供更充足、更安全的血液。

（刘智敏　李慧文）

参考文献

[1] 王陇德，张春生. 中华人民共和国献血法释义 [M]. 北京：法律出版社，1998.

[2] 胡开瑞. 输血管理学 [M]. 北京：人民卫生出版社，1998.

[3] 李慧文，苗雅娟. 献血导读 [M]. 北京：科学普及出版社，2001.

[4] 李慧文，李航. 献血与志愿服务 [M]. 北京：科学普及出版社，2011.

Chapter 3

第三章

献血的宣教招募及其志愿服务

血液被人们誉为“生命之河”，是人体内不可缺少的重要物质。当人体缺少血液，供血不足，功能会出现不同程度的降低。为拯救失血者的生命，维持失血或部分血液成分不足或功能异常者的正常生理功能，医学工作者发明了输血和献血，并不断完善和发展。现在人们已经成功地通过输血，改善血流动力学，提高携氧功能，维持氧化过程；补充血浆蛋白，维持渗透压，保持血容量，改善机体生化功能，纠正凝血功能障碍，达到止血目的等。输血技术的广泛应用和不断的发展起步，使得医学临床和急救已经离不开血液及其成分，因此也就形成了输血医学专业、献血事业和献血的宣传教育、献血者的招募及服务，也就诞生了专业的献血宣教招募及采供血服务机构；继而形成了献血宣传教育、捐献者招募、服务及其理念和方法等。

第一节 献血的分类及其内涵和意义

1998年10月1日,《中华人民共和国献血法》开始施行，国家实行无偿献血制度，中国医学临床和急救所需血液的来源方式，发生了根本的变化。血液各种来源性质的组织方法、内涵、意义及其优缺点得到了不同程度的实践和显现。虽然血液的各种来源方式被习惯性统称为献血，但是血液来源的各种方式的确切名称、内涵、意义、安全程度及保障力度等却相差甚远。为挖掘和弘扬理想的血液来源方式和招募及组织方法，促进我国医药用血液来源方式和献血事业的持续健康发展，笔者对我国医药用血液的来源方式进行了回顾性的梳理、分类，并对血液来源方式各种类型的内涵和意义，进行了剖析性研究和展望，现总结如下。

一 分类方法及分类

医药用血液的几百年募集实践，经历了从异种供血到同种异体供血，再到自体供血；从志愿无偿献血和互助（替代、定向）性无偿献血，到公民义务献血和有偿供血；又从公民义务献血和有偿供血到无偿志愿献血、自愿无偿献血的艰苦探索。概括起来，血液来源方式可从免疫学、经济学、组织方式、献血次数和献血品种等方面进行分类。

（一）按免疫学角度分类

从免疫学角度可将献血分为异种献血、同种异体献血、自体献血和特殊免疫后献血等多种类型。

1. 异种献血 异种献血是指将羊或狗、猪、牛、猴等动物的血液抽出来，然后立即输注给人或其他动物，祈望强身健体或拯救生命。

2. 同种异体献血 同种异体献血是指人们为了治病救命，或为获得名利，献出自己体内部分血液或血液中某种成分的行为。

3. 自体献血 自体献血是指自己给自己献血，或将从自己身体流出的血液回收起来，再还输到自己体内，亦称自体供血、自体输血。自体献血分自体血液预储存或自体血回收再利用两种方式。

4. 特殊免疫后献血 特殊免疫后献血是指那些根据特殊需要，免疫后的献血。如根据需要对拟献血者进行免疫，免疫后在适当时机进行献血；或某种流行性传染病患者康复后的献血。

（二）按经济学角度分类

从经济学角度可将献血分为有偿献血和无偿献血两种类型。

1. 有偿献血 有偿献血者（the paid donor）是指献血后领取较丰厚财物的献血者。这是为获得金钱或者其他报酬而出卖自己血液的献血。世界各国在发展初期，都经历过有偿献血这一过程。我国的有偿献血，可分公民义务献血和个体有偿献血（公文称个体供血，俗称卖血）两种。

（1）公民义务献血：公民义务献血是指公民出于响应党和政府的号召、尽公民的义务或为完成党委或政府，或其相关部门下达给所在单位或街道、乡镇（公社）的任务性公民义务献血指标，将自己的血液有偿地提供给需要输血的伤病患者。

（2）个体有偿献血：个体有偿献血是指献血者出于经济目的，自愿将血液有偿地提供给需要用血的伤病患者的行为，公文称之为个体供血，俗称“卖血”，其中也包括职业献血者（the professional donor）。

2. 无偿献血 无偿献血是指公众不图财物，无偿地将自己的血液或其中的某种成分，捐献给亟待输血延续生命的伤病患者的一种献血方式。

在中国，无偿献血可分为任务指标或计划无偿献血和自觉志愿的无偿献血、互助性无偿献血。但是，目前我国无偿献血的组成和内涵十分复杂，其中有些无偿献血实属有偿献血范畴。

（1）任务标性无偿献血：又称计划无偿献血、志愿无偿献血，是指国家机关、社会团体、国有企事业单位、院校和军队等，依据党委或政府及其相关部门下达的献血任务指标或计划组织的无偿献血。这类无偿献血者，又称被动自愿献血者（the captive voluntary donor）。2003 年，国家卫生部时任部长张文康同志提出逐渐取消指令性计划指标无偿献血以后，指令性计划指标无偿献血，在某些地方陆续被“团体无偿献血”一词所替代。

（2）互助性无偿献血：互助性无偿献血是指伤病患者的家庭成员、亲友、同事、同学等为特定输血对象提供血液及其成分的献血活动，这也是 1997 年 12 月 27 日颁布的《献血法》所提倡的。其中也包括家庭互助献血者（family replacement blooddonor）的献血、代替费用献血者（the responsibility fee donor）的献血，即“以血还血”，又称“家庭替代献血者”“定向献血”。2018 年年初，原国家卫计委提出停止互助献血后，互助献血在某些地方被应急献血或医院团体献血一词所替代。

（3）志愿无偿献血：志愿无偿献血亦称个人无偿献血，是指公民为了挽救他人生命或防治他人的疾病，不受任何组织或个人要求、指使或裹胁，不受任何财物、利益等驱动，以个人的名义，志愿地到献血站点将自己的血液无偿地捐献给需要输血伤病患者的一类献血方式。志愿无偿献血者和非指令性计划指标自愿无偿献血者（voluntarynon-remunerated blood donor）、自愿利他献血者（the voluntary community donor）、无偿志愿献血、捐血应属同一种献血方式。

（三）按组织方式角度分类

从组织方式角度可将献血简单地分为个体献血、指令性计划指标献血或团体献血和集体献血三种类型。单纯从文字上讲，团体自愿无偿献血或集体自愿无偿献血没有什么明显的不同，但是，在实际工作中，集体献血和团队献血具有不同的内涵，所以以下将集体献血和团体献血分成不同的两种类型。

1. 个体献血 个体献血是指不受任何组织指使、强迫、裹胁、雇用，完全出于个人意愿进行的献血活动，其中包括互助献血。

2. 指令性计划指标献血 指令性计划指标献血实际上是带强迫性的献血。2003 年以后，指令性计划指标献血一词逐渐被团体献血所替代。

3. 集体献血 集体献血是指公民个人和非公有企业、社会团体、社区和村及没有收到献血指标的国家机关、企事业单位、学校和军队等出于社会责任、文化、爱心等自发组织的非指令性计划指标群体献血。3 人以上的群体献血活动，均可视为集体献血。任何人都可以成为集体献血的组织者和参与者。

4. 团体献血 高东英等在《临床输血与检验》2007 年 7 月第 9 卷第 3 期发表的《开展团体无偿献血的必要性》一文中，讨论说："团体无偿献血可定义为：由国家机关、军队、社会团体、企事业单位、院校、居民委员会和村民委员会等组织的，由本单位人员参加的集体无偿献血，其没有高额补贴和长休假等任何形式的变相补偿，需要各单位在充分动员宣传的基础上实施。"

邹峥嵘在 2017 年 11 月出版的《中华输血学》第一版中叙述："团体无偿献血的招募是指借助于机关、企事业单位、社区、高校、军队等组织平台，通过无偿献血宣传和招募，让国家工作人员、企事业单位职工、社区居民、高校师生、军人等在完全自愿、没有任何经济利益驱动和胁迫的情况下捐献自己的血液。"

可以说，有些地方的团体献血，是政府指令计划指标性无偿献血的名词转变和资源沿用，因此也就没有集体献血那么单纯了。

（四）按献血次数角度分类

从献血次数角度可将献血分为初次献血、再次献血、多次献血、固定献血、百次献血、千次献血等若干种类型。

1. 初次献血 初次献血，是指过去没有献血经历的人的第一次献血。

2. 再次献血 再次献血，是指过去曾有过献血经历的献血者又一次献血，也称重复献血。

3. 多次献血 多次献血，是指过去曾经献过两次及以上血的人，进行的第三次及以上的献血。

4. 固定献血 固定献血是指过去至少献过三次血液，并且以后每年（或每 12 个月内）至少献过一次血液的献血。

5. 百次献血 百次献血，是指献血达 100 次及以上的献血。

6. 千次献血 千次献血，是指献血达 1000 次及以上的献血。

（五）按献血时间角度分类

从献血的时间角度，可将献血分为 18 岁生日献血、定期献血和定时献血等多种类型。

1.18 岁生日献血 即在 18 周岁生日之际的献血。亦称成人礼献血。

2. 定期献血 是指献血者根据自己的想法、意愿或某些活动制定的定期献血计划，而后按计划进行的定期献血。如每年生日的献血、每年母亲节的献血、每年结婚纪念日的献血、儿子或女儿的出生日献血、每年新年的献血、每年红色行动的献血、公务员献血活动月的献血、党员献血活动月的献血、白衣天使献血活动月的献血、平安献血活动月的献血等特殊纪念日或活动的献血。

3. 定时献血 是指献血者根据自己的意愿制订的定时献血计划，而后克服一切困难创造条件按计划进行的定时献血。如每年某日的献血、某月某日的献血，每间隔六个月（4380 小时）捐献一次全血，每间隔 14 天（336 小时）献一次单采血小板等。

4. 休献 亦称退献。是指高龄者或因某些客观原因，即将停止献血或即将退出献血者队伍。

（六）按献血品种角度分类

从献血品种角度可以将献血分为献全血和献单采成分血两种类型。

1. 献全血 是指献血者将自己体内血液的全部成分，不做任何处理，在适当的时候捐献出一定的数量。其中包括献静脉血、献骨髓血和献脐带血等。

（1）献静脉全血：是指献血者将自己静脉血管中血液的全部成分，适量献出。

（2）献动脉全血：是指献血者将自己动脉血管中血液的全部成分，适量献出。

（3）献骨髓血：简称献骨髓、献髓。献骨髓血也属于献全血范畴，是指志愿献髓者，为需要进行骨髓造血干细胞移植延续生命的患者捐献骨髓血的一种献血方式。

（4）献脐带血：捐献脐带血也属于献全血范畴，是指产妇为挽救他人或直系亲属的生命，在自己分娩胎儿之后，将可能随胎盘被移作他用或废弃的脐带血，捐献给需要进行造血干细胞移植患者或家人生命的献血。

2. 献单采成分血 是指献血者根据医学临床或血液制品生产及科研的需要，只献自己血液中的某一种或某 2 ~ 3 种血液成分，而其余暂不需要的血液成分，则立即输还到献血者体内的一种献血方式。献单采成分血亦称献成分血或成分献血。成分献血，分献手工采集分离的成分血和献机器采集的成分血两种。随着科学技术的发展，手工单采成分血的方法已经被机器单采成分血的方法所替代。目前，已经开展的单采成分血的有单采血浆、单采血小板、单采红细胞、单采外周血造血干细胞、单采外周血淋巴细胞和单采粒细胞等。

（1）献单采血浆：是指捐献过程中只捐献血浆成分的献血，又称献血浆，简称献浆。单采血浆有手工单采血浆和机器单采血浆两种方式，由于手工单采血浆不安全因素较多，发生过较多的差错和事故，因此，我国的手工单采血浆，于1995年开始逐渐被机器单采血浆所替代。目前，主要是指利用具有采集血浆功能的单采血浆机或血液成分采集机，从献血浆者的外周静脉血中分离提取基本不含有细胞的纯血浆的一种献血方式。单采血浆一般一次会采集 580 mL。

（2）献单采血小板：是指利用具有采集血小板功能的血液成分采集机，从献血者的外周静脉血中采集提取含有一定数量血浆的浓缩血小板混悬液的一种献血方式，又称捐献机采血小板，简称献血小板。单采血小板一次可献 1 ~ 2 个治疗量或治疗单位（俗称单份、双份）血小板。

(3) 献单采红细胞：是指利用具有采集红细胞功能的血液成分采集机，从献血者的外周静脉血中采集提取浓缩红细胞的一种献血方式。一般一次可以献 400 mL 浓缩红细胞或 200 mL 浓缩红细胞加一个治疗单位浓缩血小板。

(4) 献单采外周血造血干细胞：是指造血干细胞志愿捐献者或志愿献髓者，为需要进行造血干细胞移植延续生命的患者，同意医务人员利用具有采集造血干细胞功能的血液成分采集机，从外周静脉血中采集提取含有一定数量血浆的外周血造血干细胞混悬液的一种献血方式，简称献造干，俗称献骨髓。

(5) 献单采外周血淋巴细胞：是指志愿捐献者为挽救需要输注淋巴细胞治疗疾病的患者的生命，同意医务人员利用具有采集淋巴细胞功能的血液成分采集机，从其外周静脉血中采集提取含有一定数量血浆的淋巴细胞混悬液的一种献血方式，又称捐献机采淋巴细胞，简称献淋巴细胞。

(6) 献单采外周血粒细胞：分为手工单采和机器单采两种。目前，主要是利用机器单采。献单采粒细胞，是指志愿捐献者为挽救需要输注粒细胞治疗疾病的患者的生命，同意医务人员利用具有采集粒细胞功能的血液成分采集机，从其外周静脉血中采集提取含有一定数量血浆的粒细胞混悬液的一种献血方式，简称献血粒细胞。

二 各种献血类型的内涵和意义

(一) 免疫学分类的内涵和意义

从免疫学角度的分类，再一次提醒人们，免疫学是决定输血成败的关键，应该引起充分的重视。

1. 异种献血的内涵和意义 虽然获得异种血液比较容易，但是异种血液直接输注给人多以失败而告终。因此，自 1900 年以来，极少采集用于输注的异种血液。但是，异种血液的输注，仍然是一个存在了上千年的梦想。所以，用异种血液制备血液制剂和制造血液制品，一直是人们关注和研究的项目，前景广阔，不可忽略，任重而道远。

2. 同种异体献血的内涵和意义 同种异体献血，是目前医学临床和生物制药所需血液及血液成分的主要来源。医学临床和生物制药等，对同种异体血液的需求量很大。目前，全世界只有日本和中国台湾等少数国家和地区，做到了医学临床和生物制药所需血液及其成分，无偿捐献已经满足需要。因此，同种异体献血的宣教招募和采集任重而道远，需大力加强。

3. 自体献血的内涵和意义

(1) 自体血液预储存：自体血液预储存，是指有计划地将自己体内的部分血液，或某种血液成分抽出来储存备用，待自己身体需要的时候，再进行还输的一种献血方式。储存式自体献血的优点很多，血源丰富，操作简单，易于施行，需求量和发展空间也很大，前景广阔。只是还没有引起相关部门、机构及相关工作人员的充分重视，经济效益没有得到充分的显现，缺乏足够的推动力。

（2）自体血回收再利用：自体血回收再利用，多指将因外伤或手术等，从自己身体血管内流出的血液或部分血液成分回收，再在适当的时机回输到其自己身体内的一种血液获取方式。

人的自体献血这种血液来源方式，起源早于同种异体献血，早期主要是从免疫学角度考虑的输血，而且多为皮下注射血液或血液成分。随着科学技术的发展和人们输血安全意识的不断提高，自身献血的优越性逐渐被人们所认识和推崇，应用范围不断扩展，呈逐渐上升趋势，前景广阔。因为这是一种既节约又便捷，还可避免输血传播疾病和同种免疫反应等不良反应最安全的血液来源方式。所以，1997 年 12 月 29 日颁布的《献血法》规定："国家提倡并指导择期手术的患者自身储血。"

4. 特殊免疫后献血的内涵和意义 特殊免疫后献血是根据免疫疗法、试剂制造或制造免疫类血液制品的需要进行的献血。如根据需要，流行性传染病康复者献血，或首先对拟献血者进行免疫，免疫后在适当时机进行献血；含某种特异性 IgG、IgM 等抗体或抗原，Rh（D）阴性者或稀有血型者、IgA 缺乏者（如 SARS、新型冠状病毒肺炎和甲型 H1N1 等患者康复和接受过人工免疫者），经过自然免疫或人工免疫产生抗体者，为科研、制备试剂、血液制剂及血液制品生产进行的献血。这种类型的献血操作起来比较麻烦，但是用途广泛、意义重大，发展前景广阔。

（二）经济学分类的内涵和意义

从经济学角度将献血分为有偿献血和无偿献血。中国的有偿献血并不单一，而无偿献血也比较复杂。

1. 有偿献血的内涵和意义 有偿献血是指献血者献血后，领取较丰厚财物或报酬的献血者。

我国的有偿献血主要指献血者献血后，按当时政府及其有关部门规定或相关单位及个人商定的营养补助费、误工费及票、证、卡等发放标准，领取钱、物、票证或卡（购物卡、充值卡）等的献血方式。

我国的有偿献血分为公民义务献血和个体有偿献血两种。公文称个体有偿献血，为个体供血。

（1）公民义务献血的内涵和意义：公民义务献血属于有组织的有偿献血，因此，它包括利益促进型的自愿献血者和边际利益自愿献血者、被动自愿献血者。单位组织的公民义务献血，公民献血后，除了从采血机构领取由用血的患者向其所就医之医院支付的献血营养补助等费用，单位还可能给予相当可观的慰问金或营养补助费、慰问品、带薪假和奖励。在我国存在达 20 年的公民义务献血，有着严密的组织及福利保障，其政策依据是国务院〔1978〕242 号文件中"实行公民义务献血制度""对献血者除精神鼓励外，应发给适当的营养补助费和副食品票证。职工参加体检和献血的当天，应算公休，按出勤照发工资；农村公社社员应照记工分，由采血单位发给误工补贴"。公民义务献血制度的实行，使个体供血和个体卖血得以顺其自然的存在和发展，由此可见，我国的公民义务献血和个体供 / 卖血同属有偿献血范畴，只是组织方式不同。由于公民义务献血的任务性、指标性和有偿性，所以，冒名顶替现象愈演愈烈，严重地威胁着血液安全，因此，1998 年 10 月 1 日被无偿献血制度所取代。

（2）个体有偿献血的内涵和意义：个体有偿献血的公文称谓为个体供血，俗称“卖血”，其中也包括职业献血和个体卖血。个体有偿献血，因 1978 年实行的“公民义务献血制度”得以存在和发展，是政府或其相关部门下达指标性公民义务献血，对所获血量不足的有效补充。个体有偿献血与公民义务献血的差别是，公民义务献血是党政机关、国有企事业单位、街道、公社或乡镇及社团，根据政府或其相关部门下达的任务性献血指标或计划，官方组织的团体有偿献血，公民献血后除了从采供血机构领取由用血者支付的营养补助费及政府发放的副食品票证，单位还有相当可观的慰问品、奖励和带薪假，甚至高额补贴和较长的带薪假；而个体有偿献血者出于经济目的，以社会自然人的身份进行个体有偿献血，献血后除了从采供血机构领取，由用血者支付的营养补助费及政府发放的副食品票证，再无其他任何福利，更没有带薪假、慰问品、奖励和额外补贴。从而可以看出，这种所谓的“卖血”，“卖血”者供血后所获的利益回报，远远不及参加单位组织的公民义务献血。单位组织的公民义务献血和个体有偿献血同属有偿献血范畴。但是，个别个体供血者因为献血的动机不纯，受经济利益的驱使，会有意隐瞒一些危险因素，不惜牺牲自己的健康，甚至生命安全，在献血前的健康状况征询时隐瞒病史、危险接触史和不良生活行为，如肝炎病史、疫区旅行史、高危性行为等，铤而走险、四处流窜、巧立名目，甚至冒名顶替（伪造证件等）、多点登记、频繁献血，对血液安全造成了极大的威胁，而当时甚至目前对于血液的检测，在技术上无法做到 100% 的检出率，同时，由于技术和成本的原因，还无法对所有可经输血途径传播的疾病都进行检测，所以有偿献血者所献的血液质量低，安全系数小、传播可经输血途径感染疾病的概率，大大高于纯粹的公民义务献血和志愿无偿献血；频繁卖血，会造成供血者自身贫血，对其自身的健康产生影响，严重的会引起某些器官的损伤，甚至危及生命。而血液来源无偿化，可弥补有偿献血的不足和缺陷。因此，1998 年 10 月 1 日“国家实行无偿献血制度”，替代了公民义务献血制度，取缔了个体有偿献血，并于《中华人民共和国刑法》第三百三十三条规定：“非法组织他人出卖血液的，处五年以下有期徒刑，并处罚金；以暴力、威胁方法强迫他人出卖血液的，处五年以上十年以下有期徒刑，并处罚金。”《献血法》第十八条规定：“非法组织他人出卖血液的，由县级以上地方人民政府卫生行政部门予以取缔，没收非法所得，可以并处十万元以下的罚款；构成犯罪的，依法追究刑事责任。”目前，时常有人会将无偿献血称为义务献血，这可能是由于公众普遍认为，无偿献血是公民应尽的义务。但是，不论作何称呼，只要与数额较大的钱、物、票证、卡或福利、带薪长假等利益挂钩的献血方式，都属于有偿献血范畴。

2. 无偿献血的内涵和意义　由于无偿献血一词的内涵十分复杂，所以关于无偿献血者的定义也比较多。但是关于志愿无偿献血一词比较权威和通用的定义，是 1991 年在布达佩斯召开的国际红十字会与红新月会联合会，第八届大会进一步明确的“出于志愿提供自身的血液、血浆或其他血液成分而不获取任何报酬的人，被称为志愿无偿献血者。无论是现金或礼品都可视为金钱的替代，包括休假和旅游等，而小型纪念品、茶点以及支付短途交通费用则是合理的。”《献血法》的规定及其《释义》的解释：对于献血者可以给予适当的补贴，包括交通费、午餐费等。何为适当？以是否存在利益（利益主要是金钱等报酬）驱动为原则，即是否为了获得这些利益不惜出卖自己的血液，如获得高额的金钱等。由于志愿无偿献血属于利他行为，无获得报酬的动机，也无来自家庭互助的压力。因此，能够在采供血机构医务人员向其征询病史、危险接触史和不良行为史等的时候积极配合，更加容易成为定期、定时无偿献血的固定无偿献血者。志愿无偿献血是血液安全和充足的基石和保证。同时,《献血法》还规定了无偿献血者及其配偶、直系亲属需要用血时，可以按规定免交或减交用血费用。这是参考我国台湾地区的做法制定的，各地出台的相关政策也大同小异，有的规定无偿献血者的无偿献血达到一定数量后，可以终生无限量免费用血；有的则规定终生等量免费用血。关于此规定，业内外有不同的讨论，有人认为对无偿献血者免费用血，这体现了对无偿献血者的关爱，是回报无偿献血者的一种方式，鼓励更多人参与无偿献血；也有人认为免费用血存在着利益驱动的可能，与志愿无偿献血的利他主义本质不符，也有违医疗用血的公平性。目前，对于免交或减免用血费用与献血意愿、血液安全之间影响因素的相关性研究做得比较少，主要还是以法律法规为主导。随着精准医学、循证医学、规范化输血和输血管理加强，输营养血和人情血的现象已经基本不存在了，输血已经成为纯粹治病救命的措施，所以不应视血液及其成分为营养品，应该将输血费用列入医保全额报销范围。

（1）任务指标性无偿献血的内涵和意义：任务指标性无偿献血是指国家机关、企业事业单位、军队、社会团体、组织、居民委员会、村民委员会等，依据政府或其相关部门下达的献血任务指标或计划组织的无偿献血，这类献血者又称被动自愿献血者。我国许多地方党委或政府或其相关部门在“实行公民义务献血制度”和“国家实行无偿献血制度”时期都曾下达过指令性献血任务指标或任务性献血计划，或带有任务的献血工作指导意见等。这种献血方式是计划经济时代的产物，其优点是党委和政府及其相关领导重视，组织和计划周密、见效快，适合于解决从有偿献血向无偿献血过渡和阶段性应急及解决偏型用血；缺点是易出现被迫、从众、裹胁、被动、抽签、抓阄及高补贴、带薪长假、公费旅游和冒名顶替等违背自愿无偿宗旨的弊端，易滋生腐败和经济问题，也易被不法分子所利用，从而滋生治安等问题，在市场经济状况下可操作性差，易演变为有偿献血的延续，难以保障医疗用血，不利于无偿献血活动的健康持续发展。因此，应大力推动非任务指标和非计划指标的志愿无偿献血。指令性计划指标无偿献血，于 1992 年年初在吉林省通化市诞生，1998 年 10 月 1 日后在全国普遍开展。由于指令性计划指标无偿献血的弊端和问题较多，严重地制约了无偿献血活动的健康持续发展，违背了提倡自愿无偿的法律原则，2003 年，国家卫生部提出：逐渐取消指令性计划指标无偿献血，随后指令性计划指标无偿献血在某些地方，陆续被团体无偿献血一词所替代。

（2）互助性无偿献血的内涵和意义：互助性无偿献血也包括家庭互助献血者的献血，代替费用献血者的“以血还血”，又称“家庭替代献血者”。互助献血是指患者的家庭成员、亲友、同事、同学等为特定输血对象的献血活动。有偿献血时期和无偿献血时期都存在互助献血这种模式。所以，互助献血历史悠久，有偿献血时期的互助献血自然归属于有偿献血范畴，无偿献血时期的互助献血也自然归于无偿献血范畴。不论什么时期，互助献血都是应急用血的来源方式之一。1997年12月29日颁布的《献血法》规定：“国家提倡并指导择期手术的患者自体输血，动员家庭、亲友、所在单位以及社会互助献血。”从而确定了互助献血的法律地位。家庭互助献血主要有两种形式：第一种是家庭成员捐献的血液，由采供血机构统一采集发放给医疗机构，患者所输注的血液并非家庭成员所捐献的血液；第二种是家庭成员所捐献的血液指定用于患者输注，又称“定向互助献血”。由于亲属间，特别是直系亲属间定向输血有可能会发生输血相关移植物抗宿主病，也就是说受血者接受的献血者血液中具有免疫活性的淋巴细胞，而受血者对输入的淋巴细胞不能识别和排斥，这些外来的具有免疫活性的淋巴细胞喧宾夺主，在受血者的体内植活并增殖，从而攻击和破坏受血者的器官组织。简单地说，输血就是一次血液移植，就是把献血者的血液细胞输入患者体内，无血缘关系者之间的血液细胞，抗原差异越大，越容易被免疫系统识别排斥和清除；而亲属间细胞抗原差异小排斥弱，不宜辨识，易在患者体内分裂增殖，然后向骨髓等器官发动攻击，从而引起致命性的并发症，一旦发生，死亡率极高。我国的家庭互助献血主要采用第一种，即非定向互助献血形式。互助献血方式的优点是：既可以有效缓解血液供需紧张的矛盾，又有利于增进亲情和友情，对受血者家庭成员履行社会责任起到了一定的促进作用。尽管家庭互助献血在我国法律上有明确规定，但是，如果操作或管理不当会增加患者及其家人的负担，使患者及其家庭成员产生家庭无助、社会无援、雪上加霜的感觉，互助献血易产生被自愿、强迫、从众、裹胁、雇用或冒名顶替现象和受血者的负债感，某种程度上也会对血液安全造成一定的影响，这也是世界卫生组织和中国国家卫健委后来阻止开展互助献血的原因所在，主要表现在：①迫于家庭的压力或自身的压力，而间接地被迫献血，可能会如同有偿献血者那样，隐瞒不适宜献血的情况，从而对于血液的安全造成影响。②互助献血存在着巨大的经济潜能，易被变为交易性买卖血液，一旦家庭成员中无适合献血的或者都不愿意献血，就可能会出现寻找有偿献血者冒名顶替献血。因此，现在“互助”一词下的献血，变得复杂而混乱。某些长期“缺血”地区的互助献血，已成为滋生经济问题和违法事件的温床和保护伞。所以，为保障无偿献血者和受血者的健康和安全，保证无偿献血活动持续健康发展，互助献血模式不应成为血液募集的主要和常规来源，政府有关部门应该加强对互助献血的指导和监督管理。随着社会对互助献血的抵制和政府及其相关部门对互助献血叫停，某些地方和单位巧妙地对互助献血施行了“换词术”，于是互助献血便以应急献血或医院团体献血（医院组织受血者亲友、同事、同学的献血）之名，堂而皇之地继续存在，如此互助性血液来源也得以继续利用。

代替费用献血（以血还血）多用于为指定患者互助献血时，献血者和受血者血型不同时的调换。随着专业采供血机构的建立和管理的不断规范，随着“国家实行无偿献血制度”及互助献血的逐渐缩减，代替费用献血表现得也就没有起初那么明显了，甚至无法运行和存在。

（3）志愿无偿献血的内涵和意义：志愿无偿献血者和非指令性计划指标自愿无偿献血者、自愿利他献血者、无偿志愿者献血、捐血者应属同一种献血方式，内涵和意义大同小异。中国开展无偿献血的早期，将无偿献血称为捐血，也称无偿志愿献血、志愿无偿献血和无偿献血。志愿无偿献血的历史可视为输血技术的伴生史。志愿无偿献血是一种最受国际相关组织和机构推崇，最健康、最简单、最安全的血液来源方式。因此，《献血法》规定：“国家实行无偿献血制度。”自此，自愿无偿献血和志愿无偿献血的内涵发生了根本性变化，出现异化，自愿无偿献血的内涵变得十分复杂，志愿无偿献血和捐血一词很少被人们所使用。因此，笔者希望志愿无偿献血和捐血一词能够得到广泛使用，大力推动“捐血”一词的使用。深圳和韶关于 1995 年开始全面推动志愿无偿献血，为加大对其推动的力度，自 2000 年开始招募、培训和引导有多次无偿献血经历的无偿献血志愿者（又称志愿工作者、义务工作者，简称志工、义工）在定期，甚至是定时进行志愿无偿献血的基础上，发挥身份优势、以现身说法的方式，参与无偿献血宣传教育和对志愿捐献者的招募、保留、召回和捐献陪伴等志愿服务工作，使相关工作进入良性循环状态，实现社会各界共同推动无偿献血活动发展的夙愿，探索出保障无偿献血活动持续健康发展的长效机制和献血宣教、招募及血液来源方式的理想模式。

志愿无偿献血 / 捐血是最健康、最简单、最安全的血液来源方式，应加大宣传和推动力度，并全面发展。

（三）组织方式分类的内涵和意义

一讲到献血的分类，可能大多数人首先想到的是以组织方式分类的几种类型，因为它是一种既简单而又笼统的一种分类，便于操作，易于管理。从组织方式角度可以将献血分为个体献血、指令性计划指标（团体）献血和集体献血三种类型。

1. 个体献血的内涵和意义 个体献血就是没有任何单位或个人组织，完全出于个人意愿进行的献血。典型代表是志愿无偿献血，当然个体有偿献血也应该属于个体献血范畴。志愿无偿献血（捐血）是可持续健康发展性最强，最安全而简捷的献血组织方式，应大力弘扬和推广包括捐血在内的志愿无偿献血。

2. 指令性计划指标献血的内涵和意义 指令性计划指标献血是指献血者所在单位按党委或政府及其上级部门下达的指令性献血计划指标组织的献血。2003 年，国家卫生部部长提出，逐渐缩小指令性计划指标献血的比例后，人们意识到实行指令和指令性计划指标献血，并不是先进和可持续发展的组织方式，不再受推崇。我国的指标性献血持续时间较长，国务院〔1978〕242 号文件使其得以广泛推广。它经历过指令性计划指标有偿献血（公民义务献血）和指令性计划指标无偿献血两个阶段。指令性计划指标无偿献血的优缺点与指令性计划指标有偿献血的优缺点基本相同，每人每次的献血量普遍为 200 mL，随着社会发展，可用任务指标献血的范围越来越小，指令性计划指标献血若没有上级的绩效考核保障，组织的次数越多，效率越差，易产生逆反心理和抵触情绪，保障能力也越来越差。实践证明，它更适合于过渡和解决血液偏型和阶段性或应急性缺血。

3. 集体献血的内涵和意义 集体献血一词什么时候开始在中国大陆开始使用，不得而知。有证可考的是 1995 年相继在韶关和深圳等地频繁出现。集体献血是采供血机构在没有政府指令或非公有制企业及社团等在没有收到政府指令的情况下，引导和动员 3 人及以上群体的献血活动。如无偿献血志愿者、志愿者联合会、志愿者协会、无偿献血志愿者服务队等民间公益组织、社团或团队等组织的 3 人以上献血活动。在发展集体无偿献血的过程中，任何人都可能成为献血的组织者，任何人都可以邀请采供血机构上门进行采血服务。经过 20 多年的发展，集体献血在我国已经成为团体献血和街头志愿无偿献血的有效补充和转移，是潜力巨大的一种献血组织方式。集体献血靠宣传教育和服务唤起人们的献血热情和积极性，在市场经济状况下可操作性更强，更有利于无偿献血活动的持续健康发展。

集体无偿献血的特点是，举办次数的多少和每次献血人数、献血量的多少与宣传力度及服务质量成正比。集体无偿献血，每次实际献血人数占其单位或社区或群体人数和一次献 400 mL 的比例明显高于指令性计划指标献血。这一点在以深圳为代表的珠三角等地的实践，得到了充分的证明。因此，应加大集体无偿献血基地及组织者的培养和激励。

有些地方在国家党政机关、街道和乡镇、国有企事业单位和军队组织献血工作不理想的情况下，将目光盯住大中专院校在校学生，把大中专院校校园当作血液的主要来源基地进行开发和挖掘，甚至重采集和物质刺激，轻宣传教育、轻引导、轻服务和轻表彰等，有非理性挖掘和过度依赖现象，结果是越来越被动，难以摆脱。以深圳为代表的珠三角等地多年的实践告诉我们：不能将大中专院校和军队的集体或团体献血作为血液来源的主流，不能过度依赖，更不能急功近利地过度挖掘，要注重宣传教育和知心的服务及引导培植爱心和荣誉感。遵循自愿、无偿、利他和助人自助的原则，循序渐进，追求远期效果。

值得注意的是，有些地方在统计和宣传时混淆概念、借用集体献血或团体献血一词掩盖指令性计划指标无偿献血，放大宣传教育工作量，骗取荣誉和蒙骗检查者等，这无疑使工作越做越难。

在自愿无偿献血一词应用比较混乱、构成和内涵比较复杂的情况下，为了避免鱼目混珠，不分主次，可将指令性计划指标无偿献血、互助无偿献血者，称为无偿献血；将个体无偿献血、非指标性集体无偿献血、固定无偿献血和定期定时无偿献血，称为志愿无偿献血或捐血，重点发展和全力推动。

4. 团体无偿献血的内涵和意义 高东英等在《临床输血与检验》2007 年 7 月第 9 卷第 3 期发表《开展团体无偿献血的必要性》一文中叙述：“《中华人民共和国献血法》颁布以前，北京市高校和其他行政事业单位一样，接受有关部门下达的义务献血任务。”“2002 年北京航空航天大学率先进行改革尝试，改变计划管理的工作模式，号召学生自愿参加无偿献血，营造无偿献血的氛围。之后，相继有清华大学、人民大学等 11 所高校进行改革试点工作。很多高校认为，以前因为有指标的规定，反而限制了大家献血的积极性，取消指标，完全自愿无偿献血后，工作反而容易开展了。目前，每个大学的无偿献血工作都形成了相对固定的模式：各个学校规定每个月的特定日子为献血日，各高校的献血日不相冲突。”团体无偿献血是计划指标性无偿献血的转变和延续，“具有宣传效率高、保障性强等特点，是应对紧急突发事件用血的重要举措，是血液安全保障长效机制的重要组成部分”。“团体无偿献血与计划献血在形式上相似，都是以单位为献血的联系和组织对象。其区别在于：团体无偿献血没有献血指标，没有高补贴、长休假；工作任务由以往的落实分解任务数改变为开展宣传教育发动工作；绩效考核由单一考核任务数完成情况改为综合评价，包括宣传过程、宣传效果，如宣传材料、展板、讲座等的数量、参加培训的人数、人们对无偿献血知识、态度和行为在培训前后的变化以及每千人口献血率等。”“发展团体无偿献血，发挥计划献血保障性高、宣传渠道畅通、招募效率高的特点，摈弃其非自愿的招募方式及以物质奖励为主的激励政策，积极探索计划献血向团体无偿献血转轨的路径和政策环境，为血液应急保障机制和长效机制的建立而积累经验。”

邹峥嵘在 2017 年 11 月出版的《中华输血学》第一版中叙述：团体无偿献血的招募是指借助于机关、企事业单位、社区、高校、军队等组织平台，通过无偿献血宣传和招募，让国家工作人员、企事业单位职工、社区居民、高校师生、军人等在完全自愿、没有任何经济利益驱动和胁迫的情况下捐献自己的血液。通过团体无偿献血的招募可以弥补街头献血淡季的不足，增强血液供应的抗风险能力。另外，团体无偿献血是以机关、单位、高校、军队等为动员、组织平台，因此在应对突发公共事件而出现用血量剧增的情况下，可以较短时间内采集一定数量的血液，来满足应急和常规用血的需求，具有较强的可控性。《中华人民共和国献血法》第 6 条也明确：“国家机关、军队、社会团体、企事业单位、居民委员会、村民委员会，应当动员和组织本单位或者本居住区的适龄公民参加献血”。国家于 2015 年 6 月下发的《关于进一步加强血液管理工作的意见》中要求“各地应当稳步拓展无偿献血模式，推动团体无偿献血和街头流动无偿献血协调发展，提升无偿献血抗风险能力。在做好街头流动献血工作的同时，强化团体无偿献血工作，把无偿献血动员由街头向政府、企事业单位、社区和农村延伸，逐步建立一支相对稳定的固定献血者队伍”。

（四）献血次数分类的内涵和意义

从献血次数角度可将献血分为若干种类型。此类献血在有偿和无偿献血中均有涉及，这里主要探讨对目前和今后有实际意义的无偿献血。

1. 初次献血的内涵和意义 初次献血，是指首次献血，即过去没有献血经历的人第一次献血。每个献血者都要经历初次献血。一个人的初次献血经历，直接影响他能否成为再次、多次、固定、定期、定时献血者，甚至百次和千次献血者。因此，对于初次献血者的服务和健康状况咨询及检查更应周到热情，宣传教育要侧重于与其进行献血和血液科学知识、献血常识及相关政策法规、献血理念、献血前的心理辅导和献血后的良好感受的交流，向其介绍无偿献血的意义、表彰激励办法和献血楷模及其先进事迹，使其树立正确的献血理念和意识，消除其疑惑和紧张情绪，加强服务，特别是要施以知心服务，使其轻松愉快地完成献血的愿望，献出自豪、献出快乐、献出荣誉感。要杜绝勉强献血和简单片面地追求献血人数及一次献血 400 mL 的比例或一抽了之的做法，因为这不利于献血活动的健康持续发展。

2. 再次献血的内涵和意义 再次献血，是指过去曾有过献血经历的献血者又一次献血，也称重复献血。在接待再次献血者时，特别是在接待第二次、第三次的献血者时，应侧重于在保留和招募固定、定期、定时献血和单采成分血志愿捐献者等方面下功夫，告知其之前所献血液用于救治患者的生命并予以感谢，多与其交流献血后的感受和体会，向其介绍献血楷模及其先进事迹，唤起其自豪感、快乐感和荣誉感，同时还要向其介绍血液科普及成分献血知识，纠正其对献血的错误认识，使其树立定期、定时献血的决心和毅力。

3. 多次献血的内涵和意义 多次献血是指过去曾经献过 3 次及 3 次以上血液的献血。在与多次献血者交流时，要与其探讨献血宣传教育和对志愿捐献者的招募、保留、召回、捐献陪伴和服务等志愿服务工作，争取将其培养成为固定献血者及参与无偿献血宣传教育和对志愿捐献者招募、保留、召回、捐献陪伴和服务等志愿服务工作的志愿者和无偿献血楷模。

4. 固定献血的内涵和意义 固定献血是指过去至少捐献过 3 次血液，并且以后每年（或每 12 个月内）至少捐献 1 次血液的献血。固定无偿献血者被世界卫生组织誉为是安全的献血者，应属多次和定期无偿献血范畴。建立固定献血者队伍，对于提高血液安全和血液保障能力十分有益。但是，由于固定献血者定义中的“以后每年或以后每 12 个月献血一次”难以达到，所以要想建立一支稳定的固定献血者队伍困难较大，需采取有力的宣传和激励措施，使其相信固定献血无损健康，提高其定期献血意识，争取实现每年献血一次。

5. 百次献血的内涵和意义 百次献血是指献血达 100 次及以上的献血。2002 年年初，笔者在深圳市血液中心工作时，提出培养百次无偿献血楷模时，曾被人讥笑，感觉似天方夜谭。笔者想：己所不欲，勿施于人。说教，不如示范。“以身教者从”，在率先垂范，润物细无声和潜移默化的推动下，掀起了定时无偿献血的热潮，有效地促进了单采血小板保障能力的提升，到 2014 年 12 月 31 日，仅深圳市血液中心一家血站就诞生了 157 位百次捐血者。于是笔者大胆地公开提出开展百次无偿献血楷模培养计划，培育定期、定时志愿无偿献血榜样队伍，营造一人带十人，十人带百人，百人带千人，千人带万人的献血氛围，并启动了一系列促进措施，以荣誉鼓励，大力弘扬徽章文化。2015 年 7 月，韶关市中心血站决定，开展百名百次无偿献血者培养计划，收到了良好的效果，有效地扩大了资源和血液安全效果，截至 2020 年 11 月 22 日，深圳市血液中心共诞生了 533 名百次无偿献血者，韶关市中心血站也诞生了 62 位百次无偿献血者，对保障单采血小板的供应起到了决定性作用。通过对百次无偿献血者的培养和宣扬，加大无偿献血宣传和教育力度，不断提高服务意识和服务质量，迅速建立起了既能定期、定时献血，又能现身说法宣传无偿献血和参与志愿捐献者招募、保留、召回、捐献陪伴及服务的无偿献血志愿者骨干队伍，有效地推动了无偿献血活动健康持续发展。

6. 千次献血的内涵和意义 千次献血是指实际献血达 1000 次及以上的献血。世界上第一位千次献血者詹姆斯先生，一生中累计献血 1173 次。依据 2011 版中华人民共和国国家标准 GB18467-2011《献血者健康检查要求》的规定推算，一个身体素质比较好且符合《献血者健康检查要求》的健康人，从 18 岁生日开始献血，坚持间隔 2 周捐献一次单采血小板，每年捐献 24 次单采血小板，到其 61 周岁生日即将到来之时，即有希望达到献血千次，甚至更多。这只是根据 2011 版中华人民共和国国家标准 GB18467-2011《献血者健康检查要求》的规定计算而言，中国目前还没有实际无偿献血达到千次的无偿献血者。AB 型的素食志愿无偿献血者释德超法师，食素 40 多年，身体非常健康，他一直坚持志愿无偿献血，截至 2020 年 12 月 4 日，他实际无偿献血 968 次（扎针 968 次），是中国最有希望成为无偿献血 1000 次的无偿献血者！

（五）献血时间分类的内涵和意义

1.18 岁生日献血的内涵和意义 18 岁生日献血是指在 18 周岁生日时的献血。中国的法律确定年满 18 周岁，才具备完全法人行为。因此,《中华人民共和国献血法》将献血的下限年龄确定为 18 周岁。在中国 18 周岁意味着成人，意味着应该开始承担责任。18 岁正是人的世界观形成的重要阶段，全社会都要正确引导，将青少年培养成热爱祖国、热爱人民、回报社会的有为栋梁。所以各地应制定各种鼓励和激励办法，采取各种措施，为青年人举办纪念 18 岁成人礼仪式和 18 周岁生日献血提供方便，吸引和鼓励广大青少年以进行无偿献血的方式纪念自己的 18 岁生日，为自己举办一个有着光辉意义的成人礼。培养青少年献血救人、奉献社会意识，促进无偿献血事业健康持续发展。

2. 定期献血的内涵和意义 定期献血是指献血者按自己的意愿，制订定期献血的计划，如将每年生日、每年新年等定为自己献血的日子。定期献血是一项纪念意义大，容易被人们所接受且可持续进行的献血活动，若将其举办成届期的系列活动，长期举办，对促进街头志愿无偿献血、集体无偿献血及无偿献血活动的健康持续发展十分有益。

3. 定时献血的内涵和意义 定时献血是笔者在培养百次无偿献血楷模的过程中，创建的一种新的献血概念。机采血小板引入中国之初的间隔时间是一个月，随后是半个月和 4 周捐献一次单采血小板；2012 年 7 月 1 日，2011 版国家标准《献血者健康检查要求》开始施行后，又改成每间隔 2 周（336 小时）捐献一次单采血小板。宣扬定时献血的概念，有利于提醒人们，间隔 336 小时就可以捐献一次血小板或每 6 个月（4380 小时）可以捐献一次全血，从而制订适合自己的定时献血计划。实践证明，定时献血概念的提出和宣扬，对培养无偿献血楷模起到了很好的促进作用，使各地迅速涌现出众多百次献血者楷模和坚定的志愿无偿献血者。

4. 休献的内涵和意义 休献，亦称退献，即停止献血，退出献血者队伍。休献，对于大多数有过数十次，甚至数百次无偿献血经历的志愿无偿献血者而言，是一种无奈。某些高龄志愿无偿献血者，因为年龄原因不能继续进行无偿献血，面对休献的心情往往是矛盾而纠结的，因为它既有几分光荣，又可能会有几分失落，所以相关部门及相关组织和团队应该做好对面临休献的多次献血者工作，给予肯定、安慰和心理疏导。在其进行最后一次献血时，可为其颁发休献状或感谢奖并献花，可将其引导到无偿献血志愿者队伍中，使其进一步发挥身份优势、现身说法，参与到献血的宣传教育、动员、组织、发动和陪伴等志愿服务工作之中，创造更多业绩、辉煌和荣誉。使那些因为年龄不能继续献血的志愿无偿献血者，获得老有所为、老有所乐、发挥余热、奉献社会的自豪和快乐。

（六）献血品种分类的内涵和意义

从献血品种角度，可以将献血分为献全血和献单采成分血两种类型。

1. 献全血的内涵和意义 献全血，是指献血者将自己体内血液的全部成分，在不做任何加工处理的情况下，在适当的时候直接捐献出一定数量。其中包括捐献静脉血、捐献动脉血、捐献骨髓血和捐献脐带血等。捐献全血，是一种比较原始的献血方式，操作简单，耗时短，但是间隔时间相对较长，采得的全血还需要分离加工。因此，应该努力地将符合一次捐献 400mL 的多次献血者，发展成为单采成分血的志愿捐献者。

（1）献静脉全血的内涵和意义：通常所说的献血，多指捐献静脉全血。静脉全血一直以来都是需求量最多的，因此捐献的人数也相对比较多。目前，捐献静脉全血是保障临床所需红细胞制剂和建立发展机采血液成分志愿捐献者队伍的基础，应该加大宣传和服务力度，广泛宣传和招募捐献者。献静脉血的特点是：采血针保留在血管中的时间较短，献血和采血便捷，穿刺针所致的伤口较小，止血容易，愈合较快，是目前血液来源的主要方式。

（2）献动脉全血的内涵和意义：捐献动脉全血的机会很少，大多数是穿刺失误所致。误将穿刺静脉的采血穿刺针刺入动脉采出动脉血事件，对于捐献者而言，与献静脉全血没有什么区别，但是从操作的角度来说，止血难度相对比较大，止血的时间相对比较长，一旦发生，应引起充分重视，加强止血观察和护理。医学临床有时会采集动脉全血，其目的主要是用于检查诊断和治疗，如进行血气分析。血气分析常用于呼吸衰竭、酸碱平衡监护以及机械通气参数调节，疗效分析和预后判断等。

（3）献骨髓血的内涵和意义：捐献骨髓血也属于献血范畴，而且属于献全血，俗称捐献骨髓。献骨髓需预先检测人类组织相容性抗原（又称白细胞抗原，HLA），与受血者进行配型，配型相合方可捐献。随着骨髓移植技术的成熟和广泛应用，医学临床对骨髓造血干细胞的需求越来越大，因此，1992 年，中国红十字会总会征得国家卫生部的批准，成立了中华骨髓库（又称中国非血缘关系骨髓捐献者资料库），建立非血缘关系骨髓志愿捐献者（又称造血干细胞志愿捐献者）队伍和志愿捐献者信息资料库。加入造血干细胞志愿捐献者队伍需填写造血干细胞志愿捐献登记表报名申请，留下用于检测 HLA 等项目的血液样本，存储个人信息，当有需要进行骨髓移植延续生命的患者与拟捐献造血干细胞的志愿捐献者配型相合时，在身体符合捐献要求的情况下实施捐献。目前获取骨髓造血干细胞的方法有采集骨髓血和采集外周血造血干细胞两种。采集骨髓血是用特制的钢针穿刺髂骨后缘骨壁，抽取骨髓腔中含有丰富造血干细胞的血液，用于骨髓造血干细胞移植。抽取骨髓血的缺点是，需反复多次穿刺骨盆的髂骨后缘的骨壁，以获得理想数量的骨髓血及其造血干细胞。抽取骨髓血时，为避免剧烈疼痛，需于穿刺前进行药物麻醉，操作复杂，穿刺针所致伤口多而深（属于骨折)，所伤及骨头恢复较慢，公众难以接受。21 世纪以来，采集骨髓造血干细胞的方法，已逐渐被简单、易行、捐献者恢复快的在双臂肘部静脉穿刺采血的机器单采外周血造血干细胞所替代。但是，因为采骨髓血的方法，捐献一次获取造血干细胞（有核细胞）的数量比较多，深受临床移植医师的欢迎，所以，在亲缘关系间捐献及特殊情况下仍有使用。尽管中华骨髓库重新启动以后，极力倡导采集外周血造血干细胞，但是采集骨髓血案例仍然时有发生。

报名登记、个人信息和 HLA 检测数据等入库了，有没有机会捐献，还要看缘分和运气，要在身体健康状况符合捐献的情况下实施捐献。

（4）献脐带血的内涵和意义：献脐带血也应属于献血范畴，归属于捐献全血。脐带血包括胎盘血，所以也有称为捐献胎盘血。捐献脐带血，需要孕妇预先报名申请，在分娩过程的适当时机抽取储存脐带血实物，备用。采集脐带血，是用针穿刺刚刚分娩离体的脐带血管，抽取脐带以及胎盘血管内的血液。脐带血的资源十分丰富，其中含有丰富的造血干细胞和免疫因子等对人体有益的物质，医学使用价值很高，属废弃物回收利用，应大力收集利用。

2. 献单采成分血的内涵和意义 捐献单采成分血有手工单采和机器单采两种方法。随着科学技术的发展和人们安全献血意识的增强，手工单采成分血已经逐渐被机器单采成分血所取代。捐献机器单采成分血是一种更科学、更安全、更有效的献血方式，因此更受推崇。目前，已经开展的单采成分献血有：捐献单采血浆、捐献单采血小板、捐献单采红细胞、捐献单采外周血造血干细胞、捐献单采外周血淋巴细胞和捐献单采外周血粒细胞等。捐献机采血液成分是将一次性全密闭专用塑料管道无菌耗材，装载在具有采集、分离血液和收集血小板功能的血液成分采集机上，再将连接于耗材上的采血针，刺入献血者手臂肘部弹性较好的较粗大静脉血管中采集全血，然后对流入塑料管道耗材内的抗凝全血进行分离，从中收集所需要的血小板和一定量营养血小板的血浆，之后再将暂时不需要的血液成分即刻还输给献血者体内的一种献血方式。目前，国内常规开展的单采成分献血有：献单采血浆、献单采血小板、献单采外周血造血干细胞、献单采外周血淋巴细胞等；由于单采粒细胞的医疗效果及其输注后的不良反应争议较多，21 世纪以来较少采用；此外，国内从采得的全血中分离的红细胞基本上能够满足医疗需要，加上单采浓缩红细胞成本相对比较高，所以国内目前还没有常规开展单采浓缩红细胞。

（1）献单采血浆的内涵和意义：献单采血浆是指捐献过程中只捐献血浆成分的成分献血。单采血浆分手工单采血浆和机器单采血浆两种方式。由于手工单采血浆操作比较烦琐，不安全因素较多，曾造成严重损失，因此，我国于 1995 年基本全面停止手工单采血浆，取而代之的是机器单采血浆。捐献用机器采集血浆的单采血浆，又称捐献机采血浆。机采血浆是利用具有采集血液、分离和收集血浆功能的血液成分采集机或单采血浆机，从采得捐献血浆者的静脉抗凝全血中，分离提取基本不含血液细胞的纯血浆的一种成分献血方式。目前，中国的单采血浆，主要用于生物制药企业生产血浆制品（俗称原料血浆）。现阶段中国政府允许非公有制企业，在政府设置的血站以外单独设置单采血浆站，有偿采集和买卖原料血浆。单采原料血浆，属《中华人民共和国血液制品管理条例》管理范围。由于国家允许有偿单采原料血浆。有偿供浆属于买卖人体组织，有违文明和法律。因此，应尽快制定并实行无偿捐献单采血浆制度，大力推动志愿无偿捐献血浆，建立单采血浆志愿捐献者队伍，尽快实现医药用血液及血液成分 100% 来自志愿无偿献血。

（2）献单采血小板的内涵和意义：捐献单采血小板，一次可献 1 ~ 3 个治疗量或 1 ~ 3 个治疗单位或 1 ~ 3 份。通常所说的献一个治疗量或一个治疗单位或一份血小板，是指一次献出一袋 200 mL 左右内含 2.5×10^{11} 个血小板的血小板和血浆的混悬液，可附加一袋 200 mL 左右基本不含血液细胞的血浆；而捐献两个治疗量或两个治疗单位或双份血小板，即一次献出 2 袋 200mL 左右内含各为 2.5×10^{11}（总量为 5.0×10^{11}）个血小板的血小板和血浆混悬液。但是，目前在中国不论一次捐献一个治疗量或一个治疗单位或一份，还是捐献两个治疗量或两个治疗单位或双份单采血小板，每次留出血液的总量"最多不得超过 400mL"（不含抗凝剂），因此，目前我国没有开展一次采集三个治疗量或治疗单位或三份单采血小板和血浆混悬液业务。

（3）献单采红细胞的内涵和意义：捐献单采红细胞是一种高效获得红细胞的方法，可以在一定的时间内多获得一倍红细胞，而不留取血浆。由于单采红细胞的成本比直接从采得全血中分离的浓缩红细胞高，所以到目前为止，我国的浓缩红细胞制剂或添加剂红细胞制剂或悬浮红细胞制剂，主要是从采得的全血中分离，没有常规开展单采红细胞。

（4）献外周血造血干细胞的内涵和意义：捐献外周血造血干细胞是指造血干细胞志愿捐献者或志愿献髓者，为需要进行造血干细胞移植延续生命的患者捐献单采外周血造血干细胞的一种献血方式，简称献造干，俗称献骨髓。非血缘关系捐献外周血造血干细胞或捐献骨髓血，需预先填写造血干细胞志愿捐献登记表，报名申请，留下用于检测 HLA 等项目的血液标本，存储个人信息及 HLA 检测数据等，当有需要进行造血干细胞移植的患者，与拟捐献造血干细胞的志愿捐献者 HLA 配型相合时，在身体符合捐献要求的情况下再实施捐献。捐献外周血造血干细胞的方式与捐献单采血小板的原理基本相同，不同之处是为了一次采集获得理想数量的造血干细胞（有核细胞），需在采集前 3 ~ 5 天为志愿捐献者注射造血干细胞诱导剂（亦称动员剂、细胞集落因子），使其骨腔内红骨髓中一定数量的造血干细胞，按计划释放到外周循环血液中，当外周循环血液中造血干细胞（有核细胞）的浓度达到理想数值时，利用具有收集造血干细胞功能的血液成分采集机，在志愿捐献者的双侧手臂肘部静脉血管扎针，从采得的静脉血液中分离提取一定数量造血干细胞（有核细胞）和用于营养细胞的血浆，制备成造血干细胞悬液（总量为 200 mL 左右），然后，再将不需要的血液成分还输给捐献者。与采集骨髓血相比，采集外周血造血干细胞方法的优点是：不必进行药物麻醉、不伤骨、操作简便、恢复快、公众易于接受。因此，中华骨髓库重新启动（2001 年，正式命名为：中国造血干细胞捐献者资料库，CMDP）之后，大力提倡采集外周血造血干细胞。

（5）献单采外周血淋巴细胞的内涵和意义：捐献单采外周血淋巴细胞，是指志愿捐献者以捐献机采（单采）成分血的方式，为需要淋巴细胞的患者捐献，含有一定量血浆的淋巴细胞混悬液的一种献血方式。随着细胞免疫理论和技术及造血干细胞移植的广泛应用，医学临床对输注用淋巴细胞制剂的需求越来越多。目前，在中国捐献单采淋巴细胞，已成为继捐献单采外周血造血干细胞之后，捐献例数排名第 4 的单采成分献血，发展速度比较快。

（6）献单采外周血粒细胞的内涵和意义：捐献单采外周血粒细胞，是指志愿捐献者为需要粒细胞的患者，捐献含有一定数量血浆的粒细胞混悬液的一种献血方式。一般获取粒细胞的方法有手工从采得的全血中分离和用机器单采两种方法。随着科学技术的发展，手工单采粒细胞已经被机器单采粒细胞所完全取代。20 世纪末，输注粒细胞曾风靡一时，随着粒细胞输注不良反应和疗效等方面的学术争议，致使单采粒细胞至今也没有兴盛起来，甚至处于停滞不前状态。

第二节　无偿献血的宣传教育和捐献者的招募及服务

在人造血液还不能完全替代人血的情况下，医学临床和急救及生物制药所需的血液和血液成分，仍然需要符合《献血者健康检查要求》者捐献。因为有偿献血活动中的供血者受利益驱使，隐瞒自身威胁血液安全的因素，而血液检测及其项目的局限性（如窗口期及目前还无法检测得到或尚未知）等，导致有偿献血存在许多人为不可逾越的危险因素，所以世界卫生组织于 1975 年，在日内瓦召开的第 28 届世界卫生大会上，首次通过了关于血液安全战略的决议，将推行志愿无偿献血作为全球血液安全战略之首要环节，内容包括：促进发展中国家的血液服务基于自愿无偿献血制度，制定有效的法律监管血液工作，并采取必要的保障措施，确保献血者和受血者的健康和安全。

为推动全球血液安全和保障临床用血的需求，2009 年 11 月 6 日，世界卫生组织在澳大利亚墨尔本召开了全球无偿献血专家咨询会议，通过了关于推进志愿无偿献血发展的《墨尔本宣言》，宣言号召世界各国政府在 2020 年之前全面实现 100% 志愿无偿献血。我国对血液安全和足量供给问题，始终都特别重视，1978 年国务院发〔1978〕242 号文件，规定国家实行公民义务献血制度；1984 年提出提倡开展无偿献血；1997 年颁布《献血法》，确定从 1998 年 10 月 1 日开始，“国家实行无偿献血制度”。从而无论在无偿献血总量，还是在参与无偿献血的人次，都有了显著提高。但是我国的无偿献血量距离满足医药对血液及其成分的需求相差甚远，春节前后和高温酷暑及寒冷季节，大风、大雨、大雪天气等，阶段性血液供应紧张以及血型偏型的情况仍时有发生，血液供应能力还需进一步提高。为此，国家卫生健康委、中国红十字会总会、中央军委后勤保障部卫生局等部委多次发文，要求加强血液管理工作，大力开展无偿献血宣传教育和组织发动，确保自愿无偿献血可持续发展，以保证临床用血的供应。因此，无偿献血（含骨髓及造血干细胞）的宣传教育和对捐献者的招募、保留、召回及服务，则成为安全献血、血液安全和保障用血的源头及关键，理念和方法稍有偏差，就会走弯路，甚至频繁出现缺血现象。所以说，理念和方法，决定着无偿献血能否健康持续发展。

一 关于无偿献血，用血有偿

推行无偿献血，在使人们相信适量献血无损健康的基础上，还应让公众明白国家实行无偿献血制度之后，为什么患者用血还得交钱。自 1998 年 10 月 1 日，国家实行无偿献血制度以来，公民无偿献血，而在医学临床用血时需交付费用，一直是困扰公众的问题，也是影响公众参与无偿献血积极性的主要因素之一。解决这个问题的关键是宣传和告知，让广大公众了解无偿献血，用血需付费的原因和实现无偿献血、免费用血的办法。

（一）实行无偿献血制度的意义

全面推行无偿献血以后，全国范围内实行了无偿献血状态下，新的输注血液收费标准，公民因伤病需要输注血液及其成分时，所交付的输注血液费用中，不再包含发给献血者的误工及营养补助等费用，实现了无偿献血，无偿用血。而实行公民义务献血制度时期，公民医疗用血时所交付的输注血液费用中，包含发给献血者的误工及营养补助等费用，因此叫有偿献血，有偿用血。这个有偿指的就是发放和收取了误工及营养补助等费用。

相关机构和工作人员应明确地告知公众，国家实行无偿献血制度后，血液本身是无价的，患者输注血液时所交付的费用，是用于对献血者的健康检查、血液的采集、检测、加工、包装、储存、运输等消耗试剂、包装和消毒材料、水、电和汽 / 柴油的费用，俗称血液成本费。因为政府财政承担不了这庞大数额的血液成本费，血液成本费没有出处，就只能由医疗保险和受血者分担。《献血法》规定：“血站是采集、提供临床用血的机构，是不以营利为目的的公益性组织”，不存在鼓动公众无偿献血，然后再将公众无偿捐献的血液高价卖给患者，多赚钱，给员工多发奖金和补贴的问题。因此，《献血法》还规定：“血站对献血者必须免费进行必要的健康检查；身体状况不符合献血条件的，血站应当向其说明情况，不得采集血液。”“无偿献血的血液必须用于临床，不得买卖。”“公民临床用血时，只交付用于血液的采集、储存、分离、检验等费用；具体收费标准由国务院卫生行政部门会同国务院价格主管部门制定。”就中国现有政策下的输血而言，如果从血液安全角度考虑，临床输注用血液的成本费越高，安全系数就越大。

（二）开展无偿献血，是为了保障血液安全和献血者健康

在 1998 年 9 月 30 日之前的有偿献血时期，受金钱和利益驱使，供血者为了多赚钱，到处流窜、多点登记、频繁卖血；血头（我国台湾地区称“血牛”）非法组织他人出卖血液、盘剥卖血者、从中牟利，霸占地盘、垄断区域血液资源，甚至跨区域抢占地盘组织他人出卖血液、抢夺供血者，滋生了许多社会治安问题和刑事案件；多数高危供血者在健康状况征询的过程中，隐瞒自己的高危行为；部分经健康检查发现身体状况不符合《供血者健康检查标准》而被淘汰者，使用化名或借用他人身份证登记或找健康检查合格者代替体检，健康检查

合格后，冒名顶替，自己前往献血，严重地危害了血液安全和供血者的健康，甚至导致可经输血途径传播的疾病经输血传播。因此，国家决定以颁布施行《献血法》的方式，确定国家实行无偿献血制度，推行自愿无偿献血，停止血液买卖，取缔有偿供血。

二 献血宣传教育、对捐献者的招募和服务

保障无偿献血活动健康持续发展的关键，是宣传教育、捐献者招募和服务。无偿献血的宣传教育和捐献者招募，要不断扩大广度和深度；无偿献血服务要不断提高服务意识和服务质量，大力培育无偿献血楷模，引导、支持和激励志愿者，参与献血宣传教育和对捐献者的招募及服务。宣传要以利他性为主，杜绝利己性诱惑和财物激励的想法和行为。

（一）宣传教育

无偿献血的宣传教育要广播电视、报刊、活动、讲座和一对一、面对面的宣传教育相结合，线上线下相结合，要投入人力和财物，持之以恒，全方位、多角度进行，力争达到家喻户晓，全民参与的效果。一个地区的献血宣传教育、捐献者招募和服务理念正确，方法恰当、工作到位，这个地区就不会缺血。

（1）对无偿献血的安全教育：国家实行无偿献血制度的目的是保障血液安全和献血者的安全，切断利益链，最大限度遏制艾滋病等可经输血途径传播的疾病，保障献血者安全。所以，开展无偿献血宣传教育，首先是无偿献血的安全教育。

1）无偿献血安全教育的目的，是让公众通过献血前的安全教育，使拟献血者了解自身的高危行为，以及不宜献血的病史等状况对于血液安全的重要性，建立献血前自我排除机制，确保献血者认为自己的血液是安全优质的才献血，从源头把住安全关，特别是应让无偿献血者和潜在献血者了解，仅靠现行的血液检测，还不能完全保证血液安全，打消通过献血进行免费检测血液的错误动机。

2）无偿献血安全教育的内容：①无偿献血的意义：让公众了解在目前的科学技术水平下，人造血液还不能完全替代人的血液用于医学临床，无偿献血者所捐献的血液及其成分，是直接用于挽救患者生命不可缺少的重要物质，而且法律不准用于商业用途。②献血和血液科学知识教育：如血液细胞的寿命、各种血液成分的代谢周期、一次献血量与正常血容量的关系，让公众知道血液是可以再生的，适量献血无损健康。③血液安全的教育：如血液检测有“窗口期”，一些病原体，如艾滋病病毒、乙型肝炎病毒、丙型肝炎病毒、梅毒螺旋体等都是可经输血传播的，低危献血者捐献的血液，对于受血者安全的重要意义；高危人员，故意献血造成传染病传播会被追究承担法律责任。④献血者健康教育：包括献血者的既往病史、高危行为和接触史、疫区旅行史、献血者的自我淘汰和屏蔽等，对于保障血液安全的重要性，使潜在无偿献血者知道，哪些情况永久或者暂时不宜献血等。⑤无偿献血的安全性：如使用一次性采血器材、无偿献血的步骤、无偿献血过程中可能发生的献血不良反应及对预防方法、处理程序，无偿献血前、中、后的注意事项，保密性弃血和投诉的受理等。

3）对无偿献血安全教育的方式：主要包括献血现场宣传教育、媒体宣传教育和科普宣传讲座等。①献血现场的教育：包括阅览献血和血液科普宣传资料、海报、标语口号、科普出版物，听广播、观看宣传教育视频或影视科普宣传教育片，工作人员的答疑解惑等。②公众媒体的宣传：包括看相关的电影、电视、报刊，听广播，网络媒体等。③献血和血液科普讲座：有计划地培训相关宣传讲座教员，安排或支持他们到国家机关、社会团体、企事业单位、社区、学校、军营及无偿献血志愿者团队和俱乐部等，进行血液安全的专题讲座。

（2）举办献血和血液科学知识讲座。国家实行公民义务献血制度以来，人们一直希望献血宣传从娃娃开始，为此两三代血站人探索了 30 多年，均未能如愿。以往献血宣传进校园主要是大中专院校，受众基本上是大中专院校在读学生，其目的是为配合院校即将开展的团体或集体献血活动而讲，大多数为献血前的动员式演讲。而中小学生获得献血和血液科学知识的机会少之又少，幼儿园小朋友则完全被忽略，社区也很少有人问津。随着志愿无偿献血活动的深入开展和方法的不断完善，2009 年深圳市血液中心将“献血和血液科学知识”宣传讲座进中小学和进社区、进企事业单位和社会团体等系列活动，列为今后无偿献血宣传教育工作的重点，笔者受命负责试行工作，并举办了国家级一类继续医学教育“献血和血液科学知识进校园、进社区师资培训班”，制订了持续推进的方案和措施，努力实现献血和血液科学知识覆盖潜在献血人群和全社会，真正做到家喻户晓。

（3）举办血站开放日，增强采供血工作透明度。一直以来，人们对血液和血型等充满神秘感；对血站采得血液的检测、分离制备、加工、储存和运输等几乎一无所知；对相关政策法规了解不足，使得有些行业外的人在对无偿献血及相关政策法规了解不够透彻或毫不了解的情况下，妄加评价，甚至肆意歪曲、诋毁和抨击，严重地影响了人们参与献血的热情和推动无偿献血的积极性；多数指令性计划指标献血组织者，带着情绪去做无偿献血的组织发动工作，行动不积极，不宣传、不动员，致使无偿献血的组织发动和对捐献者的招募工作举步维艰，宣传动员和招募者遭人白眼和冷遇，以实行无偿献血制度后用血需要交费为由而抵制或拒绝组织无偿献血活动。医学临床频频缺血，甚至出现“血荒”，有的地方无偿献血事业的发展，似乎进入了瓶颈期，进退两难。

无偿献血工作究竟该怎么做？脚下的路该怎么走？这是 30 多年来全国大部分采供血机构一直在探讨的问题。笔者认为，就目前的状况而言，采供血机构能做的就是：创造条件进一步加大对宣传教育的投入，不断提高服务意识和服务质量，大力培育无偿献血楷模，引导、支持和鼓励志愿者参与献血宣传教育和对捐献者的招募及服务。血站紧密团结无偿献血志愿者，联合相关部门、机构和组织，面向社会各界，日常化免费举办血站开放日，可有效地解决上述问题。

（4）举办无偿献血志愿者 18 岁成人礼，培养青少年参与无偿献血的意识。青少年是祖国和社会的未来，引导青少年树立正确的人生观、价值观和索取及奉献意识，“系好人生的第一颗纽扣”关系到社会的发展和进步。献血的宣传教育和招募应从娃娃抓起，因此，应吸引更多青年加入无偿献血及其志愿者队伍，参与无偿献血及其宣传教育和捐献者招募、保留、召回、捐献陪伴等志愿服务，使志愿无偿献血者和志愿者队伍年轻化。

（5）定期举办纪念世界无偿献血者日活动，慰问、答谢和表彰无偿献血者。2005 年 5 月 24 日，在 WHO 召开的第 58 届世界卫生大会决定认可“世界献血者日”为国际性纪念日。为引导世界各国各地庆祝“世界献血者日”，每年 WHO 都会为“世界献血者日”提出一个主题口号，其宗旨在于，通过这一特殊的日子感谢那些拯救数百万人生命的志愿无偿献血者，特别是多次定期献血的志愿无偿献血者，颂扬他们无偿献血的无私之举，同时希望引起全社会对志愿无偿献血重要性的认识，鼓励更多的人成为经常性无偿献血者，在需要拯救生命时提供可使用的安全血液。每年“6・14”前夕，各国各地的有关组织和机构，都会以 WHO 确定的主题，开展纪念“6・14”无偿献血宣传等活动。

（6）开展百次无偿献血英模培养，促进志愿无偿献血发展。国家实行无偿献血制度以来，全国许多地方都存在医学临床用血供不应求的问题，其主要原因是宣传教育、招募、动员和服务不到位，公众身边缺乏无偿献血英模和榜样，人们担心献血会被传染上疾病，担心献血有损健康，担心献血次数多了会损害身体。无偿献血模范，是适量献血无损健康的有力证明，而百次无偿献血者是无偿献血者中的代表，是现身说法参与无偿献血宣传教育和动员、招募无偿献血者的骨干，是促进无偿献血活动健康持续发展的有生力量。例如，韶关市中心血站引入深圳市血液中心培养百次无偿献血英模的成功做法和经验，于 2015 年初开始策划并于当年 7 月启动百名百次无偿献血英模培养工作，营造一人带十人、十人带百人、百人带千人、千人带万人的志愿无偿献血者队伍建设氛围。志愿无偿献血者在定时无偿献血的基础上，以志愿者的身份参与推动志愿无偿献血，尽快实现以街头志愿无偿献血为主、集体无偿献血为辅、团体 / 计划指标无偿献血保障临床应急用血的采供血模式。

（7）常用的无偿献血宣传标语口号及其内涵的科学性和可行性的探讨。宣传无偿献血的标语口号要尽量体现奉献他人的利他性，奉献社会的大爱精神，逻辑性要强，科学严谨，经得起推敲和可持续使用；尽量避免使用如无偿献血、免费用血和无偿献血、免费体检之类的利己性诱惑语言。

1）推荐使用的宣传标语口号：如无偿献血，拯救生命。献血救人，奉献爱心。献血救人，伸手即行。无偿献血，你我同行。适量献血，无损健康。石中能取血，何需向君救。献血献骨髓，快乐永相随。献血献骨髓，生命闪光辉。定期献血，快乐无比。无偿献血，利己、利人、利社会……

2）不宜使用或不宜持续使用的宣传标语口号：无偿献血，有益健康。无偿献血，免费体检。无偿献血，免费用血。献血一袋，救人一命。献血一次，终身免费。献血 600，全家免费。无偿献血，优先用血。平时献血，用时优先……

（二）对无偿献血者的招募和保留

1. 5W1H 分析法无偿献血者招募方式 5W1H 分析法也叫六何分析法。“5W”，是 1932 年由美国政治学家拉斯维尔提出的一套传播模式，后来经过人们的不断运用和总结，逐步形成了一套比较成熟的“5W+1H”模式。5W1H 对选定的项目、工序或操作，都要从原因（WHY）、对象（WHAT）、地点（WHERE）、时间（WHEN）、人员（WHO）和方法（HOW）六个方面提出的问题进行分析思考。将5W1H分析法引入对无偿献血者的招募，使无偿献血者的招募工作规范化、层序化、科学化。在无偿献血者招募中运用5W1H理论，要从献血理由（WHY）、招募对象（WHO）、招募目标（WHAT）、招募场所或渠道（WHERE）、招募时机（WHEN）以及招募方式（HOW）六个方面进行研究和操作。

（1）无偿献血的理由：这是在进行无偿献血者招募前，首先要告诉公众的问题。我们应该从无偿献血对于保障血液安全的重要性，血液可以拯救患者的生命，目前人造血液还不能完全替代人血、血液科学知识和献血常识、适量献血无损健康、献血的安全性等方面进行宣传。让公众知道，无偿献血不是单纯地为了实现无偿用血，更重要的是为了血液安全，最大限度遏制可经输血途径传播疾病经献血输血传播。献血的理由或者动机有很多，通常可分为内因和外因两种。

1）内因：①利他主义：认可献血拯救生命，无偿献血、奉献爱心的理念，为了履行社会责任，帮助他人而无偿献血。②归属感和自豪感：可以参加无偿献血者联谊会、无偿献血促进会、无偿献血者俱乐部等志愿无偿献血者和无偿献血志愿者组织或团队，获得归属感、荣誉表彰和自豪感等。③自我保障：《献血法》规定："公民临床用血时，只交付用于血液采集、储存、分离、检验等费用""无偿献血者临床需要用血时，免交前款规定的费用；无偿献血者的配偶和直系亲属临床需要用血时，可以按照省、自治区、直辖市人民政府的规定免交或者减交前款规定的费用"。也就是说，无偿献血者及其配偶和直系亲属医疗用血时，可以享受优先用血、免费用血等扶持、优待和奖励政策。④外部压力：出于组织压力、同组压力而参与无偿献血，常见于指令性计划指标献血模式和互助献血模式。⑤血液检测：了解到有无偿献血、免费体检政策，为享受免费体检和检测血液，而参与无偿献血，以了解自己是否感染了某种传染性疾病。⑥金钱驱动：通过献出自己的血液来换取金钱。其中，④、⑤、⑥所列的献血动机，有可能对血液的安全造成威胁，不宜提倡，更不宜鼓励，遇到时，健康状况征询和健康检查环节，要严格把关，莫轻易判定符合献血要求。

2）外因：①献血安全：献血者对采供血机构是否使用合格的一次性采血耗材，存在着担心等。②献血环境：包括安全性、便捷性、整洁性、舒适性等。③献血流程：包括规范、顺畅、高效以及献血需要等候时间的长短等。④献血服务：包括采供血机构工作人员、相关工作人员、志愿者等工作人员的专业性和人性化服务等。

3）没有参加或者不愿意再参加无偿献血的原因主要有：①本人因各种原因不符合《献血者健康检查要求》或标准、条件等。②无偿献血没有任何报酬，甚至还得自己贴钱等。③不知道自己是否可以献血，不清楚到哪里可以献血，不知道如何无偿献血。④对献血和血液科学知识不了解，害怕献血损害健康或感染传染病。⑤害怕献血扎针时造成的疼痛；害怕献血会晕倒等。⑥怀疑无偿献血的公益性，对于用血需交血液成本费存在错误理解。⑦对于招募无偿献血者的方式不认同，甚至反感。⑧受别人不愉快献血经历的影响，有抵触情绪。⑨怀疑采供血机构的保密措施，担心采供血机构保证不了个人隐私和信息不外露。⑩没有时间，距离献血站点远，不方便献血。⑪家中没有人用血，缺血跟我无关等。

（2）无偿献血者的招募人群：对献血者招募人群的定位，是招募成功和保障血液安全的重要因素。

1）在低危和健康人群中招募献血者：确定低危和健康人群，需要有评判标准和指标，评判标准和指标的主要依据是有效版本《献血者健康检查要求》和相关规范、办法等。简单的评判项目主要包括：①年龄，体重；②生活习惯和生活方式；③危险因素和接触史；④健康史，目前的健康状况；⑤预防性免疫接种、疫区旅行史，药物及血液使用情况等。上述内容主要通过医务人员对拟招募人群情况的了解及对拟献血者进行健康征询，以及对献血者既往献血记录和健康检查及所献血液检测核查获得。

2）目标人群的详细划分：①初次献血者：通过宣传、动员、招募初次献血者。招募初次献血者，是扩大无偿献血者队伍的有效方法和基础。由于初次献血者没有献血的经历，因此，在其献血的过程中，工作人员应给予充分的关心和服务，准确地解答他们关心的问题，包括献血的安全性、献血的流程、所献血液的用途、献血者健康征询和健康检查的项目及目的等，打消其对献血的误解、疑虑和紧张感。无偿献血者首次献血的体验和感受，对于其今后是否还会继续参与无偿献血至关重要。②固定献血者：固定无偿献血者所捐献的血液是血液募集的重要来源，更是保障供血和应急献血者队伍的重要组成人群。由于固定献血者有过多次献血经历，对于献血流程及献血和血液相关的知识已经有所了解，其捐献的血液也经过多次检测并留有记录，方便核查。因此，招募固定献血者再次献血的成功概率，明显高于初次献血者；其捐献的血液因不合格而报废的比例，也明显低于初次献血者；血液的安全程度相对比较高，是重点服务和保留对象。③造血干细胞志愿捐献者：对献血和血液科学知识及捐献血液成分的意义、安全性都比较了解，而且知晓输血对于患者的重要性。因此，招募造血干细胞志愿捐献者参加无偿献血，特别是参与捐献采集流程和方法与外周血造血干细胞基本相似的单采血小板，比招募其他人群的效果更好。目前，中国造血干细胞捐献者资料库有库存志愿捐献者近 300 万人，实际捐献过造血干细胞的捐献者超万人，这是一个来之不易的宝库，应该发挥其作用，做到一库多用，这对造血干细胞志愿捐献者的保留和捐献造血干细胞再动员，也会起到很好的促进作用。实际操作时，各地采供血机构与中国造血干细胞捐献者资料库、省分库或当地工作站合作，可收到双赢的效果。

3）流失的献血者：是指曾经有过献血经历，但是由于各种原因而很长时间没有来献血或者不在之前献过血的血站献血。献血者的流失原因有很多，概括起来主要有以下几个方面：①血液检测不合格；②已离开之前献过血的城市；③有不愉快的献血经历或者献血不良反应，不愿再次献血；④由于某些事件引发公益信任危机，而不愿意再继续献血；⑤自己的亲友不再需要等。在招募实践中，对于献血者流失的原因，应做充分的了解和分析，并采取相应的应对措施。对于因工作人员的服务态度、技能而影响继续献血意愿的献血者，采供血机构应尽快沟通和改进，及时处理献血者的投诉和抱怨。对于因公益信任危机引起献血者的流失，影响较大，更应该高度重视，积极开展危机应对，明确、直接、如实地解答公众的质疑，及时恢复

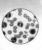

信任，挽回流失的献血者。采供血机构的工作人员在日常工作中，要严格贯彻落实国家有效的法律法规、规章、规程和规范，为献血者提供知心服务，为献血者办实事，对政策的落实要创造方便、不打折扣、简单快办。

4）延期献血者：是指因健康征询和健康检查不符合要求等原因，暂时不宜献血和延期献血的献血者。暂时不能和延期的原因主要包括：①献血前健康状况征询中有不宜献血的情况，如献血间隔期不够、月经期及前后3天之内、感冒不满1周、睡眠不足、局部炎症、小手术、免疫预防性接种等；②健康检查不合格的情况，如体重没有达到《献血者健康检查要求》、连续检测三遍体温或血压均不符合要求的、心率过快或过慢、心律不齐等；③献血前血液检测不合格的情况，如丙氨酸氨基转移酶（ALT）检测值超标、血红蛋白（Hb）含量检测不符合要求等。对于需要延期献血的献血者，要对所致原因进行分析指导，并登记入册，在其延迟期满时，主动打电话问候，告诉其可以再来参与献血的时间及注意事项。

5）家庭互助献血者和应急献血者：曾经因为亲友、同事、同学需要输血，而献过血和曾经接受过输血者的亲友、同事、同学，对于血液在伤病救治中的重要作用比较清楚，同时又有过献血的经历。因此，对待家庭互助献血者和应急献血者，应与志愿无偿献血者一样，一视同仁，加强宣传、招募和服务，使其转变为愿意为其他与己无关的患者捐献血液的志愿无偿献血者。

（3）无偿献血者的招募工作计划和目标：在实施无偿献血者招募工作之前，要制订一个符合实际的、可操作性强的工作计划和目标，并依据工作计划和目标，开展无偿献血者招募工作。

1）制订年度无偿献血者招募工作目标：根据本区域近三年临床用血的统计情况，结合医疗水平发展需求的评估情况，其中包括医疗机构数、床位数、手术量、住院患者数的增减计算出下一年度预计用血量，制定下一个年度的无偿献血者招募工作目标数，并且应细分为指令指标性无偿献血或团体无偿献血、集体无偿献血和街头个人志愿无偿献血，各自所占比例和人次数，制订招募计划，依据计划目标开展落实招募工作。

2）制订季度无偿献血者招募工作计划和目标：结合近三年来同期用血量的统计分析，根据具体情况，将本年度无偿献血者招募工作目标细分成四个季度，制订出各个季度的献血者招募工作目标和计划，并且应细分为指令指标性无偿献血或团体无偿献血、集体无偿献血和街头个人无偿献血各自所占比例和人次数，依据计划和目标认真组织落实和实施。

3）制订月度无偿献血者招募工作计划和目标：结合近三年来同期用血量的统计分析，将本季度无偿献血者招募工作计划和目标细分成三个月度，制订出每个月度的无偿献血招募计划和目标，并且应细分为指令指标性无偿献血或团体无偿献血、集体无偿献血和街头个人无偿献血各自所占比例和人次数，依据计划和目标，认真组织落实和实施，严密监控，及时调整，确保血液的及时、足量供应。

4）制订应急状态下无偿献血者招募工作计划和目标：制订应急状态下无偿献血者招募工作目标的首要工作是建立一支应对突发公共事件的应急志愿无偿献血者队伍。在突发公共事件发生后，在用血量大、库存不足、需要急、时间紧的情况下，立即通过群发手机短信、微信和打电话等方式，动员应急志愿无偿献血者前来献血；必要时，需及时征得上级同意，然后通过媒体向社会通报应急对血液的需求情况、采血站点的位置及服务时间和联系电话，以方便公众前往献血，做到“藏血于民”与“储血于库”相结合。

5）制订举办主题活动的无偿献血者招募工作计划和目标：实践证明，举办主题招募活动，也是一种有效的无偿献血者招募方法。但是，在策划主题招募活动时，应制订周密可行的活动计划和确定血液募集的数量目标，并依据计划和目标认真组织实施，确保收到预期效果，事后加以评估和总结。

（4）无偿献血者的招募渠道：在制订无偿献血者招募工作计划和目标时，首先要确定无偿献血者的招募渠道，使之有方向地开展无偿献血者的招募工作，以达到预期的招募效果。

1）市、县党委和政府组织动员和招募无偿献血者:《献血法》规定:“地方各级人民政府领导本行政区域内的献血工作，统一规划并负责组织、协调有关部门共同做好献血工作。”实践证明，政府主导的献血组织动员工作，对保障临床用血，提高血液质量，发挥了巨大的作用，也取得了丰富的成功经验，特别适合于解决突发事件的应急和阶段性缺血、偏型的供血，应充分利用，不宜忽略。

2）借助纪念活动招募无偿献血者：借助每年的重大日子和活动，如元旦、春节等，开展主题性无偿献血者招募活动。

3）社会组织和团队招募无偿献血者：在开展无偿献血活动时，不能忽略民间社会组织和团队的力量，因为他们在参与公益活动方面具有巨大的志愿性潜能，应该加强沟通和引导，寻求合作，为其参与推动无偿献血活动献计献策。实际上大多数社会公益组织和团队，都在寻找和努力开展适合自己组织或团队的可持续参与的公益活动。①采供血机构要积极地与民间社会组织或团队进行联系沟通，寻求合作，有针对性地进行无偿献血宣传和无偿献血者招募，共同宣传无偿献血，招募无偿献血者。如红十字会、无偿献血促进会、无偿献血志愿者协会或服务队等社会公益组织和团队。②搭建专业的献血志愿者工作平台，如无偿献血志愿者协会、无偿献血促进会、无偿献血志愿者服务队、无偿献血者联谊会或俱乐部、Rh（D）阴性献血者招募服务队或 Rh（D）阴性献血者俱乐部等。南非倡导的“25 岁俱乐部（Club25）”，也属于此类型的社会组织或团队，他们针对 17 ~ 25 周岁的年轻人群开展无偿献血者招募，倡导俱乐部成员以健康的生活方式来保障血液安全，鼓励成员每年献血 2 次。

4）媒体宣传对无偿献血者的招募：媒体宣传对无偿献血者招募的作用巨大，虽然难以量化，但应该加以重视。一般媒体可分为两大类，一是传统媒体，如影视广播、报纸杂志等；二是网络媒体，如 App、微信公众号、微博、微信等。随着互联网的发展，自媒体已经成为社会公众，特别是年轻群体的主要社交平台，与传统媒体比较，具有成本低、传播速度快、信息量大、受众广、互动性强等特点。因此，联合和建立官方 App、微信公众号、微博和微信，已经成为采供血机构开展无偿献血宣传和无偿献血者招募及服务的重要平台。

5）同伴的感染和动员对无偿献血者的招募：即无偿献血者在社会活动中和茶余饭后等

闲聊中，择机畅谈自己参与无偿献血的荣誉感和自豪感，以感染甚至是动员亲友、同学、同事、朋友等参与无偿献血和无偿献血志愿服务工作。此方式的优点在于，无偿献血者以自身参与无偿献血的经历来宣传无偿献血，招募无偿献血者，使人更容易接受和信服，简便易行，成本低，见效快。

6）街头、校园、社区、乡村及机关企事业单位等的宣传招募活动。

（5）无偿献血者招募方案的策划：无偿献血者招募方案的策划制订，对于提升无偿献血者的招募效果起到了十分重要的作用。无偿献血者招募方案的内容包括：现状分析、目标的设定、目标人群的划分、人财物的投入、工作人员的确定、实施计划的制订、资源的保障，以及效果分析和评价等。

（6）无偿献血者招募的时机：时机选择恰当，可以事半功倍，否则，效果难如人意。一般而言，无偿献血的宣传及对无偿献血者招募的时机包括：一是常态化的无偿献血宣传和对无偿献血者的招募，二是应急状态下的无偿献血宣传和对无偿献血者的招募。

1）常态化的无偿献血宣传和对无偿献血者的招募：制订年、季、月度的无偿献血宣传和无偿献血者招募工作计划，计划指标性无偿献血或团体无偿献血、集体无偿献血的联络员，献血站点工作人员、无偿献血志愿者与社会各界相结合，日常化地开展无偿献血宣传和对无偿献血者的招募工作。

2）应急状态下的无偿献血宣传和对无偿献血者的招募：包括突发公共事件和献血淡季。如春节前后、高温和寒冷季节等时期，无偿献血人数明显减少，以及突发公共事件大量用血时，应启动紧急情况下的无偿献血宣传和对无偿献血者招募工作预案。动员应急志愿者队伍无偿献血，启动应急无偿献血预备单位无偿献血。必要时，在条件允许的情况下，通过媒体向社会呼吁。

2. 无偿献血者招募效果的评价 对无偿献血者招募的效果，体现在参与无偿献血人数和采得血液数量的多少，是否达到了预计的目标。对效果的评价和总结分析，有利于对计划和方法的改进及完善，帮助进一步做好宣传招募工作。

（1）对定量指标完成情况的评价：定量指标是指以准确数量定义、精确衡量并能设定绩效目标的考核指标。

1）无偿献血人次：无偿献血人次可反映人群中参与无偿献血的情况。目前，国内外常用的无偿献血评价指标是千人口无偿献血率等。根据 WHO 的估算，年度千人口献血率达到10‰～30‰，方能满足临床用血的需求。2015 年 6 月 13 日，WHO 和红十字与红新月会国际联合会等国际组织代表，在上海召开的“推进自愿无偿献血圆桌会议”上所做报告显示，千人口无偿献血率在高、中、低收入的国家间差别比较明显，高收入国家的千人口无偿献血率为 39.2‰，中等收入国家的千人口无偿献血率为 12.6‰，低收入国家的千人口无偿献血率为 4.0‰；全球千人口无偿献血率低于 10‰；我国台湾地区由于医学临床和血液制品所需血液，均 100% 来自志愿者无偿献血，所以十几年来，我国台湾地区千人口无偿献血率一直保持在 80‰左右，为世界最高。

2）新增无偿献血者比例：统计新增无偿献血者比例，既可评估出无偿献血的增量，也可知晓无偿献血者的招募效果。如果在无偿献血人次和人数总量不变的情况下，新增无偿献血者所占比例高，则间接反映了无偿献血者保留的效果不佳。

3）流失的无偿献血者比例：可作为间接评估和反映招募及服务效果不佳的重要指标。

4）固定无偿献血者的比例：可作为评估和反映无偿献血者服务和保留的重要指标。

5）暂时延迟无偿献血后再次无偿献血的比例：是评估和反映召回效果的重要指标。

6）延迟无偿献血者的比例：是评估和反映招募适宜无偿献血者效果的重要指标。

7）无偿献血者传染性指标阳性率：是评估和反映低危献血者招募效果的重要指标。

8）每一次活动采集血液的数量或献血人数：采血量是评估每一次活动效果的重要指标。

（2）知信行评价指标：知信行理论（KAP）是由美国哈佛大学梅奥教授等于 20 世纪 60 年代提出，后由高曲曼在其 1988 年主编的《健康行为》中得以发展，并成功地运用于健康行为改变的评价。随着无偿献血活动的发展，知信行理论被越来越多的学者运用于对无偿献血活动的研究之中，高东英等在《中国输血杂志》2005 年 5 期中发表的《献血相关的知信行（KAP）研究进展》，张清等在《临床输血与检验》杂志 2008 年 4 期中发表的《武汉市学生群体献血市场细分研究》中都有详细的阐述。

1）无偿献血认知度的变化：通过对献血和血液科学知识、献血无损健康以及无偿献血等血液安全重要性的宣传，公众对无偿献血认知度和知晓率发生了明显的变化，但是，要达到普遍认知尚需投入巨大的人力和物力及时间，无偿献血宣传教育要从娃娃开始，进入各个教育阶段和机关企事业单位、社会团体、军营、乡村和社区，并持续推进，直至人造血液能够全面替代人的血液及其成分。

2）无偿献血认可度：宣传血液及其成分对于救治伤病患者的重要性和安全性，了解血液及其成分的用途，营造无偿献血光荣、感谢无偿献血者的良好社会氛围。此指标主要评价公众对于无偿献血行为的认可程度。

3）无偿献血行为的转化率：进一步宣传人造血液尚不能替代人的血液，目前医药所需血液仍然需要符合《献血者健康检查要求》者无偿捐献；有充足的血液及其成分，需要输血的患者的生命才能得到挽救，促进公众从认知、认可，到自觉参与无偿献血的行为转化，并且不断提高转化率。

3. 我国常用的献血组织、动员和招募模式 在自愿无偿献血框架下，对无偿献血者招募的方法有所不同。自国家实行无偿献血制度以来，无偿献血的组织招募方式逐渐成熟和稳固。目前，我国常用的无偿献血组织、动员和招募方式主要有政府指令指标性无偿献血或团体无偿献血、街头志愿无偿献血、集体无偿献血和互助无偿献血四种类型。

笔者认为，应该建立以街头志愿无偿献血为主，集体无偿献血为辅助，指令指标性无偿献血或团体无偿献血应急的三结合无偿献血者招募和血液保障体系，以促进无偿献血活动健康持续发展。

（1）街头志愿无偿献血者的招募和组织：街头志愿无偿献血，是为那些因故错过了其他方式献血活动者提供的。街头志愿无偿献血在我国诞生于1993年，兴盛于当今，经过艰难的探索和推广，目前已经成为保障临床用血的主要来源渠道之一，应加大宣传和招募力度，不断提高服务意识和质量，促进街头志愿无偿献血活动的健康持续发展，保障供血。

街头志愿无偿献血是最简单的无偿献血者招募模式，招募效果好坏关键在于选点、宣传招募和服务。到街头献血站点献血的无偿献血者，除了自愿而有准备前来的，还有采供血机构工作人员和志愿者在献血站点门口及其附近的街头巷尾宣传、招募和动员吸引来的。因此，献血站点的工作人员和志愿者，不能“守株待兔”，应该在主动上门无偿献血人数不多的时候，轮流走到献血站点门口及其附近的街头巷尾宣传无偿献血，招募和动员无偿献血者。

1）无偿献血者自己找到街头献血站点来献血的，基本上都是有备而来的，对献血和血液科学知识比较了解，一次献血400 mL的比例比较高，献血不良反应的发生率也比较低，是理想的献血群体，应该争取将其招募成定期定时来进行无偿献血的固定无偿献血者、志愿无偿献者和志愿者。

2）在献血站点门口摆台宣传无偿献血，招募志愿无偿献血者。献血站点门口或采血车下，要设宣传招募及接待台，至少安排一名司机或医护人员和志愿者守台，负责宣传、招募和接待无偿献血者、来访者和参观交流者；其他工作人员和志愿者，要在自己所服务献血站点献血人数不多的时候，主动轮流出门或下车参与宣传、招募和接待，以提高工作效率。

可举起印有“欢迎献血，奉献爱心”“献血救人，无损健康”“O型血告急”等的宣传牌和宣传折页/单，走到献血站点门口及附近的街头巷尾，进行无偿献血宣传和捐献者招募，耐心细致地解答公众提出的问题，热情周到地引导有献血意向的市民，前往献血站点进行无偿献血。

3）打电话慰问和保留无偿献血者。各献血站点及其工作人员，要打电话慰问自己刚刚接待过的无偿献血者，当作自己必须做的工作之一。留守在室内的工作人员要主动打电话，向接待过的无偿献血者问寒问暖，提示其在身心健康并符合再次献血条件的情况下，再来参与无偿献血。

4）打电话给目标献血者预约和召回其无偿献血。采供血机构工作人员要回访、慰问、邀请目标献血者在符合再次献血条件的时候，再来进行无偿献血。

（2）集体无偿献血招募和组织。集体无偿献血少则一行3～5人，多则一日上千人，多见于企业、民间社团、公益团队、社区及乡村等群体所组织的多人献血活动。集体无偿献血的招募和组织模式，既可为热衷于公益的爱心企业、民间社团、公益团队、社区及乡村等群体组织无偿献血活动提供机会，也可有效地补充街头采血站点采血量的不足。集体无偿献血是一种潜力比较大，可持续发展的群体性献血模式，应大力开展和宣传、招募及宣扬鼓励。

1）采供血机构应安排专人，负责策划和联系集体无偿献血；设置并公布专用联系电话，为其提供便捷的交通工具；在加强与既往组织过集体无偿献血单位联系的基础上，积极开发新的集体无偿献血单位和群体；制定集体无偿献血考评和表彰机制，保障集体无偿献血活动的健康持续发展。

2）大力宣传集体无偿献血。采供血机构应有意识地加大对集体无偿献血的宣传和开发力度，告知集体献血的宣传组织方法、注意事项和联系方式，使有意组织集体无偿献血的热心人士方便工作。

3）采供血机构应引导或指导本地的社会力量，成立无偿献血促进会、无偿献血志愿者协会、无偿献血志愿者服务队等相关社团组织或团队，培训集体无偿献血组织者，大力推动集体无偿献血活动的发展。

4）制定集体无偿献血组织者表彰鼓励办法，定时统计表彰。采供血机构要主动联系与无偿献血相关的社团组织，制定集体无偿献血组织者表彰鼓励标准，并定时统计、考评和表彰。

（3）政府指令指标性无偿献血的招募和组织：政府指令指标性无偿献血，亦称计划指标性无偿献血，指的是政府及其相关部门，以下达指令性献血任务指标或计划或指导意见的方式组织辖区国家机关、国有企事业单位、社会团体、军队和学校等参与的无偿献血。在中国，政府指令指标性献血动员和组织的献血招募模式起源较早，有据可证。其优点是：组织严密、运作便捷、操作简单、见效快；其缺点是：随着市场经济的发展和廉政及财务管理的规范，积极性越来越差，越走越艰难，需要想尽各种办法加大动员、促进和落实的力度，否则普遍难以完成计划，甚至有的根本就不愿意组织落实。政府指标性的特点是：政府一抓就见效，放任自流则献血人数和献血数量难以达到预期目标。

2001 年，时任国家卫生部部长张文康在讲话中提出：由指令计划指标性献血向无指标的志愿无偿献血转移，要逐渐取消指令指标性无偿献血后，有些地方便将政府指令指标性无偿献血以团体无偿献血之名延用。

政府指令指标性和团体无偿献血适宜于应急，应常抓不懈，把工作做细、做实，不流于形势。

虽然，指令指标性无偿献血是合法的，优势很明显，但是也不宜强行命令或指派、抓阄和靠发高额补贴或丰厚的礼品及带薪休长假等激励，要通过加大宣传、表扬和表彰鼓励的力度，吸引所属成员自觉自愿参与无偿献血。

（4）互助无偿献血的招募和组织：互助无偿献血有利于小范围的应急和彰显亲情。在中国互助献血广泛开展的依据是《献血法》第十五条规定：为保障公民临床急救用血的需要，国家提倡并指导择期手术的患者自身储血，动员家庭、亲友、所在单位以及社会互助献血……由此可见，互助献血既合法，又合情合理，不是什么坏事，只是要管理好，把好事办好，不要被不法之徒为谋取钱财所利用……互助献血是一件可能解决血源不足的有效方法。互助献血主要是由医院进行宣传，需要受血者的经治医护人员进行宣传招募的无偿献血者招募和组织模式。

虽然，互助无偿献血是《献血法》所提倡的，但是也不宜大张旗鼓地强力推行，要大力宣传，正面引导、严密监控、严格管理、防止被不法之徒为牟取钱财所利用（2018 年年初国家卫生健康委通知停止互助献血）。

4. 对无偿献血者的保留和关爱 无偿献血者队伍的建设离不开组织、动员和招募，也离不开保留和关爱。保留工作离不开关爱，关爱可促进保留。只有招募，没有保留和关爱，难以建立起固定和应急无偿献血者队伍。因此，各相关部门、机构和社会组织及团队，要积极开展对无偿献血者，特别是对无偿献血楷模的宣扬、表彰和关爱，使广大无偿献血者和无偿献血志愿者获得归属感、荣誉感和自豪感，从而进一步增强奉献意识和责任感。更好地服务于人民，奉献社会。

（1）无偿献血者的保留：对无偿献血者的保留，是一个十分繁杂而细致的工作，服务性很强，在国家实行无偿献血制度之前，基本上没有保留这个概念，因此，也就没有建立起固定的保留模式，对无偿献血者的保留，还需要在实践中不断摸索和建立，并逐渐完善。

1）保留无偿献血者的意义：①保障血液安全：WHO 在血液安全战略中指出，安全的血源应来自低危的志愿无偿献血者，其中最安全的血液来自固定的志愿无偿献血者。因为固定无偿献血者已经接受过多次的血液安全教育，对于自身那些可会造成受血者潜在安全威胁和不能成功无偿献血的不健康因素了解较为深刻。因此，无偿献血者的保留是保障血液安全和顺利完成无偿献血愿望的重要环节。②应对血液短缺：无偿献血者，曾经有过成功无偿献血的经历，对无偿献血挽救患者生命的重要性，有着比较充分的认识和了解，采供血机构也备有其相关信息和联络方式。因此，在血液短缺的时候，再次无偿献血者比没有无偿献血经历的人士更加容易被招募，对于缓解特定时期血液供应紧张可发挥重要作用。③提高无偿献血招募效果：评价无偿献血者招募效果的一项重要指标为无偿献血者的保留（或者再次、重复无偿献血者）的数量和比例，再次、重复无偿献血者的数量或比例越高，说明采供血机构工作人员的招募、保留能力和服务水平越高。

2）影响无偿献血者保留的因素：①采供血机构的服务质量：献血前的健康征询和健康检查人员、采血人员、巡护和服务人员及无偿献血志愿者，是与无偿献血者接触最多的工作人员，其承担的不仅是健康征询、健康检查、采血、巡护和服务等职责，同时也承担着无偿献血者保留的任务和职责，其所提供的服务直接影响着无偿献血者是否还会再来进行无偿献血，是无偿献血者保留的关键。②无偿献血者的献血经历：一次不愉快的献血经历，将会导致无偿献血者的流失，而且可能还会影响其亲友、同学和同事们参与无偿献血的意愿。因此，采供血机构工作人员的专业性、服务态度和工作能力及技能技巧、献血流程和献血场所的环境等都是影响无偿献血者保留的重要因素。工作人员良好的服务、能力和态度能够增强无偿献血者的信赖度，打消其紧张情绪，愉快的无偿献血经历，可使其成为再次或固定无偿献血者。反之，工作人员的一些不良言谈举止或不当操作，会引起无偿献血者的反感，甚至流失。③采供血机构的公益形象：无偿献血是一项救死扶伤的公益行为，无偿献血者是通过无偿捐献血液来挽救患者的生命，是一种无私利他的奉献行为。因此，无偿献血者对于采供血机构公益性的认可尤为关注。2011 年，网络上曝出的“郭美美事件”，对于具有一百多年历史的中国红十字会及其整个系统的公信力产生了巨大冲击，甚至造成了严重损害，对于与其相关的无偿献血也产生了很大的影响。另外，对“无偿献血，有偿用血”的误解也在网络流传，尽管这种误解存在着严重的误导，但是一部分民众接受了这种误导。因此，维护好采供血机构及相关单位的公益形象，除了工作人员以身作则，还需要加大正面宣传力度，建立健全舆情监测处理体系，对于不实或者误导性的报道应及时予以澄清，最大限度地消除公众的误解和顾虑。④无偿献血者档案资料的保留和保密：采供血机构存有完整的无偿献血者信息档案，随着采供血机构电脑信息管理系统的广泛使用，为无偿献血者的保留和召回提供了方便。一般规定，无偿献血者的档案应包括：纸质档案和电子档案两种。纸质档案主要是献血者填写的无偿献血登记表及健康检查和采血的原始记录。电子档案主要包括个人信息、健康检查结果、采血记录，与所捐献血液的去向等相关的信息链，如血液检测结果记录、血液制备、发放或报废记录等，应该认真保存，严密管理，避免信息外泄。

（2）关爱无偿献血者：是弘扬无私奉献行为，吸引民众参与无偿献血和再次无偿献血，保障医药用血的关键。关爱无偿献血者，要在不违背保证自愿、无偿、利他的基础上，善于换位思考，充分肯定和尊重无偿献血者，想无偿献血者所想，给无偿献血者合理所需。

1）无偿献血者的需求：无偿献血者参与无偿献血，应该没有什么需求，如果一定要探寻其需求，那就是安全舒适和希望受其无偿捐献之血液的患者能早日康复。不过，在实际工作中，能够清晰地将无偿献血上升到这种高度的人却很少。因此，我们在考虑民众对无偿献血的需求时，既要切合实际，切合大众，又要不失无偿献血的公益性。在开展无偿献血宣传和服务的实践中，我们可以对无偿献血者的行为、动机和对献血服务的需求进行分析，从而提出对无偿献血者的关爱和激励措施，以发展和巩固无偿献血者队伍。

2）制订关爱无偿献血者的方案并组织实施：对无偿献血行为的动机进行分析，从而有针对性地制定对无偿献血者的关爱方案。①感谢无偿献血者：应大力宣传无偿献血这一高尚行为，弘扬献血光荣的正气。采供血机构工作人员应该代表患者及其亲友，对于无偿献血者的献血行为表示感谢；国家和地方政府及其相关部门、机构等组织要制定本级本地无偿献血及其志愿服务表彰奖励办法，并依据表彰办法，定期对在无偿献血活动中表现优异的无偿献血者和志愿者进行表彰，如《全国无偿献血表彰奖励办法》规定，“国家级表彰活动每两年举行一次”对在无偿献血及其志愿服务中做出突出贡献的个人和单位进行表彰。世界卫生大会将每年 6 月 14 日定为“世界献血者日”，向全球的无偿献血者表示感谢和慰问，宣传及表彰。另外，很多地方出台的无偿献血者本人和家属用血的扶持和奖励政策，也体现了对无偿献血者的关爱。②为无偿献血者提供优质的服务：献血服务是感召无偿献血者继续进行无偿献血成功与否的关键，是无偿献血者的基本需求。采供血机构在献血环境的营造，献血流程的设计等方面要充分体现人性化的要求，给予无偿献血者良好的献血感受。通过宣传让公众知晓采血器材是安全的、献血环境是安全而温馨的、献血流程是安全顺畅的、服务人员是专业的，让公众打消献血会感染传染病的疑虑，满足其对安全的需求。采供血机构还应建立严格的无偿献血者隐私保护制度，包括个人信息、检测报告、无偿献血相关档案等资料，均有严格的保密规定，保护好无偿献血者的个人隐私。③搭建无偿献血者交流平台：搭建一个方便广大无偿献血者参与，共同推动无偿献血的合法而有序的平台，为实现“无偿献血、挽救生命”这一共同目标，聚集到一起的组织或团队的爱心人士参与会议和活动等提供机会，如无偿献血促进会、无偿献血者之家、Rh 阴性献血者俱乐部、无偿献血志愿服务工作研讨会、无偿献血宣教招募及其志愿服务交流会、无偿献血志愿者恳谈会、无偿献血表彰交流活动等。通过这些组织、团队、会议和活动等，使平时素不相识的无偿献血者和志愿者能够相聚、相识，在分享各自参与无偿献血及其志愿服务经历和感受的同时，也扩大自己的社交圈，增强献血者的归属感、荣誉感、自豪感、使命感和忠诚度。

5. 对机采血液成分志愿无偿捐献者的招募和保留 机采血液成分包括机器单采血浆、机器单采血小板、机器单采外周血造血干细胞、机器单采淋巴细胞、机器单采粒细胞和机器单采红细胞等。由于捐献机器单采血液成分对捐献者身心指标的要求比捐献全血多而高，可以捐献的站点相对比较少，捐献时所占用的时间比较多，人们担心还输血液会传染疾病等原因，所以机采血液成分志愿捐献者的招募和保留相对比全血难，需要特别加大投入。

目前，与直接面向临床供血的采供血机构相关的机采血液成分志愿捐献者招募和保留，主要是对单采血小板志愿捐献者的招募和保留。所以，本文重点探讨对机采血小板志愿捐献者的招募和保留。

（1）对机采血液成分志愿无偿捐献者的宣传和招募：对无偿献血者的招募及献血和血液科学知识的宣传教育是密不可分的。主要包括媒体的宣传教育招募、电话宣传教育招募及面对面宣传教育招募三种方式，这三种方式需要紧密配合，环环相扣。

1）媒体对捐献机采血小板的宣传教育招募，包括电影、广播电视、报刊、网络和宣传折页等。①电影、广播电视、报刊和网络的宣传教育招募影响比较大，不过效果难以量化和统计，但是不能因为效果难以量化和统计而放松，反而更要加强，要以形式多样和方法多样的模式，以讲科普和讲楷模无偿献血的感人故事和先进事迹，广泛宣传，大力弘扬。②因为宣传机采血小板的宣传折页中，往往带有捐献机采血小板登记表或捐献机采血液成分登记表，可能阅读者看过折页中的内容后，会直接填写其中的登记表，可直接表达捐献意愿，方便保留、召回、统计和量化。要善于使用，妥善保管，并依此进行保留和及时召回。③发放科普书籍和宣传资料，可以摆放在填写献血登记表处或宣传资料栏，供需者自取；也可以发放纪念品的方式，发放给无偿献血者，并提示其回去认真阅读，当自己不需要的时候转赠给他人或送回采血站点，以便循环利用。

2）建立血小板志愿捐献者交流群，在群里宣传普及血液和捐献机采血小板知识及常识，提前公布机采血小板的需求信息，交流联系沟通，接受报名。

3）面对面的宣传教育招募是效果最好的宣传教育招募方式，它主要是以有过一次献 400 mL 全血经历者为重点招募对象，有针对性地进行一对一的宣传教育招募。经过宣传教育招募，可立即捐献的，则立即捐献；不可立即捐献的，则向其说明，并指导其填写捐献机采血小板登记表或捐献机采血液成分登记表，提示其在适合捐献之时，主动打电话预约捐献或由工作人员及志愿者打电话或发信息召回其捐献。

4）电话招募机采血小板志愿捐献者是各地采供血机构普遍采用的方法，他可以直接与被招募对象对话，成功率与沟通交流技巧直接相关。

电话招募机采血小板志愿捐献者的对象是符合捐献机采血小板的无偿献血者；招募重点人群是曾经捐献过 400 mL 全血或机采血小板的符合近期捐献机采血小板的无偿献血者。电话沟通时应注意基本礼仪和技巧。

5）鼓励机采血小板志愿捐献者，参与对机采血液成分志愿捐献者的招募。鼓励其对符合捐献成分血的亲友、同事、同学进行宣传招募。

6）志愿捐献招募者应该具备的基本条件：招募者的素质，决定了工作质量和招募效果，因此对招募者的选择和培训及培养十分重要，要量才施用。①能力：包括动手能力及为献血者服务的能力、讲解能力、语言表达和沟通能力、感召能力、及时解决问题的能力和控制场面的能力等。②品格：具有乐于奉献的优良品格，充满热心和爱心，善良，替他人着想，对于无偿奉献精神有着比较清楚的理解、尊重、赞美和弘扬。

7）制订方便献血者上门献血的服务时间：最成功的宣传教育招募，就是捐献者主动要求捐献，因此，也要制定恰当的开门服务时间，方便献血者献血。

8）制定表彰激励办法，定期进行表彰。

（2）对机采血液成分志愿捐献者的保留：献血者的保留和宣传教育是紧密相连、不可分割的，宣传的过程中实施了保留，保留的过程中进行了宣传。志愿捐献者的保留主要包括媒体的宣传教育和保留、面对面宣传教育和保留及电话宣传教育和保留三种方式，这三种方式需要紧密配合，环环相扣，密不可分。具体内容可参考（1）所述。

1）定期定时的志愿捐献者，是低危、稳定而优质的献血者，应有意识地大力选拔和培养定期定时捐献机采血小板的志愿捐献者，除了在献血全过程注重提供专业、细致、精准而周到的献血服务，还要求从事机采血液成分服务的工作人员和志愿捐献者进行充分的沟通交流，使其对捐献机采血液成分，尤其是要对捐献机采血小板有充分的了解和认识。

捐献机采血液成分是捐献者将自己体内血液中富余的血液成分捐献出一部分，用于挽救患者的生命。捐献一次机采血小板，可以参与挽救 2 ~ 3 个出血不止患者的生命；富余的血小板，即使不捐献出去，7 ~ 9 天后也会在体内自然死亡和分解代谢，而捐献出去却可以帮助需要的患者、挽救其生命，对捐献者的身体健康完全没有损害。

捐献血小板后，体内血液中血小板的数量会迅速恢复到原有水平，一般 72 小时后就可以完全恢复。因此，2011 版国家标准《献血者健康检查要求》规定："单采血小板献血间隔：不少于 2 周，不大于 24 次 / 年。因特殊配型需要，由医师批准，最短间隔时间不少于 1 周。"

向献血者介绍无偿献血及其志愿服务表彰奖励标准、无偿献血徽章文化等。希望其在符合条件的情况下，尽量提前预约捐献血小板。

2）适时将选拔培养的愿意定期定时捐献机采血小板的志愿捐献者召回，使其感到被重视和需要。特别要加强对捐献机采血小板次数不多的新志愿捐献者的保留和召回，打电话或发信息，对捐献间隔满一个月还没来捐献的志愿捐献者进行慰问和召回。电话慰问和召回时，要注意技巧和用语的感召力。如“感谢您上次接受我们的邀请，来血站捐献机采血小板，您上次捐献的血液已经用于挽救患者的生命”。以与其聊天的方式，询问其上次捐献机采血小板的感受，如有问题需认真聆听，帮助其分析问题、答疑解惑，不狡辩，多赞扬，多鼓励。交流时注意引导和倾听志愿捐献者们自己的陈述，争取了解到每一位志愿捐献者自己想多长时间捐献一次机采血小板，记录下来并遵循和及时提醒召回。

3）实施机采过程中的预约，对那些对健康检查或采血岗位的工作很满意、献血过程非常轻松愉快，愿意继续捐献血液成分者，献血过程中即实施现场预约，预约其下一次捐献机采血小板的时间，使其提前计划和准备。

4）对因献血前检测血液，出现乳糜血或脂肪血而不能立即实施捐献的志愿捐献者，要加强辅导和保留，嘱咐其下次再来之前的 2 ~ 3 餐的饮食，不能吃鱼、肉、蛋、奶、虾、豆、花生及葵花籽等高脂肪和高蛋白质食物及其制品，只能吃低脂肪、低蛋白质食物，如素米粥、素米饭、素面馒头和低脂肪、低蛋白质菜肴和汤水，休息好，再来检测，而且以后每一次来献血之前的前两餐都要低脂肪和低蛋白质饮食，争取此后每一次都能够成功地完成捐献意愿。

建立因献血前血液初筛检测，出现乳糜血或脂肪血而未能立即实施捐献的登记表，对未能顺利捐献者打电话实施召回，并要特别强调献血前注意事项，争取能够成功地完成捐献意愿。

5）对因献血前血液初筛检测，出现丙氨酸氨基转移酶（ALT）偏高，而未能立即献血者，嘱咐其回去好好休息、不要熬夜（21 时前放下一切工作、活动和思考，尽快洗漱并上床睡觉），来之前的 3 天内不要饮酒，不吃高脂肪、高蛋白质及刺激性食物，然后再来检测，争取成功捐献。

6）建立交流群预约捐献机采血小板制度，使机采血小板志愿捐献者能按计划如期到血站捐献血小板。当某一血型机采血小板库存充足或库存下降慢而遇到退约时，可能会使已经预约近日来捐献机采血小板的志愿捐献者不能如期采集，要尽快打电话通知其推迟来捐献血小板的时间；对没有预约，直接来捐献血小板而不能采集其血小板时，要采取令志愿捐献者满意的婉拒方式和语言，使其理解并愉快地推迟本次的献血时间。如向无偿献血者讲明，“目前机采血小板库存充足，血小板仅能保存 5 天，如果今天捐献了，有可能会导致采出来的血小板过期，浪费，所以希望您回去耐心等待，等库存下降，需要的时候，我们立即打电话邀请您过来捐献。”

7）一般而言，机采血液成分志愿捐献者保留工作的重点人群，是捐献机采血小板次数少于十次的志愿捐献者，所以要研究对这部分人群的保留方法和技巧。主动告诉无偿献血者：①本次献血所需要的时间，采集过程中要至少三次告知已经进行了多长时间，大约还需要多长时间，使其积极配合。②向其介绍采血所用的是经过严格灭菌消毒的一次性无菌耗材，到正规的采供血机构献血，是绝对不会传染上疾病的，认真细致地解除疑虑，使其感觉安全。③一般而言，献血前对献血和血液科学知识了解得比较详细，不饿、不紧张，不是低血糖和低钙状态下献血，就不会发生头晕等献血不良反应。尽管如此，工作人员应对于第一次献血，特别是第一次捐献机采血液成分的志愿捐献者，要密切关注，先将采集和还输的速度调慢一点，观察其承受程度，然后再逐渐提高采集血液和还输血液的速度，加强与无偿献血者的交流沟通，这样可有效地预防献血不良反应的发生，大幅降低发生献血不良反应的比例，促进对志愿捐献者的保留。告知献血者其血液将很快用于挽救患者的生命。采供血机构应尽可能降低献血不良反应的发生率，应该积极寻找导致献血不良反应发生的因素，并及时纠正。采集和回输血液的速度以献血者没有不适为宜，为每一位献血者建立适合的采集和回输血液速度的档案，并严格遵循；注意观察献血者是否紧张，通过关怀和心理辅导解除其紧张情绪；对献血者献血前的饮食、饮水和休息情况予以关注，并及时施以补救措施；机采血小板的末期，容易出现低血容量或枸橼酸钠等抗凝剂所致的献血不良反应，尤其是女性或体质相对较弱的志愿献血者，因此，从事机采的医务人员应密切观察，采取补钙、补液等适当预防和干扰措施。一旦有发生献血不良反应的迹象，立即采取相应措施，尽快制止。

8）优质而知心的献血服务，是最有效的保留措施。一般而言，机采血液成分志愿捐献者的招募难，保留更难，被感动的无偿献血者，才有机会成为定期定时捐献机采血小板的志愿捐献者，献血服务的结果不仅让无偿献血者满意，还要让献血者自豪、喜悦和感动！当我们持续、稳定地为献血者提供优质服务时，献血者才会回报我们的付出，确保安全、充足的机采血小板供给医学临床，挽救众多患者宝贵的生命。

（三）献血服务

无偿献血服务的范围很广。一般而言，无偿献血服务主要是对无偿献血组织者、拟无偿献血者，无偿献血者及其配偶、亲友及捐献陪伴者的服务。这关系到无偿献血工作能否健康持续发展。无偿献血服务涉及健康状况征询和健康检查、采血、巡护、迎送、回访、用血和表彰鼓励等每一个环节，优质服务意识和理念要不断完善，并将服务融入各项工作的每一个环节。献血服务的龙头，是宣传教育和招募过程中的服务，因此，这里面着重探讨与无偿献血宣传教育和招募相关的服务。

1. 献血服务的本质及服务模式

（1）献血服务的本质：对无偿献血者招募过程中的服务，就是满足被招募对象合理需求的一系列活动。无偿献血服务所追求的是，给无偿献血者带来荣誉、自豪及舒适感；服务必须从实际出发，换位思考，以无偿献血者为中心。采供血机构工作人员要有强烈的服务意识、端正的服务态度、熟练的服务技能，才能为无偿献血者提供优质高效的服务。

（2）献血服务的模式：任何一项长期性工作，都要有一个相对固定和不断完善的模式，这样才方便培训、考评和提高。

1）有求必应：当无偿献血者提出问题时，我们能够准确地回答；当无偿献血者有合理性需求时，我们积极地解决，满足其合理需求。

2）保持沟通：要时刻与无偿献血者保持良好的沟通，安排专门医务人员重点负责与无偿献血者沟通，特别是要注意与定期定时进行无偿献血的志愿无偿献血者保持沟通联络，以加强了解，为优质服务提供细节性参考，以留下美好印象。

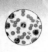

3）关怀：良好的关怀和关心，可以博得人们的信任和继续奉献。因此，采供血机构要善于关心无偿献血者，以良好的关怀型服务，博得无偿献血者的好感和信任。

4）专人重点负责：服务质量与服务效果成正比，专人重点负责使服务更有保障，甚至可以增效。采供血机构要在加强对全体工作人员进行培训，在增强服务意识和提高服务质量的基础上，开展个性化服务。

5）超常规型服务：比正常服务范围做得更广，服务更细，增加服务的力度和提高服务质量。对于多次无偿献血者，要特别注意施以超常规型服务，提供知心服务，满足其合理需求，正面引导，使其积极主动地定期献血救人。

6）专业顾问：在提供超常规服务的基础上，还要提供专业顾问，积极向献血者提供专业咨询和指导性服务。

7）长期合作性伙伴：采供血机构及其工作人员和志愿者，不仅应向无偿献血者提供上述服务，还应争取和志愿无偿献血者建立起牢不可破的长期合作性伙伴关系，并为其提供长期的延伸型服务，这样有益于引导其成为坚定不移的志愿无偿献血者和献血楷模。

2. 献血服务与保留无偿献血者的关系 优质的献血服务，对于无偿献血者的保留作用是毋庸置疑的，这一点在日常工作实践和许多人的研究成果都得到证明。

（1）无偿献血的过程，也是一种体验“服务”的过程。1998 年，Thomson 等研究发现，无偿献血者高流失率的原因，主要是那些对血站服务质量给予了中等或者较低的评价，在无偿献血的过程中，受到工作人员很差态度及身体有不良反应的无偿献血者。1999 年，Lee 等研究发现，如果无偿献血者认为，血站医务人员的服务是周到的，态度是友好的，会增加他们重复献血的可能性。2005 年，Tschenlin 等研究发现，血站的特点，如血站的硬件设施、工作人员的服务质量等，会影响无偿献血者再次参与献血的意愿。2006 年，Stewart 等研究发现，血站医师良好的人际关系和交友能力、亲切的态度和友好的行为，会增加无偿献血者献血后良好的感受，降低献血不良反应，从而会考虑再次参与无偿献血。

（2）献血服务是利他行为：献血服务是公益活动的重要组成部分，是日常化的公益活动。献血服务做得好坏，直接影响无偿献血活动的健康和持续发展。发自内心地做有益于他人、公众和社会的服务，不期待回报，是做好公益的基础，是利他行为和影响他人的重要因素。

1）自然环境：良好的气候和环境，会使人心情愉悦，增强利他行为的积极性和主动性。

2）社会情境：献血活动现场，有利他行为的榜样，会产生示范和影响效果。

3）利他者的心境：当心情轻松、愉快的时候，更容易产生助人为乐的利他行为。

4）利他的技能：知道如何帮助他人，而且还具有帮助他人的能力和技能。

5）人格的力量：热爱社会、有社会责任感、使命感、乐于奉献、自我要求高的人格魄力，会感染和影响其他人。

6）以往利他行为的经历和结果：愉快无偿献血经历令人感动和难忘，结果出乎想象的参与挽救了几个患者的生命，会促使无偿献血这种利他行为的继续进行。

7）利他的时间：懂得珍惜时间，合理安排时间，使可用于奉献他人和社会的时间比较充裕，而不因为做公益而感到时间紧迫，无力应对。

8）内疚的补偿：为以往做错的事而感到内疚和抱歉，表示努力把后续的工作做好而加以补偿。在献血服务的过程中，通过优质服务使无偿献血者，在参与无偿献血这项利他行动时，愉快、充满成就感、归属感和自豪感，无偿献血者会将无偿献血这项利他行为持续下去。

3. 优质服务的秘诀 一般而言，优质的无偿献血服务需要有微笑、高效和周到三个基本要素。

（1）微笑：微笑是舒心“良药”，是最简单的服务。在人与人之间交往的过程中，微笑是一种表达方式，表示愉悦、快乐、幸福等。微笑不分文化背景、种族和宗教信仰，微笑是每个人都能理解的国际性通用语言。跨文化研究表明，微笑是世界性情感沟通的重要手段。全程微笑、热情、真诚地面对无偿献血者，是优质服务的基础。

（2）高效：高效就是效率高，指在相同或更短的时间里完成比其他人更多的任务，而且质量与其他人一样或者更好。高效是积极工作态度的具体表现，高度重视无偿献血者，当无偿献血者或来访者步入献血场所时，献血站点的工作人员和志愿者要迅速做出反应，微笑地热情招呼和接待来访者，全程予以优质而高效的服务。

（3）提供周到的服务：献血站点的工作人员，要从迎接到送行的每一个环节，对来访者、献血者及其陪伴者给予周到的服务，要让献血者感到温馨、舒适、感动和自豪。工作人员要做到礼貌、理解、亲切、尊重、勇于担当。

1）礼貌：礼貌是一个人的思想道德水平、文化修养、交际能力的外在表现，是人类为维系社会正常生活而共同遵守的起码的道德规范，它是人们在长期共同生活和相互交往中逐渐形成，并且以风俗、习惯和传统等方式固定下来的行为规范。礼貌是人的潜意识里渴求别人的尊重和赞赏。礼貌可以帮他人解决很多问题。如频繁使用“请”字，会使话语变得委婉而礼貌，是比较自然地把自己的位置降低，将对方的位置抬高的最好的办法。人与人之间要和谐相处，以礼相待，做到谦虚而尊重人，和蔼而理解人、相信人，亲切而关心人、帮助人，真诚而谦让人、感谢人。在与无偿献血者等接触时，礼貌的通过言谈举止，表示对他们的尊重、友好，会起到增值性的促进作用；讲礼貌对于个人而言，不会失去什么，但却可以得到无法想象的收获。

2）理解：美国前总统威尔逊说，理解绝对是养育一切友情之果的土壤。在与招募对象和无偿献血者等交流的过程中，要换位思考，站在他们的角度思考问题，理解他们，并施以优质服务，使其接受宣传和动员，并适时地进行无偿献血。

3）亲切：形容热情而关心。在接待无偿献血者时，要亲切而面带微笑地以“您好！”开始，施予关爱、照顾和感谢，使其感到亲切、自豪和快乐，从而愿意进行无偿献血，甚至是持续无偿献血。

4）担当：在接待无偿献血者时，要勇于担当，满足无偿献血者的一切合理需求，是我们最重要的工作。对自己参与无偿献血行动产生自豪感的无偿献血者，会成为固定的志愿无偿献血者，所以给予无偿献血者自豪感，是保留无偿献血者的关键。

4. 以优质的服务感动献血者

（1）以真诚、勤劳和执着的服务去感动无偿献血者。

（2）将感动、善良和关爱充分的表达给无偿献血者。以关爱之心，服务无偿献血者。

（3）心系无偿献血者，想无偿献血者所想，做无偿献血者所需，给无偿献血者以及时、细心、体贴、周到的服务，为无偿献血者提供合理的和知心的服务。

（4）对于献血服务要表现出有激情、有热情、有耐心、有信心。这样可以感染与我们接触的所有的人，更可以感动无偿献血者及其陪伴者等。爱岗敬业，用心工作，在工作时投入足够的热情和耐心，可以取得无偿献血者等的认可和尊重。

（5）理解无偿献血者，对无偿献血者负责。具有同理心，养成换位思考的习惯，主动去了解无偿献血者的需求和想法，站在无偿献血者的角度考虑问题，理解无偿献血者的一切选择和决定。

（6）持续为无偿献血者服务。应不断地提高对无偿献血者服务的质量，尽力给予无偿献血者更多的精神享受。

5. 满足无偿献血者的差异化需求

（1）初次无偿献血者，看重的是礼貌和热情及扎针痛不痛；多次无偿献血者，看重的是尊重和服务。

（2）着急的无偿献血者，看重的是速度和效率；不急的无偿献血者，看重的是耐心和精细化服务。

当我们将礼貌、热情、效率、耐心、尊重、优质服务、细节完美、100% 的保障、赞美等提供给每一位献血者时，并有所侧重，实惠和理想并举，可以有效地提高无偿献血者的满意度。

因此，应善于观察和了解每一位无偿献血者的喜好、所需和所求，在施以共性服务的基础上，酌情给予差异化的服务，以赢得他们的满意和持续无偿献血的行动。

6. 为无偿献血者提供专业性服务 在对无偿献血者进行共性服务和差异化服务的基础上，还要注意提供一些容易被忽略的专业性服务，提供行业外单位及其工作人员无法提供的专业性的特殊服务。如关心血压（BP）高拟无偿献血者的血压，关心献血前血液初筛检测时发现问题的献血者。

总之，成功的无偿献血宣传教育、招募、保留和服务，就是将符合现行《献血者健康检查要求》者招募成无偿献血者；将符合再次献血的无偿献血者，招募成固定献血者；将符合一次献血 400mL 者，招募成机采血液成分志愿捐献者；将多次无偿献血者招募成参与无偿献血宣传教育、招募、保留和服务的志愿者，并在实施定期定时参与无偿献血的基础上，利用闲暇时间参与无偿献血宣传教育、招募、保留和服务等志愿服务工作；再去将不符合《献血者健康检查要求》者，招募成参与无偿献血宣传教育、招募、保留和服务的志愿者，利用闲暇时间参与无偿献血宣传教育、招募、保留和服务。

第三节 无偿献血志愿服务工作

2001年，各地相继开始由指令性计划指标性无偿献血向无指令指标的志愿无偿献血转移。招募和保留志愿无偿献血者，需要社会各界的参与，全民行动。但是，谁来代表社会各界参与无偿献血的宣传及志愿无偿献血者的招募、保留和召回，则成了摆在相关人员面前的实际问题。深圳、韶关和三明等地的实践启示，志愿者来自社会的各个领域、各个阶层，是代表社会的最佳群体，因此，广泛建立无偿献血志愿服务工作组织和团队，招募、培训和引导无偿献血志愿者，参与无偿献血宣传教育、捐献者招募、保留和召回等志愿服务工作，是无偿献血活动健康持续发展的保障。

志愿服务是社会文明进步的象征，有据可证的志愿服务工作至今已经有160多年的历史（1859年6月24日，亨利·杜南经商途经索尔费利诺战场，自愿停留下来，组织附近居民以志愿者身份实施战地救护），但是无偿献血志愿服务工作，则是一门新兴的志愿服务工作项目。无偿献血志愿服务工作，是无偿献血宣传招募和服务工作的重要组成部分，是相关部门、机构和社会团体在无偿献血宣传教育、捐献者招募、保留、召回、捐献陪伴及服务的重要补充和合作伙伴，是资源丰富的有生力量。

有据可查的中国无偿献血志愿服务组织诞生于1998年，虽然仅有20多年历史，仍属初级阶段，但是，无偿献血志愿服务工作已成为我国最活跃的日常化志愿服务工作项目。

1998年5月5日，当时已经无偿献血15次的福建省三明市交通建设公司干部林瑞班先生，牵头申请成立了主管单位为三明市卫生局的三明市无偿献血志愿者协会，获得三明市民政局批准注册成立；1999年8月，主管单位为广东省血液中心的韶关市无偿献血者联谊会（已于2019年11月理事会同意更名为韶关市无偿献血促进会）开始筹备，并获得韶关市民政局批准注册，承担日常工作的秘书处设在广东省血液中心（2002年8月更名为韶关市中心血站）血源管理科；2000年5月9日，隶属于深圳市红十字会的深圳市红十字会无偿献血志愿工作者服务队，在深圳市血液中心授旗成立，队办公室设在深圳市血液中心负责日常工作；2009年4月18日，隶属于中国红十字会总会的中国红十字无偿献血志愿服务总队成立，办公室设在深圳市血液中心志工办，总队分支团队为省设支队、地市级设大队、县设分队、街道和乡镇设小分队、居委和村委设组、居民小区和自然村设小组。这些组织和团队在有关部门、机构和相关组织的支持和指导下，开展无偿献血志愿者的招募、培训、登记注册和保留，志愿服务工作的开展和考评表彰等，取得了可喜的成绩。为推广他们在引导多次无偿献血者，以无偿献血志愿者的身份参与无偿献血宣传教育和捐献者招募、保留、召回及捐献陪伴等志愿服务工作，保障无偿献血活动健康持续发展的成功经验和做法，帮助和引导各地组建无偿献血志愿服务工作组织和团队，2006年11月，中华骨髓库在深圳召开了“中华骨髓库志愿服务工作研讨会”；2007 年 8 月和 11 月，深圳市血液中心和哈尔滨市血液中心在国家卫生部的支持下，先后在深圳和哈尔滨召开了国家级继续医学教育项目“全国无偿献血志愿服务工作研讨会”（目前已经举办八届）和“全国无偿献血志愿服务工作经验交流会”；2008 年 4 月和 10 月，深圳市血液中心在国家卫生部的支持下，又先后两次在深圳市委党校举办了国家级继续医学教育项目“全国无偿献血志愿服务组织建设和管理培训班”；2009 年 10 月，深圳市血液中心在深圳银湖度假村举办了国家级继续医学教育项目“全国无偿献血志愿者培训师资班”；2010 年 10 月，深圳市血液中心在深圳迎宾馆举办了国家级继续医学教育项目“献血和血液科学知识进校园和社区等师资班培训班”；2015 年，韶关市中心血站在韶关市莱斯酒店举办了国家级继续医学教育项目“全国献血宣教招募及其志愿服务工作交流会”（目前已经举办五届）全盘推广深圳和韶关等地开展无偿献血志愿服务工作的成功做法和经验。上述一系列会议和培训班的成功举办，使全国各地的无偿献血志愿服务工作组织和团队如雨后春笋，陆续诞生，遍地开花，迅速发展起来，极大地推动了无偿献血事业的发展，也促进了社会文明的进步和发展。

一 志愿者的概念和原则

（一）志愿者

志愿者（volunteer）是一个没有国界的名称和标准名词。

何为志愿？所谓志，即志向；所谓愿，即愿望。志愿，就是自告奋勇，心甘情愿。如志愿者、志愿捐献者、志愿军等。

（二）志愿者的定义

1. **历史背景** 关于志愿者的定义，有志愿工作者（简称志工）、义务工作者（简称义工）、志愿服务者等几个版本。表面上看各个版本大同小异，实际内涵却有所不同。有的人及组织曾经将志愿工作者、义务工作者或道义工作者、志愿服务者统称为志愿者，这种简单划归和统一有些牵强，也不科学。2017 年 6 月 7 日，中国以法律的方式确定了从事志愿服务类工作者的统一名称，那就是“志愿者”。自 2017 年 12 月 1 日，由中华人民共和国国务院发布的《志愿服务条例》施行后，在中国大陆从事志愿服务类工作的人，统称为志愿者；而从事志愿服务类工作的组织和团队，统称为志愿者组织或志愿服务组织，志愿者团队或志愿服务团队。

2. **法定含义** “志愿者，是指以自己的时间、知识、技能、体力等从事志愿服务的自然人。”这是自 2017 年 12 月 1 日开始施行的《志愿服务条例》第六条规定的。

《志愿服务条例》第二条规定：“本条例所称志愿服务，是指志愿者、志愿服务组织和其他组织自愿、无偿向社会或者他人提供的公益服务。”

（三）志愿者组织的定义

2017 年 6 月 7 日，经国务院第 175 次常务会议通过，由国务院于 2017 年 8 月 22 日发布，自2017年12月1日施行的《志愿服务条例》第六条规定："本条例所称志愿服务组织，是指依法成立，以开展志愿服务为宗旨的非营利性组织。"

（四）志愿者团队

志愿者团队是指志愿者集体，也可以说是没有在政府社团管理部门登记注册，也没有独立法人资格的志愿服务工作的集体。如2008年11月在宜昌成立的中国红十字会捐献造血干细胞志愿服务总队及陆续组建的其下属大队、分队等，是挂靠于中国红十字总会及其分支组织和下属机构的团队。挂靠于某个具有独立法人资格机构、组织或社团的志愿者团队，是合法的，他的法定代表人就是他所挂靠的上级或主管单位法定代表人。而没有在政府社团管理部门注册，也没挂靠在某个合法单位或社团的团队合法性值得商榷，难以持续，应该尽快到政府社团管理部门注册或归口挂靠于合法的单位或社团，以取得保护和约束，使自己的活动合法化，系统化。将好事办好，不留麻烦和遗憾。

目前，中国大陆的志愿服务组织和团队共同的特点是无行政或事业单位编制、无行政级别、非营利性、公益性、群众性的，而无偿献血志愿组织和团队则还需要具有专业性。

（五）志愿服务概念的三大基本要素及原则

1. 志愿服务概念的三大基本要素 志愿服务概念的三大基本要素是自愿性、非营利性（不以营利为目的）、利他性（有利于他人的社会性和公益性）。

2. 志愿服务的基本原则 志愿服务的基本原则是助人自助。通俗地讲，就是吃自己的饭，用自己的钱和物资为社会和需要帮助的人做事。

二 中国志愿服务精神

概括来讲，中国的志愿服务精神是奉献、友爱、互助、进步。联合国前秘书长科菲·安南，在"2001国际志愿者年"启动仪式上的讲话中指出："志愿精神的核心是服务、团结的理想和共同使这个世界变得更加美好的信念。从这个意义上说，志愿精神是联合国精神的最终体现。"

（一）中国志愿服务精神的由来

1993年中国青年志愿服务工作启动之后，逐渐从志愿服务的实践和性质中提炼出来了："奉献、友爱、互助、进步"的青年志愿服务精神，并予以遵循和弘扬。随着志愿服务工作在中国的广泛开展和人们对志愿服务精神的普遍认同，特别是经过2008年北京奥运会、汶川大地震和中国志愿服务联合会的推动，"奉献、友爱、互助、进步"逐渐成为中国志愿服务精神。

（二）志愿服务精神的内涵

志愿服务精神四大要素：奉献、友爱、互助、进步。

1. 奉献 奉献原指恭敬地交付、呈献，即不求回报地付出。奉献精神是高尚的，是志愿服务精神的精髓。志愿者在不计报酬、不求名利、不要特权的情况下，参与推动人类发展、促进社会文明进步的活动，这些都体现着高尚的无私奉献精神。

2. 友爱 志愿服务精神提倡志愿者欣赏他人、与人为善、有爱无碍、平等尊重，这便是友爱精神。志愿者之爱跨越了国界、职业和贫富差距，是没有文化差异，没有民族之分，没有收入高低的平等之爱，它让社会充满阳光般的温暖。如无国界医师，他们不分种族、政治及宗教信仰，为受天灾、人祸及战火影响的受害者提供人道援助，他们奉献的是超国界之友爱。

3. 互助 志愿服务精神提倡“互相帮助、助人自助”。志愿者凭借自己的头脑、知识、双手和爱心开展各种志愿服务性互助活动，帮助那些处于困难和危机中的人们。志愿服务者以“互助”精神唤醒了许多人内心的仁爱和慈善，使他们付出所余，持之以恒地真心互助。“助人自助”帮助人们走出困境，自强自立，重返生活舞台。受助者获得生活的能力后，也会积极回报社会，参与到关心他人、帮助他人、为社会文明进步做贡献的志愿服务活动中。

4. 进步 进步精神是志愿服务精神的重要组成部分，志愿者通过参与志愿服务，使自身能力得到提高，同时促进了社会的文明进步。

2019 年 7 月 24 日，习近平总书记在致中国志愿服务联合会第二届会员代表大会的贺信中指出，希望广大志愿者、志愿服务组织、志愿服务工作者立足新时代、展现新作为，弘扬奉献、友爱、互助、进步的志愿精神，继续以实际行动书写新时代的雷锋故事。

三 志愿服务标志

志愿服务标志既是对从事志愿服务工作的志愿者及其所在组织或团队和物资的标识，也是一种文化和艺术，应大力创作和广泛弘扬。

（一）中国志愿服务标志

我国有很多种志愿者标志。中国志愿服务联合会成立不久，就于 2014 年面向全国征集中国志愿服务标志，并从数万件投稿中投票评选出中国志愿服务标志。中国志愿服务标志充分体现了中国特色，标志以汉字志愿服务的“志”字草书体为基本原型，以中国红为基本色调，蕴含着丰厚的中国优秀的传统文化，示意明确，简洁大方，喜庆祥和，寓意中国特色的志愿服务事业红红火火，前景广阔。其中也具有国际元素，如标志上有“中国志愿服务”的中英文字样，而且多处巧妙地以英文单词 volunteer 的首个字母“V”字构图，体现了中国志愿服务与国际的交流、接轨与交融。该标志形象内涵丰富，“志”字的上半部分“士”用中国书法中的草书体变形为一只展翅飞翔的鸽子，鸽子是和平的使者、友好的象征，传递的是幸福、友爱，放飞的是和平、和谐；“志”字的下半部分由中国书法中草书体的“心”字构成，同时也是一条飘逸的彩带，即表现了志愿者在开展志愿服务时的愉悦心情，也象征着志愿者将爱心连接在一起，服务他人，奉献社会。整个标志寓意着用爱心托起梦想，用爱心放飞梦想，充分体现了社会主义核心价值观的内在要求，展示了奉献、友爱、互助、进步的志愿服务精神（图 3-1）。

（二）中国红十字志愿者标志

中国红十字志愿者标志是借用了国际人道主义救助事业的保护性标志，寓意着佩戴这个标志的是从事红十字国际人道主义救助的志愿者及其组织或团队等，任何人和势力不得攻击，并应给予支持（图 3-2）。

（三）中国青年志愿者标志

中国青年志愿者标志的整体构图为心的造型，同时也是英文 Volunteers，第一个字母“V”和青年的英语 young people 第一个字母“Y”，图案中央既是一只手，也是一只和平鸽的造型，与红色的背景构成爱心图案。标志寓意中国青年志愿者向社会上所有需要帮助的人伸出友爱之手，奉献一片爱心，共创和谐，面向世界，奔向未来，表现青年志愿者“真情暖人心，热心献社会”的主题（图 3-3）。

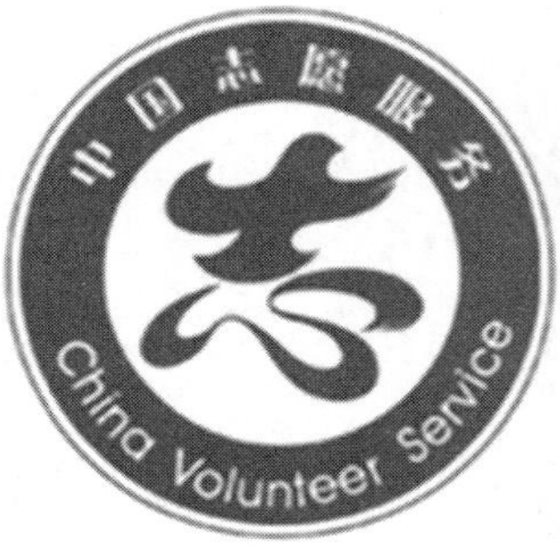

图 3-1　中国志愿服务标志

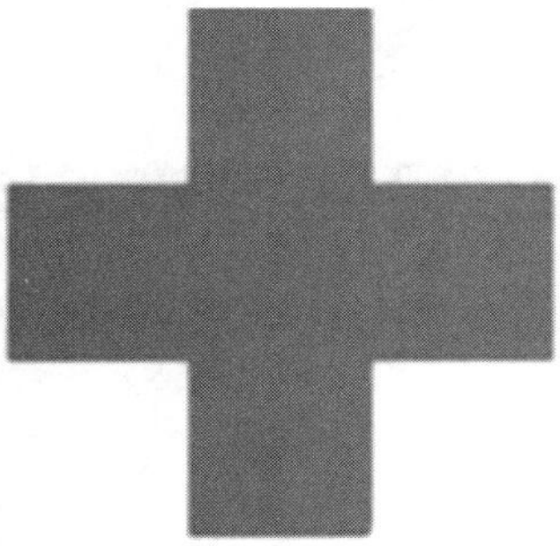

中国红十字志愿者
Chinese Red Cross Volunteers
图 3-2　中国红十字志愿者标志

图 3-3　中国青年志愿者标志

（四）无偿献血志愿者标志

无偿献血志愿者的标志也有很多，但是在我国至今还没有全国统一的无偿献血志愿者标志。2008 年，在筹备成立中国红十字无偿献血志愿服务总队之初，筹备者就设计和制作了中国红十字无偿献血志愿服务总队标志和中国红十字无偿献血志愿服务总队志愿者徽章。为表明中国红十字无偿献血志愿服务总队是在深圳市红十字会无偿献血志愿工作者服务队的基础上成立的，具有红十字会背景，中国红十字无偿献血志愿服务总队标志就在深圳无偿献血标志的基础设计而成，总队成立时制作了 2000 枚徽章和 500 件总队志愿者马夹，并于 2009 年 6 月 12 日中国红十字无偿献血志愿服务总队成立大会上首发（图 3-4、图 3-5）。

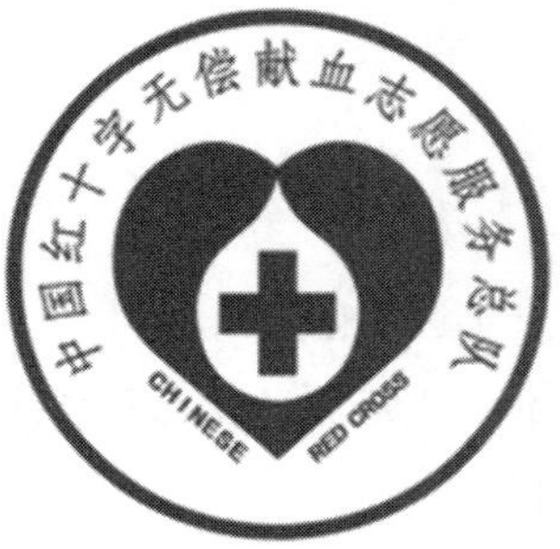

图 3-4　中国红十字无偿献血志愿服务总队标志

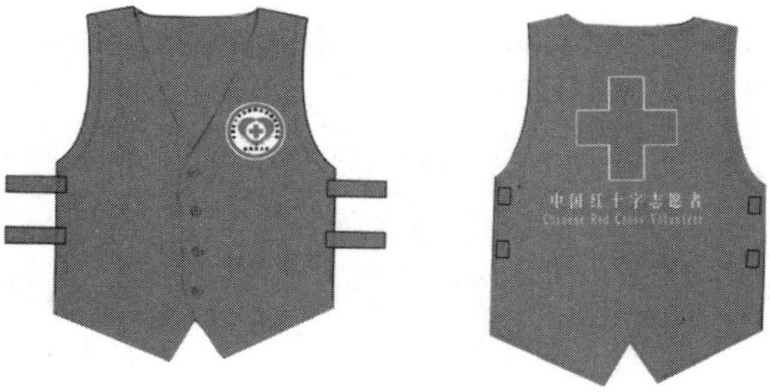

图 3-5　中国红十字无偿献血志愿服务总队志愿者马甲

（五）中华骨髓库志愿者标志

中华骨髓库志愿者标志是由英文 Volunteers 的第一个字母“V”和红十字保护性标志及中华骨髓库志愿者文字组成，寓意着佩戴这个标志的人、组织或团队，是从事与红十字人道主义相关的骨髓和造血干细胞捐献志愿服务工作的（图 3-6）。

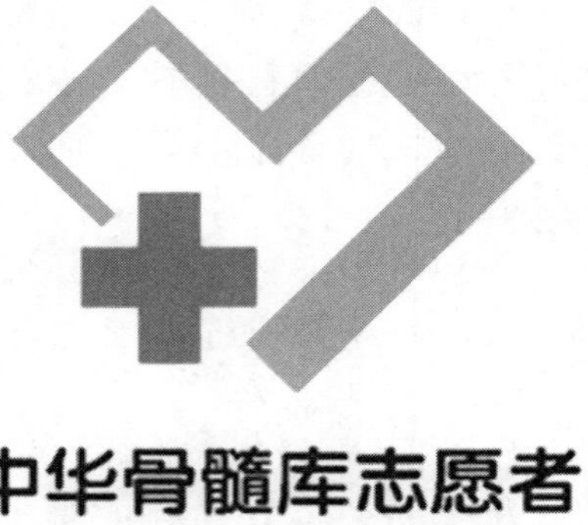

图 3-6　中华骨髓库志愿者标志

四 志愿者的节日

（一）中国志愿者服务日

1962 年 8 月 15 日，年仅 22 岁的雷锋同志在辽宁抚顺因公殉职。1963 年 2 月 22 日，毛泽东亲笔写的“向雷锋同志学习”题词手迹于 3 月 5 日被《人民日报》《解放军日报》《光明日报》《中国青年报》等在头版显著位置刊登，掀起了全国人民特别是青少年向雷锋学习的热潮，此后的 3 月 5 日便成了学习雷锋纪念日，学习雷锋义务劳动和帮助他人做好事蔚然成风。因此，在中国青年志愿服务活动开展之后，各级共青团组织、青年联合会或青年志愿者联合会，都会在每年 3 月 5 日前后的周末组织辖区内或本单位团员和青年走上街头开展便民服务。随着志愿服务的普遍开展，3 月 5 日也就自然而然地成为中国志愿者服务日。

（二）国际志愿人员日

每年的 12 月 5 日是国际志愿人员日，亦称国际志愿者日。国际志愿者日，是全世界各行各类志愿者共同的节日。目前，国际志愿者日已经成为世界各国各地举行大型志愿服务活动和开展表彰活动的经典节日。其目的是敦促世界各国政府通过庆祝活动，唤起更多的人以志愿者的身份，从事社会发展和经济建设事业。

（三）世界红十字日

每年 5 月 8 日，是世界红十字日。

1948 年，经红十字国际联合会执行委员会同意，将红十字运动创始人亨利 · 杜南先生的生日 5 月 8 日确定为世界红十字日。亨利 · 杜南是世界上最早的志愿者及志愿服务领袖之一，以他生日确定的世界红十字日，也是红十字志愿者的节日。

五 无偿献血志愿服务工作组织和团队的体系建设

1998 年以来，经过 20 多年的努力，中国的大部分城市相继建立起了无偿献血志愿服务工作组织或团队，并发展成为集文明委、共青团、红十字会、志愿者联合会、无偿献血促进会等多种隶属、多元化为一个目标而努力奋斗的无偿志愿服务工作群体。但是，由于《中华人民共和国红十字会法》和《献血法》赋予红十字会参与推动无偿献血的职责，以及受深圳市红十字会无偿献血志愿工作者服务队早期状态的影响，多数无偿献血志愿服务团队是单纯的隶属于红十字会的团队。比较少像深圳和韶关的无偿献血志愿服务团队那样，一个团队几面旗帜，如深圳在深圳市红十字会无偿献血志愿工作者服务队的基础上，又加挂了深圳市义工（志愿者）联合会捐血献髓宣传招募组和中国红十字无偿献血志愿服务总队深圳市大队两块牌子。实践告诉我们无偿献血志愿服务工作组织和团队，只有多个隶属、多元化，才能广结善缘，集结多方人士参与，才能获得多方支持，从而达到社会各界齐参与的势态。同时无偿献血志愿服务工作组织和团队还要联络其他公益组织，参与无偿献血的宣传和组织发动工作，最大限度挖掘社会资源，以满足无偿献血事业发展的需要。

无偿献血志愿服务工作组织和团队的组织建设是一项长期而复杂的工作，是否得到公众认可，直接影响着组织或团队的建设和发展，乃至影响无偿献血事业的发展。因此，组织或团队组建之初，就要设计并搭建好内部的组织架构。组织及各级团队可内设：办公室或秘书处和若干个区域和直属分支分队或分会、小队、小组，每个队、组推选队长或组长 1 名和若干名副队长或副组长、顾问、联络员、组长等，以充分发挥干部和志愿者骨干的表率及管理作用，推动组织或团队持续健康发展。

六 健全管理办法及规章制度

无偿献血志愿服务组织和团队是以招募、培训和组织志愿者，以定期、定时参与无偿献血和从事无偿献血宣传教育、捐献者招募、保留、召回和捐献陪伴等志愿服务的形式，参与社会公益活动的非政府组织，是由多次无偿献血者、骨髓和造血干细胞捐献者及支持无偿献血活动发展的爱心人士组成的。因此，志愿服务不能靠权力指使，亦不能靠经济利益驱动，它的原动力是个人的信念、志趣、兴趣、乐于奉献的精神、归属感、责任感、荣誉感和自豪感。在志愿服务组织和团队的管理方面值得注意的是，无偿献血志愿者是一个不为利益、不图物资回报、不畏权贵，追求自身价值和精神享受的精神生态群。他们来自社会的各个领域、各个阶层，成长和生活的文化背景不同，受教育的程度参差不齐，习俗和性格各异、宗教信仰不同，他们因为职业之余的共同兴趣、志向和信念走到一起，他们之间讲究的是人道、中立、公正、独立、普遍、统一、博爱、平等、奉献、友爱、互助、进步、志愿服务。而无偿献血志愿者的指导者、辅导者、支持者，甚至管理和领导者，则往往是无偿献血者和志愿者的服务者。因此，无偿献血志愿服务工作组织和团队的管理，不同于一般志愿服务组织和团队的管理，更不同于受薪服务组织或机构、单位的管理，靠的是志愿服务概念、原则和公众认可的管理办法、规章制度和行为规范的约束；靠的是管理者周密的策划、细致的组织协调和公平的处事、渊博的知识、坚韧不拔的毅力、以身作则的表率及人格魅力；靠的是每个志愿者的自觉和自律。所以，强调志愿服务概念和原则，健全并完善管理办法、规章制度和规范是团队建设和发展的需要，必须常抓不懈。

七 完善注册志愿者的登记程序，加强队伍建设

无偿献血志愿者分为登记注册志愿者和非登记注册志愿者两种。注册志愿者的登记注册是志愿服务组织或团队组织建设的重要工作，不能放松。首先建立登记注册志愿者自愿申请并填写相关表格制度，然后按志愿者登记注册制度和培训管理办法及培训大纲进行系统培训。申请加入志愿者队伍者在填表时，要由专人向申请注册者介绍或网络说明服务组织及团队的自然状况及志愿服务工作性质、工作范围、志愿者的条件、权利和义务等，使其对无偿献血志愿服务有初步的了解，有深思熟虑的过程。然后对每一位申请登记注册者进行资格审查和统一的基础性和初级培训，并安排献血宣传保留服务现场进行实践性实习，培训考评合格后，对仍坚持注册者予以登记注册，发放志愿服务卡及为其定制实名制工作服。曾申请注册，但未参加过初级培训或培训考评不合格者，列入非登记注册志愿者管理，不安排到献血点独立进行志愿服务工作。

引导和指导注册志愿者到党委、团委和政府资助的主流志愿者信息管理系统注册，并创造条件将他们从事无偿献血志愿服务工作的工时录入上传，以不错过统一的工时统计和总结、表彰及宣扬等。

八 无偿献血志愿者的作用及工作方法

无偿献血志愿者对推动无偿献血工作的作用和工作方法及技巧等的理解和掌握，关系到志愿服务工作质量和效果，至关重要，应加强培训。

（一）无偿献血志愿者的作用

无偿献血志愿者的作用是，在进行定期定时和应急无偿献血的基础上，发挥来自社会各个领域及各个阶层、有过多次无偿献血经历和志愿无偿参与推动无偿献血工作的身份优势，代表自己所属志愿服务工作组织、团队和社会各界，协助相关部门、采供血相关机构，参与无偿献血宣传教育和对捐献者的招募、保留、召回和捐献陪伴等志愿服务工作。

无偿献血志愿者在参与无偿献血宣传教育和对捐献者的招募、保留、召回和捐献陪伴等志愿服务工作时，要摆正位置，端正态度，划清界限，到位不越位，不越俎代庖，需要时不缺位，互相配合，互相帮助，互相监督，多交流、多沟通、多理解、多包容，使无偿献血者及其亲友、陪伴者和来访者满意，实现医药用血百分之百来自志愿无偿献血。

（二）无偿献血志愿者的工作方法

无偿献血志愿者是庞大志愿者群体的一个分支，是新生代专业性志愿工作者，是社会大众的榜样和楷模，一般而言，具体的工作方法主要有以下几种。

（1）在自身符合要求的情况下，定期、定时进行无偿献血的基础上，在社会活动中发挥身份优势，可现身说法，传播献血救人、无损健康、奉献爱心的理念和自豪而快乐的感受；动员周围符合献血要求者，定期、定时进行无偿献血。

（2）经过专业培训的无偿献血志愿者，可利用闲暇时间到献血站点参加无偿献血志愿服务工作。在献血站点周边的街头巷尾，举起印有“献血救人，无损健康”或“欢迎献血，奉献爱心”的宣传牌，手持宣传折页进行献血宣传和招募捐献者；资深及业务熟练的无偿献血志愿者，在献血站点献血人数比较多的时候，可发挥身份优势，配合工作人员迎送献血者和来访者，解答来访者提出的问题，现场动员符合一次献血 400 mL 条件者进行 400 mL 献血；招募机采血液成分志愿捐献者，指导献血者填写志愿捐献登记表；配合医务人员辅导献血者按压采血穿刺伤口并监护其休息，与无偿献血者交流，为其提供知心服务。

（3）创造条件到相关单位、学校等、社区和乡村等地开展无偿献血宣传讲座，并适时组织集体无偿献血。

（4）弘扬工匠精神，开展精细化无偿志愿服务工作。

（5）参与制定和修改完善与无偿献血志愿服务相关规章、管理办法、制度、规范和考评表彰标准，策划和组织各种相关培训及表彰交流活动。

（6）积极参加本组织和团队举办的各种相关集体活动，给予无偿献血志愿者归属感、团队感、自豪感和荣誉感，推动无偿献血及其志愿服务工作健康持续发展。

九 建立志愿者培训制度，完善志愿者教育体系

无偿献血志愿服务是一项涉及多领域、专业性较强的社会性工作，需要有丰富的实践经验及切身感受和相关知识等支持，而由多次无偿献血者、骨髓和造血干细胞捐献者发展而成的无偿献血志愿者，是来自社会各个领域、各个阶层的爱心人士，他们各自的生活环境、文化背景、个人修养及对献血和血液科学知识及相关政策法规等的理解差异较大，需要通过进行规范性的系统培训补充、整合和规范；此外，由于每个志愿者的人生观和价值取向有所差异，加入志愿服务组织或团队的动机多种多样，而人生观和价值取向指引着志愿者的言行，其导向作用影响着群体的发展方向。因此，志愿服务组织和团队要及时有效地向志愿者介绍组织理念、宗旨、原则和价值取向，培养志愿者的公民责任和无私奉献意识，以阳光的心态从事无偿献血宣传教育和捐献者招募、保留、召回及捐献陪伴等志愿服务工作，并从中收获成就感、荣誉感、自豪感和快乐感，视高尚的情操和健康的生活习惯为宝贵的人生财富，树立良好的理念，不断补充和更新相关知识，规范其志愿服务工作过程中的举止和言行，统一思想。所以，建立志愿者培训制度，制定志愿者培训管理办法和培训大纲，逐渐完善志愿者

教育体系，是志愿服务组织建设和发展的关键，它关系到满足志愿者求知的需要和团队稳固发展及存在的意义。经过几年的探索和努力，我们在健全志愿者培训制度的基础上，完善了志愿者初、中、高三级培训教育体系，开展精细化和精准志愿服务工作，使之有效地保障和促进组织及团队的建设发展。

（一）措施和方法

通过总结现有的20年的实践工作经验及教训，设计和建立无偿献血志愿者培训体系。

（1）制定《无偿献血志愿者培训管理办法》和《无偿献血志愿者培训大纲》，设初级、中级和高级三个层次和学段。

（2）集中授课与到志愿服务工作现场实习相结合。

（3）在资深的无偿献血志愿者和相关专业技术人员中遴选培养教员，并通过试教评估筛选和确定培训教员。

（4）无偿献血志愿者的培训遵循以自学为主，集中授课和带教实习为辅的原则。每个层次的理论课不少于3小时，安排试教评估合格的教员对志愿者进行培训，认真实施和不断完善。课后按培训大纲要求，由受训人员填写授课质量和效果考评表，以便评估、整改和完善。

（二）培训内容

无偿献血志愿者的培训分为初级、中级和高级三个层次和学段，每个学段的培训内容和形式略有不同，具有明显的针对性和实用性。

1. 初级培训　包括基础知识性培训、入组或入队的专业性理论及现场实习培训两部分，分别进行。

（1）基础性培训：是初级培训的第一个阶段的统一性培训，是分到各专业组织或团队之前的综合性培训，也是志愿者入门和注册前的准入性培训，培训内容主要有志愿服务工作的历史背景、理念、概况和原则及精神等。

（2）入组或入队的专业性培训及现场实习培训：入组或入队的专业性培训，是无偿献血志愿者初级培训的关键，属于初级培训的第二个阶段。这个阶段的培训，是根据将要从事的专业性志愿服务工作进行的专业性培训；是针对新申请登记志愿者将从事需要的专业性志愿服务工作进行的专业性培训。主要是针对填写了无偿献血志愿者注册登记表或选择转入无偿献血志愿者团队的志愿者进行的培训。初级培训设计为3个步骤：第一步为自学，第二步为不少于3小时的集中授课，第三步为到志愿服务工作现场进行不少于20小时实践性观摩实习。自学，以阅读献血相关指南、献血志愿服务工作相关的内容为主；集中授课内容应该包含献血和血液科学知识、与无偿献血相关的法律法规、志愿服务工作及其概念和原则、志愿者在推动无偿献血中的作用和工作方法、行为规范、注意事项和工作技巧等；实践性观摩实习，选择实习站点，跟随带教老师现场实习和实践，并填写实习考评表，每日由带教老师进行考评，实习满20小时，由该实习站点志愿服务组组长进行总结性评价，该考评和评价作为是否发放志愿者工作牌和实名制工作服的依据。

2. 中级培训　中级培训是针对参加志愿服务工作达100小时及以上的星级、优秀和骨干志愿者的培训，也可以作为五星级或优秀志愿者授予前的提高性培训。授课内容应该包含：《献血者健康检查要求》（国家标准）、血液成分采集机的工作原理、无偿献血志愿服务工作案例分析、无偿献血志愿者活动的策划和组织实施等。

3. 高级培训 高级培训是针对干部和骨干的培训，以提高干部和骨干的理论和管理水平、思想境界、道德修养、宣教动员、接待、招募、保留、召回和捐献陪伴等志愿服务工作能力和工作技巧，带教辅导、辨别是非、处理特殊问题及突发事件的能力。高级培训包括干部培训、研讨会、交流会、恳谈会、论坛和参观学习及各种形式的自由交流等。培训的时间、地点、受训对象，根据阶段性工作和组织或团队的发展需要确定。培训内容根据办班目的安排。

在各层次的培训和交流中，要反复强调志愿服务工作组织或团队及其志愿者，与采供血机构之间是合作关系，而不是帮助关系；强化志愿服务工作概念中的自愿性、无偿性、利他性三要素和助人自助的原则及志愿性、无偿性、公益性和组织性等特征；大力弘扬淡泊财物、崇尚荣誉的志愿服务理念和奉献、友爱、互助、进步的志愿服务精神；倡导志愿者在做好自身工作、学习生活的基础上，为推动无偿献血及社会文明进步而志愿工作；提示志愿者参与志愿服务工作要量力而行，要事先准备好参与志愿服务工作过程及往返途中发生的费用；保持纯朴而高尚的本色和情操；指导和鼓励志愿者积极主动的创造条件，将自己纳入政府的社会保障体系；志愿者注册、志愿服务工作工时及业绩进入相关部门、机构和组织等的主流考评及表彰激励系统。

十 培育和提炼志愿服务组织和团队文化，促进志愿服务事业发展

文化来自长期良好实践的积累，是人类在日常生活和社会实践过程中所创造的物质财富与精神财富的总和。文化，有些很具体，看得见、摸得着；有些却是无形的存在，虽然很难察觉，但却不可或缺。所以，可以说一个组织或团队如果没有文化，尤其是没有自身的特色文化，那就好比建筑房屋时，只有砖瓦、沙石，而没有钢筋和水泥（筋骨和凝固剂）一样。组织和团队文化是志愿服务组织和团队的灵魂，是志愿者的精神支柱。因此，在无偿献血志愿服务工作组织或团队的建设和发展过程中，时刻不要忘记培育组织和团队的文化及内涵，要将组织和团队文化建设当作志愿服务的工作重点常抓不懈，有意识地组织一些文化内涵丰富的活动，并不断总结、提炼和发展。下面列举深圳和韶关无偿献血志愿服务文化建设的几个代表性案例。

（一）征集和评选无偿献血宣传口号

为推动无偿献血活动向更高层次发展奠定文化基础。2001 年，深圳市血液中心联合深圳市红十字会无偿献血志愿工作者服务队发起面向全国的无偿献血宣传口号征集和百言金句评选活动，从征得的 7000 多条口号中评出“献血献骨髓，快乐永相随”等金句；2011 年，又举办了第二届无偿献血宣传口号征集和评选活动，活动中评选出“定期献血，快乐无比！”等人们喜闻乐见的宣传口号。

（二）设计宣传画，促进宣传报道

2001 年以来，深圳市血液中心联合深圳市红十字会无偿献血志愿工作者服务队先后设

计了30多种无偿献血宣传画，还在第二届无偿献血宣传口号征集和评选活动中，增加了献血宣传海报征集和评选，征集了上百幅无偿献血宣传海报，从中评选出一批获奖的无偿献血宣传海报，并张贴于单位、学校和社区等，让百姓随处可见无偿献血宣传海报，每天都能看到或听见关于无偿献血的宣传报道和无偿献血者的故事，使献血救人、无损健康，家喻户晓，人人皆知。为无偿献血进单位、学校和社区等增加了内涵。

（三）建立与推动无偿献血相关的交流群

随着网络技术的发展，人们对网络的需求和依赖越来越强。为方便无偿献血者和无偿献血志愿者的联络和交流，血站和无偿献血志愿者先后建立了“献血者沙龙”和“中国稀有血型之家”网站和若干个QQ和微信交流群，极大地方便了全国各地的献血志愿者在网上联络和宣传交流，有力地促进了无偿献血活动的发展。

（四）创作了无偿献血者之歌——《温馨的彩虹》

创作无偿献血者之歌，让百姓在每天都能看到关于无偿献血的宣传海报和宣传标语的基础上，还能听到宣传和讴歌无偿献血者的歌声，使无偿献血活动达到家喻户晓，人人皆知。深圳市无偿献血志愿者赖嘉河先生与著名词作家，蒋开儒先生相识多年，邀请其参与全国无偿志愿献血金杯奖获得者交流活动，在交流活动中启发其创作了无偿献血者之歌《温馨的彩虹》，著名曲作家赵连弟先生为其谱曲，为无偿献血者试唱并征求修改意见，使无偿献血者有了自己的歌。

（五）举办各种活动，促进发展

每逢佳节或特殊日子都向无偿献血者和无偿献血志愿者发送手机祝福短信，创造条件举办形式多样的研讨会、表彰交流、联谊、联欢、关爱和拓展活动，培育广大志愿无偿献血者和无偿献血志愿者的归属感、自豪感、责任感和使命感，增强无偿献血志愿服务组织和团队的凝聚力及应急能力，促进志愿无偿献血活动健康持续发展。

（六）设计无偿献血活动标志，提炼其文化内涵

经过多年的酝酿和反复研究应用，深圳市血液中心设计了一个载有红十字的血滴镶嵌在火红的爱心上，象征着红十字博爱、奉献、无偿献血的图徽，使其成为深圳的无偿献血标志，并制作成精美纪念章，以献血纪念品的形式赠送给广大无偿献血者；中国红十字无偿献血志愿服务总队筹备时，就在深圳的无偿献血标志的基础上，设计了中国红十字无偿献血志愿服务总队标志，并制作成无偿献血志愿者徽章，在总队成立大会上首发，赠送给与会者。一枚枚各具特色的无偿献血纪念章，丰富了无偿献血活动的文化内涵，增强了无偿献血者和无偿献血志愿者的归属感和自豪感。

（七）赠书、赠报，促进无偿献血志愿服务组织文化建设的健康发展

开展赠送图书和赠送报刊活动，培养无偿献血志愿者们的良好习惯，促进无偿献血志愿服务组织文化建设的健康发展。引导和培养无偿献血者及无偿献血志愿者读书看报的热情和习惯，提升志愿无偿献血者和无偿献血志愿者的文化品位，培育无偿献血志愿服务工作组织

和团队的文化内涵，是提高无偿献血志愿服务组织和团队的凝聚力，促进无偿献血活动健康发展的有效手段。深圳市红十字会无偿献血志愿工作者服务队和韶关市无偿献血促进会（原无偿献血者联谊会）成立之初就争取社会各界，特别是媒体和热心公益的企事业单位或个人的支持，向志愿无偿献血者和无偿献血志愿者代表赠送健康有益的报纸和书刊，间接地灌输健康理念、科普时事和社会知识、无偿献血相关信息，提升志愿无偿献血者和无偿献血志愿者的志愿服务工作能力和综合素质。

（八）以培植徽章和奖杯文化的方式，促进无偿献血活动的发展

1984 年，国家提倡开展无偿献血之后不久，中国输血协会就组织设计并制作了无偿献血纪念章（图 3-7），并常规发放给广大无偿献血者；1987 年，中华人民共和国卫生部和中国红十字会总会联合颁布的《全国无偿志愿献血表彰办法》（试行稿）施行，办法规定：授予无偿志愿献血 1000 毫升者，无偿献血铜质奖章；无偿志愿献血 1600 毫升者，无偿志愿献血银质奖章（中国红十字会同时授予荣誉会员证书和纪念章）；无偿志愿献血 2400 毫升者，无偿志愿献血金质奖章（图 3-8，图 3-9）；无偿志愿献血 3400 毫升者，无偿志愿献血奖杯（俗称金杯）奖（图 3-10）。随着形式的发展，1999 年，《全国无偿志愿献血表彰办法》（试行稿）被修改，以《全国无偿献血表彰奖励办法》发布施行，奖项改为无偿献血奉献奖铜奖、无偿献血奉献奖银奖、无偿献血奉献奖金奖荣誉证书和奖牌（图 3-11 ~ 图 3-13），深圳和韶关等地在全面推行无偿献血的过程中，在购置和发放全国无偿献血纪念章及奖章奖牌的基础上，还设计制作了血滴纪念章、ABO 血型纪念章、生肖无偿献血纪念章，等等。这些纪念章、奖章、奖牌和奖杯的颁发，有效地激发了公众参与无偿献血的荣誉感、文化感、自豪感和积极性，这其中许多感人的故事和无偿献血英雄模范，对无偿献血活动的发展起到了很大的促进作用。1998 年 10 月 1 日，国家实行无偿献血制度之后，发放无偿献血纪念品成风，很多地方陆续停发了无偿献血纪念章、奖章和奖牌，徽章的激励作用没有得到持续发挥，有些人开始在无偿献血及其志愿服务领域里追求纪念品的品种、实用性、精美程度、价值和补贴额的高度，这不利于无偿献血活动的健康持续发展和血液安全。因此，笔者与一帮志同道合的同仁们开始有计划地培育和弘扬徽章文化，希望通过培育和弘扬无偿献血及其志愿服务工作的徽章文化，纠正和引导公众参与无偿献血及其志愿工作的理念，以追求精神享受为主，强化崇尚荣誉、淡化财物理念；激发无偿献血者和无偿献血志愿者，定期定时进行无偿献血和参与无偿献血志愿服务工作的积极性，有效地促进了无偿献血活动健康持续发展。

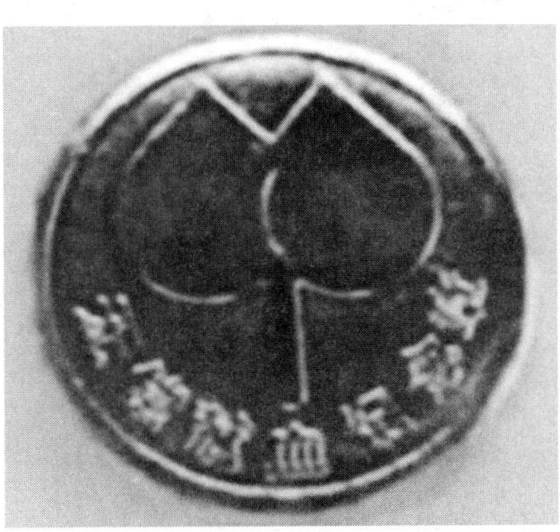

图 3-7　20 世纪 80 年代中期中国输血协会组织设计制作的无偿献血纪念章

随着无偿献血及其志愿服务活动的深入发展，原有的无偿献血及其志愿服务表彰的奖项和标

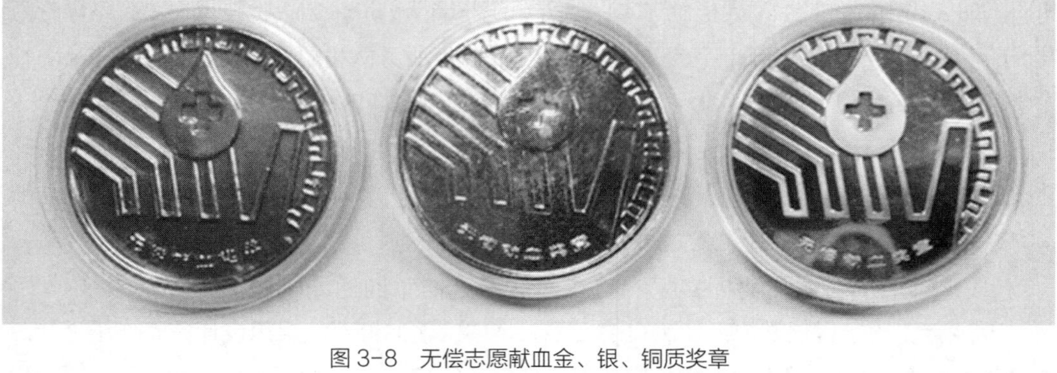

图 3-8　无偿志愿献血金、银、铜质奖章

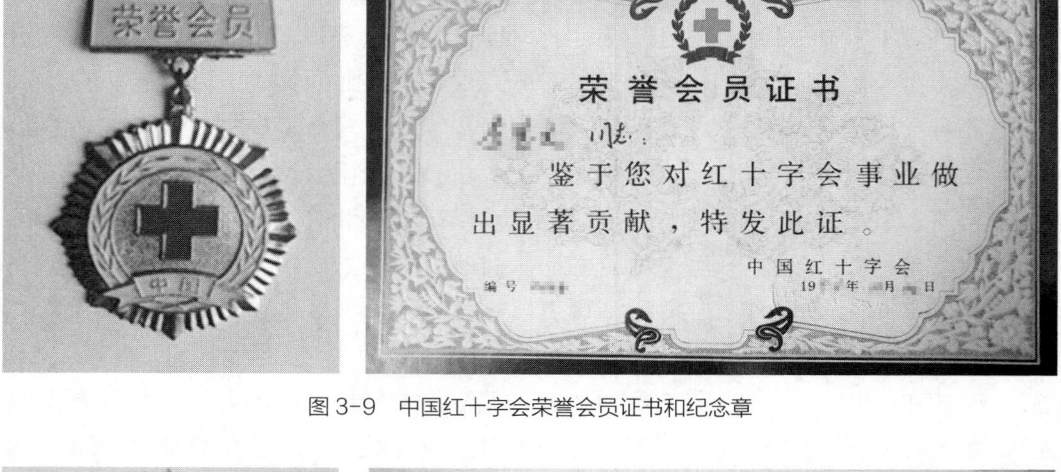

图 3-9　中国红十字会荣誉会员证书和纪念章

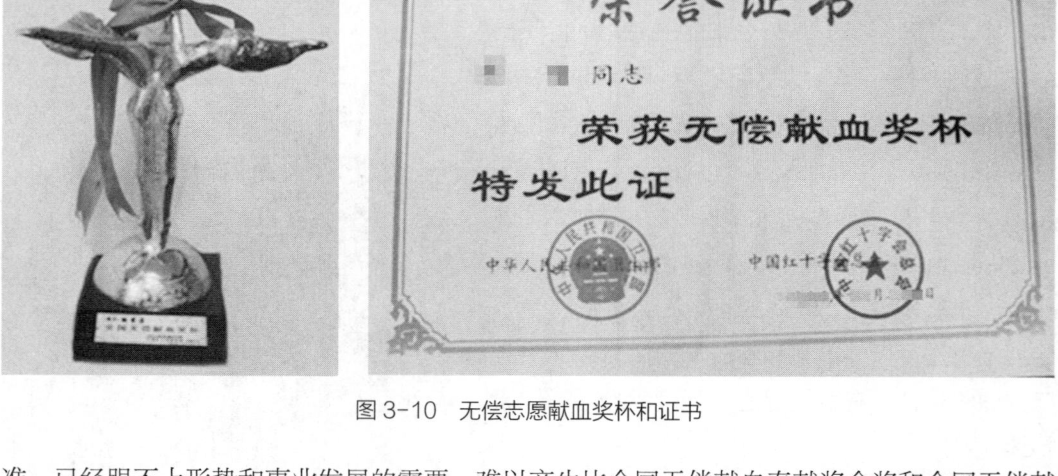

图 3-10　无偿志愿献血奖杯和证书

准，已经跟不上形势和事业发展的需要，难以产生比全国无偿献血奉献奖金奖和全国无偿献血志愿服务终身荣誉奖获得者更高的楷模，为此，深圳市血液中心和韶关市中心血站等主动

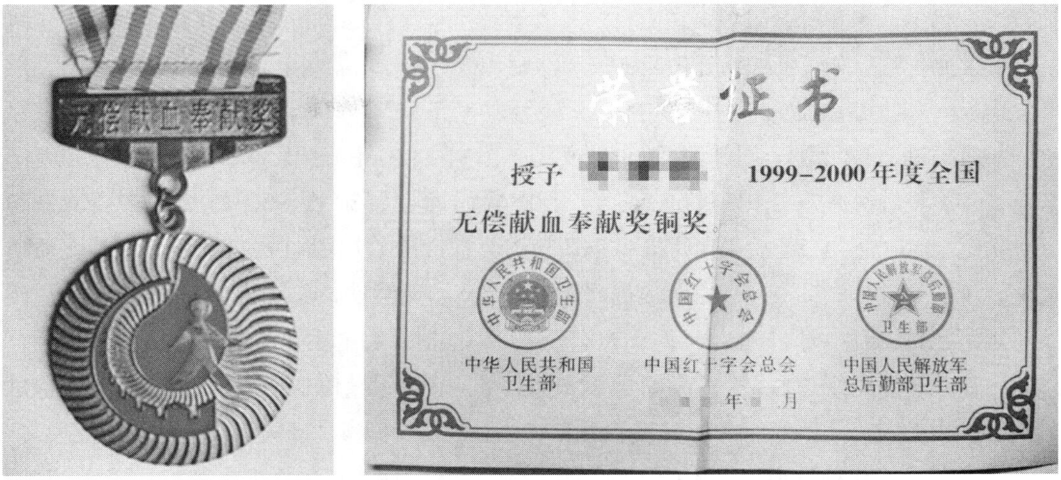

图 3-11　全国无偿献血奉献奖铜奖奖牌和荣誉证书

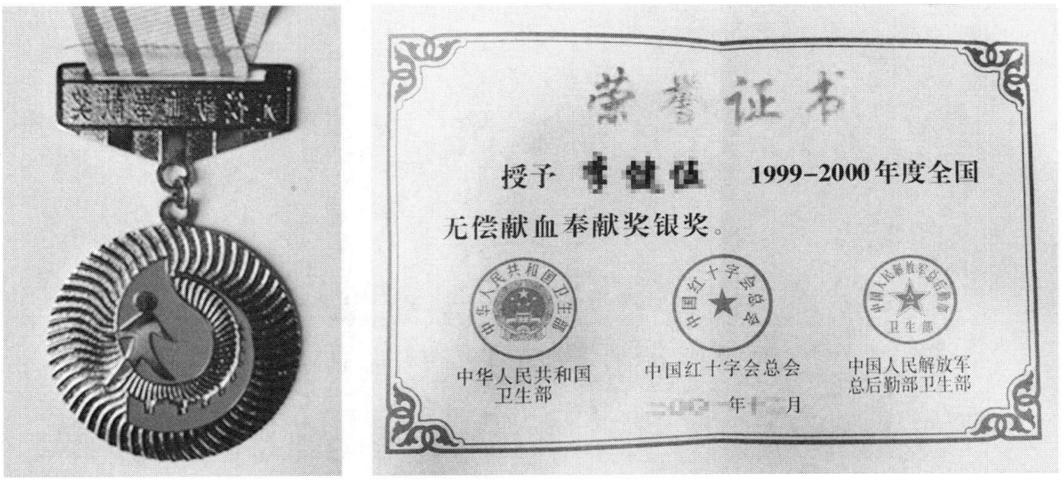

图 3-12　全国无偿献血奉献奖银奖奖牌和荣誉证书

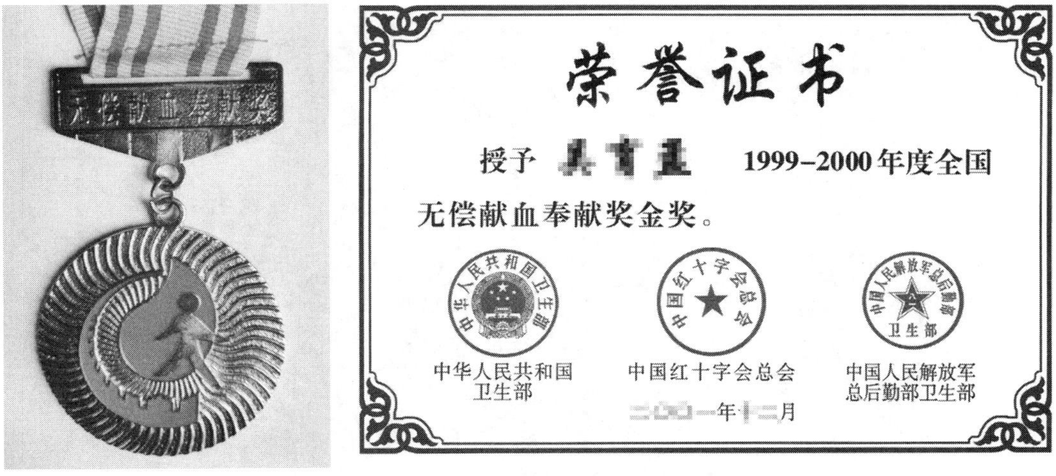

图 3-13　全国无偿献血奉献奖金奖奖牌和荣誉证书

协调政府相关部门和社会组织，在原有的无偿献血纪念章、奖章、奖牌的基础上，制定了新的表彰奖励标准。如《韶关市无偿献血表彰激励和徽章授予办法》和《韶关市红十字会无偿献血志愿者和捐献造血干细胞表彰办法》，使努力有目标，组织考评有办法，荣誉授予有标准，持续推进，并依据办法设计并制作和颁发一次献血 400 毫升纪念章、固定无偿献血者纪念章、年度星级优秀志愿无偿献血者奖章，无偿献血 10 次、30 次、50 次、100 次纪念章和 100 次纪念牌，韶关市无偿献血 110 次铜质功勋奖章、200 次银质功勋奖章、300 次金质功勋奖章（图 3-14）；韶关市无偿献血优秀志愿者奖章、无偿献血志愿服务特别奉献奖铜质奖章（志愿服务 1 万小时）、银质奖章（志愿服务 2 万小时）和金质奖章（志愿服务 3 万小时）（图 3-15）等系列纪念章、纪念牌、奖章和奖牌等，还借助《献血法》施行 20 周年宣传总结大会，由韶关市人民政府为在韶关市无偿献血 100 次者颁发“韶关百次无偿献血英模奖”奖章和证书，并发文件通报表彰（图 3-16），有效地激发了志愿无偿献血者和无偿献血志愿者的积极性和参与热情。

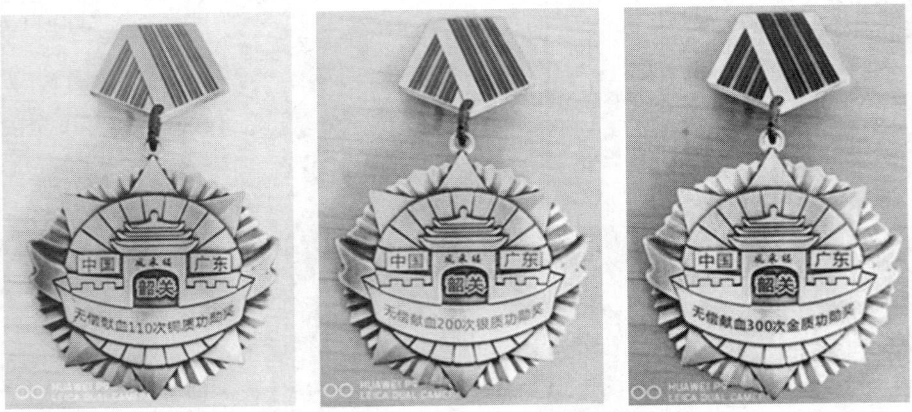

图 3-14　韶关市无偿献血铜质、银质和金质功勋奖章

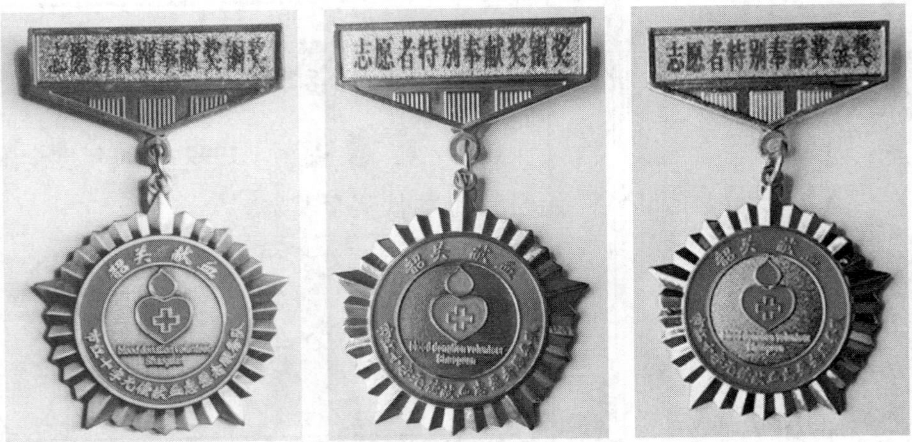

图 3-15　韶关市无偿献血志愿服务特别奉献奖铜奖、银奖和金奖奖章

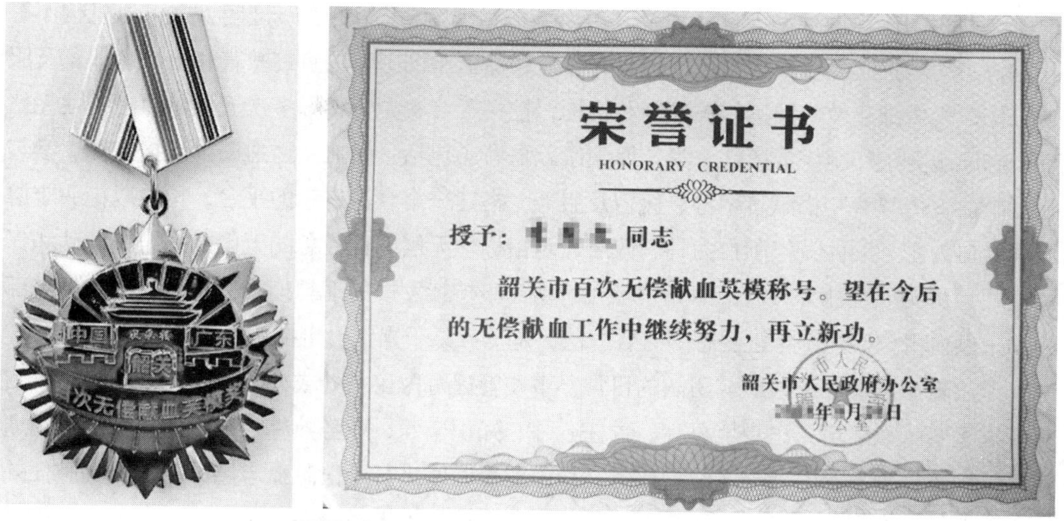
中国
广东
韶关
次无偿献血英模
荣誉证书
HONORARY CREDENTIAL
授予：同志
韶关市百次无偿献血英模称号。望在今后
的无偿献血工作中继续努力，再立新功。
韶关市人民政府办公室
年 月 日

图 3-16　韶关市百次无偿献血英模荣誉证书和奖章

（九）培育善于学习和交流的文化

血站加强无偿献血志愿服务工作组织和团队建设，定期召开骨干学习交流会，以达到定期学习和及时通报工作情况，以达到促进无偿献血及其志愿服务工作健康持续发展的目的。深圳市血液中心早在 2000 年就开始，向在上一年度在无偿献血及其志愿服务中做出突出贡献者，赠送报刊和书籍，举办培训班、研讨会、交流活动等；韶关市无偿献血志愿者服务队，从 2015 年开始，建立了每周召开志愿者骨干学习例会制度，通过学习例会通报会前无偿献血及其志愿服务工作情况和会后的工作重点等，收到了良好的效果，培育善于学习和交流的文化。

（十）献血“三字经”

身心好，献血到；献血前，莫吃药；吃饱饭，睡好觉；洗手臂，污染少；带证件，填好表；献血时，心情好；有不适，早报告；献血后，睡一觉；护针眼，按压好；多喝水，莫蹦跳；忌熬夜，早睡觉；定时献，境界高；树形象，好榜样。

十一　对无偿献血及其志愿服务活动的感悟

1978 年，国家实行公民义务献血制度以来，在献血的宣传、动员和组织过程中，采供血机构及其相关人员最深的感触、最大的困惑、最多的抱怨，就是“政府不重视、社会各界不支持、公民不积极等”。现在反思，其实不然，这种抱怨是不恰当的，是过度依赖和推卸责任的表现。出现这种现象的原因是当时人们在献血宣传、发动和组织过程中，没有找到一个符合献血活动发展规律的可持续发展模式；政府及其相关部门和采供血机构职责不清，责任不到位，相互间过度依赖；忽略了公民个体和民间组织及团队的主观能动性和富余资源，调动社会各界积极性的方法缺乏科学性和可持续发展性，所以越做越艰难。

深圳和韶关等地推动无偿献血及其志愿服务活动20多年的实践证明，采供血机构不等不靠，主动承担起无偿献血（包括捐献骨髓血和造血干细胞）的宣传教育和捐献者保留及服务工作，积极配合政府及其相关部门和机构，挖掘社会资源，引导多次无偿献血者组建无偿献血志愿服务工作组织或团队，为志愿无偿献血者（包括骨髓血及造血干细胞捐献者）参与无偿献血宣传教育和捐献者招募、保留及服务，搭建一个合法有序的平台，构建以街头志愿无偿献血为主、集体无偿献血为辅、政府计划指标性无偿献血应急的无偿献血组织发动和保留模式，是实现全社会共同推动无偿献血活动健康持续发展的理想模式，是解决困扰相关部门和采供血机构等几十年之困惑的有效方法。是一种易于操作、可持续发展的成功经验。

无偿献血志愿服务组织或团队的日常办事和管理可由秘书处或办公室负责。应遴选一名有多次无偿献血经历，思想境界高、责任心强、知识全面、业务熟练、谦虚谨慎、善于沟通交流，肯率先垂范定时参与无偿献血，并利用业余时间进行无偿献血志愿服务，能够胜任并热衷于无偿献血志愿服务辅导及管理工作的受薪专业技术人员牵头，积极调动和发挥无偿献血志愿者骨干的模范带头及管理作用，以充分民主的方式施行管理。管理中值得注意的是，由多次无偿献血和有过捐献骨髓血或造血干细胞经历者发展成的无偿献血志愿者，是来自各行各业的社会人，他们出于社会责任，利用闲暇时间及可利用的资源，从事无偿献血及其志愿服务工作，是值得人们敬重的爱心使者，亦是采供血机构的服务对象。怎样才能最大限度地挖掘、发挥和保护无偿献血志愿者的积极性？如何做好无偿献血志愿服务的管理、沟通、交流和协调？对于长期从事医学专业技术工作的医务人员，是一个新课题，也是一个巨大的挑战。面对这种挑战的有效方法是认真学习相关知识、积极接纳、用心服务、虚心向志愿无偿献血者和无偿献血志愿者请教，多与其交流沟通，以普通志愿者的身份尽自己所能与他们一起定期定时参加无偿献血及其志愿服务工作，积极摸索与这些乐于奉献的社会人交往的方法和技巧，真诚地赞扬无偿献血者及无偿献血志愿者们的奉献精神、高尚行为和功绩。包容个别无偿献血志愿者的特性，处处严格要求自己，以一颗善良、公正、平和而阳光的心态面对各种情况，恪尽职守，尽职尽责地做好本职工作。

无偿献血志愿者参与无偿献血宣传教育和捐献者招募、保留、召回及捐献陪伴等志愿服务工作，是在推动无偿献血活动发展过程中涌现出来的新生事物，是无偿献血活动发展的最高境界。志愿服务组织和团队是政府及其相关部门及机构，与公众接触和沟通的有效“减压阀”和“润滑剂”，有着不可替代的重要作用。

第四节 健康检查、采血及巡护过程中的宣传教育、招募和保留

无偿献血和血液科学知识、政策法规及献血常识的宣传教育，无偿献血者招募、保留和服务工作，虽然是采供血机构的职责，但也是社会责任，是决定输血事业兴衰的基石。因

此，采供血机构全体及其相关工作人员和无偿献血志愿者要时刻以感恩的心态、真诚的微笑、和蔼可亲的态度面对拟无偿献血者、无偿献血者及其亲友和陪伴者，将此项工作贯穿于采供血机构工作的每一个环节；将受血者及其亲友的感激之情和受血者康复的情况及故事，转达给所遇到的每一位无偿献血者和无偿献血志愿者，以激发其成就感、自豪感、快乐感以及继续参与无偿献血的信心和决心，鼓励其动员周围的人参加无偿献血，创造条件参与无偿献血志愿服务工作，动员更多的人参与无偿献血及其志愿服务工作。

献血的咨询和健康状况征询、健康检查、采血、巡视救护（巡护）及服务岗是与拟无偿献血者、无偿献血者距离最近的岗位，这些岗位的工作人员进行无偿献血相关的宣传教育、招募、保留和服务工作责无旁贷，每一个人都必须将其当作自己本职工作的重要组成部分，认真、细致、高标准地做好相关工作。采供血机构应逐步完善培训和考评激励机制，加强考评表彰，以促进无偿献血事业健康持续发展。

血液象征着生命，是一种特殊的无价资源。在人造血液还不能完全取代人的血液时，从符合《献血者健康检查要求》的志愿无偿献血者的体内采集适当数量的血液，是当前获取安全血液及血液成分的唯一途径。而采集血液或血液成分的前提是，献血者志愿无偿且身心健康和安全，以保证提供给临床及患者的血液及血液成分安全、高效。固定无偿献血者的血液是公认的最安全血液，是建立稳定志愿无偿献血者队伍的基础，而献血咨询和健康状况征询、健康检查、血液的采集及献血现场巡护全过程是招募再次、固定、定期、定时无偿献血者的最佳时机之一，这就需要采供血机构的工作人员和无偿献血志愿者，在对无偿献血者进行严谨而规范的献血咨询和健康状况征询、健康检查、采血、巡护及服务的同时，认真做好保留和进一步的宣传教育及招募和保留等工作。

对无偿献血者进行必要的健康检查，是 1998 年 10 月 1 日开始施行的《献血法》赋予血站的任务和职责。《献血法》第九条规定：血站对献血者必须免费进行必要的健康检查；身体不符合献血条件的，血站应当向其说明情况，不得采集血液。献血者的身体健康条件由国务院卫生行政部门规定。

献血的咨询和健康状况征询、健康检查、采血、巡护及其过程中的保留和进一步宣传教育、招募和保留，需要从事相关工作的医务人员利用自身储备的专业知识和技能技巧，依据《献血者健康检查要求》等进行交流沟通，其工作态度和质量直接关系到固定献血者队伍建设，乃至采供血工作的效果和无偿献血活动及无偿献血事业的健康持续发展。一般而言，该工作可分为献血前咨询和健康状况征询，健康检查（含血液初筛检测），采血及献血现场巡护和服务过程中的保留及进一步宣传教育、招募及再动员四个主要环节。

一 献血前咨询和健康状况征询过程中的宣传教育、招募和保留

（一）献血咨询过程中的宣传教育、招募和保留

献血前的咨询分献血现场外及献血现场内的咨询两个阶段。献血现场以外的咨询范围广，

方法和形式多。这里主要探讨献血前在献血现场内的咨询。献血现场内的咨询一般是由相关工作人员和经过专业培训的无偿献血志愿者共同完成，它关系到献血过程能否愉快、顺利和血液采集的数量及安全。公众对无偿献血和血液科学知识的了解和认知需要过程，工作人员应针对公众普遍关心的问题进行认真细致的解答，对来访者进行心理疏导，详细告知采供血过程中所要进行的每一个步骤，以及这样做的理由，包括对病史、生活习惯等的询问、一般性的体格检查、血液初筛、采血过程、献血后的休息和献血全过程的巡护，血液采集后的实验室检测，采得血液的分离、加工、包装、储存、运输、配血和输血等，使其真正认识到科学献血不会损害身体，甚至献血有益于健康，若献血宣传教育和咨询工作能得以有效进行，可有效预防和减少因精神过度紧张、恐惧、空腹、睡眠不足等引起的献血不良反应。

有效的献血前咨询能够使来访者了解献血者需具备的条件，以及危险行为和不良生活习惯对献血及血液安全的危害，从而正确判断自己是否适合献血，确保献血者和受血者的健康和安全。献血前的咨询交流还能使采供血机构的工作人员对拟无偿献血者的健康状况及是否符合《献血者健康检查要求》有一个初步评价，了解拟无偿献血者对危险因素的理解程度，给拟无偿献血者提供一个自我排除或自我决定延期无偿献血的机会。在献血前咨询的过程中，工作人员应准确地获得拟无偿献血者对献血及各项操作过程的认知程度，并查遗补漏。

通常人们普遍认为自己感觉没病就是身体健康，就可以进行无偿献血，拟无偿献血者也不例外，但这远远不够。工作人员在献血前宣传讲座及咨询的过程中，应使其明白为什么他们要提供真实而完整的病史、不良生活史及用药史等情况，使其了解如果不这样做，不仅有可能危害自身的健康和安全，也可能危害受血者的健康和安全。拟无偿献血者能够明白提供真实、准确而完整的健康状况等资料，是为了他们自己和受血者的相关权益、健康及安全，那么他们会对采供血机构及其工作人员和无偿献血志愿者更加信任和放心，更愿意参与无偿献血，也因此更容易成为再次、固定、定期或定时无偿献血者。

1. 迎接过程中的宣教招募和保留 在迎接来访者、拟无偿献血者及其陪伴者时，要以真诚的微笑、和蔼可亲的态度面对他们。见面时，主动为其开门，先说：“您好！欢迎光临！请进！请坐！”然后，递上一杯温度适宜的饮用水，并说：“请喝点水吧！”如果到访者满头大汗，马上递上纸巾，说：“请擦擦汗吧！”然后说：“请问，我还能为您做点什么？”而后，酌情开展无偿献血宣传教育工作。

2. 填表过程中的宣教招募和保留 如果来访者表示要马上无偿献血，工作人员应立即提供无偿献血登记表；对于愿意马上无偿献血的初次或没在本地献过血或较长时间没有来献过血的献血者，主动将无偿献血登记表翻至献血者知情同意及健康状况征询表，指导其认真阅读《献血常识告知》和“第一部分　献血前应知内容”；填表过程中，要及时而耐心详细地回答来访者提出的各种问题，肯定、鼓励和表扬其爱心行动，加强宣传教育和保留。

（二）健康状况征询过程中的宣传教育、招募和保留

目前我国大多数采供血机构，已将需要询问拟无偿献血者健康状况的内容以献血者健康状况征询表（来源于国家质量监督检验检疫总局颁布的中华人民共和国国家标准《献血者

健康检查要求》及其附件献血者健康情况征询表）的形式印刷在献血登记表上，由拟无偿献血者本人在填写献血登记表时，以问答的方式逐项判读并选择是否，这样做的优点是，一有利于系统规范地收集每一个拟无偿献血者的健康情况，可防止从事健康检查的医师询问时顾此失彼，遗漏某些重要问题；二有利于医师在征询和问诊时，依据表中内容观察其临床症状及表现；三是便于医师做出接受其献血，或延期献血或永久性不宜献血的决定。即使采用标准的献血者健康状况征询表，工作人员也不应该只是简单地将献血者健康状况征询表交给拟无偿献血者，让他们自己去填写。因为拟无偿献血者中的大多数人，并不懂得医学术语及陌生词汇的意思，他们希望无偿献血却意识不到有些问题对他们自己和受血者健康及安全的意义。因此，要用通俗易懂的语言向他们解释，认真回答其提出的每一个问题，使其明白并能确定自己身体的健康状况，并指导其认真填表。填写完献血者健康状况征询表后，拟无偿献血者应在表上的适当位置签名并填上日期，以表示已详细了解表中的各项内容，以便备查。在拟无偿献血者填写完献血者健康状况征询表，并确定所有征询项目均符合献血要求后，请其填写献血登记表，随后由其本人将填写好的献血者健康状况征询表和献血登记表交给负责健康检查的医师，进行审核和进一步的健康征询性询问。

目前，献血前的健康状况征询，主要是由拟无偿献血者自己逐项填写，然后由采供血机构负责承担健康检查的医师，在检查拟无偿献血者所填写的献血者健康状况征询表的过程中，针对拟无偿献血者所填写的献血者健康状况征询表逐项进行核对和健康状况征询性询问来完成的，确定无误后，在献血者健康状况征询表适当位置签字，再进行体格检查，进一步筛选献血者。

在征询过程中，对拟无偿献血者进行无偿献血和血液科学知识、献血常识及与无偿献血相关政策法规的宣传教育，动员符合一次献血 400 mL 者，捐献 400 mL；指导不符合一次献血 400 mL 者，捐献 300 mL，尽量回避 200 mL，缩减 200 mL 的采集量，以提高采血数量，促进保留，努力将符合再次献血条件者招募成再次献血者、固定献血者、定期和定时献血者及机采血液成分的志愿捐献者。

二 健康检查过程中的宣传教育、招募和保留

有人认为，前来无偿献血的人都是经过健康状况自我排查的健康人，再加上他们已经熟读并认真填写了献血者健康状况征询表，因此对拟无偿献血者的健康检查很简单，即称称体重、量量血压、问问是否空腹，检查确保表格各项填写完整无误，验完血型，把血采出来就行了。事实上，从保障无偿献血者及受血者的身体健康和献血及输血安全，保障无偿献血事业健康持续发展的角度讲，对拟无偿献血者的健康检查绝不是那么简单。单采供血机构及其工作人员要秉持严谨规范的态度进行检查，严防意外事故发生，从而影响无偿献血者的招募和保留。这需要经过专业培训的医师熟记并依据《献血法》和《献血者健康检查要求》《血站技术操作规程》《血站质量管理规范》等法律规范及自己的专业知识和技能、技巧、经验，

对拟无偿献血者做好献血前的健康检查及服务等。因此，健康检查工作应该由经过专业培训的医务人员承担。

一般献血前的健康检查过程中的宣传教育和保留，分体格检查和血液初筛检测两个部分进行。

（一）体格检查过程中的宣传教育、招募和保留

对拟无偿献血者进行体格检查，是指医师以视（望）、触、叩、听、嗅、测等手段对其进行内外及五官等科的一般性检查。依据是《献血者健康检查要求》和体格检查医师的专业知识、技术背景及技巧和经验等。进行一般性检查时，医师边检查，边询问交流，予以关心，通过检查身体延伸无偿血的宣传教育和保留。

（1）在体格检查过程中，发现不符合《献血者健康检查要求》者，告知其暂时不能或永久不能献血的原因，给予适当的指导。必要时，给予其相关的生活和饮食习惯养成指导，给予充分的尊重和感谢。告知其虽然自己不能无偿献血，但是可以向自己周围的人宣传无偿献血，动员自己周围符合献血条件者参与无偿献血。甚至可以加入无偿献血志愿者队伍，动员更多的人参与无偿献血及志愿服务工作，以志愿服务的方式持续为推动无偿献血健康发展贡献力量。

（2）体格检查工作基本完成，所查各项均符合《献血者健康检查要求》，可借机开展捐献机采血小板和捐献造血干细胞的宣传招募。此时，边审核无偿献血登记表各项填写情况，边询问。争取将其招募为机采血小板和造血干细胞的志愿捐献者，并建议其符合条件时立即去尝试捐献机采血小板或再次捐献全血。

（二）血液检测过程中的宣传教育、招募和保留

血液检测在保证无偿献血者和受血者安全中占有极其重要的位置。拟无偿献血者的一些异常情况，特别是可通过输血途径传播的疾病，在询问病史和健康检查时难以发现，其本人也不知晓或无不适感，通过检测血液则可以筛选出一部分不适合献血的拟无偿献血者。

1. 笑脸相迎，以礼相待 在接待拟无偿献血者时，血液初筛检验岗位的工作人员应以热情真诚的态度迎接他们，积极接待前来接受验血的拟无偿献血者，并认真核查其无偿献血登记表中体格检查的结果和结论，如果之前所检各项均合格，尽快为其检测血液。

2. 血液初筛检测过程中的宣传招募 一般而言，与采供血相关的血液检测项目，包括采血前的血液初筛性检测和采血后的血液初检和复检。需要拟无偿献血者直接配合的血液检测项目，主要是采血前的血液初筛性检测，亦称献血前的血液检测。献血前的血液初筛检测，一般包括血型（主要检测 ABO）、Hb 或血比重、ALT 和 HBsAg 等，在进行血液初筛检测的过程中，检测者可以血液检测为切入点，与拟无偿献血者热情交谈，进行宣传、招募和保留，这样往往会收到意想不到的效果。

（1）血型检测过程中的宣传招募：献血前的血型检测，主要检测红细胞的 ABO 血型。ABO 血型是献血前的必检项目，主要是进行 ABO 血型的正向定型检测。在进行血型检测时，检测者可以告知拟无偿献血者的血型为契机，与拟无偿献血者以探讨血型在人群中的分布比例、血液的供求情况，如某种血型的血液库存偏少、某种血型的血液库存较多等，逐渐将话

题引入无偿献血的宣传教育、动员和无偿献血者保留等方面。

在采供血过程中，除了要进行 ABO 血型系统的鉴定，还要进行 Rh 系统的血型筛查和鉴定，主要筛选 Rh（D）阴型。因为，在中国汉族人群中，Rh（D）阴性血型的人所占比例相对于白种人少很多，为 0.2% ~ 0.5%，而且分布于 A、B、O、AB 四个型别之中。但是，也算不上是稀有。因为，中国常用的稀有血型概率定义为，在人群中小于 1/1000；而国际通用的定义概率为，在人群中小于 1/5000；而 Rh（D）阴性血型，在中国汉族人群中所占比例大于 1/1000。使人们感觉稀少的原因，主要是 2001 版《献血者健康检查要求》规定，有条件的地区和 Rh（D）阴性血型率相对较高的地区，可以开展 Rh 血型检测，所以人群中许多 Rh（D）阴性血型未被发现。为保障 Rh（D）阴性血型血液的供给和血液安全，2011 版国家标准《献血者健康检查要求》将 Rh 血型检测，列入采血之后血液检测的常规项目。因此，Rh（D）阴性血型献血者建档人数将迅速增加。

有些条件允许的地方，还进行不规则抗体和冷凝集素的筛查，重点是针对有输血史或有妊娠史的献血者，以及交叉配血不相合的血液。这样可以发现更多对医学临床和输血安全有意义的抗体。

（2）血液 Hb 检测过程中的宣传招募：Hb 检测，也是献血前的必检项目。我国 2011 版《献血者健康检查要求》规定，Hb 的献血标准为男≥ 120 g/L；女≥ 115 g/L。Hb 没有达到标准者，是绝对不能献血的，否则可能会造成献血后贫血。

从判定贫血的标准而言，2011 版《献血者健康检查要求》对 Hb 的要求并不高，所以在实际操作中不能再降低标准采血，也不宜免检，以防 Hb 值不达标者献血，造成急性失血贫血事故的发生。因此，要坚决阻止 Hb 值不符合标准者献血，不检测或检测不合格者坚决不允许其献血。在检测 Hb 的过程中，检测者可以拟无偿献血者的 Hb 检测结果为切入点，结合其身高、体重和血压进行适宜献血量的探讨，从而将话题引入献血的宣传教育和无偿献血者的保留方面。建议和动员符合一次献血 400 mL 者，捐献 400 mL；引导不符合一次献血 400 mL 者，捐献 300 mL，以回避 200 mL，减少 200 mL 的采血量。

由于硫酸铜比重液检测血比重的方法操作简便，速度快，一定时间内可以检测的人数比 Hb 法多，所以，大多数采供血机构用硫酸铜比重液检测拟献全血者的血比重，替代 Hb 检测，此时，操作的过程中，应注意保护硫酸铜比重液的有效浓度，以保证检测结果的准确性。由于硫酸铜比重液中水分的蒸发，可使硫酸铜比重液不经意被浓缩，造成部分人员血比重不合格，在以硫酸铜比重液检测血比重替代 Hb 检测时，要同时配备 Hb 检测仪器和试剂，以便用硫酸铜比重液检测血比重不合格时，用 Hb 检测仪器做复检性定量检测，来判定该献血者是否可以献血，以保护其献血的积极性和血液资源。

在献血前的血液初筛中，血比重和 Hb 不合格并不少见，特别是在学校及年轻女性中。对于血比重不合格者，要主动用 Hb 仪为其复查 Hb，若 Hb 不合格，告知其提高 Hb 含量的一些方法。对于 Hb 略低（110 g/L 左右）者，建议其注意改善饮食结构，进行食补，多吃含铁、蛋白质、叶酸和维生素 C 和维生素 B_{12} 等丰富的食物，如动物血、肝脏、瘦肉、鸡蛋、鱼、虾、黑芝麻、红枣、桂圆、绿叶蔬菜和较酸的水果等，同时要多注意休息，适量运动，提高睡眠质量等；对于 Hb 很低（105 g/L 以下）的缺铁性贫血者，建议其口服补铁药，如琥珀酸亚铁或血红素铁补铁片或福铁补、叶酸和维生素 C 和维生素 B_{12}，一个月后再来复检。

很多血站制作了相应的科普宣传单和卡片，简单介绍血比重和血红蛋白的检测原理、意义、不合格的原因及调整办法等，分发给拟无偿献血者自行学习了解。在遇到排队等待献血的人数较多，没有时间解释沟通时，这种做法可缓解工作人员不足的压力，提高工作效率，提高服务质量。

（3）血液 ALT 的检测：ALT 检测，是阻止肝病患者及肝功能不正常者献血的有效方法。在进行 ALT 检测的过程中，检测者可以拟无偿献血者的 ALT 检测及结果为切入点，进行探讨，从而将话题引入无偿献血的宣传教育和无偿献血者的保留方面。告知其导致 ALT 指标异常的可能原因，建议其养成健康的饮食和生活习惯，定期无偿献血。

帮助 ALT 检测不合格拟献血者寻找原因和解决办法。造成 ALT 值偏高的原因有很多，如脂肪肝等肝病、用药、大量饮酒、睡眠不足、疲劳、食用高脂肪或高蛋白质食物后检验等因素，都可能导致肝细胞受到破坏，从而造成 ALT 值异常增高。因此，建议负责献血者初筛的医务人员，在告知拟献血者因 ALT 检测不合格而延迟献血的时候，分析可能造成其 ALT 值偏高的原因，并提出改善方案，比如半个月以后再来检测之前不要饮酒，保证充足的睡眠，低脂肪 / 少油、低蛋白质饮食，适当运动等。如果是体态肥胖、脂肪肝引起的 ALT 不合格，则建议其通过科学饮食和适度运动，减轻体重，消除脂肪肝；如果是常熬夜、睡眠不足引起的 ALT 不合格，则建议其多休息，养成早睡的良好作息习惯，保证充足的睡眠；如果是近期服药导致 ALT 不合格，则建议其停药 2 周后，再来复查；如果是饮酒导致的 ALT 不合格，则建议其停止喝酒 1 周后，再来筛查；如果是严重偏高，无其他不良作息和饮食习惯，可能是脂肪肝或其他肝病引起的，则建议其尽快到医院治疗。待复查 ALT 恢复正常后，方可参加献血。通常，ALT 超标越多，需要调整的时间越长。很多非病理原因所致 ALT 超标者，经过 15 ~ 30 天的调整，就会出现明显的好转。

（4）乙型肝炎表面抗原的检测：乙型肝炎表面抗原（HBsAg）检测，是为了阻止乙型肝炎表面抗原阳性及乙型肝炎病毒携带者献血，预防经输血途径传播乙型肝炎的有效方法。在进行乙型肝炎表面抗原检测的过程，检测者可以拟无偿献血者的乙型肝炎表面抗原检测及其结果等为切入点，进行探讨，从而将话题引入无偿献血的宣传教育和无偿献血者的保留方面。

（5）在疟疾高发地区采血，采血前需检测拟无偿献血者血液中的疟原虫。

（6）捐献单采血小板前的检测：对于拟捐献单采血小板的志愿捐献者，除了要检测上述几项捐献全血前应该检测的项目，还需检测包括血细胞比容（HCT）和血小板计数（PLT）等项目的血液细胞分析、梅毒等项目；对于献血频率较高的多次献血者，还应该检测其血清铁蛋白，以预防因其体内贮存铁消耗严重，而出现短时间内难以逆转的血红蛋白不合格。在检测这些项目时，检测者应对拟献血者予以关心和饮食及生活方面的指导。

总之，经过献血前咨询、健康状况征询，既往病史、用药史、献血史等的询问和健康检查，根据现行有效的国家标准《献血者健康检查要求》全面分析、综合判断，对受检者是否可以进行献血做出准确判定。将可以献血，且身体素质比较好的拟无偿献血者要作为重点保留对象。

三 采血过程中的无偿血宣传教育、招募和保留

采血区域是无偿献血者和陪伴者停留时间较长的区域，具有与无偿献血者等进行深度沟通，进行宣传教育和保留的先决条件和绝佳机会，应该珍惜和充分利用。

（一）采血前的宣传教育和保留

采血岗位的医务人员应热情迎接拟无偿献血者，接过拟无偿献血者手中的无偿献血登记表等，认真审核表中的内容，确认其是否符合献血要求。当确认其符合献血要求后，根据其身体状况确认采集血量为 400 mL 或 300 mL，并向拟献血者提出一次可以献血的建议，努力提高一次献血 400 mL 的比例。

（二）采血过程中的无偿献血宣传教育、招募和保留

采血医务人员进行采血穿刺前和采血过程中，要以语言和手势提示拟无偿献血者将脸和目光转到另一侧，以免其直接目睹采血穿刺的动作或看到血液所造成的后患，并告知其可能会有瞬间轻微的疼痛；采血穿刺成功后，酌情提示其有节奏地连续做握拳和松拳的动作，边操作，边强调其无偿献血后的注意事项。

1. **护理好采血穿刺的伤口** 拔针后，提示献血者将另一只手的示指、中指和无名指紧密并拢，无名指对准皮肤的采血穿刺伤口处，按压 15 分钟后，轻轻松开手，观察一分钟，确认不再流血，可彻底放松，粘贴于伤口处的止血贴洗浴后或次日洗漱后揭掉；献血的当日，不要用献过血的手臂提拉重物，以免抻开采血穿刺所致的伤口，造成继续流血；3 日内不要揉擦或搓洗采血穿刺所致的伤口，以免造成阻塞于采血穿刺所致伤口处的血栓脱落或伤口感染。

2. **适量补充水分** 献血后，要比平时多喝所献血量的汤、水或饮料，以促进血容量的迅速恢复。

3. **避免剧烈运动** 献血当日尽量不要做剧烈运动和长时间站立，3 日内不要参与竞赛性运动或重体力劳动。

4. **正常饮食** 献血后，正常饮食要及时。不必刻意进补。

5. **注意休息** 若是上午献血，午饭后抓紧时间睡一觉；若是下午献血，晚饭后不要熬夜，早点（21 时前）睡觉。

6. **提示其下次献血的时间** 捐献全血后，再次捐献全血的理想时间是 4 个月后；捐献全血后，捐献机采血小板的理想时间是 4 个月后；捐献机采血小板后，再次捐献机采血小板的间隔是 2 周，一年可以捐献 24 次，一年内捐献的总量不得超过 10 升；捐献机采血小板后，再捐献全血须间隔 4 周等。采血结束后，如果该采血位后有人等待献血，请无偿献血者移步

坐到巡护者视野内的另外一个凳子上休息 20 分钟以上，无不适，方可离开。使紧张的过程，成为开心而自豪的无偿献血体验；使无偿献血，变成自豪而快乐的公益事业和善事。

四 巡护过程中的宣传教育、招募和保留

献血现场巡视救护（巡护）工作的范围和方法，不仅仅是当献血者发生献血不良反应时，对其进行现场处置，而是对献血现场进行全方位的巡视、救护处置、交流、服务和应急处置，巡护工作要贯穿于献血前咨询、健康状况征询、健康检查、献血中、献血后离开现场之前，全过程的医学巡护、献血服务、宣传教育、心理疏导、献血者保留、应急处置及对发生献血不良反应者的现场处置和献血当日的跟踪回访。受过专业训练的资深无偿献血志愿者，也可以参与献血现场的巡护和宣传教育、招募及保留工作。

（一）对献血现场全场进行巡护过程中的宣传教育、招募和保留

巡护岗位的工作人员要眼观六路，耳听八言，密切关注献血现场全场的秩序，与来访者进行沟通交流，答疑解惑，解除拟无偿献血者的紧张情绪；询问拟无偿献血者的饮食情况，指导 4 小时内没有进食的拟无偿献血者食用八宝粥或吃糕点、喝葡萄糖水，以预防献血不良反应的发生。

（二）巡护者在采血过程中对无偿献血者的宣传教育、招募及保留

巡护者在采血过程中，要与无偿献血者沟通交流，鼓励和肯定无偿献血者，向无偿献血者介绍无偿献血后的注意事项，时刻注意观察正在进行献血的无偿献血者面部表情及肢体动作，与正在献血的无偿献血者交流沟通献血过程中的感受，以便第一时间发现发生了献血不良反应的献血者，并及时处置，将影响和伤害降至最低，使无偿献血者轻松愉快地完成无偿献血意愿，成为继续无偿献血的志愿无偿献血者。

（三）巡护者在采血结束拔针后的宣传教育、招募及保留

采血结束拔针后，巡护者要检查无偿献血者按压采血穿刺所致伤口的动作是否正确，如果后面有拟无偿献血者等待献血，则搀扶刚刚献完血的无偿献血者寻找座位，详细地告诉其献血后的注意事项及正常情况下可以离开座位的时间。与无偿献血者交流沟通献血后的感受，引导其提升成就感和自豪感，争取将其动员成为定期定时无偿献血的志愿无偿献血者。

（四）巡护者在采血结束休息时对无偿献血者的宣传教育、招募及保留

巡护者在采血结束，无偿献血者休息时，要督促献血者在巡护者视野范围内休息 20 分钟以上；若无偿献血者不多或工作不忙，巡护者应主动与献血者交流其对献血的认识和感受，以预防发生献血不良反应，促进宣教招募和保留；无偿献血者离开前，巡护者要主动检查一下其采血穿刺所致伤口，告诉其洗澡后（冲完凉）或次日清晨洗漱后将止血贴揭掉；并提醒其离开献血现场后若有不适或有疑问，要及时拨打血站的献血服务热线电话，以示关怀。提示其再次无偿献血的时间和献血前的注意事项。

五 送行过程中的宣传教育、招募和保留

对拟无偿献血者、无偿献血者、陪伴者及来访者的送行工作看似简单，实际上可以做的工作有很多。送行工作需要采供血机构工作人员和无偿献血志愿者密切配合，共同完成。

送行岗位的工作对于无偿献血者的保留特别重要，因此，在送行岗位工作的人员应细心告知即将离开的无偿献血者献血后的注意事项及两次无偿献血需要间隔的时间等，并提醒其注意休息，有任何不适及时拨打血站的献血服务热线电话。

六 电话回访过程中的宣传教育、招募和保留

（一）对初次捐献全血者进行电话回访过程中的宣传教育、招募和保留

对无偿献血者的电话回访，一般安排在无偿献血者献血后 7 个工作日内（血液复检结果出来后），这是一项对无偿献血者的暖心服务，也是有效的保留和召回措施，不论采供血机构的工作人员有多么紧张，都应该安排专人对无偿献血者进行电话访问。尤其是要对每一位所献血液经检测合格的初次无偿献血者进行电话访问，以了解其无偿献血后的情况，给予指导，鼓励其继续参与无偿献血，告诉其下次献血的时间，力争将其招募为志愿捐献者。

（二）对初次捐献机采血小板者回访过程中的宣传教育、招募和保留

初次捐献血小板者的电话访问，一般安排在无偿献血者捐献血小板后 1 周或 7 个工作日内（血液复检结果出来后），以了解其无偿献血后的情况，给予指导，鼓励其继续参与无偿献血，力争将其招募为机采血小板的志愿捐献者，促进对机采血小板志愿捐献者的保留和召回。接通电话后，可询问其身体状况，也可针对其提出的问题与其交流沟通、答疑解惑，并再次肯定和感谢其无偿献血的行为。

（三）对机采血小板志愿捐献者回访过程中的宣传教育、招募和保留

对在上一次献血时填写了捐献机采血小板登记表的无偿献血者，献血间隔时间符合捐献机采血小板时，对其进行慰问和招募性电话访问，使其在适当时间前来尝试捐献机采血小板。提示其以后如果有疑问可拨打献血热线电话咨询，并再次肯定和感谢其无偿献血的行为。

（四）对发生献血不良反应者，进行跟踪回访过程中的宣传教育、招募和保留

在发生过献血不良反应的无偿献血者离开献血现场 1 小时左右，由巡护者负责以电话访问的方式，对发生过献血不良反应的无偿献血者进行电话回访，询问其离开献血站点后的情况，给予慰问、关怀和感谢。对话结束时，提示其以后如果有不适或疑问可拨打此电话，并再次肯定和感谢其参与无偿献血的行为。如其表示对献血不良反应仍有疑虑，可向其分析本次发生献血不良反应的原因和后续的注意事项，告诉其如果还有不舒服或疑问可以打此电话或献血热线电话，鼓励其继续参与后续的无偿献血活动。

第五节　无偿献血及其志愿服务工作的表彰激励

一般而言，公众参与无偿献血及其志愿服务工作的原动力是好奇、兴趣、乐于奉献的阳光心态和社会责任感等。但是，任何一项活动或工作，要想持续健康发展都离不开助动力。1990年，国际红十字会和国际输血协会在布鲁塞尔召开的欧共体与欧洲输血专家理事会上规定：出于自愿提供自身的血液、血浆或其他血液成分而不获取任何报酬的人，称为志愿无偿献血者。并指出：无论是现金或礼品都可视为金钱的替代，包括休假和旅游。这一规定，1991年在布达佩斯召开的国际红十字会与红新月会联合会第八届大会上又进一步明确了。无偿献血及其志愿服务工作的性质及多年的实践告诉我们，无偿献血及其志愿服务工作这个领域的助动力，首先应该是精神层面的，也就是荣誉鼓励。实践证明，在人的温饱得到保障的基础上，荣誉的激励效果和作用更大。因此，及时地授予无偿献血者和无偿献血志愿者适当的荣誉，可有效地促进无偿献血活动健康持续的发展。荣誉鼓励的手段有多种形式，如公开表扬、媒体的宣传报道、社会各界的肯定和表彰等，如颁发纪念章、授予感谢状、荣誉证书或奖励证书和奖牌或奖章、勋章等。

在不以营利为目的的无偿献血及其志愿服务活动中，施以肯定性的表扬和授予相应的荣誉，是激发志愿无偿献血者和无偿献血志愿者积极性的重要手段。这也适合于马斯洛的需求层次理论，而尊重需求和自我实现的需求则是高级需求，是精神层面上的成就和满足，它足以支撑志愿无偿献血者和无偿献血志愿者，志愿奉献公益，服务社会。肯定、表扬和荣誉是精神鼓励，是对尊重需求和自我实现需求的满足。因此，应该对工作表现突出，积极向上的志愿无偿献血者和无偿献血志愿者，给予充分的荣誉和精神鼓励。所以，我国早在1984年提出开展无偿献血活动之时，就开始起草制定无偿志愿献血表彰奖励办法，随后又与时俱进，不断地修改和完善，相关部门、机构、组织及社团也陆续制定和颁布了本地本单位的无偿献血表彰奖励办法和标准，收到了良好的效果。

另外，值得注意的是，虽然授予荣誉的种类和项目越多越好，但是，在制定无偿献血及其志愿服务工作表彰奖励办法和标准时，要做到近期和远期相结合，有一个可循序渐进、持续发展的格局，形成可持续发展的表彰鼓励体系，使人们努力有目标，组织表彰奖励时考评有标准，持续推进。大力弘扬徽章文化，用荣誉鼓励和提高公众参与志愿无偿献血及其志愿服务工作的积极性。

一　国家层面对无偿献血及其志愿服务工作表彰奖励的规定

为促进无偿志愿献血活动的发展，国家卫生部和中国红十字会总会，于1987年6月8

日联合发布了《无偿志愿献血表彰奖励办法》（试行稿），随着无偿献血活动的发展，1999年、2009年、2014年先后三次修改了全国性无偿献血表彰奖励办法。

2014年5月21日，中华人民共和国国家卫生计生委、中国红十字会总会、中国人民解放军总后勤部卫生部联合发布了《全国无偿献血表彰奖励办法》（2014年修订），2014版《全国无偿献血表彰奖励办法》规定（节选）：

第一章　总则

第一条　为发扬人道主义精神，推动我国无偿献血事业的进一步发展，根据《中华人民共和国献血法》（以下简称《献血法》）有关条款，制定本办法。

第二条　无偿献血表彰奖励是指对无偿献血事业做出显著成绩和贡献的个人、集体、省（市）和部队，依据本规定给予的奖励。

第三条　无偿献血表彰奖励坚持公开、公平、公正的原则，以精神奖励为主，按照规定的奖项、标准、权限和程序进行。

第四条　国家级表彰活动每两年举行一次。

第二章　表彰奖项及获奖标准

第五条　无偿献血表彰奖项分为“无偿献血奉献奖”、“无偿献血促进奖”、“无偿献血志愿服务奖”、“无偿献血先进省（市）奖”、“无偿献血先进部队奖”和“无偿捐献造血干细胞奖”。

第六条　无偿献血奉献奖，用以奖励多次自愿无偿献血者。其奖项和获奖标准为：

（一）铜奖，自愿无偿献血达20次以上的献血者；

（二）银奖，自愿无偿献血达30次以上的献血者；

（三）金奖，自愿无偿献血达40次以上的献血者。

第七条　无偿献血促进奖，用以奖励为无偿献血事业作出贡献的单位和个人。其奖项和获奖基本标准为：

（一）单位奖，需符合以下基本条件：两年内参加自愿无偿献血累计达到200人次以上，且该累计献血人次数不小于本单位在职员工总数50%的单位；或者两年内参加自愿无偿献血累计达到1000人次以上的单位。

（二）个人奖，需符合以下基本条件：长年支持无偿献血工作，在组织自愿无偿献血、保障血液供应等方面作出重要贡献的个人。

（三）特别奖，需符合以下基本条件：长年为普及无偿献血知识，弘扬无偿献血人道主义精神，营造无偿献血良好社会氛围，推动我国无偿献血事业作出突出贡献的单位和个人；或者捐赠人民币、采供血设备、设施及其他物品达到50万元以上的单位和个人。无偿献血促进奖由各省（自治区、直辖市）择优推荐；军队和武警部队无偿献血促进奖以师（旅）级单位为推荐单位，由军队各大单位卫生部门择优推荐。

第八条　无偿献血志愿服务奖，用以奖励积极参与无偿献血志愿服务工作的个人。其奖项和获奖标准为：

（一）“一星级”，无偿献血志愿服务累计时间达到120小时的志愿者（图3-17）；

（二）“二星级”，无偿献血志愿服务累计时间达到 240 小时的志愿者（图 3-18）；

（三）“三星级”，无偿献血志愿服务累计时间达到 360 小时的志愿者（图 3-19）；

（四）“四星级”，无偿献血志愿服务累计时间达到 480 小时的志愿者（图 3-20）；

（五）“五星级”，无偿献血志愿服务累计时间达到 600 小时的志愿者（图 3-21）；

（六）“终身荣誉奖”，无偿献血志愿服务时间超过 10 年且累计时间超过 1500 小时，或累计时间超过 3000 小时的志愿者（图 3-22）。

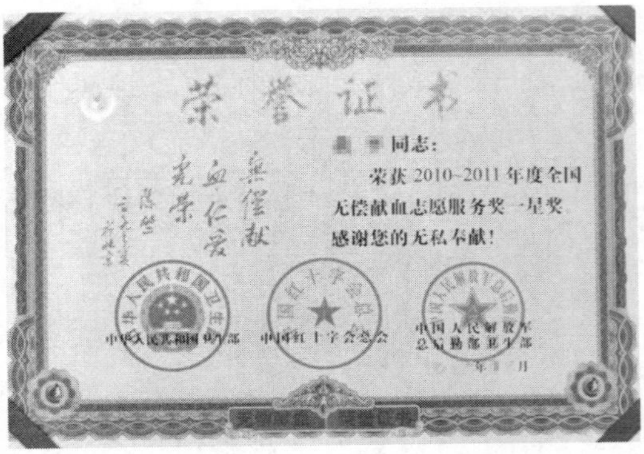

图 3-17 “一星级”无偿献血志愿服务奖荣誉证书

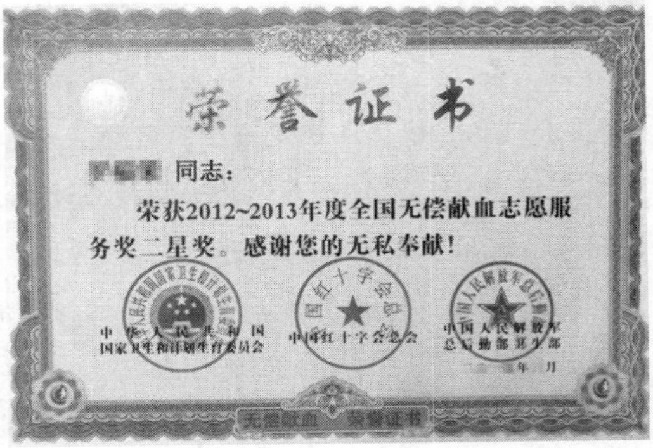

图 3-18 “二星级”无偿献血志愿服务奖荣誉证书

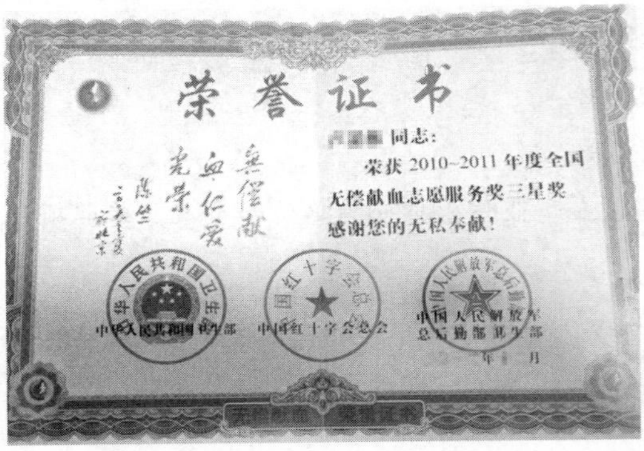

图 3-19 “三星级”无偿献血志愿服务奖荣誉证书

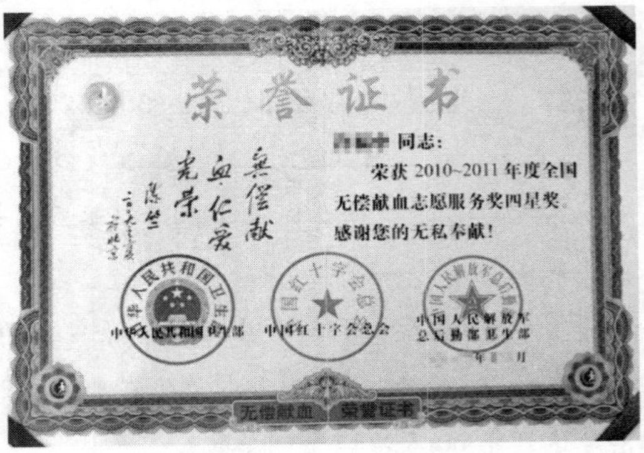

图 3-20 “四星级”无偿献血志愿服务奖荣誉证书

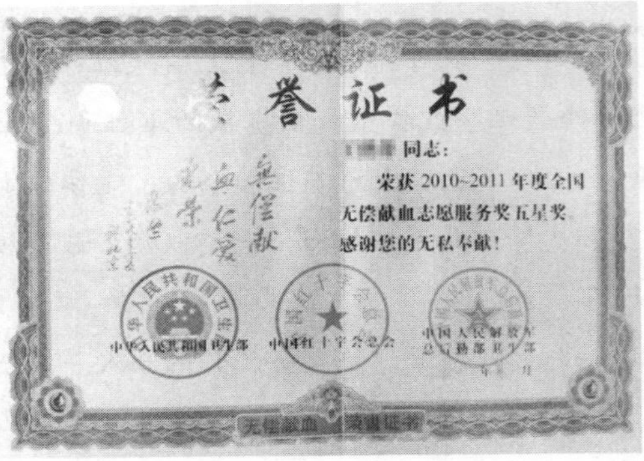

图 3-21 “五星级”无偿献血志愿服务奖荣誉证书

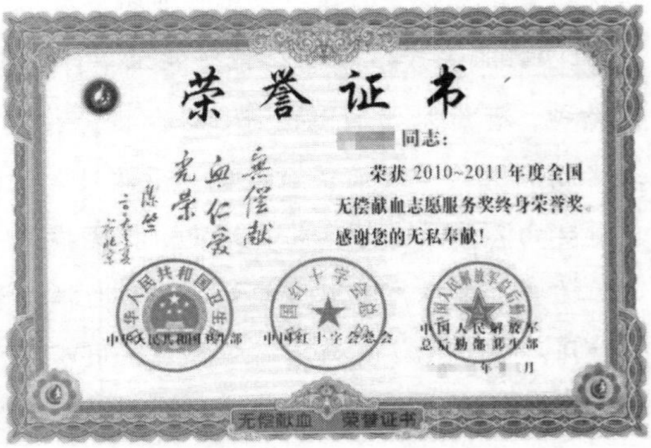

图 3-22 “终身荣誉奖”无偿献血志愿服务奖荣誉证书

第十一条　无偿捐献造血干细胞奖，用以奖励成功捐献造血干细胞者。其奖项和获奖标准为：

（一）奉献奖，成功捐献造血干细胞 1 次的捐献者；

（二）特别奖，成功捐献造血干细胞 2 次以上的捐献者，或者成功捐献造血干细胞 1 次且自愿无偿献血 20 次以上的捐献者。

第三章　表彰权限和程序

第十二条　各地市卫生计生行政部门、红十字会和军队有关单位负责相关申请材料的收集、审核、公示、报送工作。各省（自治区、直辖市）卫生计生行政部门、红十字会和军队有关单位负责对申请材料进行统计、初审、公示、报送工作。国家卫生计生委、中国红十字会总会和总后勤部卫生部组成“无偿献血表彰奖励评定小组”，负责对无偿献血表彰奖项的复审、公示、评定、审批。

第五章　附则

第二十条　无偿献血是指公民在无报酬的情况下，自愿捐献自身血液的行为。固定无偿献血者是指至少献过3次血，且近12个月内献血至少1次，并承诺未来一年之内再次献血的。

第二十一条　表彰评定的无偿献血次数按以下规定进行折算统计：全血每 200 毫升按 1 次计算；机采血小板每 1 个治疗单位按 1 次，2 个治疗单位按 2 次计算;《献血法》公布前的无偿献血次数可以累加计算。

第二十二条　本办法适用于华侨、港澳台同胞及外籍在华人员于中国大陆地区献血后的表彰奖励。

第二十三条　本办法表彰的各类奖项为荣誉奖励。

第二十四条　各省（自治区、直辖市）人民政府、红十字会和军队有关单位，可根据本办法及本地区、本单位的实际情况制定相关表彰奖励方法。

第二十五条　本办法由中华人民共和国卫生计生委、中国红十字会总会和中国人民解放军总后勤部卫生部负责解释。

第二十六条　本办法自公布之日起施行，2009 年 12 月 31 日公布的《全国无偿献血表彰奖励办法（2009 年修订）》同时废止。

二 地方对无偿献血及其志愿服务工作表彰奖励的规定

随着国家层面无偿献血表彰奖励办法的发布和施行，特别是国家实行无偿献血制度之后，许多省、自治区、直辖市和设区的市（地、州）及其部门、机构或组织，也相继颁布了本地的无偿献血及其志愿服务表彰奖励办法和评定标准，而且也在与时俱进，修改完善。例如，为适应无偿献血活动发展的需要，促进志愿无偿献血活动持续发展，2015 年，韶关市中心血站建议韶关市公民无偿献血委员会和韶关市无偿献血促进会（原韶关市无偿献血者联谊会），于 2015 年 12 月 23 日颁布了关于颁布了《韶关市无偿献血徽章和星级奖表彰激励

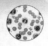

办法》；还建议韶关市红十字会于2015年12月25日颁布了《韶关市红十字会无偿献血志愿者和捐献造血干细胞表彰办法》。具体内容如下：

（一）《韶关市无偿献血徽章和星级奖表彰激励办法》

《韶关市无偿献血徽章和星级奖表彰激励办法》规定：为推进无偿献血徽章文化建设，充分调动广大无偿献血者的献血积极性和主观能动性，促进我市无偿献血事业持续健康发展，根据《韶关市实施〈中华人民共和国献血法〉暂行办法》等有关规定，结合我市实际，特制定本表彰办法。

一、奖项设立与标准条件设立无偿献血徽章奖、志愿无偿献血星级奖、功德匾三项

（一）无偿献血徽章奖

1. 等级与标准要求：凡在本市辖区内献血点（包括各县市区、中心血站设置的献血屋、献血车、单位团体组织和非政府行为组织的集体献血活动等）参加自愿无偿献血者，均可授予相应等级的无偿献血徽章（注：累计无偿献血≥3次者，须经查证后，方可授予相应等级徽章）。

（1）无偿献血纪念徽章，授予在本市各献血点参加献血的所有首次无偿献血者。

（2）固定无偿献血者徽章，授予献血≥3次的无偿献血者。

（3）无偿献血10次纪念徽章，授予在本市各献血点无偿献血≥10次者。

（4）无偿献血30次纪念徽章，授予在本市各献血点无偿献血≥30次者。

（5）无偿献血50次纪念徽章，授予在本市各献血点无偿献血≥50次者。

（6）无偿献血100次纪念徽章，授予在本市各献血点无偿献血≥100次者。

（7）无偿献血铜质功勋奖徽章，授予在本市各献血点无偿献血≥110次者。

（8）无偿献血银质功勋奖徽章，授予在本市各献血点无偿献血≥200次者。

（9）无偿献血金质功勋奖徽章，授予在本市各献血点无偿献血≥300次者。

（10）无偿献血金质功勋奖星级奖徽章，授予在本市各献血点无偿献血≥400次者，并配发相应的荣誉证书。即在本市各献血点无偿献血≥400次者，授予无偿献血金质功勋奖一星级奖徽章（在铜质纯镀金的无偿献血金质功勋奖徽章上加一颗水钻）；在本市各献血点无偿献血≥500次者，授予无偿献血金质功勋奖二星级奖徽章（在铜质镀金的无偿献血金质功勋奖徽章上加两颗水钻）；在本市各献血点无偿献血≥600次者，授予无偿献血金质功勋奖三星级奖徽章（在铜质镀金的无偿献血金质功勋奖徽章上加三颗水钻）；以此类推。

2. 徽章定制要求及授予方式

（1）无偿献血纪念徽章，由市中心血站统一制作。

（2）纪念徽章背面标注有颁发单位名称，其授予方式，是在献血者献血后，由采血工作人员现场代发，或自行到市中心血站相关部门领取。

（3）金、银、铜质功勋奖徽章，背面标注有获奖者姓名和颁发单位名称。每年由韶关市公民无偿献血委员会办公室（以下简称市献血办）和市无偿献血者联谊会（以下简称献血者联谊会）表彰时集中授予。

（二）年度优秀志愿无偿献血者星级奖

1. 等级与标准要求

（1）一星优秀志愿无偿献血者奖，授予或表彰年度无偿献血≥ 5 次者。

（2）二星优秀志愿无偿献血者奖，授予或表彰年度无偿献血≥ 10 次者或 RhD 阴性及稀有血型者捐献全血≥ 1 次者。

（3）三星优秀志愿无偿献血者奖，授予或表彰年度无偿献血≥ 15 次或 RhD 阴性及稀有血型者捐献全血≥ 2 次者。

（4）四星优秀志愿无偿献血者奖，授予或表彰年度无偿献血≥ 20 次或 RhD 阴性及稀有血型者捐献全血≥ 3 次者。

（5）五星优秀志愿无偿献血者奖，授予或表彰年度无偿献血≥ 24 次或 RhD 阴性及稀有血型者捐献全血 4 次者。

2. 授予方式

凡无偿献血达到上述相应星级标准者，由市献血办和市献血者联谊会在年度表彰会上集中授予统一制作的星级奖徽章及纪念品（注：献血量统计时间为，自上一年度 12 月 1 日至当年 11 月 30 日止）。

（三）功德匾

1. 为感谢在无偿献血工作中做出突出贡献的善行者，特授予“积善余庆”或“作善降祥”题字功德匾，凡符合以下条件之一者，每人仅授一次。

2. 授予标准

（1）累计献血量≥ 20000 毫升者。

（2）献血时间累计达到 10 年以上，且累计献血量≥ 15000 毫升者。

（3）受献血年龄限制不能继续献血，其累计献血量≥ 10000 毫升者。

3. 献血量统计仅指献血者在本市辖区所献血液量。统计时间为，自上年度 6 月 1 日至当年 5 月 31 日止。

4. 授予方式与时间：每年 6 月 14 日“世界献血者日”前后，由市献血办和市无偿献血者联谊会组织集中授予。

5. 授匾类别：凡年龄在 50 周岁及以上者，授予“积善余庆”功德匾；凡年龄在 50 周岁以下者，授予“作善降祥”功德匾。

二、评选和表彰

1. 市献血办和市无偿献血者联谊会，将于每年适当时间联合相关部门，组织考评和表彰。

2. 本办法所指献血量和次数，为实际捐献次数和实际捐献毫升数。

三、本办法自 2016 年 1 月 1 日起正式施行。如遇国家相关法律、法规内容有新的修订，本办法将作相应调整。

四、本办法由市献血办和市无偿献血者联谊会负责解释。

（二）《韶关市红十字会无偿献血志愿者和捐献造血干细胞表彰办法》

《韶关市红十字会无偿献血和捐献造血干细胞表彰办法》规定如下。

第一章　总则

第一条　为发扬人道主义精神，推动我市无偿献血和捐献造血干细胞工作的进一步发展，根据《中华人民共和国红十字会法》《中华人民共和国献血法》《中国红十字志愿服务管理办法》和《中国红十字志愿者表彰奖励办法》有关规定，制定本办法。

第二条　无偿献血和捐献造血干细胞表彰奖励是指对无偿献血、捐献造血干细胞工作做出显著成绩和贡献的个人、集体，依据本办法给予的奖励。

第三条　无偿献血和捐献造血干细胞表彰奖励坚持公开、公平、公正的原则，以精神奖励为主，按照规定的奖项、标准、权限进行。

第四条　无偿献血和捐献造血干细胞工作全市性表彰活动每年举行一次。

第二章　表彰奖项及获奖标准

第五条　无偿献血、捐献造血干细胞表彰奖项分为“无偿献血系列奖”、“志愿者特别奉献奖”、“优秀讲师奖”、“优秀宣传员奖”、“优秀招募志愿者奖”、“集体无偿献血优秀组织者奖”和“造血干细胞志愿捐献者系列奖”

第六条　无偿献血系列奖标准要求

（1）“一星级志愿者”，参加无偿献血和捐献造血干细胞宣传招募志愿服务，累计时间达到120小时志愿者，经考评合格，授予“一星级志愿者”荣誉称号。

（2）“二星级志愿者”，参加无偿献血和捐献造血干细胞宣传招募志愿服务，累计时间达到240小时志愿者，经考评合格，授予“二星级志愿者”荣誉称号。

（3）“三星级志愿者”，参加无偿献血和捐献造血干细胞宣传招募志愿服务，累计时间达到360小时志愿者，经考评合格，授予“三星级志愿者”荣誉称号。

（4）“四星级志愿者”，参加无偿献血和捐献造血干细胞宣传招募志愿服务，累计时间达到480小时志愿者，经考评合格，向广东省红十字会申报授予“四星级志愿者”荣誉称号。

（5）“五星级志愿者”，参加无偿献血和捐献造血干细胞宣传招募志愿服务，累计时间达到600小时志愿者，经考评合格，向广东省红十字会申报“五星级志愿者”荣誉称号。

（6）“终身荣誉志愿者”，参加志愿服务工作年限超过十年，且累计时间达到1500小时；参加志愿服务累计服务时间达到3000小时志愿者，经考评合格，向中国红十字会总会申报授予“终身志愿者”荣誉称号。

（7）“优秀志愿者”，参与无偿献血和捐献造血干细胞宣传招募志愿服务，累计服务时间达到240小时志愿者；或在无偿献血和捐献造血干细胞宣传招募工作中做出突出贡献，经考评合格志愿者。

第七条　志愿者特别奉献奖（金、银、铜奖）标准要求

（1）志愿者特别奉献金奖，授予参加无偿献血和捐献造血干细胞宣传招募志愿服务，累计时间达到3万小时志愿者；在无偿献血和捐献造血干细胞宣传招募志愿服务工作中做出突

出贡献，经考评合格志愿者。

（2）志愿者特别奉献银奖，授予参加无偿献血和捐献造血干细胞宣传招募志愿服务，累计时间达到2万小时志愿者，或在无偿献血和捐献造血干细胞宣传招募志愿服务工作中做出突出贡献，经考评合格志愿者。

（3）志愿者特别奉献铜奖，授予参加无偿献血和捐献造血干细胞宣传招募志愿服务，累计时间达到1万小时志愿者，或在无偿献血和捐献造血干细胞宣传招募志愿服务工作中做出突出贡献，经考评合格志愿者。

第八条　优秀讲师奖标准要求以志愿者身份参与举办或开展《献血和血液科学知识》《捐献造血干细胞科普知识》讲座，场次达到4场以上或培训志愿者人数超过200人次，经考评合格者。

第九条　优秀宣传员奖标准要求以志愿者身份，积极参加无偿献血和捐献造血干细胞宣传报道，并在广播、电视、报刊、主流网站、微博、微信等网络媒体发表文章累计达到10篇（含图片新闻）；发表新闻稿件字数超过1万字；录用新闻图片超过20张；视频播放时间超过20分钟，经考评合格志愿者。

第十条　优秀招募志愿者奖标准要求积极招募初次无偿献血志愿者，且成功招募捐献者人数超过50人；或当年积极招募初次捐献机采血小板志愿者，且成功招募捐献机采血小板志愿者人数超过25人，经考评合格志愿者。

第十一条　集体无偿献血优秀组织奖标准要求组织集体无偿献血，献血人数超过50人，经考评合格个人、单位。

第十二条　造血干细胞志愿捐献者系列奖

（1）造血干细胞捐献优秀志愿者标准要求年度成功捐献造血干细胞志愿者。

（2）造血干细胞捐献特别奖标准要求授予成功捐献造血干细胞，且无偿献血次数累计达到10次者；成功捐献造血干细胞两次者；成功捐献造血干细胞和淋巴细胞者。

第三章　表彰权限

第十三条　市中心血站负责相关申请材料的收集、审核、公示、初审、报送工作。市红十字会负责对表彰奖项的复审、评定、审批。

第四章　附则

第十四条　表彰年度献血统计指标和工时统计时间为，上一年度12月1日至当年11月30日止的数据。本办法所指的献血量和次数，为实际捐献次数和实际捐献毫升数。本办法所指集体献血为非政府及其相关部门文件要求的3人以上者的结伴无偿献血。

第十五条　本办法表彰的各类奖项为荣誉奖励。

第十六条　各县（市、区）红十字会可根据本办法及本地区、本单位的实际情况制定相关表彰奖励方法。

第十七条　本办法由韶关市红十字会负责解释。

第十八条　本办法自2016年1月1日起施行。

三 与无偿献血及其志愿服务工作相关的表彰奖励规定

随着社会文明和关爱、爱心等公益性活动的开展，与无偿献血相关的表彰越来越多，国家、省（自治区、直辖市）、市（地、州）、县（区）各种层次的均有。如劳动模范、五一劳动奖章、感动人物、道德模范、学雷锋标兵、雷锋式人物、最美人物、最具爱心人物、最具爱心家庭等荣誉的评选和授予。因为无偿献血及其志愿服务的事迹实在而感人，所以这些荣誉的获得者中，有很大的比例是无偿献血及其志愿服务工作方面的楷模。由此可以说，容易被人们普遍接受和认可，无偿献血及其志愿服务工作的开展，为爱心人士奉献爱心，施展才能提供了一个合法有序的平台和机会。爱心人士要充分利用好这个平台，为自己积累爱心财富的同时，积极参与评选表彰活动，弘扬正能量，传播爱心奉献的故事和精神，为创建文明而和谐的社会环境而努力奋斗。

（李慧文）

参考文献

[1] 王陇德，张春生．中华人民共和国献血法释义［M］．北京：法律出版社，1998.

[2] 胡开瑞．输血管理学［M］．北京：人民卫生出版社，1998.

[3] 陈涵薇．成分献血者保留技巧［D］．第三届全国献血在宣传教育和保留及其志愿服务工作交流会文集，2018.

Chapter 4

第四章

对拟献血者等的健康状况征询和检查

在开展无偿献血活动的初期，人们普遍认为志愿前来进行无偿献血的人，都是身心健康，符合《献血者健康检查要求》的健康人，因此，不要进行烦琐的健康状况征询和健康检查，以免耽误他们的时间，影响他们参与无偿献血的积极性，只要他们填写了献血登记表，象征性地测测血压、脉搏和血型就可以采血了，一切以采血为重，采得到血才是硬道理。随着较高比例献血不良反应、采血之后较高比例不合格血液报废等问题的出现，人们逐渐意识到每次采血之前，对拟无偿献血者的遴选、咨询、健康状况征询、健康检查和血液筛查的重要性；采血之前的工作做得细而全，可大大降低或避免献血不良反应的发生，因此不能敷衍和马虎，应陆续完善对拟无偿献血者的咨询、健康状况征询和健康检查工作，从而，大大地降低献血不良反应和不合格血液报废的比例。但是，“国家实行无偿献血制度”，全面推行无偿献血至今，仍然有人在采血之前对拟无偿献血者的健康状况征询和健康检查不以为意，甚至不知道采血之前应该做些什么，怎么去做。笔者根据30多年的工作经验，结合相关专业书籍和文献，撰写出本章内容，供采供血机构及相关部门、机构和社团组织的广大同仁们参考借鉴。望有兴趣者予以补充完善。

第一节 健康检查岗位医务人员的资格和工作职责

根据《中华人民共和国执业医师法》规定，没有执业医师资格者行医，属于非法行医；有执业医师资格者，要依据工作职责开展工作，既要做到尽职尽责，又不能超范围执业。

（1）健康检查岗位医务人员应该经过专门培训，具有相应的执业资格，举止端庄，语言文明，工作认真，热情迎送每一位拟无偿献血者、无偿献血者及其陪伴者、来访者和参观者等；负责对拟无偿献血者的咨询、健康状况征询、健康检查及献血和血液科学知识的普及性宣讲，熟练掌握体重称量器、血压计、体温计、血红蛋白测定仪、生化分析仪和血液细胞分析仪等相关仪器设备及电脑的操作和保养维护。

（2）负责拟无偿献血者、无偿献血者及其陪伴者、来访者和参观者等的接待，在对拟无偿献血者进行咨询、健康状况征询及健康检查时，要严格执行有效版本《献血者健康检查要求》《血站技术操作规程》，以 WHO 相关的技术规范为准则。

（3）要严格把好健康检查关，严格遵守操作规程，认真执行核对制度，履行告知义务，确保无偿献血者知情同意，咨询、健康状况征询和健康检查工作完毕，由健康检查医务人员和献血者共同签名，以示共同对征询和检查结果的认可。

（4）熟练掌握献血前血液初筛检测的操作规程，确保检测结果的准确性。在健康检查过程中，若有疑难问题，应向其他资深医务人员请教或向科室负责人报告。

（5）负责向因献血之前血液初筛检测不适合献血的拟无偿献血者做详细解释，劝其延期或永久不献血，要尊重拟无偿献血者的个人人格及权利，做好对拟无偿献血者隐私的保密工作。

（6）因为献血站点（室、车）的献血人数，相对于团体和集体献血的人数少，人员来去比较松散，所以咨询、健康状况征询、体格检查及献血之前的血液初筛检测工作，往往是由一位医师承担 2 个或几个岗位的全部工作。此时，应该是医师兼做检验师的工作，而不是检验师或护师兼做医师的工作。当一个人要承担 2 个或 3 个岗位的工作时，也要承担起 2 ~ 3 个岗位的工作职责。具体内容如下。

1）每日上班工作前或下班前，进行献血站点（室、车）内卫生清洁和消毒工作，保持献血站点（室、车）内外环境的干净、整洁、卫生，定时、定期消毒，确保在规定洁净等级的环境内进行健康检查和采血，着装应符合有关规定（佩戴医务帽、口罩和手套是最基本的防护和礼貌），佩戴工作卡。

2）参与拟无偿献血者的宣教招募，负责咨询、健康状况征询、体格检查及采血之前血液初筛检测和献血不良反应的处理和服务工作。认真执行有效版本《献血者健康检查要求》和《健康征询及健康检查操作规程》等，认真核对拟无偿献血者的有效身份证件，做好采血之前电脑核查和信息录入工作，把好健康检查质量关，确保无偿献血者与受血者的健康安全。通过健康状况征询和健康检查，对拟无偿献血者本次是否适合献血做出判定。

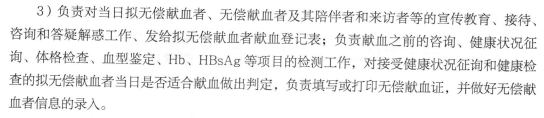

3）负责对当日拟无偿献血者、无偿献血者及其陪伴者和来访者等的宣传教育、接待、咨询和答疑解惑工作、发给拟无偿献血者献血登记表；负责献血之前的咨询、健康状况征询、体格检查、血型鉴定、Hb、HBsAg 等项目的检测工作，对接受健康状况征询和健康检查的拟无偿献血者当日是否适合献血做出判定，负责填写或打印无偿献血证，并做好无偿献血者信息的录入。

4）认真观察无偿献血者有无献血不良反应，若发现有献血反应症状应及时处理，并认真做好回访和记录工作。若发现严重献血不良反应时，在积极组织抢救的同时及时报告上级领导，必要时拨打 120 急救电话求助处理，并如实填写造成献血不良反应的原因、临床症状及处理意见。

5）打印当日血液交接汇总表等报表，连同所采血液或血液成分、检验用血液标本、医疗废物等进行详细清点交接，交接双方签字。

6）认真完成新增加和其他临时交办的工作。

（7）遵纪守法，依法依规开展工作，不以权以医谋私。

（8）相关表格的填写和保存如下。

《血站管理办法》第二十八条规定：血站各业务岗位工作记录应当内容真实、项目完整、格式规范、字迹清楚、记录及时，有操作者签名。

记录内容需要更改时，应当保持原记录内容清晰可辨，注明更改内容、更改原因和更改日期，并由更改者在更改处签名。

献血、检测和供血的原始记录应当至少保存 10 年，法律、行政法规和国家卫生行政部门另有规定的，依照有关规定执行。

因此，对拟无偿献血者等进行的健康状况征询和健康检查记录及签名要格式规范、字迹清晰可辨，使阅读者一目了然，书写要用楷书或者行楷字体，不宜用行书、草书或狂草字体，更不得自造龙飞凤舞和过于潦草的字体；记录内容需要更改时，可将需要更改的内容用线条圈起，并在需要更改的内容上面划两条横线，将更改后的内容写在更改之前内容的上方，确保原始记录内容清晰可辨。拟无偿献血者填写的献血者知情同意及健康状况征询表、献血登记表，以及医务人员填写的献血之前检查记录等，原始记录（纸质版和电子信息）应当保存 10 年及以上，以备查询或追踪使用。对拟无偿献血者健康检查（含献血之前血液筛查检测）的结果，要如实录入电子信息系统，如体重、身高、体温、血压、脉搏、血型、血红蛋白或血比重等，有数字的要如实记录数字，数字要记录至小数点后两位，不得算略，以便追溯查询和对比；在献血之前的健康检查过程中，因低血压、高血压、血红蛋白、谷丙转氨酶、乙型肝炎表面抗原等不符合现行有效版本国家标准《献血者健康检查要求》，被判为延迟献血或永久不宜献血的信息和不合格项检查结果，应该如实录入献血者电子信息管理系统，纸质表格也应存档，以便查询和对比，以确保献血和输血安全。

第二节 对拟无偿献血者的遴选

对拟无偿献血者的遴选，是采供血机构开展咨询、健康状况征询、健康检查和采血过程中的重要工作环节，因为在实际工作中，并不是每个前来进行无偿献血的人，都符合《献血者健康检查要求》，因此，就需要由采供血机构的医务人员，或经过培训的专业性无偿志愿者等在采供血机构医务人员的指导下，在拟无偿献血者填写献血登记表前，依据《献血者健康检查要求》和本地区的实际情况，对拟无偿献血者进行甄别和遴选。在甄别和遴选的过程中，要认真了解其对血液科学知识及献血常识的了解程度，心理状态，为其答疑解惑；了解其所在地区传染病流行，或其本人近期是否前往过传染病流行区域，是否较长时间近距离与传染病患者接触等情况，筛除暂时或永久不适合献血的拟无偿献血者，并对其做好解释和安慰工作，保护其个人隐私，使其高兴而来，愉快而归，甚至成为参与无偿献血宣传教育、招募无偿献血者和为无偿献血者服务的无偿献血志愿者。最大限度降低资源的浪费，努力招募更多低危无偿献血者和固定无偿献血者，毫不犹豫地筛出有高危行为者。

告诉暂时不适合献血的拟无偿献血者，下次再来献血的具体时间、地点，《献血者健康检查要求》中，与之相关的内容和来之前应该做的准备工作及注意事项。将遴选合格的拟无偿献血者转到下一个环节。

第三节 采血之前对拟献血者等的咨询及健康状况征询

采血之前对拟无偿献血者的咨询及健康状况征询，分为采血之前的宣传教育及咨询和采血之前的健康状况征询两部分，这两部分工作看似简单，实际上十分重要，要认真对待，不可轻视，更不可忽略。

一 采血之前的宣传教育及咨询

实际上对拟无偿献血者进行的一对一宣传教育及咨询，在拟无偿献血者填写献血登记表前就已经开始了。但是，仍然有些通过甄别和遴选环节，并填写了献血登记表的拟无偿献血者对献血常识、血液科学知识不了解或了解不够，所以健康检查和采血之前的咨询是对拟无偿献血者进行甄别和筛选的又一个关卡。通过健康检查和采血之前的宣传教育及咨询，采供血机构的医务人员可以向拟无偿献血者讲解献血常识和血液科学知识，解释献血和采血过程的每一个环节，以及这样做的理由，有可能的话，还要沟通之前的献血情况、既往病史、一周内的用药情况、此前一夜的睡眠情况、此前两餐的饮食情况、健康检查、血液筛查、采血过程、采血过程中的巡视救护（简称巡护，亦称监护）、采血之后的护理和采出血液的实验室检测、采血之后的服务及表彰奖励等，满足其求知欲，解除对无偿献血的顾虑，让他们了解和相信依据法律规章及标准规范采集血液及其成分，不会危害献血者的健康。通过采血之前的宣传教育及询问，工作人员能够对拟无偿献血者的健康状况及其是否符合《献血者健康检查要求》做出一个初步的评价，了解其对危险因素的理解程度，为拟无偿献血者提供一个自我排查、自我延期或自我放弃无偿献血的机会。同时，明确地获得拟无偿献血者对采血及与之相关的各种检查和操作过程的知情同意。

大多数拟无偿献血者会认为自己感觉没病，就是身心健康，应该可以直接无偿献血，不必问这问那的，更没有必要进行健康检查，但是这不能作为其符合《献血者健康检查要求》和采血的依据。医务人员在采血之前的咨询中，应该使拟无偿献血者明白，为什么要如实提供准确而完整的既往病史及用药物、睡眠和饮食等情况，使拟无偿献血者知道，如果他们不如实告知，不仅有可能危害自己的身心健康和安全，而且还有可能危害受血者的身心健康和安全，甚至还可能导致其所捐献的血液报废。拟无偿献血者如实提供自己真实、准确、完整的身心健康状况，生活环境和饮食及生活习惯等资料，对维护他自己的身心健康和相关权益有利无害，那么他们会感觉采供血机构的工作态度严谨，对无偿献血者和受血者认真负责，从而更加信任和放心，也因此更可能成为固定无偿献血者和单采成分血的志愿捐献者。

采血之前宣传教育及咨询的一个重要部分，就是工作人员要对拟无偿献血者进行危险行为的征询，它包括向拟无偿献血者提供有关危险行为的介绍，评价拟无偿献血者对危险行为影响血液安全的理解程度。2011 版《献血者健康检查要求》附件中的《无偿献血者知情同意书》，突出了告知拟无偿献血者捐献安全血液的重要性，强调了如果拟无偿献血者有吸毒、同性恋、多个性伴侣等行为，应该主动放弃献血。

与血液安全相关的危险行为，是指可能使人感染上可经输血途径传播疾病危险的行为。一般常见的危险行为，主要有以下几种：有多个性伴侣、性工作者、同性恋、二重性行为、注射毒品、皮肤多次划伤、文身、血祭、被动物咬抓伤等，还有与有高危行为的人发生性关系，经过疫区或与经过疫区的人密切接触等。目前，已知可通过危险行为传播的可经输血途径传播的疾病，主要有获得性免疫缺陷综合征（AIDS）、梅毒、乙型肝炎和丙型肝炎等。当拟无偿献血者透露出有危险行为时，应该果断地阻止他们献血，并鼓励他们主动退出或延期献血，因为有过危险行为的拟无偿献血者，一旦成功献血，有可能会将传染病病原体通过血液传播给受血者。

二 对拟无偿献血者的健康状况征询

采血之前对拟无偿献血者的健康状况征询是采血之前筛查的一项重要工作，它是对健康检查中的询问（问诊）和体格检查及血液检测之不足的一个有效弥补。因为，有许多疾病仅靠匆匆忙忙的询问、体格检查和快速血液筛检是难以发现的，尤其是那些具有检测窗口期的传染性疾病，所以在询问既往病史、生活和旅行情况之前，应先指导拟无偿献血者，认真逐项阅读和勾画献血者知情同意及健康状况征询表，并随时解答拟无偿献血者提出的问题，从其勾画的献血之前健康征询表和交流中发现并解决问题。往往不经意的交流间，就能够了解到一些真实情况，甚至不安全因素，从而筛出有过高危行为者。这样做对保护无偿献血者的身心健康，保证血液质量和受血者的用血安全十分重要。

严格地讲，对拟无偿献血者的健康状况征询，属于健康检查的一部分或前奏，因此，这项工作应该由经过上岗专业培训，具有一定实践经验的医务人员或经过专门培训的专业性无偿志愿者承担。具体内容根据《献血者健康检查要求》等制定献血者知情同意及健康状况征询表等。

即使采用标准化的病史调查表，工作人员也不应该只是简单地将病史调查表，交给拟无偿献血者，让他们自己去填写。因为，大多数拟无偿献血者不懂医学术语，他们希望无偿献血，却意识不到有些问题，对他们自己的健康和受血者健康及血液安全的意义。所以，要有医务人员或经过培训的专业性无偿献血志愿者，用通俗易懂的语言向他们解释，使拟无偿献血者明白，并能确定自己所处的状况，同时要认真回答拟无偿献血者提出的每一个问题。拟无偿献血者和承担健康状况征询工作者，应同时在病史调查表上签名确认，并填上日期。

第四节 健康检查

采血之前的健康检查是以健康状况询问（即医院的问诊）、一般性体格检查和血液检测等来完成。在对拟无偿献血者健康征询的基础上，由具有高度责任感和具有一定健康检查工作经验的执业医师，对拟无偿献血者以望、闻、问、切、叩、触、测等手段进行的检查。由于采血之前对具有献血意向者、无偿献血者进行询问和体检时，常常是面对成群结队而来的具有无偿献血意向者、拟无偿献血者，工作量大、时间紧，难以面面俱到，但是又要完成要点和关键动作，以保证无偿献血者和受血者的身心健康及血液安全。因此，就需要承担健康状况询问和体检工作的医师，具有一定的问诊及体检和对无偿献血者巡护工作实践经验，对《献血者健康检查要求》及之前几个版本要求和相关标准了如指掌，对临床医学知识和献血常识了解全面，和蔼耐心，善于与拟无偿献血者沟通交流。

一 身份核对及既往献血记录查询

1.**《血站机构管理办法》** 第二十二条规定：血站应当按照国家有关规定对献血者进行健康检查和血液采集。

2.**《血站技术操作规范》** 献血者身份。核对献血者本人相貌与其有效身份证件原件上照片是否一致，核查献血者的年龄是否符合有关要求。有效身份证件包括居民身份证、军（警）官证、士兵证、护照、港澳通行证、台胞证以及驾驶证等。血站采血之前应当对献血者身份进行核对并进行登记，录入有献血意向者的身份信息，录入信息时可采用身份证识读器，读取并提取转存身份信息。严禁采集冒名顶替者的血液。严禁超量、频繁采集血液。

因此，在对拟无偿献血者进行问诊和健康检查前，首先应该查验拟无偿献血者的有效身份证件，对拟无偿献血者的身份进行核对，根据其填写的无偿献血登记表和提供的居民身份证等有效证件，核对姓名、身份证号码、照片等信息，查询既往献血及血液检测情况，以确定本次是否适合献血和可捐献的血液品种，并进行登记。严禁采集身份不明者的血液或血液成分，严禁采集冒名顶替者的血液和血液成分，严禁超量、频繁采集血液和血液成分，确保献血和血液安全。

二 问诊

这里所讲的问诊，是在对拟无偿献血者进行健康检查中的询问。对拟献血者的问诊包括体检过程中，验血过程中和采血过程中的问诊，这里主要讲体检过程中的问诊。问诊是医师通过对被询问者或相关人员的系统询问，以获取病史和生活史等资料，经过综合分析而做出临床判断的一种诊法。问诊是病史采集的主要手段。病史的完整性和准确性对于判断是否适合无偿献血有着很大的影响，因此，问诊是每个医师必须掌握的基本技能。广义地讲，问诊应该属于健康检查范畴。由于受条件限制，在对拟无偿献血者的健康检查主要靠健康检查中快速而简单的检查，所以确定拟无偿献血者是否适合无偿献血，主要是通过问诊获得的大量信息和依据来分析判断，为健康检查提供重要的基础资料。一个具有深厚临床医学知识和丰富临床经验的医师，常常可通过细致和启发性的问诊及望诊，就能对某些拟无偿献血者做出是否适合献血的判断。因此，问诊在对拟无偿献血者的健康检查中起着特别重要的作用，占有较大份额的内容和工作量，所以本章将问诊单独列于体格检查之前。

（一）问诊的目的及重要性

对拟无偿献血者进行问诊的主要目的是，收集其身心健康状况的基本信息，以做出初步评估和判定其身心健康状况是否符合《献血者健康检查要求》，是否适合无偿献血。通过对拟无偿献血者的问诊，还可以对其进行一对一的无偿献血宣传教育，以及定期志愿无偿献血者及单采血液成分志愿捐献者的招募和保留，在其同意的情况下为其制订定期定时献血计划。

一个具有深厚医学知识和丰富临床经验的医师，常常通过问诊就可能对某些疾病提出准确的诊断。特别在某些疾病或是在疾病的早期，机体只是处于功能或病理生理改变的阶段，还缺乏器质性或组织、器官形态学方面的改变，而患者却可以更早地陈述某些特殊的感受，如头晕、乏力、食欲改变、疼痛、失眠、焦虑等症状。在此阶段，健康检查、实验室检查甚至特殊检查均无阳性结果，可能问诊所得的资料却能更早地作为诊断的依据。实际上，在临床工作中，有些疾病的诊断仅仅通过问诊即可基本确定，如感冒、支气管炎、心绞痛、癫痫、疟疾、胆道蛔虫症等。所以，忽略问诊，必然使病史资料残缺不全；病情了解不详细，不准确，往往会发生带病献血，造成严重的后果。因此，深入、细致的问诊，特别是对于那些病情复杂，而又缺乏典型症状和体征者，就更为重要。

问诊是医师对拟无偿献血者进行健康检查的前奏或者说是第一步，其重要性还在于它是医师与拟无偿献血者进行沟通、建立良好医献关系的最重要时机，正确的方法和良好的问诊技巧，使拟无偿献血者感到医师的亲切和可信，有信心与医师合作，这对确定是否可以进行无偿献血十分重要。问诊的同时，还可以向拟无偿献血者进行无偿献血的宣传教育，向拟无偿献血者提供一些相关信息，甚至可以起到对无偿献血者的招募和保留的作用。美国精神病学家和内科学教授 Engel 于 1977 年提出的“生物—心理—社会”医学模式，对医师提出了更高的要求。他要求医师不仅具有医学的自然科学方面知识，还要有较高的人文科学、社会科学方面的修养，能够从生物学、心理学和社会学等多种角度去了解和处理患者。这也要求医师必须具有良好的交流与沟通技能，以及教育患者的技能。

根据问诊时的情景和目的的不同，大致可分为全面系统的问诊和关键的重点问诊。前者的学习和掌握，是后者的基础，后者自然是从学习全面而系统的问诊开始。

（二）问诊的医德要求

医德是一种职业道德，涵盖的内容很多。这里仅介绍对拟献血者进行问诊中的医德要求。问诊是医师与拟无偿献血者沟通的第一步，在双方的交流中会涉及很多方面的问题，如医师问及拟无偿献血者疾病、生活、工作等方面的大量信息，包括其个人隐私。因此，在问诊中必须注意以下医德要求。

1. 严肃认真 问诊时严肃而认真，才能给拟无偿献血者以信心，才能得到其配合，才能以科学的方式收集到完整、准确的病史资料。认真倾听拟无偿献血者的叙述时，必须集中注意力，耐心倾听，显示出特别重视他的陈述和严肃认真的态度及行为。

2. 尊重隐私 问诊是一个非常严肃的医学诊断行为，对拟无偿献血者提供的任何情况，只能作为拟无偿献血者本次是否适合献血的判定依据，而绝不作他用。对拟无偿献血者本人或其他人的任何隐私，不能传播给无关的任何人和机构，绝不能嘲弄和讥笑有缺陷的拟无偿献血者。

3. 一视同仁 不能因为拟无偿献血者的衣着、经济状况、社会地位、文化程度、家庭背景、性别、年龄和种族等不同，而采用不同的态度、言行和标准。对经济困难的拟无偿献血者，还应该给予更多的关怀，对其处境给予更多的理解。对拟无偿献血的残疾人，绝不能有歧视的言行。对于语言不流畅、听力障碍的拟无偿献血者应该给予特别的关心。

4. 不随意评价 不在拟无偿献血者面前诋毁其他的同道医务人员。问诊的过程中，拟无偿献血者可能会诉说其过去的献血经过，有时可能会对过去医务人员的健康检查和采血等提出质疑，甚至表达不满和愤怒。当事医师应该多做解释和正面引导，不得随意评价，更不能指责和诋毁其他医务工作者。

5. 健康教育和健康指导 利用与拟无偿献血者交流的机会，对拟无偿献血者及其陪伴者进行健康教育和指导，包括有关血液知识、献血常识及健康保健，以及如何多方共同承担起维护健康、促进无偿献血事业健康持续发展的责任。采供血机构的医务人员要重采血，更要重视保证献血和血液安全。对拟无偿献血者进行血液知识、献血常识以及健康教育，是每位医务工作者对社会和对大众的义务及责任，也是问诊的医德要求之一。

（三）问诊的方法

对拟献血者进行健康检查过程中的问诊，是指医师采用与拟无偿献血者对话交流的方式，在相对独立的环境中向拟无偿献血者本人询问其身心健康状况、既往病史、生活史、既往献血史以及疾病的发生、发展经过和治愈情况、当前的状态等，用于甄别和判断是否符合《献血者健康检查要求》和当时是否适合无偿献血。

问诊的历史悠久，方法简单而实用，中西医皆用，它属于中医诊断学中望、闻、问、切四诊之一。

针对拟无偿献血者询问既往献血史、既往病史和既往用药情况、生理和生活等情况工作，应该由经过岗位培训，具有一定健康检查和对献血者巡护工作实践经验的执业医师或助理执业医师承担，在安静而且光线比较好的地方，以《献血者健康检查要求》为依据，以和蔼可亲的态度、简练易懂的语言询问和交流，在语言交流的过程中记录有价值的内容，努力从与拟无偿献血者及其陪伴者的交流中，发现其不适合献血的因素，杜绝潜在危险。

1. 体位 一般来说，医师应该与拟无偿献血者，就座于同一高度，有时候甚至可以让拟无偿献血者坐得略高一些（但要适合测量血压和切脉等），让其获得视觉上的优势，这样的就座方式能让拟无偿献血者，更加轻松地回答医师提出的问题。医师与拟无偿献血者面对面就座，以便进行充分的眼神交流，观察拟献血者的额头、眼睛、面部、颈部等。医师应该以放松的姿态就座，但不要将双臂交叉置于胸前，因为这种肢体语言传递的是一种傲慢的信息，会让拟无偿献血者感到医师对其不礼貌，这样会影响拟无偿献血者的情绪。医师尽量与拟无偿献血者的视线在同一水平，避免俯视拟无偿献血者。

为拟无偿献血者选择一个舒服的体位，这会让拟无偿献血者觉得医师对他的关心，也让他感觉在整个问诊的过程中具有一定的主导权。

2. 问诊和介绍 由于拟无偿献血者，对献血场所及其环境的生疏和对无偿献血的恐惧等，献血之前和献血的过程中常会出现紧张情绪。因此，医师应该主动创造一种宽松和谐的环境，以解除拟无偿献血者的不安心情。最好不要当着第三者进行问诊。如果拟无偿献血者要求陪伴在场，医师可以同意。太随意的穿着，会显得对拟无偿献血者和来访者的不尊重，执业不规范。所以，医师的衣着要规范、得体而美观，并佩戴工作名牌。从礼节性的交谈开始先做自我介绍，讲明自己的职责。使用恰当的言语或肢体动作表示欢迎、愿意并会尽己所能为其提供与无偿献血相关的服务，这样的举措会有助于建立良好的医献关系，很快就缩短医献之间的距离，改善互不了解的生疏局面，使健康检查和血液采集工作，有一个良好的开端并顺利完成。实际上，对拟无偿献血者的问诊过程，从医师与拟无偿献血者打招呼时就开始了。

问诊时，医师要面带微笑地热情接待并问候，适当地进行眼神交流。首先问候：“您好！”必要的时候可以问：“请问我说的话，您听得懂吗？”若回答听不懂！可以请一个听得懂的人当翻译。当得到听懂了的回答后，医师可以这样说：“我是 ×× 医师，请问，您叫什么名字？”（稍加停顿，等候回答。这里是为了核对身份）当得到与表格填写相同的回答后，说：“在接下来的时间里，由我对您进行问诊和简单的体格检查。”

开场白还应该包含本次问诊的目的，见面的问候可以帮助舒缓拟无偿献血者的紧张情绪，使其感觉友好、轻松、亲切。尽量使用正确的身份称谓，来称呼拟无偿献血者“先生”“女士”等恰当的身份。正式的称谓能使问诊显得专业。尽量避免使用那些亲昵的替代称谓，如“亲爱的”“小姑娘”或“小伙子”等。也可以用拟无偿献血者的名字来称呼对方，如果您不确定发音是正确的，可以请教拟无偿献血者如何正确拼读其名字。

如果拟无偿献血者正在吃东西或喝水，应该征求是否等他 / 她吃完或喝完再开始询问。

很可惜的是，大多数采供血机构没有条件在采血点或采血车上提供安静、光线明亮而舒适的独立体检问诊环境作为问诊和体格检查场所。此时要尽量让现有条件更适合问诊，比如在问诊场所周围悬挂精美的挂帘，营造一个相对私密的环境；可以要求周围将收音机或电视机的声音调低，调节灯光和窗户，以免光线太强晃眼或昏暗看不清颜色；适当调节诊察场所的灯光，不要让拟无偿献血者感到正在接受讯问。

3. 开场白 互相介绍完毕后，医师可以用一个普通的开放性问题作为问诊的开始，如“请问您认真看过献血者知情同意及健康状况征询表中的内容了吗？有没有什么疑问需要我来解释的？”或者“您觉得自己的身心状况怎么样？”这样的开放性问题能鼓励拟无偿献血者说话。医师也能推断出拟无偿献血者的主诉，即困扰拟无偿献血者最主要的问题。有的拟无偿献血者会以不耐烦的指责性口吻说：“您没有看过我填写的表格吗？”遇到这种问题，正确的回答是“看过！但是我怕是别人替您填写的”或者也可以说“我想听听您用自己的表达方式对自己身心健康状况的描述。”开场白，会使拟无偿献血者，很快判断出从事健康检查的医师是否友好或是否关注他。您可以在正式问诊开始之前，询问拟无偿献血者一些关于他们自身健康和生活习惯等方面的问题，这样可以建立一种和谐的关系，用 1 ~ 2 分钟时间来了解面前的拟无偿献血者，这样的交流技巧可以使其感到放松和信赖，愿意交流。拟无偿献血者，通常会说出一些生活中影响献血和血液安全的行为。简短的开场白结束后，立即书归正传，转入专业的问诊内容，如您自己觉得今天的身心状况适合献血吗？这种做法传递出您对拟无偿献血者的关心，是基于其整体的考虑，而不是仅仅为了抽他的血而敷衍了事，走个过场；也是给拟无偿献血者一个自己再次决定的机会。

根据具体情况采用恰当的提问方式。一般性开放式提问，常用于问诊的开始，随后转入封闭式提问。

4. 叙述 James B.Herrick（1861—1954）说：医师不仅可以通过病史，更能通过患者讲述病史的方式更深入地了解疾病。

问诊的过程中不要忙于记笔记，要集中精力注意倾听拟无偿献血者的诉说，观察其肢体语言及动作，必要时可记录一些有价值的数据和名词。

开场白后，医师开始按提前设计好的程序和询问程序中所涉及的问题，认真询问和倾听拟无偿献血者，主诉的重要问题及个性化问题，并将这些问题巧妙地融入其他问题中，一并做系统的回顾性询问。要允许拟无偿献血者，按自己的方式和自己认为重要的情况及感受进行叙述，然后医师从中调出某些需要详细了解的问题，引导其进一步详细的叙述。但是，要避免过度引导，因为过度引导会阻碍问诊的进程，导致一些重要的问题没有时间充分的叙述。

5. 结束语 在问诊即将结束的时候，医师应该对之前讨论到的问题做一个回顾性梳理和总结。

通过总结，医师需要清楚拟无偿献血者本次来进行无偿献血的背景及当前的身心健康状况是否适合献血等。总结时，您需要鼓励拟无偿献血者提出问题，如“您还有什么问题想告诉我的或者我没问到的问题吗？”其实可能所有的问题都充分讨论过了，但是，这样的结束语能让拟无偿献血者获得“最终话语权”。

一般，一个好的结束语，应该包含以下四个方面。

（1）总结，综合性问诊中所获得的信息，并进行梳理总结，给拟无偿献血者补充的机会。

（2）给拟无偿献血者再次提问的机会。使拟无偿献血者有机会叙述之前没有机会叙述的问题或之前没有机会提出的疑问。

（3）只能给予适当的承诺，不要给予错误的承诺或难以兑现的承诺。

（4）安排后续需要办的事，如提示拟无偿献血，做好接受测量血压、脉搏和听心肺等准备及其应该注意的事项。

（四）问诊的基础技巧

问诊的效果如何，成功与否，关键靠技巧。问诊的技巧与获取既往病史、生活史、旅行史等资料和数量及质量有着密切的关系，它涉及交流技巧、资料收集、医师与拟无偿献血者的关系、医学知识、仪表礼节，以及提供咨询教育和指导等多个方面。问诊时，语调要轻柔而温和、平顺而自然，尽量避开第三者，使拟无偿献血者放心大胆地陈述。

沟通是开启成功问诊的钥匙。成功的问诊是以拟无偿献血者为中心，而不是以医师为中心。在问诊的过程中，医师要严肃认真、一视同仁、尊重隐私、对同道不随意评价，要学会以自由流畅、简单易懂的语言向拟无偿献血者提问，这样有助于交流，避免误解。在问诊的过程中，医师要能洞察拟无偿献血者的潜台词，并且善于抓住这些线索。一位优秀的医师，应该能够掌控问诊的全局，鼓励拟无偿献血者敞开心扉大胆说话。其实，每一种技巧都有局限性，并不一定适合任何一个问诊或适合全过程。问诊要兼顾健康教育和健康生活习惯的指导。一般而言，问诊时要遵守问诊的“五项原则”，即询问、倾听、观察、理解和评估。若语言不通，可请医学翻译帮助，以跨越语言障碍。

1. 询问 在阅读拟无偿献血者填写的献血之前健康征询表等信息资料的基础上，深入探寻那些相对比较重要的问题，以获得更多有价值的信息，争取引出不适合献血的因素。

问诊开始时，医师应该与拟无偿献血者进行视线接触，这样既可以进行目光交流，还可以通过对拟无偿献血者的额头、眼睛、面部、颈部等进行目光扫描式望诊，以从中发现不适合献血的问题。

高效问诊的秘诀在于提问的艺术。问诊的语气远比问题的用词重要。在询问的过程中，要巧妙而恰当地运用寒暄，因为寒暄是促进谈话的有效方法，它可以打破拘束和拘谨的局面，使询问式的交流活跃起来。寒暄并不是漫无目的的聊天，研究表明，寒暄在交流中的用途很大。在交谈中，幽默的人往往能够掌握对话的主导权。例如，如果医师能在问诊中，做出幽默的评论，并且引得拟无偿献血者及陪伴者等肯定性发笑，那么医师在这个交谈中就占了主导地位。

如果拟无偿献血者说："我想问一个假设性的问题"或"我有一个朋友……您认为他 / 她可以无偿献血吗？"这些问题应该引起问诊医师的高度警觉。因为，这往往可能是拟无偿献血者，自己想问并且特别关注的问题。

有时拟无偿献血者会发出一些毫无意义的语气词，如"嗯""啊""那个"用这样的声音来逃避一些令他不愉快的话题。有些拟无偿献血者，谈到一些不愉快的情景或状况时会习惯性地沉默。所以，言语之间的停顿或是无意义的语气词，往往是拟无偿献血者逃避讨论这些痛苦问题的手段。

如果拟无偿献血者使用了些模棱两可的词语，如"有时候""不太""有一点""还可以""基本可以""偶尔""很少""平均"等，此时医师需要进一步明确，比如询问"什么叫有时候？""偶尔是指多频繁？"甚至有些词汇如"疲乏""虚弱""贫血""腹泻""眩晕"等都需要拟无偿献血者的进一步解释。对于意思上的模棱两可，有很大不确定性的词汇，要追求准确，并进行科普，解释清楚。

在问诊的过程中，医师要善于察觉一些不起眼的线索，将问诊更加深入。有许多技巧，可以鼓励或是限制拟无偿献血者的讲述，包括语言和非语言技巧，如反馈、对抗、解释以及直接提问。

（1）询问及注意事项

1）开放性问题：开放性问题通常用于获取一般信息。这种问题最常用于问诊的开始阶段或是切换话题时。一个开放性问题，能给拟无偿献血者"发散"的机会，让他自由地讲述他自己的故事，而不局限于一个特定的答案。开放性问题是不能用"是"或"否"来回答的。下列问题就属于开放性问题："您跟我说说，您的健康状况吧？""我还能帮助您做些什么？"

这种过于发散的聊天式谈话，是需要医师用感性而又坚定的手段来回收问题。这种自由发散的谈话方式，显然不能用于过于健谈者，比较适用于安静内敛的拟无偿献血者。在有很多拟无偿献血者等待进行健康检查的情况下，没有时间使用开放性问题的谈话方式。

2）封闭性问题：开放性问题问完之后，医师要将关注点放到一些重要的问题上，封闭性问题，就是用来完善这些细节的。这种类型的问题，几乎不给拟无偿献血者解释和评价的机会，通常只用一个词或一个简短的句子，甚至用"是"或"否"回答就行了。例如："您在过去一周内患过感冒吗？""您在过去一年内注射过乙型肝炎免疫球蛋白吗？"总之，在献血健康状况征询表中所列的征询项目，基本上都属于封闭性问题。

提封闭性问题时，要注意提问的方式，以免诱导拟无偿献血者给出偏颇的答案。

症状的问诊可有一些基本框架，如部位、发生时间、诱发和缓解因素、性质、放射、严重程度、时间特点以及伴随症状。上述这些元素主要用来描述疾病的症状特点，对拟无偿献血者的问诊一般不涉及，这里不作过多叙述。

3）需要避免的提问方式：包括提示性问题和诱导性问题。

A. 提示性问题：多数提示性问题，都能从题面上感觉出答案。例如："您空腹的时候，觉得饿吗？""您觉得扎针的时候，痛吗？"尽量不要用"怎么了？"这样的语气词提问，带有一种指责的味道，使人不悦。这样的问题往往会使拟无偿献血者，对自己的行为自责，容易让其处于戒备状态。如"您怎么能随便吃药呢？"等。如果这类问题的答案非常重要，如前所述，换成"什么原因……"会更适合。所以不要对拟无偿献血者使用这样的提示性询问方式。

包含多个需要回答内容的连续提问也要尽量避免。因为一连串的问题很快就会使拟无偿献血者晕头转向，无法正确回答。拟无偿献血者，可能只听清或记住了第一个问题或者最后一个问题。例如："您这两天喝酒了吗？昨天晚上上夜班了吗？今天吃早餐了吗？"连续提问的另一个弊端是，可能使拟无偿献血者只对其中一问题进行了回答，而您以为答案是针对所有问题的。如前面的第一个问题，拟无偿献血者，回答了"没有"可能仅表示"没有喝酒"，如果您将这些问题分开来问，则可能会发现拟无偿献血者，没有吃早餐或刚刚下夜班或昨天晚上喝过酒。问题应该是确切并且简单易懂的，问题中尽量不用医学术语。多数刚刚参与对拟无偿献血者进行健康检查的医师喜欢使用医学词汇，以给拟无偿献血者留下比较专业的印象。他们有时也会使用专业术语，回答拟无偿献血者的问题，这样会使拟无偿献血者感觉很困惑。使用医学术语可能会拉远医师和拟无偿献血者之间的距离。因此，与拟无偿献血者的沟通交流时，应该尽量避免使用陌生的医学术语。大多数医务人员都知道什么是"乙型肝炎免疫球蛋白"，但是拟无偿献血者可能会把"乙型肝炎免疫球蛋白"理解为"乙型肝炎疫苗"。医师应该向拟无偿献血者，提供他们能够理解和接受的信息，同时也应该提供充分的解释。解释不充分更会使拟无偿献血者感到疑惑恐惧。相反，拟无偿献血者自己，有时候也会使用医学术语。此时，医师不要全盘接受拟无偿献血者所使用的医学术语，要向拟无偿献血者询问，他所讲的那些术语具体指的是什么。例如，拟无偿献血者可能会用"高度近视"来表述有眼底变化的高度近视，用"突然站起时头晕"来描述贫血等。

B. 诱导性问题：诱导性问题带有提问者所倾向的答案。例如，"您这两天没有喝过酒吧？"从语气中可以感觉出，提问者是不赞成喝酒的。如果拟无偿献血者近两天喝过酒，在这种提问方式下，他可能会不承认自己近两天喝过酒。可以直接问拟无偿献血者"您这两天有没有喝酒？"用坚定的语气传递一种中立的态度，鼓励拟无偿献血者实话实说，不必担心自己的行为会受到指责。同样，"您没有高血压吧？"或是"您没有心脏病吧？"这样的提问方式同样不妥。医师应该用正面肯定的语气来询问"您有没有高血压？"或是"您有没有心脏病？"诱导性提问也会引导拟无偿献血者给出某些特定的答案。

除了要避免某些提问形式，医师还应该避免一些特定的情景。例如，拟无偿献血者可能会给出一些意想不到的答案，导致医师出现意外的语塞，这种语塞可能会导致尴尬的沉默。这种“尴尬的沉默”会被拟无偿献血者理解成很多不同的意思，造成不必要的麻烦。在这种情况下，医师需要迅速做出反应，即使有时可能需要转移话题。

如果拟无偿献血者提出不做某个检查，往往是出于对检查的恐惧，这时候医师千万不要说:“您得听我的！”医师应该从拟无偿献血者的角度看问题，了解拟无偿献血者的担忧，可以这么询问拟无偿献血者:“您对这个检查有什么担心吗？”

如果发现拟无偿献血者体型肥胖，血压高，在询问拟无偿献血者有没有尝试减轻体重之前，先问问拟无偿献血者，最近的体重有没有变化。也许他已经减了十几千克了，永远不要指责体型肥胖的拟无偿献血者，要告诉他体型肥胖与血压高和健康长寿的关系。指导其适当控制体重和关注血压。由于当代社会流行骨感美、瘦为美，因此，遇到体型比较肥胖的年轻女性，要特别注意回避“肥胖”一词，若回避不了，就要巧妙地回答、解释、安慰和指导其适当减肥。

最后，不要试图猜测拟无偿献血者对自己不适合献血的了解程度、他们的性取向和经历、受教育程度、家庭背景或者他们的健康常识。不同背景的人，文化背景、宗教信仰和经历也不尽相同。甚至不要猜测拟无偿献血者对他或朋友、家庭生活中发生的某件事是高兴还是悲伤。

（2）沉默：面对安静沉默的拟无偿献血者，最好的方式就是问题简短易答。千万不要用话痨应对沉默的拟无偿献血者，否则会导致其反感。但是，也千万不要用沉默应对话多的拟无偿献血者，因为这样会使他们更加喋喋不休，让问诊超出您所能控制的范围。沉默这种不同寻常的交流方式，如果应用得恰当会有很多获益。拟无偿献血者的沉默可能意味着敌意、害羞或者尴尬。当拟无偿献血者沉默时，医师就应该少说话，同时保持专注，并与拟无偿献血者眼神交流，可以身体前倾甚至微笑点头，争取打破沉默。当拟无偿献血者情绪失控时，医师也应该保持沉默。这样可以给拟无偿献血者一些发泄的机会，减轻因为叙述病史所引发的压力，暗示拟无偿献血者哭是可以接受的。给正在哭泣的拟无偿献血者递上纸巾，也是一种表示同情和安慰的肢体语言。医师对拟无偿献血者说“别哭！”或者“请您控制一下你的情绪！”这样的话是不合适的，这显然是暗示拟无偿献血者，他的行为是在浪费医师的时间，影响了医师的情绪，表达情感是不恰当的。

正确应用沉默是非常重要的。医师保持沉默、焦躁不安、只看笔记，或是做出一副教训人的表情，这些都会影响沟通交流。拟无偿献血者一般常常认为，沉默的医师是高傲的或是因学识不够而无话可说。

在对拟无偿献血者进行健康检查时，极少遇到沉默不语，继而哭泣者。偶然遇到也是因为互助献血或应急献血，或者单位指派不得已而来无偿献血的拟无偿献血者，此时应多给予理解和安慰，尽力为其解决问题。千万不要勉强其无偿献血。

（3）鼓励：问诊时的鼓励是用语言或非语言交流的方式，鼓励拟无偿献血者继续叙说，但又不会有意将拟无偿献血者叙述，引向更广泛和与献血无关的话题。常见的鼓励语言为

“嗯！”“继续！”“再跟我多说一些与……相关的事情？”“然后呢？”“好的！”等。

非言语方式的鼓励，有微笑式点头或是做出表示继续的手势，或表达在关注拟无偿献血者等。注意不要盲目点头，以免在一些不该表示赞同的情况下有错误的表达。

困惑的表情也是一种非言语方式，容易被理解为“我不明白”。

（4）直言：医师通过观察拟无偿献血者，直接指出其某些行为或之前陈述中令人关注的问题，称为直言。这种交流技巧会引导拟无偿献血者关注一些他可能没注意到或是忽略了的事情。直言可以是陈述语句，也可以是疑问句，例如：“您看起来有点疲惫。”“您好像不高兴。”“您好像很生气。”“您为什么不回答我的问题？”“您和我说话的时候目光游离，有什么原因吗？”

当线索不多时，要鼓励拟无偿献血者继续讲述，这样直言就会非常有效。通过这种毫不绕弯的直接求证，医师可以鼓励拟无偿献血者，将问题解释得更深入。直言也能澄清拟无偿献血者，对健康状况征询表中某个项目出现的歧义。

但是，直言这种交流方式要小心使用，过度使用会显得无理和强势，如果正确使用则会成为一个强有力的交流工具。如拟无偿献血者叙述现在有点头痛，通过仔细观察拟无偿献血者，发现其眼睛里泪光闪闪，这时您可以充满关心地说：“看起来您现在很痛苦，有什么不舒服可以对我说？”这样能鼓励拟无偿献血者敞开心扉，表达自己的真实情感。告诉他：只有在本人自愿、身心健康，无不舒服、健康状况征询和健康检查合格的情况下才能无偿献血，千万不要勉强献血。

（5）解读：解读是要通过医师与拟无偿献血者的交流，所获得的相关信息，进行推断，而非简单的观察就能得到。鼓励拟无偿献血者说出自己当前存在不适合献血的问题，医师充分理解拟无偿献血者给出的线索后，才能解读拟无偿献血者的言外之意。医师要善于寻找各种症状背后隐含的害怕和焦虑情绪，诸如反复发作的头晕、无力等。一旦医师发现了这些担忧和害怕，在未来的沟通中就能引导拟无偿献血者正确面对。解读往往可以开启之前未发现的沟通渠道。例如：“您好像现在很不开心？”“听起来您好像很害怕？”“您是害怕献血会损害身心健康吗？”

正确地运用解读，可以表达您对拟无偿献血者的关心、理解和支持，有利于无偿献血事业的健康持续发展。因为我们是由政府设置的正规采供血机构，需长期固定在这个区域持续开展无偿献血工作，落实国家的相关政策和法规，为无偿献血者和受血者服务；而不是游走的非法采血商，打一枪换一个地方，一采了之。

（6）重复：重复是复述拟无偿献血者刚刚说完的话。这种方式可以鼓励拟无偿献血者，讲述更多的细节。重复时的语音、语调很重要，不同的音调可以表达完全不同的意思。例如：拟无偿献血者说：“前一段时间，我突然站起来就会头晕，我觉得是贫血。”医师反问：“您突然站起来时头晕，觉得可能是贫血？”

在这个例子中，强调的重点应该是“突然站起来时头晕”，而想表达的却是“我觉得是贫血”。这样应该引导拟无偿献血者具体描述什么情况下，从什么样的体位突然站起来等，并告诉他可能是因为突然站立，造成直立性一过性脑供血不足，是直立性低血压而不是贫血。如果将强调的重点，错误地放在“贫血”上，像是在暗示拟无偿献血者，他真的是由“贫血”导致的头晕，这样会使拟无偿献血者联想到献血可能加重贫血，从而对献血产生恐慌。

虽然重复是一种很有效的问诊技巧，但是一旦使用不当，反而会阻碍问诊的进展，甚至导致不良后果。

（7）支持：支持表达了对拟无偿献血者的关心和理解。表达支持的语言会促进医务人员和拟无偿献血者之间的关系，产生相互信赖的安全感，如“我明白”。拟无偿献血者表达了强烈的无偿献血意愿之后，是医师表示肯定、支持和鼓励的最佳时机。但是，支持是要建立于科学和符合法律、规章和标准的基础之上，不能在对其身心健康状况完全不了解的情况下，盲目地支持和鼓励。一般情况下，支持可分为两种重要的类型，即肯定和共情。

1）肯定：肯定传达的信息是医师理解了拟无偿献血者所说的话。它也可以暗示医师，对拟无偿献血者所想或所做的事情表示赞许。例如：“太好了！感谢您前来无偿献血！”“您这种爱心奉献的精神，很伟大！令人敬佩！”“太棒了，以后您可以继续进行无偿献血。”

当拟无偿献血者显得沮丧或紧张害怕时，医师恰当地使用肯定性语言，就会对其非常有帮助。肯定要以科学为基础，对拟无偿献血者的肯定，能让拟无偿献血者知道他的担心是被医师等理解的。例如：“我理解您上次来，没有成功献血的那种沮丧。您今天能来真是太好了，我们会尽一切努力来帮助您的。”

虚假的肯定也可能会重建拟无偿献血者的信心，但也要考虑现实。如不考虑健康检查可能会出现不合格的结果，献血过程中或献血之前可能会发生不良反应，盲目地告诉拟无偿献血者“您一定会成功的！”拟无偿献血者往往希望听到这样的保证或肯定，但是这种肯定可能是不真实的。但肯定如果实现不了就是虚假的，往往难以收场。

永远不要使拟无偿献血者勉强通过献血之前的问诊和健康检查。拟无偿献血者通常都会有些紧张，他们的恐惧或焦虑往往是难以避免的。医师要通过向拟无偿献血者介绍，简单易懂的无偿献血和血液科学知识及献血常识，使其建立起信心，而不是只告诉拟无偿献血者不要紧张，因为这样的建议带有提示的因素，可能会起到相反的作用。向拟无偿献血者介绍简单易懂的献血和血液科学知识及献血常识，以及自己的亲身感受，提示拟无偿献血者沉着冷静，这样会使拟无偿献血者感受到您对他的理解和关心。

这是一种有效的交流沟通技巧，但是错误地使用也可能会造成不良后果。

2）共情：共情是认同拟无偿献血者的感受，且不随意对其进行评论。共情并不是简单的同情，它还包含着理解和认同。设身处地从拟无偿献血者的角度出发。“您说的我都听懂了！”“我很认同您说的这些！”这样的回答不仅仅能表达您的同情，也表达了您的认同。共情能拉近医务人员与拟无偿献血者之间的关系，让问诊进展得更顺利。

然而，真正想做到设身处地为拟无偿献血者着想，并不容易，因为医师与拟无偿献血者在年龄、性别、教育、文化、信仰、生活经历等诸多方面都不相同。极度共情的表达，往往违背常理，“我可能没有完全理解您的感受，那我怎样做才能帮助您呢？我们如何能一起共渡难关？”

共情也可以是非语言的，如饱含理解的点头。点头是简单而有效的同情和认同，应该善于运用。另外，在某些情况下，将手放在拟无偿献血者肩头或与其握手，表达的就是一种支持。医师不需要过于表露情绪，就能传递对拟无偿献血者的理解和体谅。

（8）过渡：过渡性语言可能会引导拟无偿献血者更好地理解医师提出的问题，让问诊顺利地从一个话题转入另一个话题，使拟无偿献血者不会困惑您为什么要突然改变话题，以及为什么要询问这些情况。例如，医师在了解目前的健康状况后，说："现在我要问您一些，关于您以前的身心健康状况的问题。"当病史问完后，则说"我现在要问您一些关于您对血液安全的理解程度的问题"或"我们来聊一聊您的生活习惯和每天的运动情况吧？"这些都是过渡性语言。

一般情况下，拟无偿献血者都很清楚医师问诊的主线，因此过渡语并不是必需的。但是，当问题转入个人隐私的时候，往往需要以过渡语来衔接。例如，"我现在要常规地问一些您个人隐私的问题。"这样的过渡语，能很自然地将话题引入，同时不至于让医师和拟无偿献血者感到尴尬。另一种过渡语，可以是"为了了解您感染可经输血途径传播疾病的风险情况"。

（9）提问时要注意系统性和目的性：杂乱无章的重复性提问，会降低拟无偿献血者对医师的信心和期望。

（10）仪表礼节和友善的举止：仪表礼节和友善的举止，有助于发展与拟无偿献血者的和谐关系，使其感到温暖亲切，获得其信任，甚至能使拟无偿献血者讲出原先想隐瞒的敏感事情。适当的时候应以微笑或点头示意赞许。问诊时记录尽量简单、快速，不要只埋头记录，不顾与拟无偿献血者进行必要的视线接触。交谈时采取前倾式姿势，以表示正在注意倾听。另外，当拟无偿献血者谈及其性生活等敏感问题时，医师可以用点头等姿势，表示出能接受和理解其问题的身体语言。其他友好的举止还包括语音、语调、面部表情和不偏不倚的言语，以及一些鼓励拟无偿献血者继续谈话的短语，如"我听明白了您说的话""请您继续讲""请您说得更详细些"。

（11）恰当地运用一些评价、赞扬与鼓励语言，可促使拟无偿献血者与医师的合作，使其受到鼓舞而积极提供信息，如"理解""那您一定很不容易"。一些通俗的赞扬语，例如，"您已经戒烟了？太有毅力了！真好！"或"您能每年都献一次血，真的是很有爱心，令人敬佩。"

（12）面对文化程度较低和语言障碍者的问诊。文化程度低，一般不妨碍其提供适当的病史，但其理解能力差及医学知识贫乏，可能影响其回答问题及理解和遵从医嘱。所以问诊时，语言应通俗易懂，提问的速度要慢，注意必要的重复及核实。有些人对症状的耐受力比较强，不易主动陈述；对医师的尊重及环境生疏，使拟无偿献血者通常表现得过分顺从，有时对问题回答"是"不过是一种勉强的礼貌性表示，实际上，可能并不理解，也不一定是同意或肯定的回答，对此应特别注意。

面对语言不通者，要及时请翻译如实翻译，勿带倾向性，更不应只是解释或总结。有时通过肢体语言、手势，加上不熟练的语言交流，也可能会抓住主要问题。此时，反复的核实尤其重要。

（13）使拟无偿献血者放松，轻松愉快地进行无偿献血。问诊成功的关键，在于使拟无偿献血者放松愉快。为了实现这个目标，医师自己必须先放松。有什么方法能让医师和拟无偿献血者都感到放松呢？可以利用颜色的视觉效果。例如，医师可以向比较紧张的拟无偿献血者说“闭上您的双眼，想象一片蓝天”，让拟无偿献血者融入画面，做几次深呼吸，可能会感受到身体和大脑的反应，再次闭上双眼，幻想看到一片彩云，他会注意到对不同颜色的反应是截然不同的，红色、蓝色、绿色、黄色等颜色为大脑创造出的状态截然不同。

表面上看，颜色的心理学问题与我们讨论的话题无关。重要的是我们如何应用颜色，利用人们对颜色的反应。医师可以通过暗示，让某种颜色带来的氛围，影响拟无偿献血者和自己的精神状态，这种氛围可以是镇静、温暖、欢愉、冷静等，取决于情景的需要。颜色可以帮助拟无偿献血者放松，它对血压、心率、心理状态以及其他身心功能都有影响。

同样，愉悦、美丽及平静的环境，也能起到相似的效果。让拟无偿献血者用几分钟时间闭上双眼，想象自己在一个花园或是一片树林中，可以有效缓解拟无偿献血者的紧张和压力。放松（缓解紧张）与献血不良反应的关系，已被越来越多的人理解、接受和认可。

（14）逆反型拟无偿献血者：日常工作时，偶见逆反、愤怒或满怀敌意的拟无偿献血者，多见于互助、应急或单位组织的指令指标性拟无偿献血者。有些拟无偿献血者会说出侮辱性话语、话带讽刺、待人苛刻、好斗，甚至是公然敌对。还有一些拟无偿献血者在问诊过程中几乎一直沉默不语。遇到这样的拟无偿献血者，医师会感到愤恨、生气、委屈或沮丧。但是，一定不要做出应对反应，更不要敌对或冲突，避免发展纠纷。医师要清楚地认识到拟无偿献血者这些反应并不是针对自己的，而是对让他来无偿献血的人表示反感和逆反。此时医师要调整好或努力控制好自己的情绪，变被动为主动；热情相待，和蔼应对，争取了解到引起他逆反的原因，然后认真说明和解释，争取由逆反、愤怒或充满敌意变为理解，由紧张变为轻松，使其既来之则安之，接受并自豪而轻松愉快地完成无偿献血计划，甚至成为志愿无偿献血者。

（15）体格检查的过程中，问诊结束时，应感谢拟无偿献血者的合作，告诉其下一步应该做些什么等。

2. 倾听　认真倾听拟无偿献血者讲述的情况和故事，以敏锐的嗅觉从拟无偿献血者的讲述中，捕捉不符合献血的因素。

3. 观察　不仅要认真倾听拟无偿献血者所说，更要以察言观色的方式，关注其面部表情等非语言交流，从中寻找其不适合献血的信息或紧张情绪，以妥善解决。

4. 理解　与拟无偿献血者共情共鸣，想拟无偿献血者所想，急拟无偿献血者所急，以服务者的姿态，尽量满足拟无偿献血者合情和合理的诉求。

5. 评估　医师在问诊的过程中需要控制询问的节奏，以便有充足的时间向拟无偿献血者提问，并顺利完成健康检查工作。在体格检查过程中问诊即将结束时，医师应该对之前讨论到的问题做一个梳理和总结，为评估奠定基础。

评估是从问诊所获悉的信息中，识别出与无偿献血相关的信息，以及这些信息的重要程度。巧妙的询问和有效的倾听，是对拟无偿献血者问诊及沟通交流的核心，也是一项重要的技能，要不断练习、熟练掌握、有效运用。鼓励拟无偿献血者讲述自己的故事，关注拟无偿献血者的思路，准确地理解拟无偿献血者提出的问题、担心的事情和需求。当拟无偿献血者讲完了自己的故事，医师可从开放性问题，转向更明确的问题和工作程序中要提的问题（封闭性问题），然后判定其今天或此时是否适合献血。

良好的沟通和仔细的观察，是保障无偿献血者和受血者安全的基础，即使在 21 世纪许多高新科技应用于医学诊疗，但都是辅助手段，目前还不能完全替代医师的亲自询问和酌情的沟通交流，所以沟通交流在现代医学行为中，依然扮演着重要的角色。实践证明，良好的问诊和沟通交流，可以发现许多不符合《献血者健康检查要求》的问题，减轻其紧张情绪和疑虑，从而减少献血不良反应的发生，对保障无偿献血者和受血者安全起到了至关重要的作用，不可轻视，更不可忽略。对拟无偿献血者健康检查的质量，很大程度上取决于问诊交流的技巧。在分秒之间，两个陌生的人，即医师和拟无偿献血者，开始了关于个人生活中私密的深入性详细探讨，并迅速结束，做出准确的评估判断。一旦建立了信任，拟无偿献血者就会对医师说出自己真实而详细的情况。

问诊对于献血和血液安全十分重要，语言要通俗易懂，全面而简练，既不能漏掉隐患，也不可误失无偿献血者。

（五）阅读和审核表格填写情况

献血登记表、献血者健康状况征询表等属于重要的法律依据和文件，因此，阅读和审核表格填写情况，查遗补漏，修正错误，保证表格填写完整而真实，十分重要。实际上，当体检医师从拟无偿献血者手中，接过其填写的表格时，问诊工作就已经开始了。首先应迅速检查表格填写情况，特别应该注意的是献血之前健康征询表部分，边检查审核边询问。例如，请问表格中的各项内容您都认真阅读过了吗？有没有什么疑问需要我来解释的？若其回答：都认真阅读过了！没有什么疑问！而且整个表格填写清晰而完整，没有问题，则进入问诊环节。

若表格填写不清晰或不完整，甚至献血之前健康征询表中暂时或永久不能献血项有勾“是”的，应逐项询问，求真、解疑、纠错，纠错后要请其在更改处签名。对于身心健康明显不符合《献血者健康检查要求》者，立即终止健康检查工作，酌情妥善处理。

（六）既往献血史

在问诊的过程中，要询问以前有没有献过血，什么时候献的，献过几次，最后一次是什么时候献的，献的是什么品种，最后一次是在哪个城市献的，之前献血时，有没有发生过不适和献血不良反应等。逐项询问清楚，并做好记录和在系统中查询核对。若系统中查不到，必要时需打电话给其最后一次献血的采供血机构，查询其献血时间及所捐献血液的检测结果。

通过询问既往献血史，医师可对拟无偿献血者的身心健康状况及心理状态有所了解。此前已经献过血者说明其身体状况曾经符合当时有效的《献血者健康检查要求》或《献血者健康检查标准》或《供血者健康检查标准》，对献血可能会有所了解。此前未献过血者可能会精神紧张、疑问和顾虑重重。应针对不同情况，做详尽的解释，答疑解惑。从中发现曾经有过献血不良反应者，并视具体情况妥善处理，绝不能勉强。通过交流了解曾经献过血者此时献血的间隔日期是否已满，杜绝未满采血间隔日期规定者频繁献血，防止采血意外。可借测量血压之机检查采血穿刺静脉伤口和瘢痕等情况。

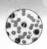

在全国乃至世界献血者信息系统没有联网的情况下，频繁献血、曾因可经输血途径传播疾病病原标志物检测反应性（阳性）被屏蔽，曾有过较严重的献血不良反应等，都需要在对既往献血史的询问和查询中发现。因此，可以说，对既往献血史的询问特别重要，不宜省略，也不宜过于简单。

（七）既往病史和用药史

既往病史的范围很广，而对拟无偿献血者询问既往病史时，因时间关系，难以面面俱到。因此，对既往病史的询问要全面而简练，如果等待做健康检查的人比较少时，可以慢慢细聊；如果等待做健康检查的人数比较多时，则应简明扼要完成。例如，询问以前有没有得过什么病，最近一周有没有感冒、发热、不舒服，最近一周有没有用过什么药等。如果在询问某一项的时候，回答“有”，应进行深纠细问，妥善处理，绝不勉强通过，避免后患。

对既往病史和用药史的询问要简明而精细，从中发现可能存在不适合献血的因素及其线索，避免带病或用药（主要是治疗用药）期间献血。

（八）生理及生活情况

1. 女性月经期、妊娠、流产和分娩等情况 问诊时，如果面对的拟无偿献血者是育龄期女性，还应该特别注意询问月经期、妊娠、流产和分娩等情况。因为，月经本身就是一次少量失血（20～80 mL/次为正常）；妊娠期胎儿发育需要较多的营养，孕妇身体所需循环血液量较平时增加；流产过程中和流产后的失血持续时间较长，失血量相对较多，流产后未满六个月，身体尚在恢复的过程中；分娩及哺乳期未满一年者，分娩一年内身体尚在恢复的过程中，婴儿哺食母乳需要母体提供大量的营养物质。月经期及前后三天之内，妊娠期及流产后未满六个月，分娩及哺乳期未满一年献血，可能还处于失血性贫血状态，甚至还可能会出现严重的身体不适，影响正常的生理功能。因此2011版国家标准《献血者健康检查要求》规定：妇女月经期及前后3天，妊娠期及流产后未满6个月，分娩及哺乳期未满一年者，暂不能献血。必要时应该详细询问以下问题。

（1）如果面对的拟无偿献血者是育龄期女性，则要问：您现在是不是月经期及月经前后三天之内？如果回答“不是”不需要延迟献血，转入下一个环节。如果回答“是”则告知其暂时不适合献血，等月经结束（停止流血）三天后，自觉身体无不适再来献血。避免因献血导致出现失血症状或失血症状加重。

（2）如果面对的拟无偿献血者是育龄期女性，其表示不是月经期及前后三天之内，则继续问：您结婚了吗？如果回答“结了”则继续问：您上一次月经结束是什么时间？如果回答：月经推迟了，还没有来。则应问：是什么原因导致月经推迟了？是不是怀孕了？如果回答“肯定没有怀孕”而且感觉三天内月经不会来，不需要延迟献血，转入下一个环节。若回答“怀孕了”或“可能怀孕了”则告诉她暂时不适合献血，等分娩及哺乳期满 1 年后，自觉身体无不适再来献血。

（3）如果面对的拟无偿献血者是已婚的育龄期女性，其表示既不是月经期及前后三天之内，也没有怀孕，则继续问：您现在是否是流产后未满 6 个月？如果回答“不是”不需要延迟献血，转入下一个环节。如果回答“是”则告诉她暂时不适合献血，等流产满 6 个月后，自觉身体无不适再来献血。

（4）如果面对的拟无偿献血者是已婚的育龄期女性，其表示既不是月经期及前后三天之内，也不是妊娠期，更不是流产后未满 6 个月，则继续问：您现在是不是分娩及哺乳期未满 1 年？如果回答“不是”不需要延迟献血，转入下一个环节。如果回答“是”则告诉她暂时不适合献血，等分娩及哺乳期满 1 年后，自觉身体无不适再来献血。

（5）如果面对的拟无偿献血者是已婚的育龄期女性，要特别询问末次月经日期（LMP），对于逾期未来者，应请其延迟献血至月经结束（停止流血）三天后，自觉身体无不适再来献血，以避免妊娠期献血。

（6）如果面对的拟无偿献血者是已经绝经的女性，还要询问其妊娠和生育次数，并记录在健康状况征询表的后面，因为这关系免疫性输血不良反应的预防和原因的追踪。

对妇女月经期、妊娠、流产和分娩及性生活等情况的询问，在通常的健康检查中也是非常重要的，甚至已经作为既往病史问诊中的一个独立部分。

2. 睡眠 了解拟无偿献血者的睡眠状况非常重要，因为睡眠不足，容易出现困倦、疲乏、献血不良反应和 ALT 超标等。一般献血之前一夜，应有不少于六个小时的有效睡眠；下午来无偿献血的，最好中午睡午觉，哪怕只有短暂午睡。询问时，可问：请问您这两天休息得还好吧？如果是下午，还要加问，请问中午睡过午觉了吧？当得到休息得还好，或是睡过午觉，则转入下一个环节。若其回答，昨天晚上休息得不好，或睡眠不足六小时，或刚下夜班等，则问其现在感觉怎么样，是不是很困倦、很疲乏？然后根据其回答，酌情处理，不要勉强献血。若其坚持要无偿献血，在检查各项指标，特别是 ALT 正常，在医护人员严密监护下采血，并要特别嘱咐其献血之后抓紧时间用餐和睡眠。

3. 饮食 要认真询问拟无偿献血者来献血之前两餐的饮食情况，避免因空腹或摄入量不够，所致低血糖诱发的献血不良反应；同时也可避免因献血之前 8 小时内大量食用高脂肪或高蛋白质食物，产生重度脂肪血或重度乳糜血而导致血液（主要是血浆、血小板制剂）的报废。在了解拟无偿献血者的饮食情况时，可以让他描述前两餐吃过的食物，包含零食和含咖啡因食品，如咖啡、浓茶、苏打水以及巧克力等摄入情况，因为大量摄入咖啡因可能会诱发包括心悸、疲乏、头晕、头痛、易激惹（这是一种剧烈但持续较短的情感障碍，慢性脑器质性精神障碍者，有在小事上易激惹，大事上漠然置之的特征；躁狂症患者，即使在轻松愉快的状态下，也可以因一些小事而发怒；神经症性易激惹的典型表现为极力控制自己，其发怒打骂的对象往往是亲属，发作多限于家中；易激惹可见于某种人格障碍及精神分裂症。激惹者一遇到刺激或不愉快的情况，即使极为轻微，也很容易产生一些剧烈的情感反应。极易生气、激动、愤怒甚至大发雷霆，与人争执不已。常见于神经衰弱、躁狂状态、躯体性或脑器质性精神病等）等一系列的症状以及很多胃肠道症状。例如，如果是上午来献血，则问：吃过早餐吗？当得到“吃过了”的回答后，再问吃的是什么、吃了多少，如果觉得其早餐摄入量较少，还得问前一天晚上的饮食情况，如果感觉一切正常，则转入下一个环节；如果觉得其用餐摄入量不足，请其在验血合格后与献血之前的间歇，现场食用采供血机构准备的食物及葡萄糖水等。要坚决杜绝空腹或低血糖状态下献血，防止因低血糖诱发献血不良反应。

必要时还应询问饮酒情况，因为酒精可促进血液循环，从而导致饮用者血液循环对血液需求量增加导致的不适；酒精还可造成饮用者肝脏细胞的损伤，表现出 ALT 等项目超标，会被以预防肝炎经输血传播而造成血液报废。如果拟无偿献血者表示 24 小时内喝过酒，而且喝的是高度酒超过 50 mL，如果其表现出饮过酒的症状，请其延迟 24 小时献血；如果其没有表现出饮酒的症状，现场检测其 ALT，若检测得到的 ALT 结果超标或现场不能检测 ALT，请其延迟献血；如果现场检测 ALT 结果正常，其他各方面均符合《献血者健康检查要求》，可以无偿献血，转入下一个环节。不要以饮酒者血液中含有酒精，会使受血者醉酒、狂噪或嗜睡等为由，让拟无偿献血者延迟献血。试想拟无偿献血者，在前来献血的前一日饮过酒，相隔一夜，甚至更长时间捐献小于或等于 400 mL 血液，其血液中所含的酒精输入受血者体内，被受血者的血液稀释后，还有多高的浓度？能导致受血者醉酒、狂噪或嗜睡等饮酒症状吗？

（九）家族病和遗传病

必要时对于拟无偿献血者，还要询问其家族史，包括询问双亲与兄弟姐妹及子女的健康与患某些遗传病的情况，例如：珠蛋白生成障碍性贫血、血友病、白化病、遗传性球形红细胞增多症、遗传性出血性毛细血管扩张症、家族性甲状腺功能减退症、糖尿病、精神病等。对来自有家族性病史和遗传性病史的拟无偿献血者，请其先到医院检查。医院的诊断证明显示该拟无偿献血者未遗传家族病和遗传病，其他诸项均符合《献血者健康检查要求》，可以献血。

三 献血之前的体格检查

对拟无偿献血者献血之前的体格检查，是健康检查的重要组成部分之一，属于一般性体格检查，是指医师通过自己的感官和借助于简单的检查仪器器械，如体重称量器、听诊器、血压计、体温计、压舌板、叩诊锤和检眼镜等，对拟无偿献血者进行与健康相关的体格检查。西医的体格检查方法有五种，即视诊、触诊、听诊、叩诊和嗅诊，而中医为望、闻、问、切四诊。现代医学临床的体格检查，还要加上辅助仪器的检查和检测。通过这些手段对拟无偿献血者进行全面而系统的观察和检查，客观地了解和评估拟献血者身心的一系列基本情况，提示机体正常和异常征象的临床诊断方法。许多疾病通过体格检查，再结合问询所获得的病史和症状等信息，综合分析，就可以作出临床诊断。医师对拟无偿献血者进行一般性体格检查后，对拟无偿献血者的健康状况和疾病状态提出临床判断，称为体检诊断。对拟无偿献血者的体格检查，应该做到全面、系统、准确，不遗漏重要征象，做到既能获得准确结果，又不使拟无偿献血者感到困惑和难受。

由于拟无偿献血者自己觉得身心健康，才来参与无偿献血，所以采供血机构对拟无偿献血者献血之前的体格检查，为一般性体格检查。采供血机构对拟无偿献血者的体格检查，主要应用西医的检查手法。由于条件的限制和人群的需要，它不同于医院的体格检查，没有医院体格检查运用的仪器器械多，也没有医院体格检查的项目多，更没有医院的体格检查那么细，因此不能替代医院的体检。由于条件限制和工作需要，所以在体格检查的过程中，要做好中西医诊查技术和技巧的有机结合，发挥其各自的优势和长处，做到又快又好地完成对拟无偿献血者的体格检查工作，确保献血和血液安全，不留后患。

虽然对拟无偿献血者的体格检查，要中西医结合。但西医一般性体格检查的视诊、触诊、叩诊、听诊、嗅诊基本功每个医师都需熟练掌握。医师要想掌握好查体技能，就得像威廉·奥斯勒爵士（威廉·奥斯勒年轻时是英国的一位医学生，他读书的时候成绩并不差，但临毕业时却整天愁眉苦脸，对今后是否从医产生了忧郁，有一天，他在书上读到："不要去看远处模糊的东西，而要动手做眼前清楚的事情"，后来他获取了医师资格，成为英国著名的医学家）说的那样，医师必须"让眼睛会看，让双手会触，让耳朵会听"。虽然并非每一个器官系统的身体检查都会用到"视、触、叩、听、嗅"这五种方法，但是实施检查的医师在进行下一个部位的检查之前，都应该按照这五个步骤的顺序，回顾前面检查发现的问题及查体过程中是否有遗漏。

（一）视诊

一个成熟的体检医师面对拟无偿献血者，首先要用自己的眼睛去"看"，也就是进行视诊（望诊）。因为通过视诊中的"看"可以获得大量的信息。不论西医还是中医，进行体格检查的过程中都将视诊中的"看"放在第一位，可见视诊的重要性非同一般，应该引起对拟无偿献血者进行体检医师的充分重视。

视诊是医师通过用自己的眼睛"看""望"，去观察拟无偿献血者从全身到局部表现的有目的的检查方法。视诊可用于全身一般状态和许多体征的检查，如相貌、发育、营养、意识、状态、面容、表情、体型、姿势、步态等。局部视诊可了解拟无偿献血者身体各个部分的改变，如皮肤、黏膜、眼、耳、鼻、口、舌、头颈、胸廓、腹形、肌肉、骨骼、关节外形等。特殊部位的视诊，需要借助某些医疗器械。不同部位视诊的内容和方法有所不同，但是它简便易行，适用范围广，往往在不能提供重要的诊断资料和线索的情况下，仅用视诊就可明确诊断一些疾病。在对拟无偿献血者的视诊中，以对五官、头颈部、四肢、行动和体态的视诊最为便捷可操作，因此应该作为视诊的重要内容。在对五官视诊的过程中，要重视对眼睛的视诊。扫描式观察眼部周围和眼睛的内外眦、上下眼睑、结膜、瞳孔、虹膜、眼睑等变化，如眼红。眼红的症状非常常见，看起来像充血一样，常见于感染、创伤、过敏或突然眼压升高等，严重的咳嗽或反复呕吐可以引起结膜下出血而眼红；还有结膜炎、巩膜炎、角膜云翳、溃疡、混浊、角膜老年环、虹膜炎等均不适合献血。

在对拟无偿献血者的视诊中，对眼睑、口唇和指甲的视诊配以触诊是不可缺少的重要环节，通过这项检查可以初步诊断拟无偿献血者是否贫血。如果视诊中发现拟无偿献血者眼睑、口唇和指甲苍白，督促其接受检测血红蛋白，血红蛋白较正常参考值低者不适合献血，请其到医院诊疗；血红蛋白正常，符合《献血者健康检查要求》者，再寻找导致苍白的其他原因，不能轻易允许其献血，以免为安全献血留下隐患。在对拟无偿献血者进行体格检查的过程中，若视诊发现拟无偿献血者面色和眼睑泛黄时，出于保护拟无偿献血者和血液安全的角度考虑，应要求其到医院做黄疸指数检测，根据检测结果进行分析并妥善处理。

中医的望诊与西医的视诊如出一辙，凡是用眼睛能够看得到的都要去看，去观察，包括看舌头（舌诊）、看面部（面部色诊）、看指甲、看指纹和看排泄物等。舌诊和面部色诊虽属五官，但其属于中医的望诊范畴，它可反映内脏的病变，实用价值较高。因而形成了中医独特的面色诊、舌诊两项传统诊法。视诊在对拟无偿献血者进行体格检查中的作用十分重要，为判定该拟无偿献血者或无偿献血者是否符合《献血者健康检查要求》提供第一手资料。在前来献血的人数较多时，巧妙的抓紧时间和时机对拟无偿献血者进行视诊。

（1）从拟无偿献血者手持献血登记表向体格检查岗位走过来的时候，医师就要不动声色地开始视诊（望诊）工作。首先，要看拟无偿献血者行走的步态、四肢及躯干是否正常，如果发现异常，当其坐到座位或躺在诊查床上时，则立即询问，当确定其身心健康状况符合《献血者健康检查要求》时，则转入下一个环节。

（2）巧妙地利用问诊的机会，边问边观察拟无偿献血者的头颈部、面部和五官、牙齿、舌苔等是否正常，面部、口唇、眼睑、指甲等是否苍白，如果发现异常，则立即进行问询，必要时做进一步检查，当确定其身心健康状况符合有效版本《献血者健康检查要求》时，则转入下一个环节。

（3）巧妙地利用测量血压和脉搏的机会，检查和观察拟无偿献血者的手心、手背、指甲、前臂及肘窝部是否正常，特别要注意观察是否有因采血穿刺留下的新静脉穿刺的伤口痕迹和瘢痕情况，以判定其身心健康状况是否符合《献血者健康检查要求》，如果发现异常或病态，则立即进行问询或进一步检查，当确定其身心健康状况符合《献血者健康检查要求》时，则转入下一个环节。

（二）触诊

1. 诊查方法 触诊是医师通过手接触被检查部位时的感觉和感知，来进行判断的一种体格检查方法。它可以进一步检查视诊发现的异常征象，也可以确认视诊和望诊所不能明确的体征，如脉搏、皮温、湿度、震颤、波动、触痛、摩擦感，皮肤隆起还是凹陷以及器官或包块的位置、大小、轮廓、表面性质、硬度、独立性、移动度等。触诊的适用范围很广，尤以额头、五官、颈部、肢体和胸、腹、背部等检查，十分便于操作。由于手指的指腹对触觉较为敏感，掌指关节部，掌面皮肤对震动较为敏感，手背皮肤对温度较为敏感，因此，触诊时多用这些部位。在对拟无偿献血者的触诊中，以对五官、头颈部和前臂的触诊为重点，应加以重视。

由于对拟无偿献血者的健康检查过程中，除头面部、颈部之外基本上没有条件进行其他部位的触诊，因此也就很少应用触诊，所以在此不过多介绍有关触诊的基本方法和技巧。如果在体格检查的过程中有疑问和顾虑，在等待体检的人不多的时候，可以进一步做些简单的检查，如用手背触摸额头，试试皮温；用手指翻开眼睑，看看眼睑是否苍白；用手指触摸颌下和颈部淋巴结等，看看有没有淋巴结肿大等，再决定下一步如何处理。如果等待体检的人比较多，可直接判定其延迟献血，提示去医院检查。但是这样容易引起拟无偿献血者、组织者和陪伴者的反感，也会导致血源浪费，应该谨慎处置。

中医的切诊（包括脉诊）与西医的触诊如出一辙，在中西结合时应该归类于触诊范畴。就对拟无偿献血者进行的体格检查而言，切诊，特别是脉诊更为实用。因此，采供血机构的体检医师应该学习切诊理论技术和技巧，并将切诊引入对拟无偿献血者的体格检查之中。

2. 切诊 切诊，包括脉诊（切脉、诊脉、按脉、持脉、把脉、打脉、号脉）按诊等。实际上，自古以来，切诊还包括按诊，即触诊，是对伤病患者身体、肌肤、手足、颈部、胸腹及其他部位的触摸和按压等按诊的内容。根据检查内容，如脉象的变化、胸腹部的包块、皮肤的肿胀、手足的温凉、疼痛的部位等作出诊断。由于切诊中除脉诊以外，对其他部位的切诊与触诊类似，所以这里重点介绍脉诊。

中医认为：脉象的形成与脏腑气血密切相关，若脏腑气血发生病变，血脉运行就会受到影响，脉象就有变化。脉诊在中医的医学临床上，可推断疾病的进退和预后。临床上，首先要了解健康人脉象的变化情况，掌握脉诊的时间、患者的体位，医师的指法和指力轻重，每次按脉时间，以每侧脉搏跳动不少于 50 次为限。我国古代医学在诊断疾病方面采用的脉诊，是一项独特诊法，是中医“四诊”（望、闻、问、切）之一，也是辨证论治中一种不可少的客观依据。

脉诊一般是医师运用自己右手的手和指（示指、中指和无名指）端的触觉，切按受诊者的脉搏，感知脉动应指形象的诊查方法。脉诊是中医独特的诊查方法，操作简便易行。对拟无偿献血者的体格检查时，往往缺乏认真听心、肺等部位和进行其他物理检查的条件，甚至因为现场人多、嘈杂声大，而导致用汞柱式或表式血压计测量血压时，听诊器难以听到脉动音或听不清脉动音（柯氏音）的出现和消失，难以准确判定血压值和心率。此时，如果能够熟练地掌握脉诊技术理论和技巧，配以用手指切按腕部脉搏，检查拟无偿献血者脉搏的速度、节律、强弱和整齐与否等就显得尤其重要。虽然目前多种款式和具有多种检测功能的电子血压计已经广泛应用于体格检查。但是，脉诊简单实用，感应强而实在，如果能巧妙地利用测量血压的机会，对拟无偿献血者进行不少于 30 秒的脉诊，会掌握更多信息，心里更踏实。

（三）叩诊

叩诊是通过敲击被检查区域时，产生的触觉和声音来诊断疾病。叩诊根据目的和手法不同，而将其分为直接叩诊和间接叩诊法两种方法。直接叩诊，是用手指或叩诊锤叩击预检部位；而间接叩诊用右手手指剧烈的叩击平放于预检部位皮肤表面的左手手指，将敲击力传递给左手手指，使之震动而产生声音，根据震动和声响的特点，来了解和判断其下面的脏器状态，有无异常的一种诊查方法。叩诊锤常用于检查某些关节部位，用以诊查相应部位的神经反射是否正常。

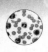

叩诊时，被叩击部位产生的反响，称为叩诊音。叩诊声音的音色与原理有关。叩诊音的不同，取决于被叩击部位组织或器官的致密度、弹性、含气量、含液量以及与体表的距离。叩诊音，根据音响的频率、振幅和是否乐音的不同，在临床上分为清音、浊音、鼓音、实音、过清音五种。

叩诊多用于确定肺尖宽度、肺下缘位置、胸膜病变、胸膜腔中液体多少或有无气体、肺部病变大小与性质、纵隔宽度、心界大小与形状、肝脾的边界、腹腔有无积液或积液多少以及子宫、卵巢、膀胱有无胀大等情况。

用于叩诊的检查工具是手和叩诊锤。由于对拟无偿献血者的体格检查中，基本上没有条件进行叩诊，因此对拟无偿献血者的体格检查过程中，也就很少应用叩诊，基本上不用叩诊锤。所以在此不过多介绍有关叩诊的基本知识和技巧。若在体格检查的过程中有疑问和顾虑，可直接判定其延迟献血，提醒其去医院检查。

（四）听诊

听诊也包括闻诊，是医师根据聆听患者身体各部位活动时发出的声音，判断正常与否的一种诊断方法。广义的听诊，包括聆听身体各部位所发出的各种声音，如语声、呼吸声、咳嗽声和呃逆、嗳气、呻吟、啼哭、呼叫发出的声音以及肠鸣音、关节活动音及骨擦音，这些声音有时可对医学临床诊断提供有用的线索。

闻诊，闻在汉语汉字中的意思之一，是听。中医的闻诊，包括听声音和嗅气味两种方法，一字即涵盖了西医的听诊和嗅诊两种诊察法。中医医师通过对拟无偿献血者或无偿献血者身体发出的声音和体内排泄物发出的各种气味，来诊查推断健康状况的诊察方法，即为闻诊。不论是闻诊，还是听诊，都要同望诊、问诊、切诊相结合，才能全面系统地了解拟无偿献血者的健康状况，作出正确判断。

实际上，在对拟无偿献血者的体格检查过程中，听诊的用途比闻诊少。听诊只能听，而闻诊既听又嗅。国家实行无偿献血制度以来，采供血机构对拟无偿献血者的体格检查模式，发生了根本性变化，很多时候没有专门的诊室，缺乏有效听诊的安静环境，体格检查医师人均一定时间的工作量大幅度上涨，致使除用汞式和表式血压计测量血压时用听诊器听脉动音出现和消失外，听诊器似乎再没有别的用途了；而随着既能直接显示测得的血压，又能显示测得心率的电子血压计的应用，连用听诊器听柯氏音都不用了，因此，电子血压计的广泛应用以后，听诊器在对拟无偿献血者的体格检查中，似乎成了摆设而无用武之地。当前对拟无偿献血者的体格检查，要善于应用闻诊，闻（听和嗅）拟无偿献血者的身上、说话和呼吸散发出来的气味及呼吸声、话语声、咳喘声、喷嚏声、呃逆声、嗳气声等，从中寻找判断其有否不符合《献血者健康检查要求》的因素。因为人体内发出的各种声音和气味，均是其身体在生理和病理活动中产生的，因此，声音和气味的变化，能反映身体的生理和病理变化。

（五）嗅诊

嗅诊是西医的诊查方法和用词，但是在有些西医诊查方法中只列了视诊、触诊、叩诊、听诊四种诊查方法。

西医中的嗅诊与中医四诊中闻诊（用鼻子去闻）如出一辙，即检测者要用鼻子去闻（嗅）气味，也就是通过嗅觉来判断，发自拟无偿献血者或无偿献血者身体的异常气味与疾病之间关系的一种检查和诊病方法。来自患者皮肤、黏膜、呼吸道、胃肠道、呕吐物、排泄物、分泌物、脓液和血液等的气味，根据摄入的食物、药物和疾病的不同，其特点和性质也不一样。

1. 呼吸味 呼吸呈刺激性蒜味，见于有机磷杀虫药中毒；呼吸呈烂苹果味，见于糖尿病酮症酸中毒者；糖尿病患者的病情严重时，大量脂肪在肝脏内氧化而产生酮体，并扩散到血液中，血液在肺部进行气体交换时释放，使呼出的气息中带有丙酮，因此，呼出的气体就会带有烂苹果味；氨味，见于尿毒症；肝腥味，见于肝性脑病者，这是由于甲基硫醇和二甲基二硫化物不能被肝脏代谢，在体内潴留而散发出一种特殊的气味。呼吸有特殊异味者，基本上不适合献血。闻到但无时间深究，可直接判定其延期献血，提醒其赴医院诊疗。

呼吸呈酒精味，多见于饮酒后和醉酒后。此时，通过询问，即可证实。醉酒应该延迟献血。如果饮酒不多，经检测丙氨酸氨基转移酶正常，可以无偿献血。

2. 汗液味 正常汗液无特别强烈的刺激性气味。酸性汗液，见于风湿热和长期服用水杨酸、阿司匹林等解热镇痛类药物的患者；特殊的狐臭味，见于腋臭等患者，腋臭是由于腋窝皮脂腺分泌的皮脂经细菌的作用，散发出特别重的狐臭味。单纯的轻中度腋臭只是不雅，勤洗无大碍，不影响无偿献血。

3. 痰液味 正常的痰液无特殊气味，若呈恶臭味，提示有厌氧菌感染，见于支气管扩张症或肺脓肿；恶臭的脓液，可见于气性坏疽；痰液呈现血腥味，多见于大量咯血的患者。痰液有异味者，基本上都不适合献血。闻到异味，但是没有时间去深究，可直接判定其延迟献血，提醒其赴医院诊疗。

4. 呕吐物味 呕吐物呈酒精味，可见于醉酒；呕吐物呈酸味，提示食物在胃内滞留时间过长发酵所致，常见于幽门梗阻或者贲门弛缓症的患者；呕吐物出现粪便味，可见于长期剧烈呕吐或肠梗阻患者；呕吐物带有脓液并有令人恶心的烂苹果味，可见于胃坏疽。如果遇到呕吐物无酸味、粪便味或烂苹果味等不明原因呕吐者，请其休息，并注意查找导致呕吐的原因。不论是什么原因导致的呕吐，都不适合献血。如果没有时间深究，可直接判定其延迟献血，提醒其赴医院诊疗。

拟无偿献血者在献血之前或无偿献血者在献血的过程中，突然发生呕吐可能属于献血不良反应，如果呕吐物没有以上特殊异常气味。做好处置和调整，即可止吐。进一步观察，暂时不宜献血。

5. 粪便味 粪便具有腐败性臭味，见于消化不良或胰腺功能不良者；粪便散发着腥臭味，见于细菌性痢疾；粪便散发着肝腥味，见于阿米巴性痢疾。

6. 尿液味 尿液呈浓烈氨味，见于膀胱炎，是由尿液在膀胱内造成细菌发酵所致。

7. 口臭 在对拟无偿献血者的体格检查中，基本上不涉及痰液、尿液、呕吐物和粪便。但是，呼吸异味和口臭是最常见、最容易实施的检查。从事体格检查的医师，通过注意闻嗅拟无偿献血者或无偿献血者、口鼻发出的气味即可发现问题。

一般，口臭为口腔发出难闻的臭味。导致口臭的病因有很多，往往通过发现口臭，而发现不适合献血的因素。所以，要善于发现病理性口臭，这在对拟无偿献血者的体格检查中十分重要，应引起足够的注意和重视。如可通过口臭进一步追查，可以发现牙周脓肿、化脓性牙髓炎等较严重的口腔炎症和化脓性扁桃体炎、慢性上颌窦炎、萎缩性鼻炎、急慢性胃炎、消化性溃疡等。口臭通常分生理性口臭和病理性口臭两种。

（1）生理性口臭：生理性口臭主要来源于口腔。据统计，80%～90% 的口臭来源于口腔。如食用了洋葱、大蒜、吸烟、饮酒、某些药物，睡眠时唾液分泌量减少所致细菌大量分解食物，特别是肉蛋残渣等都遗留在口腔，可能引起口臭。健康人的口臭，可能源于不良的口腔习惯和口腔不洁，而造成舌背的菌斑增多、增厚。由于舌背的表面积大，有许多乳头、沟裂和凹陷，有利于细菌、口腔黏膜脱落上皮、食物残渣等的滞留，充当“细菌储藏室”和“细菌培养基”，因而产生并散发出臭味。有研究表明，口臭的程度与挥发性硫化物的量、舌苔厚度及面积存在正相关系，其中与舌苔厚度的关系更为密切，清除舌苔后，挥发性硫化物减少，口臭的程度自然减轻。因为舌苔越厚，越容易形成厌氧环境，越有利于厌氧菌的生长，从而也越有利于挥发性硫化物的产生，导致口臭。唾液量的减少、蛋白质等有机成分的增多，降低了唾液的冲刷和缓冲作用，使细菌大量繁殖，分解唾液、龈沟液及食物残渣中的有机成分，产生大量的挥发性硫化物、吲哚等物质，也可引起口臭。生理性口臭，比较容易分辨，一般不影响无偿献血。

（2）病理性口臭：造成病理性口臭的原因有很多，常见于口腔中有未治愈的龋齿、牙齿的残根、牙齿的残冠、牙齿的不良修复体、牙齿的解剖结构不正常、牙龈炎、牙周炎及口腔黏膜病等；牙齿的深龋窝洞内、牙齿的不良修复体悬突下常残存食物残渣和菌斑，细菌经过发酵分解，可引起口臭；牙髓坏死或化脓性牙髓炎，未经治疗可引起口臭；牙周病患者常伴有大量的牙石、菌斑，牙周袋内细菌发酵产生硫化氢、吲哚和氨类，可引起口臭。另外，牙周脓肿和牙周袋溢脓，多为金黄色葡萄球菌合并牙周致病菌感染，从而引起口臭。

在病理性口臭中，有一种口臭叫非口源性口臭，即由口腔邻近组织疾病（如慢性上颌窦炎、萎缩性鼻炎、化脓性扁桃体炎等）引起的口臭，可产生脓性分泌物而发出口臭；另外，还有些医学临床上常见的内科疾病（如急慢性胃炎、消化性溃疡等）出现酸性口臭。

总之，能够引起口臭的因素很多，需认真辨别，以明确区分生理性口臭和病理性口臭。病理性口臭，特别是非口源性口臭，在对拟无偿献血者的体格检查中，应引起足够的重视，做到既保证献血和血液安全，又保护了血源。

（六）一般性审核和检查

在对拟无偿献血者的一般性审核和检查，主要是审核年龄和测量。测量体重、体温、脉搏、血压和呼吸等。

1. 年龄 关于无偿献血的适合年龄，世界各地的规定有所不同。最低为 16 周岁，最高为本人自愿、医师健康检查合格即可适量献血。在实际工作中，还要依据本国和本地区的规定，依法依规，科学行事。

2. 体重 测量体重在对拟无偿献血者进行的体格检查中，尤其重要，必不可少。它涉及对最佳和安全采血量的确定。因为人体内血液的总量与体重成正比。所以，每次采血之前应该认真测量体重。记录体重时，要记录测得或计算出体重的净重（应该是除去衣服、鞋帽及手里、衣服口袋内容物和较重饰品，甚至排完二便），因为这关系到拟定适宜采血量。

血液占个人体重的 7% ~ 8%。如果以 7% ~ 8% 的平均数，7.5% 计算，一位 40 kg 体重的正常成年人，其体内的血液总量约为 3000 mL；45 kg 体重的正常成年人，其体内的血液总量约为 3375 mL；50 kg 体重的正常成年人，其体内的血液总量约为 3750 mL；55 kg 体重的正常成年人，其体内的血液总量约为 4125mL。较瘦者体内血液的血液总量，略多于肥胖者。

正常情况下，快速失血量小于或等于人体内血液总量的 12% 时，一般不会影响正常生理功能和健康；快速失血的量，小于个人体内血液总量的 15% 时，一般不会出现不适反应；当快速失血的量，达到人体内血液总量的 20% 及以上时，可能会发生应激性低血容量不适反应；当快速失血的量，达到人体内血液总量的 30% 及以上，而且血容量得不到及时补充时，可能会发生失血性休克，甚至危及生命。理论上讲，人体失血量的极限为血液总量的 50%，当人体失血的量超过这个极限，就会危及生命。目前，最大失血量的存活纪录是人体失血量占体内总容量的 70%，仍然得以挽救。一般而言，极限性失血能够得以挽救，多为缓慢流失的慢性失血，而非快速失血。献血属于快速失血，所以对于拟无偿献血者而言，体重要有一个最低限制，而这个限制为每千克体重小于或等于 9 mL，比较科学而安全。未成年人正处于生长发育时期，不宜献血。

一般而言，体重≥ 40 kg，身心各方面均比较健康的正常成年人，间隔四个月，一次捐献 300 mL 全血，一次失血量不超过体内血液总量的 10%；50 kg 体重者，间隔四个月，一次捐献 400 mL 全血，一次失血量不超过体内血液总量的 11%；55 kg 体重者，间隔四个月，一次捐献 400 mL 全血，一次失血量仅为体内血液总量的 9.7%，一般不会影响正常生理功能和健康，更不会出现低血容量等不适反应。所以，应大力弘扬和鼓励身心等各方面均符合《献血者健康检查要求》者定期定时献血；动员和鼓励身心各方面均符合要求的 18 ~ 45 周岁无偿献血者，报名加入中国造血干细胞捐献者资料库（中华骨髓库），等待捐献造血干细胞。

3. 体温 人体内部的温度称体温。保持恒定的体温，是保证新陈代谢和生命活动正常进行的必要条件。体温，是物质代谢转化为热能的产物。正常人的体温是相对恒定的，它通过大脑及丘脑下部的体温调节中枢调节和神经体液的作用，使产热和散热保持动态平衡。在正常生理状态下，体温升高时，机体通过减少产热和增加散热来维持体温相对恒定；反之，当体温下降时，则产热增加而散热减少，使体温维持在正常水平。正常体温不是一个具体的温度点，而是一个温度范围。机体深部的体温较为恒定和均匀，称深部体温；而体表的温度受多种因素影响，变化和差异较大，称表层温度。医学临床上所指的体温，是指平均深部温度。一般以口腔、直肠和腋窝的体温为代表，其中直肠体温最接近深部体温。正常情况下：口腔舌下温度为 36.3 ~ 37.2 ℃；直肠温度（亦称肛温）为 36.5 ~ 37.7 ℃，比口腔温度高（0.2 ~ 0.5 ℃）；腋下温度为 36.0 ~ 37.0 ℃；额头、耳窝、颈部和手背等体表（表层）的温度，略低于腋下温度。

由于腋下温度比较容易测得，所以通常人们所说的体温，多指腋下温度。人体正常的腋下体温平均在 36 ~ 37 ℃，超出 37.1 ℃就属于发热。37.3 ~ 38 ℃，属于低热；38.1 ~ 40 ℃，属于高热；40 ℃及以上，随时都会有生命危险。

一天之中，清晨 2 ~ 5 时体温最低，下午 5 ~ 7 时最高，但是一天之内温差应小于 0.8 ℃。另外，女性体温一般较男性高 0.35 ℃左右。女性体温在月经期亦有一定的变化，一般是略高于其基础体温。在健康状态时，如饮食正常、衣着适宜，人体的体温一般是比较恒定的，即保持在 36.0 ~ 37.0 ℃。

综上所述，体温是反映一个人身心健康状况的重要指标，是人体健康状况的晴雨表，所以，在对拟无偿献血者进行体格检查时，必须测量体温。

拟无偿献血者的体温，应符合献血要求。一般来说，采供血机构在对拟无偿献血者进行体格检查时，速度较快，所以多采用红外线电子体温测量仪等便捷的体温测量工具，测量额头或手背等处的体表温度。如果现场没有测量体温的工具，医师可用自己的手背，触摸拟受检无偿献血者的额头。值得注意的是，当采用红外线电子体温测量仪测得的额头温度高于 37 ℃时，需用水银体温计复查腋下或口腔温度，并综合分析，恰当结论。对体温高者，请其暂缓献血，必要时请其直接去医疗机构的发热门诊登记和诊疗，做进一步检查。

4. 脉搏 脉搏的速度、节律、整齐程度（可以描述为整齐、相对整齐、不整齐和绝对不整齐）、形状和强度可直接反映心血管或患病情况。检测脉搏可了解拟无偿献血者有无心脏或其他疾病引起的脉速、强弱和节律的异常。一般而言，拟无偿献血者的脉搏速度和节律应正常而整齐，符合要求。每次检测脉搏的持续时间不少于 30 秒，发现脉搏不规则或速度异常时则应测 1 分钟，甚至更长。心率越慢，切诊所需要的时间越长。因为桡动脉切诊不够精准，所以必要时需进行心脏听诊。判断心律简便而精准的方法是做心电图，因此对于心律不齐者，请其到医院做心电图等诊疗。心律有病理性不齐或过快或过慢者，不适合献血。

精神紧张、运动和从事体力劳动时脉搏会加快。所以，当遇到脉搏速度大于 100 次 / 分者时，应请其闭目静坐 15 ~ 20 分钟后，再重复检测。高度耐力的运动员和长期从事重体力劳动的身强体健者，脉搏速度可能会缓慢些，一般高于每分钟 50 次即为正常，但是这种情况应在体检表上备注说明。

发热、贫血、甲状腺功能亢进、心肌炎等可导致脉搏加快，而动脉粥样硬化、完全性心室传导阻滞、甲状腺功能减退、颅内压增高等可导致脉搏减慢。因此，凡检查发现脉搏过快、过慢、不齐等异常者，在没有明确诊断前，暂时不适合献血。对于脉搏在每分钟 60 ~ 100 次或稳定大于 50 次，锻炼有素的爱好体育的强健者和长期从事重体力劳动者，在肯定其无病态的情况下，可以考虑允许其献血。

虽然大多数电子血压计都具有测量脉搏和心律的功能，但也不能完全依赖机器和仪器，从事体格检查的医师，还应借助测量血压的机会进行切脉，以亲自触感脉搏和脉律，做到心中有数。

5. 血压 血压（BP）是指血液在血管内流动时，作用于血管壁单位面积的侧向压力，它是推动血液在血管内流动的动力。简单地说，血压是血液对血管壁的压力。血压的高低，由心排血量和外周血管的阻力共同决定，受射入动脉的血流量、射血速度、动脉管壁的弹性、血液黏滞度和射血后血管内的压力共同影响。在不同血管内产生的血压，分别为动脉血压、毛细血管血压和静脉血压。人们通常所说的血压，多指体循环的动脉血压。

心室收缩时，血液从心室流入动脉，此时血液对动脉的压力最高，这种压力被称为收缩压。心室舒张时，动脉血管弹性回缩，血液仍慢慢继续向前流动，但血压下降，此时的血压被称为舒张压。血压具有波动性，收缩压和舒张压分别代表血压波动的两个极端值。收缩压与舒张压之差称为脉搏压，它反映了一个心动周期中该波动幅度的大小。脉搏压简称脉压。脉压超过正常范围和低于正常范围均属异常。

收缩压是动脉血压的最高值，由每搏射出血量及血管顺应性所决定。舒张压是动脉血压的最低值，由外周阻力决定。即使在平躺的情况下，下肢收缩压也比上肢的收缩压高出 15 ~ 20 mmHg（2 ~ 2.7 kPa），其中部分原因是泊肃叶定律：并联血管的总阻力比单条大血管的阻力大，故已分支的下肢血管的血压比主动脉的动脉血压高。

血压是反映一个人身心健康状况的重要指标之一，也是一项重要的生命体征。血压高于正常范围或低于正常范围均属于异常。测量血压是对拟无偿献血者进行健康检查中，不可缺少的重要项目和基本动作。因此，拟无偿献血者的血压，应符合献血要求。在对拟无偿献血者进行健康检查的过程中，常会发现许多人不知自己的血压高或低，应向其说明利害，引起其特别关注和重视。对经反复测量 3 次及以上血压仍然不符合要求者，应该追查原因，如体位不恰当、家族史、疼痛、过度疲劳、睡眠不足、过度兴奋、精神紧张、烦躁不安、剧烈运动后、吸烟和饮酒或憋两便等。对于体位不恰当，调整体位后再重新测量血压；正处于憋两便状态者，请其去排净大小便，再来再重新测量血压；已经去除预计可能导致血压高的原因，经过平静闭目休息 20 分钟后重新检测 3 次，血压仍然较高者，请其延迟献血，嘱其到大型医院的心血管内科进行诊疗。失血会导致血压降低。对拟无偿献血者测量血压，是为了防止和阻止高血压患者或血压低者献血。因为高血压患者献血，可能会导致冠状动脉出现反射性痉挛、冠状动脉灌注不足等；血压低者献血会导致低血压症状加重，造成脑血管等器官和组织供血不足，容易发生晕厥，危害健康，甚至出现生命危险。药物控制比较好的原发性高血压患者，测量血压时往往是正常的，患者不说，医师难以发现，此时献血要谨慎，因为献血时失血的速度较快，可能会出现冠状动脉反射性痉挛，从而引起心脏一过性缺血，导致心绞痛等。需要特别注意的是，血压低于正常范围者是绝对不能献血的。

正常人的血压可随内外环境的变化，而有一定范围的波动。在平静呼吸情况下，吸气时收缩压将会下降 10 mmHg（1.33 kPa）。一般而言，影响动脉血压的因素主要有 5 个方面：①心脏每搏输出量；②血流外周阻力；③心率；④主动脉和大动脉管壁的弹性；⑤循环血量与血管容量。日常生活中的很多因素，都能导致血压的变化，如气候、体位、运动、情绪、饮食、吸烟、饮酒、睡眠、憋两便等都会影响血压。

一般情况下，测量血压前，应让拟无偿献血者先静坐休息 10 分钟。个别拟无偿献血者由于精神紧张或运动、劳动、情绪激动等，都会造成血压暂时性升高。

测量血压前，最好为拟无偿献血者准备一把有靠背的座椅和高度适宜的诊查桌，嘱拟无偿献血者挺胸端坐于诊查桌旁，将右臂伸出平放于诊查桌桌面与心脏保持同一水平（用腕式电子血压计测量时，可在系好袖带时，请其手臂内屈，放置于胸前与心脏同一水平）使其得到良好的支撑，然后测量血压。若手臂没有得到良好的支撑，拟无偿献血者的手臂会处于等长收缩状态，测得的血压值会较实际血压值偏高。相对地，测量血压时作用于听诊区膜上的额外压力会降低舒张压的测量，但不影响收缩压。如果拟无偿献血者手臂处于正常位置，则不应该出现皮肤压痕。听诊间隔是柯氏音首次出现之后消失，在较低时再次出现于两者之间的无音时段。听诊间隔的原因是肢体血流灌注减低，它的存在可能导致将再次出现柯氏音时的血压当作收缩压，导致收缩压测量值偏低。如遇到拟无偿献血者为 40 岁及以上的人，特别是肥胖者时，要询问其平时血压、血脂、血糖高不高，是否服过降压药等。随着科学技术的发展，目前可用于测量血压的血压计样式繁多，以腕式电子血压计最为方便实用。但是，不论选择哪一种血压计，都要进行定期与随时相结合的校准，使其始终处于良好而精准的状态。测量血压时，要对检测的结果进行综合分析，若对测量出的血压有疑问，应综合各方面情况找出原因后重复测量，在两分钟内再反复测量两次，取两次读取数的平均值，作为平均值记录。必要时用另一种血压计（如汞柱血压计）复检，对照。

对于年龄偏大、肥胖和血压偏高的拟无偿献血者，在测量血压的基础上，还要特别注意其脉搏和心律等，必要时认真听诊其心脏等。确保献血安全，避免后患。

目前，由于多种原因还做不到血压计袖带的一次性使用，因此，在为拟无偿献血者们测量血压时，应该在袖带捆绑处垫敷一块一次性纸巾，这样既可做到清洁卫生，又可避免受检者手臂上的汗液浸湿血压计的袖带，给后续的拟无偿献血者带来不适和不悦。

目前，血压计主要有听诊法血压计和示波法血压计两种类型。

（1）脉压异常：正常情况下，脉压需在一定的范围之间内。大于正常范围或小于正常范围都属于异常，均不适合献血。脉压 >60 mmHg（8.0 kPa），称为脉压增大（宽脉压、高脉压）；脉压 <20 mmHg（2.7 kPa），称为脉压缩小（窄脉压、低脉压）。

1）脉压增大就是收缩压和舒张压差值大于正常范围（如收缩压升高，舒张压降低或收缩压升高大于舒张压升高幅度等），脉压增大的情况常见于中老年高血压患者、高血压心脏病、严重贫血、细菌性心内膜炎、甲状腺功能亢进、主动脉瓣关闭不全、动脉硬化、急性心功能不全、风湿性心脏病、梅毒性心脏病、部分先天性心脏病等。例如，老年人由于主动脉及其他大动脉粥样硬化、动脉壁的弹性和伸展性降低，出现单纯性收缩期高血压，舒张压降低

（如果硬化为周围细小动脉，则舒张压升高），脉压增大。目前，国内外普遍将脉压 >63 mmHg，作为动脉粥样硬化形成的危险界限。脉压 >60 mmHg/8 kPa 时献血，因其失血速度较快，冠状动脉可能会出现反射性痉挛，引起心脏一过性缺血，导致心绞痛。因此，脉压超过正常范围时，不适合献血。

2）脉压缩小就是收缩压和舒张压差值小于正常范围（如收缩压没有升高，而舒张压升高比较明显或收缩压升高幅度小于舒张压的升高幅度等）说明心肌收缩力较弱，心脏射出血量较少，动脉壁弹性差，常见于低血压、心包积液、严重二尖瓣狭窄、严重心功能不全、主动脉瓣狭窄、重度心力衰竭、末梢循环衰竭、休克以及由于肥胖、血液黏稠度增高或合并糖尿病、高脂血症等疾病。若在脉压小于 20 mmHg（2.7 kPa）时献血，易造成冠状动脉和心脑血管供血不足，容易发生晕厥，甚至危及生命。因此，可以说，脉压小于正常范围时，不适合献血。

（2）血压计：血压计是测量血压的仪器，又称血压仪。1628 年，英国科学家威廉·哈维发现触摸脉搏的跳动，会感觉到血管有压力，当动脉被割破时，血液就像被压力驱动那样喷射而出。血压计是 1835 年由英国的尤利乌斯·埃里松发明，它把脉搏的搏动传递给一个狭窄的汞柱，当脉搏搏动时，汞柱会相应地上下跳动，这是第一次使医师能在不用切开动脉的情况下测量到脉搏和血压。1860 年，法国的艾蒂安朱尔·马雷研制成了一种可将脉搏的搏动放大，并记录在卷筒纸上可随身携带的血压计；1896 年，意大利的希皮奥内·里瓦罗奇又研制了充气的袖带血压计。随着科学技术的发展，血压计设计制作得越来越容易操作，品种和样式也越来越多，功能也越来越全。

（3）血压计的操作规程：血压计的类型和品种有很多，最简便而实用的当属腕式电子血压计，因此本文专门介绍腕式电子血压计的保管、使用和保养维护。

1）血压计主要是由负责体检或巡护医师操作使用，并负责保管、保养及维护。

2）血压计应每半年校验一次，经校验合格可用的，贴上“合格可用”的标签。

3）操作程序

A. 使用电子血压计前，应先检查血压计的电量是否充足，并检查是否处于可正常使用状态，血压计表面及其袖带是否干爽净洁。如果电量不足，立即更换适宜型号的新电池，否则测出的血压值不准或测不出血压值。

B. 测量血压前，请接受测量血压者平静休息片刻后，挺胸抬头，坐于体格检查医师为其准备的专用座椅上，消除紧张情绪或不正确姿势等对血压的影响。

C. 检测前，应先免洗用快速皮肤消毒液对拟无偿献血者的手腕部皮肤进行消毒，然后敷上一张面巾纸，再捆绑袖带，实施测量血压。测量血压结束后，将敷于拟无偿献血者手腕部的面巾纸，放在拟无偿献血者手中，供其擦汗等再利用。

D. 为拟无偿献血者戴好腕式血压计，对准手腕横纹中点处，绑好袖带，松紧适宜，询问无偿献血者有无不适，告知拟无偿献血者测量血压时要保持安静，不要咳嗽，也不要说话或张口大笑等。

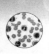

E. 让拟无偿献血者右手手臂置于与心脏同一水平面上，告诉受测者血压计将充气，不要紧张，按下“开始 / 结束”键，使血压计袖带开始自动充气，测量结束后，屏幕显示出血压和脉搏数值，若觉得准确无误，则告知受测者是否正常，并将测得的血压及脉搏数值记录于适当位置。再按下“开始 / 结束”键，关闭电源。

F. 每日使用完毕血压计后，由负责体检或巡护的医师将其消毒和擦拭干净，并装在专用盒子中保管，备用。

一般，汞式或表式血压计测得血压的数值，末尾只能是最接近实际的 5 mmHg，血压计有 ±3 mmHg 的精度极限。此外，正常血压时刻在变化，读数末尾小于 5 mmHg，会造成精度不足。电子血压计更为精确，可读至 1 mmHg 或 0.1 kPa。

（4）千帕与毫米汞柱：千帕（kPa），是一个物理学国际制单位名词，是由法国的布莱士·帕斯卡（Blaise Pascal，1623—1662）提出的。表示压力为 1000 帕斯卡（Pa）。帕斯卡，简称帕。1 千帕 =1000 帕斯卡（1 kPa=1000 Pa）。

血压中的千帕和毫米汞柱的换算：1 毫米汞柱（mmHg）=0.13333 千帕斯卡（kPa），1 千帕斯卡 =7.5 毫米汞柱。

20 世纪七八十年代，国内曾有人提出，以千帕为血压的计量单位我国读取和记录血压。但是，由于人们对毫米汞柱比较熟悉，所以，我国一直普遍使用毫米汞柱。目前，医学临床和民间仍然普遍使用毫米汞柱，而采供血机构则普遍使用千帕。

（5）高血压：高血压是以体循环动脉血压高于正常范围为主要临床表现的心血管综合征，持续较长而未得到较好的控制，可伴有心、脑、肾等器官的功能性或器质性损害。因此，要提醒血压高的拟献血者引起充分的重视，尽快到医院诊疗。

（6）低血压：低血压是指体循环动脉压力低于正常范围。低血压状态说明心肌收缩力较弱，从心脏射出的血量较少，血液对血管的压力较小等。由于高血压在人群中的发病比例较高，且在医学临床上常常会引起心、脑、肾等重要脏器的损害而备受重视，因此，世界卫生组织也对高血压的诊断标准有明确规定，而对低血压的重视程度却远远不及对高血压。但在献血时，应该对低血压引起充分重视。一般认为，成年人上肢动脉血压＜ 90/60 mmHg（＜ 12/8 kPa）即为低血压。根据原因可将低血压分为生理性低血压和病理性低血压，根据起病形式可分为急性低血压和慢性低血压。在对拟无偿献血者进行健康检查时，若发现其血压低时，应请其延迟献血，绝不能勉强。若有时间，可向其询问相关情况，与其分析导致血压低的原因，必要时嘱其到大型医院心血管内科进行诊疗。由于献血属于快速失血，会造成不同程度的血压快速下降，而血压低者献血会导致血压进一步降低，甚至出现危险，所以血压低于正常范围者，是绝对不能献血的。

突然站立时可能会出现低血压，收缩压可较平躺或坐姿下降 20 mmHg 以上，甚至出现眩晕、晕厥等症状叫直立性低血压，此时多数可同时伴有心率加快。排除直立性低血压的方法是，让拟无偿献血者静坐 5 分钟以上，测量血压和脉率；而后再让拟无偿献血者处于站立姿势并立即重复测量血压和脉率。心脏压塞时，动脉血压低，且脉搏细而速。

如果测得拟无偿献血者右臂血压低或高时，应该再测其左臂血压，以进行对比。主动脉瓣狭窄者两侧手臂的血压会有差异，即右臂血压高，而左臂可能会出现血压低。主动脉狭窄，则下肢血压低于上肢血压。

在对拟无偿献血者进行体格检查时，若第一次发现血压不合格时，应追问原因和病史，以排除病理因素。一时性生理因素，如睡眠不足、精神紧张、烦躁不安、剧烈运动、过量吸烟、饮酒过度或憋两便等，也可引起一时性血压变化，确定导致血压异常的因素后再做决定。为保证献血者的健康和献血安全，血压低和血压过高者都不适合献血。

6. 呼吸 虽然对拟无偿献血者进行的体格检查，不会刻意检测呼吸，但是由于呼吸和体温、脉搏、血压属医学的四大生命体征。所以，对拟无偿献血者的体格检查也不能避开呼吸。

呼吸是指机体与外界环境之间进行气体交换的过程。人的呼吸过程包括外呼吸、内呼吸和气体运输三个互相联系的环节：外呼吸，包括肺通气和肺换气；内呼吸，指组织细胞与血液间的气体交换；气体运输，是指气体在血液中的运输。一个呼吸周期分为呼气、屏息、吸气三个部分。呼吸方式有腹式呼吸和胸式呼吸，正常成年人的呼吸都呈胸腹混合式呼吸。呼吸分平静呼吸和运动呼吸，正常成年人安静状态下的呼吸平静而均匀，即吸气主动而呼气被动的呼吸形式，称为平静呼吸。平静时的呼吸频率为 12 ~ 20 次 / 分，呼吸一次的时间为 6.4 秒为最佳，每次吸入和呼出的气体量大约为 500 mL，称为潮气量。每呼吸一次，脉搏搏动 4 次，呼吸与脉搏之比为 1∶4。当劳动或运动、呼吸道不畅通或肺通气阻力增大时，机体会加深加快用力呼吸。当机体缺氧或二氧化碳增多较严重的情况下，可出现呼吸困难，呼吸困难不仅表现为呼吸明显加深，而且可出现鼻翼扇动，同时主观上有胸部困压感。

（1）呼吸过速是指呼吸频率超过 24 次 / 分。见于剧烈运动、发热、疼痛、贫血、甲状腺功能亢进及心力衰竭等。一般体温升高 1 ℃，呼吸大约增加 4 次 / 分。

（2）呼吸过缓指呼吸频率低于 12 次 / 分。呼吸浅慢，见于麻醉剂或镇静剂过量和颅内压增高等。

呼吸频率高，脉搏频率也相应加快。所以，在对拟无偿献血者进行健康检查的过程中，一般不必刻意检测呼吸。对于匆匆忙忙前来献血者，请其平静休息 10 ~ 20 分钟后再行健康检查。呼吸过速和呼吸过缓者，均不宜献血。

7. 发育 发育正常、营养中等以上，皮肤弹性佳。对拟无偿献血者进行健康检查时，可在问诊和测血压、脉搏的过程中，以望诊和触诊的方式完成对发育情况、营养状况和皮肤弹性的检查。

8. 皮肤 皮肤是人体最大的器官，它是反映人体健康程度的重要标志之一。皮肤最重要的功能是保护机体免于环境的损害。皮肤作为一道相对防水的屏障，可以减少水分的流失，抵御外部损害，隔绝温度变化，因此也最容易患病。皮肤疾病的种类有很多，也很常见，而多数皮肤病是比较难治的。对拟无偿献血者皮肤的要求是，皮肤表面无黄染、无创面感染、无大面积皮肤病；采血穿刺部位的皮肤无较大面积损伤，双臂无新鲜穿刺痕，弹性好。这几项可在对拟无偿献血者进行体格检查，问诊和测量血压的过程中，以望诊和触诊的方式完成检查。颈部和颌下浅表淋巴结无明显肿大，这项可在对拟无偿献血者进行体检，问诊和测血压的过程中，迅速用手触摸颈部和颌下淋巴结，如无异常，则一带而过。其他部位的皮肤病主要靠问诊排除。

9. 五官 五官外观无异常，巩膜无黄染、结膜无充血等，无耳鸣、耳漏、耳痛、耳痒、眩晕等，无鼻塞、鼻溢、鼻出血等，口腔、咽喉无不适，甲状腺无肿大。对拟无偿献血者进行健康检查时，可在问诊和测血压的过程中以望诊和问诊的方式完成。

10. 四肢 四肢无严重进行性病理性残疾，关节无红肿、无疼痛和功能障碍。双臂采血穿刺部位无皮肤损伤，近日无静脉注射药物或献血时的采血穿刺伤口（无新鲜穿刺痕）。对拟无偿献血者进行体格检查时，可在拟无偿献血者手持表格向体检医师走过来和问诊时，观察其四肢活动是否正常；在测血压的过程中以望诊和触诊的方式完成，对双臂采血穿刺部位有无皮肤损伤或伤口的观察。

11. 健康状况 拟无偿献血者必须是健康状况良好，发育正常，营养中等以上，无病态，无明显进行性病理性残疾。在对拟无偿献血者进行体格检查时，实施体检的医师要充分利用目测，通过目测筛掉部分明显不符合献血要求的拟无偿献血者。

12. 胸部检查 胸部检查时要注意观察，胸部左右侧应对称，无异常。无胸痛、无咳喘、无气短等，此项检查可在拟无偿献血者手持表格，向体格检查医师走来和坐在体格检查医师对面接受检查时，以望诊的方式一扫而过。若发现异常，请其延迟献血，尽快到医院进一步诊疗。

（1）心脏：正常人的心脏，应为心功能良好，在左胸第 5 肋间锁骨中线内，1 ~ 2 cm 处可触及心尖搏动，叩诊心界不大，听诊心律整齐、心率不快、无病理性心脏杂音，也无生理性不规则心律。心率在正常范围。

心脏听诊应无杂音，出现杂音要区别其性质和程度。一般而言，三级以下杂音多为生理因素引起，而三级以上杂音除偶见于贫血、高热等，多为器质性心脏病引起的舒张期杂音，通常表示有器质性心脏病。若发现有三级及三级以上收缩期杂音，不适合献血，请其延迟献血，尽快到医院诊疗。心脏生理性杂音，可视为正常，一般不妨碍献血。

人的心脏一刻也不能停息，每分钟需要跳动 60 ~ 100 次，优秀运动员和长期从事重体力劳动者可以在 50 次 / 分及以上。正常情况下，人的一生心脏收缩可超过 40 亿次，少了则会影响正常生理功能。因此，William Harvey（1578—1657）说：正是心脏不停而有规律地搏动，推动血液循环，才能满足机体对营养的需求，防止机体的腐化。心脏跳动是生命的基础，是所有生理活动的源泉。研究证明，控制高血压、胆固醇异常和吸烟可大大降低冠心病、充血性心力衰竭和脑卒中等心脑血管疾病的发病率。目前，已非常明确，收缩压和舒张压水平越高的人群，因高血压导致疾病的发病率和死亡率也就越高。

心脏疾病比较常见，主要包括先天性心脏病（先心病）、风湿性心脏病（风心病）、细菌性心内膜炎、高血压和冠心病等。尽管抗生素已经广泛应用，但是细菌性心内膜炎仍旧是一个十分严重的健康隐患，若无症状，医师难以发现；冠心病是最常见的中老年疾病，高发于

45～65 岁者，有的人在青年时期就开始发生。这一点应该引起承担对拟无偿献血者进行体检的医师的重视。

有人认为，在集体或团体无偿献血现场，对拟无偿献血者进行体格检查的过程中，除了测血压和脉搏，基本上没有机会进行更多心脏方面的检查，但是不能因没有条件而忽略。实际上，在测血压和脉搏的过程中，还可以通过问诊和视诊发现一些患有心脏疾病的迹象。因为心脏病患者，可能会有许多皮肤变化。如皮肤颜色异常、发绀、皮肤苍白、皮肤温度、皮疹、皮肤黄色瘤、指甲裂片性出血、眼距增宽、斜视、低位耳、鼻上翘以及下颌发育不良、满月脸、表情淡漠、嘴唇深紫、眼睑肿胀、外侧三分之一眉毛脱落、耳垂折痕、睑黄色瘤（眼睑上的黄色斑）、老年角膜环、马方综合征（漏斗胸或凹陷胸和鸡胸与其有关）、高腭弓、上腭瘀点、颈蹼、多指（趾）、细长指、身材矮小、肘外翻和伸展的前臂向内倾斜等，均可能与心脏疾病有关。体检时，一旦发现上述症状，应引起重视，不要轻易允许其献血。必要时，请其去医院做进一步诊疗。

（2）肺脏：在体格检查中，肺部检查以听诊为重点，呼吸音正常，无增强或减弱，无较明显的粗糙呼吸，无干湿性啰音，无喘鸣音等。在对拟无偿献血者的体格检查中，对肺部听诊等多被忽略，体检医师可以通过望诊和闻诊的方式一带而过。若发现异常，嘱其到医院进一步诊疗。

2011 版《献血者健康检查要求》："6.1.15　各种结核病患者，如肺结核、肾结核、淋巴结核及骨结核等"不适合献血，而 1999 年前施行的《供血者健康检查标准》规定：肺结核治愈并钙化 2 年以上，无不适者，适合献血。

13. 腹部检查　腹部检查通常以触诊的方式进行。触诊腹部平软，无肿块，无压痛，肝脾无肿大，感觉无异常。一般性腹部检查的重点是肝脏和脾脏。

（1）肝脏：对腹部进行触诊时，在正常人的右肋下是无法触及肝脏的，剑突下常可触及边缘；少数体型较瘦且腹壁松弛者，深吸气时可在肋缘下 1 cm 以内触及。触及的肝脏应质地柔软、表面光滑、无压痛和叩击痛。凡在肋缘下触及肝脏边缘时，要通过叩诊证实肝上界相应下移，肝脏不大且无临床体征和症状，无治疗史或属肝下垂后，才可考虑献血。病理原因引起的肝下移不适合献血。

（2）脾脏：一般情况下，正常人的脾脏是触及不到的。徒手可触及，说明脾脏已经肿大。脾脏肿大者，不宜献血。

14. 基本检查　对捐献单采成分血志愿捐献者，进行体格检查时，还需要检测身高、血细胞分析等。因为，血液成分采集机需要根据拟无偿献血者的身高、体重、血细胞比容和血小板计数等数值，制定采血、分离和收集血液成分的程序等。

上述各项检查，均应符合有效版本《献血者健康检查要求》。

（七）体格检查具体操作

采集血液前，体格检查的具体操作，要严格依据有效版本《血站技术操作规程》和《献血者健康检查要求》等标准和规范进行。

1. 材料和设备　需要给每个体检医师配备两把诊查椅、一张诊查桌、体重秤、腕式电子血压计及其所适合的备用电池和水银柱式血压计、听诊器、电子体温测量仪及其适合的备用电池和水银柱式体温计、笔记本电脑或台式电脑、网卡、居民身份证识读器、无偿献血登记表、签字笔、急救用品和急救药物等。

2. 实施步骤

（1）核对拟无偿献血者身份和年龄：按规定，核对拟无偿献血者身份和年龄，是献血前体格检查不可缺少的项目，不得忽略，以防冒名顶替和不符合献血年龄要求者，错误献血等不符合规定的事情发生。

1）核对拟无偿献血者身份：核对拟无偿献血者本人的相貌与其所提供的，有效身份证件原件上的照片是否相符，信息是否正确；有条件的还要通过联网电脑和居民身份证识读器，扫描拟无偿献血者提交的居民身份证，调取阅读和下载居民身份证中的信息。有效身份证件包括居民身份证、军（警）官证、士兵证、护照、港澳通行证、台胞证以及驾驶证等。

2）核对拟无偿献血者年龄：核查拟无偿献血者的年龄是否符合国家和本地有效版本法律、法规和规章对献血年龄的要求。

（2）询问及查询既往献血史和被屏蔽情况

1）询问拟无偿献血者和查询血液管理信息系统，既往有无献血史和被屏蔽情况。如拟无偿献血者曾经献过血，其献血间隔日期符合要求，无被暂时或永久屏蔽，方可转入下一个环节。

2）如果拟无偿献血者献血间隔期不符合要求，或处于不宜献血状态的，应明确告知拟无偿献血者本人，或提供相关咨询联系方式。查询及解释时，要注意保护献血者的隐私。

（3）指导拟无偿献血者阅读并填写无偿献血登记表。

1）献血之前告知：献血之前应通过文字资料或口头解释，告知拟无偿献血者有关血液安全知识，请拟无偿献血者仔细阅读、理解无偿献血登记表上印制的献血之前须知等内容。待拟无偿献血者知晓同意后，本人签名确认。

2）健康状况征询：请拟无偿献血者仔细阅读、理解并如实以勾画“是”或“否”的方式，回答表中所提出的问题，勾画后，拟无偿献血者本人签名确认。医护人员或经过专业培训的无偿献血志愿者要给予必要的指导和沟通。对于突发性传染病或者地区性疫情出现等情况，需依据卫生行政部门发布的规定或指导意见，适时增加健康状况征询内容。

（4）登记拟无偿献血者信息：核查拟无偿献血者身份信息无误后，将拟无偿献血者的身份信息录入血液管理信息系统，并登记拟无偿献血者唯一标识条形码号。可以通过识读器扫描居民身份证，从网上提取拟无偿献血者的身份信息，或者根据拟无偿献血者填写无偿献血登记表的内容录入。注意核对献血者身份信息填写和输入的正确性。

（5）必要的检查：按照献血要求，对拟无偿献血者进行必要的体格检查，一般包括问诊，测量体重、血压、脉搏、体温、身高等。身高可从问诊中获得，若拟无偿献血者本人说不出，或说不准自己的体重，请其站到体重秤上称量，应注意记录净重。

体格检查过程中的重要环节是问诊，在实际工作中对拟无偿献血者的问诊看似简单，其中包括很多内容和技巧。在对拟无偿献血者，进行体格检查的实际工作中，如果候检的人数较多时，一般承担体检的医师能给每一位拟无偿献血者体检的时间只有 2 ~ 3 分钟，加之受条件限制，体检医师不可能面面俱到，只能根据不同的个体有所侧重。经审核拟无偿献血者填写的健康状况征询表，确认其填写所征询的各项，没有不符合献血要求的问题后，如果体重达标（对体质偏瘦的拟无偿献血者，如果怀疑其体重没有达到标准，需亲自测量其体重，并记录净重），则以巧妙而简明扼要的方式进行问诊，如果没有问题，则可不再追究；如果吃前一餐饭的时间，距体格检查的时间超过 4 小时，再询问前一餐饭的吃饭时间及品种和量，必要时请其现场食用血站准备的糕点或饮用葡萄糖水等，休息半小时后再行献血。最后还要询问拟献血者这两天有没有喝酒，如喝过，且最近一次喝完酒的时间，距体格检查的时间不足 4 小时，嘱其延迟献血；若最近一次喝完酒的时间，距体格检查的时间超过 4 小时，但不足 24 小时，在转入检验血液环节时，嘱其提示采血之前验血的医务人员，认真检测丙氨酸氨基转移酶（ALT），而后转入测量体重、体温、脉搏和血压等环节，并迅速完成体检和对体格检查结果的评估，迅速判定是否可以转入血液检测环节。问诊应放在对血压和脉搏的检测前，可与审核拟无偿献血者填写的健康状况征询表同时进行，边审核，边问诊，以压缩因体格检查所占用的时间。在对拟无偿献血者进行健康检查的过程中，还应注意对拟无偿献血者介绍献血之前、献血过程中和献血之后等的注意事项，并适当给予预防保健的指导。

（6）体格检查结果录入及发放

1）经体格检查合格者：拟无偿献血者健状况征询和各项检查结果符合献血要求，视为健康状况征询和体格检查合格。体检医师在无偿献血登记表上，如实填写各项检查结果并签名，并请拟无偿献血者签名，以示认可体检结果及以上信息，同时将体格检查结果录入计算机系统保存。指引拟无偿献血者进入血液筛查环节，并将其表格交予血液初筛检验岗位医务人员。

2）体格检查不合格者：拟无偿献血者因健康状况征询或体格检查不符合献血要求或某项检查结果不符合献血要求，则视为体格检查不合格。体检医师在献血健康状况征询表或无偿献血登记表上，如实填写各项体检结果并签名，同时将体检结果录入计算机系统保存备查。告知拟无偿献血不宜献血的原因，对于暂时不适宜献血的，告知不适宜献血的原因和待情形解除后，再来检测，经体检合格后，可以献血；对于需要永久屏蔽的献血者，做好相关解释和说明工作。

四 血液检测

在采血之前对拟无偿献血者进行血液检测的过程中，要注意对其进行相关科普教育和解释，告诉其献血之前的血液检测这项工作的重要性，这项工作不可省略，每次献血之前都应该检测，否则既可能造成血液浪费，又可能影响献血者的身体健康和安全。还要告诉拟无偿献血者，采供血机构对血液检测中阳性或阴性结果的医学和社会学含义。如果血液检测结果是阴性，应该如何保护身体才能继续献血；如果血液检测结果是阳性，应该如何处理，使拟无偿献血者有一定程度的心理准备，当出现阳性结果时，不至于慌张和四处询问或检查。

献血之前的血液检测，在对拟无偿献血者的健康检查中占有极其重要的位置，因为它不但可以保障献血者和受血者的健康，降低献血和输血风险，还可大大降低因血液采出后血液检测不合格所致的血液浪费。献血者的一些异常情况，特别是无临床表现和无不适症状，可经输血途径传播的疾病（如 HBV、HCV 等），在健康状况征询、询问既往病史和物理检查过程中难以发现，通过献血之前的血液检测，则可以剔除出大部分不适宜献血的拟无偿献血者。

通常《献血者健康检查要求》中有专门规定采血之前血液检测项目和标准的章节。采全血前的检测项目已经由1998年前，多数只检测拟无偿献血者ABO血型（正定型）和血比重，发展为现在既检测 ABO 血型、Hb 或血比重，又检测 HBsAg、ALT，甚至还可以检测梅毒和抗 -HCV 等。不过随着科学技术的发展和实际工作的需要，采血之前血液检测的项目可能还会不断增加。可经输血途径传播的疾病种类有很多，采血之前血液检测项目设置得越多，对保障献血者和受血者的健康越有益，血液也就越安全。血液检测项目的设置与一个国家所处地理位置，流行病学调查结果，对血液安全的需求程度，试剂及检测技术水平、宗教信仰及本国的经济实力等因素密切相关。

流行病学调查结果、经济状况和试剂及检测技术水平，是决定血液检测项目的关键因素。比如 HBV 是由 HBV 病毒引起，广泛流行于世界各国，可经输血途径传播的传染病，该病无一定的流行期，一年四季均可发病，发病率较高，多为散发，检测试剂和技术比较成熟，而且费用不高。所以，世界各国无一例外地将 HBsAg 的检测列为血液安全检查项目。疟疾也是世界上最常见和最严重的可经血液传播的疾病，但是疟疾的感染呈明显的区域性，仅存在于部分亚热带和热带地区。虽然中国也是疟疾的流行国家之一，但是中华人民共和国成立以来，通过国家数十年的努力，到 20 世纪末，疟疾在中国的发病率和危害性已经大大降低。目前，除云南和海南两省外，其他省（区、市）已经基本消灭了恶性疟疾。所以，中国未将疟疾的检测列在献血之前的血液常规检测项目中，但是有文件要求疟疾高发地区要检测疟原虫。

病毒感染后，对受血者身心健康的损害程度及对社会的影响与稳定，是决定血液检测项目的另一种关键因素。如艾滋病不仅给患者带来痛苦，还会造成一系列的社会问题。所以，目前将对艾滋病病毒标志物的检测列入血液检测项目中。在中国，巨细胞病毒的感染率较高，也可经血液传播，但人群免疫水平较高，多数成年人具有中和巨细胞病毒的抗体，因此，巨细胞病毒随输血进入人体后，一般不会感染发病，所以该项目的检测未被列入中国统一的血液检测项目之中。国家的经济实力也是决定血液检测项目设置的关键因素。血液检测需要投入大量的仪器、设备、试剂、耗材，以及经过长期培训的专业技术人员，对于一个国家、一个地区，这将是一笔相当可观的投入。检测项目、检测试剂及检测方法的确定，受国家经济实力的制约。一些发达国家，如美国、日本、欧洲等，为缩短病毒检测的窗口期（指病原体进入人体后，到从外周血液中能够检测出相应标志物的这段时间），很早就广泛采用核酸检测技术（NAT）对血液样本进行常规检测，受经济条件的限制多数发展中国家却难以实现。中国于 2015 年实现了供医学临床输血用血液、核酸检测（NAT）的全覆盖，从而大大提高了检测结果的准确性和安全性，降低了因假阳性造成的血液报废。

（一）医务人员岗位职责

（1）负责全血及单采成分血采集前，血液的初筛检测。

（2）负责全血及单采成分血采集前，血液初筛检测结果的分析、处理和报告。

（3）负责全血及单采成分血采集前，血液初筛检测仪器设备的使用、清洁、保养和常规性简单的维护，保证仪器正常运转，并做好使用登记记录。如果有解决不了的问题，及时联系相关服务的工程师，以免影响正常工作。

（二）常见血液初筛项目检测的操作规程

在进行采血之前血液初筛检测时，从事采血之前初筛检测的医务人员，必须按工作职责和规范性操作规程进行，确保采血之前初筛检测结果的准确性，并将检测结果和操作过程中，出现的质量问题监控、报告和登记。

1. 设备与材料 按需要配备和使用标定的试剂和检测仪器，按标准和操作说明书进行操作和检测。

2. 操作过程 医务人员接过拟无偿献血者或无偿献血者无偿献血登记表后，要检查表格填写是否清晰、完整，检查、核对拟无偿献血者的身份、流水号及健康状况征询和体格检查结果是否合格。

3. 检测方法及步骤

（1）检测用血液标本的准备

1）对拟捐献全血者采血之前的血液初筛检测时，按操作规程进行操作。通常先选取拟无偿献血者或无偿献血者右手无名指第一节指腹内侧（所选取的部位应无炎症、无水肿、无破损、无冻疮、无烧烫伤等，如该部位不符合要求，以其他手指或耳垂代替）进行穿刺和采血，用棉签蘸取75%乙醇或碘伏消毒皮肤后，再用一次性采血针迅速刺入指腹内侧处，采血针刺入皮肤的深度应为2～2.5 mm，然后由远端向指尖端方向擀压手指，用一次性使用的毛细吸管或移液加样器吸取全血至预定刻度处。

2）捐献单采血小板时，上机前的血液初筛检测，需采集志愿捐献者2 mL左右的静脉血液进行检测。

（2）采血之前血液初筛检测结果的报告和处理：采血之前血液初筛检测结束后，检测者将检测结果抄写在无偿献血登记表的“采血之前血液检测”栏内；并将合格或不合格的检测结果告知拟无偿献血者或无偿献血者本人。

（3）将采血之前血液初筛检测结果，录入计算机的献血者信息系统，以备查询或对比。

（4）采血之前血液初筛检测工作完毕后，整理实验材料、清理废弃物。医疗废弃物必须按照医疗废弃物处理有关规定，进行分类包装和交接处理。

（5）如果发现质量或影响正常工作的问题，应及时处理、登记，并向上级领导汇报。

（6）血液初筛检测剩余试剂处理的注意事项：从包装中取出未使用完的试纸条或标准血清应及时密封，按规定条件保存。

（7）应视血液标本、实验材料和医疗废弃物为有潜在传染性的物品进行处理。

（三）血型鉴定

采血之前的血型鉴定一般只做 ABO 血型鉴定。ABO 血型鉴定包括正向定型试验和反向定型试验。2011 版《献血者健康检查要求》将献血者的 ABO 血型反向定型和 Rh（D）血型检测，列入采血之后的血液检测项目。因此，采血之前血液检测中的 ABO 血型鉴定，可以只做正向定型试验。

1. ABO 血型正向定型试验 是使用抗 A 和抗 B 标准血清，检测献血者红细胞。正向定型试验中，发生凝集反应则判为阳性，不凝集则为阴性。

2. ABO 血型正向定型试验的操作 将抽吸到毛细吸管或移液加样器内的全血（末梢全血或静脉全血），在血型纸板相邻的两个凹陷圆圈内各滴 1 滴；再分别加 2 滴抗“A”血清和 2 滴抗“B”血清于血型纸板凹陷的圆圈内，轻轻振荡纸板或用竹签搅至全血与抗“A”“B”混匀，根据红细胞凝集情况判定血型。

（1）抗“A”侧凝集，抗“B”侧不凝集，为“A”型。

（2）抗“B”侧凝集，抗“A”侧不凝集，为“B”型。

（3）两侧均有凝集，为“AB”型。

（4）两侧均无凝集，为“O”型。

目前，采血之前的 ABO 血型正向定型试验，大部分采用商品化抗 A 和抗 B 标准血清，加拟无偿献血者全血检测，并迅速判定。

在采供血过程中，除了要进行 ABO 血型系统的鉴定，还要进行 Rh 系统的血型筛查和鉴定，主要筛选 Rh（D）阴型。由于 Rh（D）阴性等稀少血型在中国人口中的概率比较低，因此，采血后再做检测，所以这里不做介绍。

（四）血红蛋白测定

血红蛋白测定（Hb）是为了阻止 Hb 值低于有效版本《献血者健康检查要求》和贫血的拟无偿献血者献血。采集全血前的 Hb 测定，大多数是通过采集拟无偿献血者末梢全血测量血比重而进行的定性试验，对于有疑问的再进行 Hb 定量试验复检。以硫酸铜溶液检测血比重要与 Hb 标准最低值相适合。以硫酸铜溶液测量血液比重方法的优点是可以在短时间内进行大量标本的筛检。发达国家和地区也普遍采用以硫酸铜溶液测量血比重的方法筛选献血者。中国 2011 版《献血者健康检查要求》规定，血比重：男性≥ 1.052（相当于 Hb ≥ 120 g/L），女性≥ 1.051（相当 Hb ≥ 115 g/L），比之前的标准提高了 0.001。

1. 硫酸铜溶液的比重 硫酸铜溶液的比重受外界温度和空气干湿度的影响比较大，随外界温度和空气干湿度的变化而有所变化；一般气温每升高 2 ℃，比重下降 0.0005（表 4-1），因此建议配制硫酸铜溶液时在温度 18 ~ 22 ℃，湿度 40% ~ 50% 的环境下进行配制保存原液，分装于干燥密闭瓶中，再于使用的当天取保存原液配制应用液，并分装于清洁干燥的小瓶中，每瓶 100 mL 或 50 mL。每瓶 100 mL，可用于检测 50 人及以内；每瓶 50 mL，可用于检测 25 人及以内。

表 4-1 温度对硫酸铜溶液比重的影响

温度（℃）	比重		温度（℃）	比重	
	女性	男性		女性	男性
4	1.0526	1.0550	18	1.0505	1.0526
6	1.0525	1.0548	20	1.0500	1.0520
8	1.0523	1.0546	22	1.0495	1.0515
10	1.0521	1.0543	24	1.0489	1.0509
12	1.0518	1.0539	26	1.0483	1.0504
14	1.0514	1.0535	28	1.0477	1.0498
16	1.0510	1.0531	30	1.0471	1.0493

实验时，将一滴全血在距硫酸铜溶液的液面 1 cm 处，轻轻滴到硫酸铜溶液的液面上，从而会形成一层蛋白质铜盐。如果血液的比重大于规定要求，则血滴在 15 秒内沉于溶液底部，此时可判定为合格，适合献血；若血比重小于规定要求，则血滴悬浮于硫酸铜溶液的中上部，甚至浮于溶液表面，为疑似不合格，此时若有条件应立即用血红蛋白检测仪进行定量复检，如果 Hb 检测仪复检结果为男性 <120 g/L、女性 <115 g/L，判定不合格，暂缓献血；如果 Hb 检测仪复检结果为男性≥ 120 g/L、女性≥ 115 g/L，判定合格，可以献血。

2. 硫酸铜溶液检测血比重的操作 用标准硫酸铜溶液进行检测血比重时，男性拟无偿献血者的全血，在男性专用绿色硫酸铜溶液试剂瓶离液面 1 cm 处，滴入 1 滴全血；女性拟无偿献血者的全血：在女性专用蓝色硫酸铜溶液试剂瓶，离液面 1 cm 处，滴入 1 滴全血，在 15 秒内观察血滴沉浮情况，根据沉浮情况判定结果。

（1）血滴下沉或悬浮在溶液中段及以下，说明血比重大于或等于瓶上标记的硫酸铜溶液比重，判定为合格，可以献血。

（2）血滴浮于液面或悬浮在溶液中段以上，说明血比重小于瓶上标记的硫酸铜溶液比重，判定为血比重不合格，不可以献血或用 Hb 检测仪进行定量复检，如果 Hb 检测仪复检结果为男性≥ 120 g/L、女性≥ 115 g/L，判定合格，可以献血；如果 Hb 检测仪复检结果为男性 <120 g/L、女性 <115 g/L，判定不合格，暂缓献血。

硫酸铜溶液测量血比重属于定性试验，其结果只能作为拟无偿献血者是否符合献血要求，不能精确测定出 Hb 的含量。因此，为保护血液资源和给拟无偿献血者一个确切的结论，对于血比重检测不合格者，应用 Hb 检测仪复检，进行 Hb 定量检测。用 Hb 检测仪复检 Hb 达标者，可以献血；用 Hb 检测仪复检，血红蛋白仍然不达标者，酌情予以分析和指导，轻者可半个月后复查，重者应到医院做进一步诊疗。

血比重和 Hb 低于正常参考值者，绝对不能献血，否则会导致贫血或加重贫血，甚至会出现危险。

贫血、营养不良（含铁吸引不足）、女性月经、过度劳累等均可引起 Hb 降低，轻者稍做调理，半个月可以恢复正常；重者需两三个月，甚至更长时间调理或治疗才能恢复正常。

测量血比重和 Hb 是为了避免 Hb 不达标者献血，预防因献血导致贫血及预防因献血加重贫血的重要措施，而人体 Hb 的数值是会随着失血、营养、睡眠和劳累等因素发生变化的，因此，应坚持逢献必检的原则，不可省略，以免血液浪费，确保献血安全。

有些采供血机构或其从事采血之前血液检测的医务人员，为了提高检测速度或减少检测工作量或减少拟献血者的疼痛，对于有献血经历的献血者免检血比重或 Hb，这种做法是错误的，不可提倡。如果一定要免检血比重或 Hb，应在有视诊经验的医师视诊眼睑、口唇和指甲等部位均无贫血迹象等异常的情况下免检，切勿盲目免检，以免后患。

（五）谷丙转氨酶检测

谷丙转氨酶（ALT）的检测，是为了监测拟无偿献血者的肝功能，筛检肝病简单易行的常规检测项目，十分重要。目前，采血之前的血液初筛检测基本上，都是采用采集末梢全血或静脉全血，以干式生化检测仪加试纸法检测。1998 年 10 月 1 日开始实施的《献血者健康检查标准》ALT 酮体粉法：阴性；或者赖式法：<25 单位。2001 版《献血者健康检查要求》规定：ALT 符合相关要求。2015 年之前 ALT 普遍采用≤ 40 单位为合格；ALT ＞ 40 单位为不合格。2015 版和 2019 版《血站技术操作规程》均规定：ALT ≤ 50 单位。因此，ALT ＞ 50 单位为不合格，不适合献血。

（1）ALT 检测的操作：取拟无偿献血者的末梢全血或静脉全血，滴于干式试纸条一端的纤维膜上，按《快速生化仪操作说明书》和规程操作，并将结果抄写记录在无偿献血登记表或打印结果报告纸条粘贴血液检验报告单上的适当位置。

（2）日常生活中，可导致 ALT 超标的因素有很多。饮食（含饮酒）、睡眠、疲劳、药物，脂肪肝等肝脏疾病和能导致肝细胞受损或肝损伤的因素，都可导致 ALT 超标。饮食、睡眠、疲劳、药物和脂肪肝所致的 ALT 超标是可逆的，稍做调理，即可恢复至正常水平，因此，当检测发现拟无偿献血者 ALT 超标时，可通过询问寻找导致其超标的原因，并予以指导。如果不是肝病所致，嘱其半个月后再来复查。

（3）因为 ALT 广泛分布于人体的心、肝等器官及血液中，在肝脏细胞中含量最丰富。红细胞内 ALT 的含量，是血清或血浆中的 7 倍及以上，采血时稍不注意造成标本溶血，可导致 ALT 的检测结果异常升高。

（4）由于可导致 ALT 超标的因素有很多，而采血之后检测结果超标，所采血液将做报废处理，因此，献血之前检测 ALT 十分重要，而且这项指标的数值是随时都会改变的，上次献血时检测合格，不等于这次检测合格；昨天检测合格，不等于今天检测也合格；所以应该坚持逢采必检原则，不得省略，以避免血液浪费，确保血液安全。

（5）1998 年以前施行的《供血者健康检查标准》规定，甲型肝炎临床治愈一年后，连续检测三次，每次间隔一个月检测 ALT 均合格，可以献血。临床治愈，应该以临床诊断报告为准。

（六）乙型肝炎病毒表面抗原检测

乙型肝炎病毒（HBV）主要是通过血液传播。采血之前对拟献血者进行乙型肝炎标志物检测，可大大降低通过输血途径传播 HBV 的比例，也可筛除 HBV 患者和 HBV 携带者，减少不必要的采血，减少血液和采血用原辅材料等资源的浪费，减轻拟无偿献血者的心理压力，因此，对拟无偿献血者献血之前进行 HBV 标志物（目前主要是检测 HBsAg）的检测极为重要。

1. HBsAg 检测的操作 取检测 HBsAg 的试纸条粘贴于背景纸板上，将已吸入毛细吸管或移液加样器内的 60 ~ 80 μL（至少 40 μL）全血（末梢全血或静脉全血），滴于试纸条一端的纤维膜上，再加一滴稀释液，10 分钟内判定结果。

（1）不出现红色对照线，为无效。需要寻找导致检测失败的原因，然后重新检测。

（2）出现两条红色线，可判定为阳性。不适合献血。

（3）出现一条红色线，即仅在对照区出现一条红色反应线，可判定为阴性。可能献血。

2. 乙肝五项 即乙型肝炎病毒表面抗原（HBsAg）、乙型肝炎病毒表面抗体（抗 HBs）、乙型肝炎病毒核心抗体（抗 HBc）、乙型肝炎病毒 e 抗原（HBeAg）、乙型肝炎病毒 e 抗体（抗 -HBe）。但是，目前我国大部分地区的采供血机构，采血之后只检测 HBsAg，而我国乙型肝炎病毒感染者和 HBsAg 检出阳性者比例相对比较高，因此，为减少血液的浪费和提高输血的安全系数，在采血之前健康检查的过程中，也要检测 HBsAg。

由于我国公民感染 HBV 的比例比较高，因采血之前未检测 HBsAg 而报废血液的比例也比较高，所以 1998 年 10 月以来，采血之前的 HBsAg 检测已经成为采供血机构采血之前的常规检测项目。目前，主要采用干式金标试纸法进行检测，反应者为阳性，判定为不合格，不适合献血；不反应者为阴性，判定为合格，适合献血。笔者于 1996 年和 2015 年曾两度对采血之前所用 HBsAg 初筛 / 粗筛试剂的准确率进行试验和统计评估，2017 年的结论是英科新创科技有限公司所生产金标检测 HBsAg 试纸条的特异性为 99.82%，与采血之后进行的酶联免疫吸附测定法（ELISA）检测结果差异微乎其微，它对降低因采血之前检测不合格所致的血液浪费和精神困惑起到了决定性作用，值得依赖和常规使用。因此，采血之前检测 HBsAg 发生反应性或阳性者，可直接告诉其终生不适合献血，必要时可到专科医院做乙肝两对半检测，并持检测结果向专科医师咨询。

对于上次所献血液检测合格者，再次献血时，采血之前仍然需检测 HBsAg，应坚持逢采必检的原则，不得省略，以避免血液浪费，确保血液安全。

（七）丙型肝炎病毒抗体检测

丙型肝炎病毒（HCV）是可经输血途径传播的一种传染性病原体，感染后较 HBV 更为严重，转癌率比较高。由于我国采血之前检测丙型肝炎病毒抗体（抗 HCV）反应阳性的比例，相对于 HBV 反应阳性的比例比较低，所以国内的采供血机构，基本上都没有开展采血之前抗 HCV 检测。但是，在 HCV 感染率较高的地区，采血之前应用金标试纸法检测抗 HCV，抗 HCV 反应阳性者，暂不宜献血，需抽取静脉血送实验室，用酶联免疫吸附法

（ELISA）和核酸法进行复核性检测，复检呈反应的阳性不合格者，不宜献血。

用于单采血小板等成分血的管道耗材价格昂贵，采供血机构和无偿献血者的投入都比较大，而快速筛检抗 HCV 的金标试纸的价格相对比较便宜，因此，建议在单采血小板之前的血液检测中，增加抗 HCV 的检测（特别是对于初次献血就拟捐献单采血小板），反应阳性者延迟上机采集，但应抽其静脉血用酶联免疫吸附法（ELISA）和核酸法进行复核性检测。复核性检测不反应的阴性（合格）者，可以上机捐献单采血小板；复检呈反应的阳性不合格者，不宜献血。

在对拟无偿献血者进行健康检查的过程中，应该直接谢绝自诉曾感染了 HCV 或抗 HCV 阳性者献血，并告诉其永久不宜献血，并在电脑系统中将其标记。

（八）梅毒试验

梅毒是可经输血途径传播的传染性疾病之一。由于中华人民共和国成立之初就进行了强有力的全面清扫工作，梅毒被控制。改革开放后，虽有反弹，但是相对于乙型肝炎而言，感染的比例比较低，所以采血之前检测梅毒阳性的比例也比较低，因此，国内的采供血机构基本上都没有开展采集全血之前的梅毒试验检测。建议单采血小板之前用试纸法快速检测梅毒。

目前的检测方法和试剂，只有在梅毒螺旋体存活于血液中的情况下，才有可能检测得到梅毒螺旋体。梅毒螺旋体在 4 ℃及以下贮血冷藏箱中储存 3 天及以上，即可能失去活性和传染性，因此输用储存于 4 ℃ 72 小时及以上的血液相对比较安全。

（九）艾滋病病毒抗体检测

艾滋病病毒（HIV，人类免疫缺陷病毒）是一种能攻击人体免疫系统的反转录病毒。它把人体免疫系统中最重要的 $CD4^{+}T$ 淋巴细胞作为主要攻击目标，大量破坏 $CD4^{+}T$ 淋巴细胞，使人体免疫功能大幅度下降，从而易于诱发多种疾病，并易发生恶性肿瘤。艾滋病（获得性免疫缺陷综合征，AIDS）合并症多，病死率较高。HIV 在人体内的潜伏期平均为 8 ~ 9 年，从感染 HIV 到出现 AIDS 症状之前，可以没有任何临床症状地生活和工作多年，但是 HIV 可经输血途径传播。HIV 分为 HIV-1 和 HIV-2 两型。目前，采用酶联免疫吸附法（ELISA）试剂盒检测，要求能检测 HIV-1 和 HIV-2 两种抗体，结果阴性者为合格。由于中国公民感染 HIV 的比例相对不高，采血之后检测抗 -HIV 阳性的比例相对也比较低，所以，国内的采供血机构基本上都没有开展采血之前检测抗 HIV 工作。

在对拟无偿献血者进行健康检查的过程中，应该直接谢绝自诉 HIV 感染者或抗 HIV 检测阳性者献血，告诉其永久不宜献血，并在电脑系统中标记。

由于用于单采血小板等成分血的耗材价格较高，采供血机构和拟无偿献血者的投入都比较大，因此，建议各地采供血机构积极地创造条件，在采集单采血小板（特别是对于初次无偿献血就拟捐献单采血小板）前的血液检测中，增加抗 HIV 检测筛查，反应阳性者延迟上机献血，但应抽其静脉血用 ELISA 法和核酸法进行复核性检测。复核性检测合格者，可以献血；复检呈反应阳性的不合格者，不宜献血。

（十）成年人T淋巴细胞白血病病毒抗体检测

成年人T淋巴细胞白血病病毒的重要传播途径之一就是血源途径传播，以输注血液及其制剂和制品以及吸毒者共用注射针头传播较多见。成年人T淋巴细胞白血病病毒感染后，可导致免疫功能紊乱，机体免疫和防御能力下降，为肿瘤的发生、发展创造了条件。成年人T淋巴细胞性白血病（ATL，淋巴瘤）是一种与人T淋巴细胞白血病病毒Ⅰ（HTLV-Ⅰ）感染直接相关、发生于成年人的特殊类型淋巴系统恶性克隆增殖性疾病，其病变主要发生在外周血淋巴细胞，亦可侵及骨髓，导致肝、脾、淋巴结肿大、皮肤浸润、间质性肺浸润及高钙血症。

我国内地不同地区，HTLV-Ⅰ感染发生率亦不尽相同；福建省等部分沿海地区，HTLV-Ⅰ感染率明显高于内地其他地区。

虽然成年人感染HTLV-Ⅰ后，具有较长时间的潜伏期，才可能最终导致少数人罹患成年人型HTLV，但是其血液中的成年人HTLV病毒可传染他人，而且血液传播感染率特别高。因此，美国、日本等国家对献血者的血液成年人检测HTLV病毒抗体已作为常规检测项目。目前，中国只是部分地区对献血者所捐献的血液进行了成年人HTL病毒抗体的检测。由于成年HTLV病毒检出所致血液报废比较少，所以尚未列入献血之前，血液检测的常规项目。

（十一）疟疾

疟疾是一种可经输血途径传播的疾病，在疟疾高发地区要将对疟疾的检测列为临床输血用血液的常规检测项目中，进行常规检测。目前，我国的采供血机构普遍未将检查疟原虫列入采血之前的血液检测。标准建议疟疾高发地区将检查疟原虫列入对拟无偿献血者献血之前的血液检测常规项目。

（十二）黄疸指数

检测黄疸指数是筛检黄疸型肝炎的重要方式。随着黄疸型肝炎的大幅度减少，黄疸指数已经不是对拟无偿献血者进行的常规检测项目。但是，在对拟无偿献血者进行健康检查的过程中，如果视诊发现拟无偿献血者面色和眼睑泛黄时，出于保护拟无偿献血者和血液安全的角度考虑，请其赴医院进行黄疸指数检测。值得注意的是，核黄素和含胡萝卜素丰富的食物或药物可引起黄疸指数增高。因此，当发现黄疸指数超标时，应综合分析，合理判定。

在采集单采血小板等成分血之前的血液检测时，可注意观察血清或血浆的颜色，这样有利于发现黄疸指数超标者，对于黄疸指数超标者，延迟其献血，请其赴医院做进一步诊疗，必要时可每隔7天复查一次，连续复查两次，结果正常方可献血。

（十三）巨细胞病毒抗体检测

巨细胞病毒（CMV，细胞包涵体病毒）是一种疱疹病毒组DNA病毒，在人纤维细胞中增殖。可通过输血或器官移植、哺乳、接吻、性接触、胎盘等多种途径传播和感染。CMV IgG抗体可终身持续存在。CMV在人群中感染非常广泛，中国成年人群中CMV感染率较高，有报道达95%以上，因此，多数成年人具有中和CMV的抗体，由于人体对CMV的免疫水平较高，所以大多数感染了CMV者没有发病。CMV常呈隐性感染，病毒可侵入肺、肝、肾、唾液腺、乳腺以及其他腺体和多核白细胞和淋巴细胞，多数感染者无临床症状，但在一定条件下侵袭多个器官和系统可产生严重疾病，对人类的危害性很大，分布广泛，可引起以生殖泌尿系统、中枢神经系统和肝脏疾患为主的多系统感染，从轻微无症状感染直到严重缺陷或死亡。

由于人的免疫水平较高，使经输血途径感染了 CMV 的人很少发病，所以我国未将 CMV 的检测列入统一的血液检测项目中，只是部分地区对献血者所捐献的血液进行了检测。由于因 CMV 毒检出所致血液报废比较少，所以尚未列入采血之前的血液常规检测项目。

（十四）特殊检测项目

（1）对捐献单采血小板的志愿捐献者，应增加包括血小板计数和血细胞比容等项目的血细胞分析检测。

（2）对于捐献外周血造血干细胞的志愿捐献者，还要检测 HLA 及包括造血干细胞计数、CD34 有核细胞和血细胞比容等项目的血细胞分析检测。不过，我国的采供血机构目前还没有普遍开展外周血造血干细胞的采集工作，我国的外周血造血干细胞采集工作基本上都是在有造血干细胞移植业务医院的血液科采集。

（3）对于捐献单采淋巴细胞的志愿捐献者，需增加包括淋巴细胞计数和血细胞比容等项目的血细胞分析检测。不过，我国的采供血机构目前还没有普遍开展淋巴细胞的采集工作。我国的淋巴细胞采集工作基本上都是在医院血液病科采集。

（4）对于捐献单采粒细胞的志愿捐献者，需增加包括粒细胞计数和血细胞比容等项目的血细胞分析检测。

（5）对于捐献用于制备试剂血清和特异性免疫血浆的志愿捐献者，需增加包括血清蛋白含量、IgG、IgM 等水平、特殊性抗体的效价和包括血细胞比容等项目的血细胞分析检测。

（十五）脂肪血或乳糜血的检测

采集全血前的血液检测大多数是用末梢全血，不方便检测脂肪血和乳糜血，加之从全血中分离出来的脂肪和乳糜性血浆的数量相对较少，手工从全血中分离出来的血浆经济价值较低，所以，目前我国内地的采供血机构在采集全血之前，基本上都不做脂肪血和乳糜血的检测。

单采血小板等成分血制剂中不得出现脂肪血和乳糜血，所以，在采集单采血小板等成分血之前，需对志愿捐献者的血液检测脂肪血或乳糜血，检测脂肪血或乳糜血需要采集 1 ~ 2 mL 静脉全血，然后将采得的血液标本放于离心机（≥ 3000 r/min）离心 2 分钟后，取出观察血浆或血清层是否有脂肪或乳糜颗粒，澄清透明而无乳糜颗粒者为合格，可以上机献血；中等及以上乳糜颗粒和脂肪血，需延迟献血。轻度乳糜颗粒和脂肪血，可请其饮用绿茶、荷叶茶或食用醋等可降脂饮料，加速脂肪代谢，也可请其注意饮食后改日再来检测。

（十六）与献血之前健康征询及健康检查相关项目的解释

1. 痢疾 旧标准规定：痢疾病愈未满半年者，暂时不适合献血。

2. 急性泌尿道感染 旧标准规定：急性泌尿道感染病愈未满一个月者，暂时不适合献血。

3. 肺炎 旧标准规定：肺炎病愈未满三个月者，暂时不适合献血。

4. 伤寒 旧标准规定：肺炎病愈未满一年者，暂时不适合献血。

5. 布氏杆菌病 旧标准规定：布氏杆菌病病愈未满两年者，暂时不适合献血。

6. 输血 旧标准规定：近五年内输注全血及血液成分者，暂时不适合献血。而新标准规定：在过去一年内接受输血治疗者，暂时不适合献血。

7. 乙型肝炎免疫球蛋白 2011 版《献血者健康检查要求》规定，一年内曾注射乙型肝炎免疫球蛋白者，不适合献血。许多人会误认为注射乙肝免疫球蛋白，就是注射乙型肝炎疫苗，其实不然。乙型肝炎免疫球蛋白和乙型肝炎疫苗是作用完全不同的两种生物药品。

（1）乙肝疫苗是提纯的乙型肝炎病毒表面抗原，为灭活了的死疫苗。是用于预防乙型肝炎的生物药物——免疫疫苗。接种（注射）疫苗后，可刺激机体内的免疫系统产生保护性抗体，这种抗体存在于人的体液中之后，乙型肝炎病毒（HBV）一旦进入人体，抗体会立即发挥防御作用，将其清除，阻止人体感染，并且不会伤害到肝脏，从而使人体具有预防乙型肝炎的免疫力，以达到预防乙型肝炎病毒感染的目的。注射乙型肝炎疫苗者，无须延迟献血。

（2）乙型肝炎免疫球蛋白（HBIG）是用经乙型肝炎疫苗免疫健康人后，采集其高效价血浆或血清分离提取制备的血液制品类免疫球蛋白药品，其抗体效价在 100 IU/mL 以上。主要用于预防病毒性乙型肝炎，注射后被动免疫可持续 3 个月。用于意外的预防接种，如乙肝病毒通过针刺、吸入或黏入黏膜等意外暴露事故，可防止发病，延长潜伏期或减轻症状。亦用于阻断乙型肝炎的母婴传播（垂直传播）。如果母亲为乙型肝炎病毒携带者，婴儿出生后愈早注射，阻断效果愈好，可免除或推迟新生儿感染乙型肝炎。也可用于与急性乙型肝炎患者密切接触者的预防感染。

需要注射乙型肝炎免疫球蛋白者，对于血液安全而言，属于高危人群，因此根据 2011 版国家标准《献血者健康检查要求》可理解为，注射乙型肝炎免疫球蛋白者，一年内不适合献血。

8. 狂犬疫苗 2011 版《献血者健康检查要求》规定：被动物咬伤并因此注射狂犬疫苗者，一年内不适合献血。旧标准规定：被狂犬咬伤后经狂犬病疫苗最后一次免疫接种，一年后方可献血。对比之后，新标准比旧标准更严，这是因为很多种动物都可能感染和携带传播狂犬病的病原体，而狂犬病的潜伏期很长，一般情况下很难辨别咬伤人的动物是否患有狂犬病。因此，从保证血液安全的角度考虑，新标准规定：被动物咬伤并因此注射狂犬疫苗者，一年内不适合献血。

9. 文身、穿耳洞等 2011 版《献血者健康检查要求》规定，一年内曾文身、穿耳洞、被使用过的针刺伤和曾意外接触血液或血液污染的仪器者，暂时不适合献血。这也是从保证血液安全的角度考虑的。虽然有些小范围的文身和穿耳洞只是小小的手术，但是在不能保证进行文身和穿耳洞时所用器具和耗材都是经过严格灭菌消毒的一次性器具和耗材的情况下，为保证血液安全，只能请其延迟一年献血。因为，不洁的文身和穿耳洞，也能被传染上乙型、丙型肝炎病毒和艾滋病病毒等可经血液途径传播的疾病；而一年内曾被使用过的针刺伤和曾意外接触血液或血液污染的仪器者，暂时不适合献血，也是从保证血液安全的角度考虑的。

10. 高度近视 目前，在一些采供血机构的医务人员中，普遍认为高度近视不适合献血。这主要是因为旧标准中规定："眼底有变化的高度近视"不适合献血。人们只注意了"高度近视"，却忽略了"眼底有变化"这个先决条件，误以为高度近视不适合献血，以讹传讹，导致社会上普遍认为高度近视不能献血。虽然眼底有变化算不上危及生命的疾病，但是一旦发生了眼底变化，视力会迅速明显下降，出现严重的不适，甚至影响自理能力。或许出于这方面的考虑，新标准没有再强调有眼底变化的高度近视不适合献血。因此，可以说眼底没有变化的高度近视者，其他各项指标均符合有效版本《献血者健康检查要求》，可以献血。

（十七）对拟献血者等健康检查结果的判定

经过对拟无偿献血者，进行与无偿献血相关问题的咨询、健康状况征询、询问既往病史和生活状况、健康检查（含血液检测）几个环节，需执业医师根据献血要求和健康状况征询、问询（问诊）和体格检查结果进行全面而综合的分析和判断，做出是否适合献血等以下4种结论。

1. 适合献血 健康状况征询、询问既往病史和健康检查各环节的所有项目，检查结果均符合献血要求，无其他不适宜献血的疾病和不良因素。

2. 暂缓献血或待复查 健康状况征询、询问既往病史和健康检查各环节的某项检查暂时不合格，待调理一段时间恢复后再行检查，合格方可献血。

3. 不适合献血 在健康状况征询、询问既往病史和健康检查各环节中发现，如果此时献血可能会危害献血者身心健康，或将此时捐献的血液输给受血者，可能会给受血者带来危险和伤害，这种人不适合献血。

在验血的过程中，发生头晕或晕厥等不适反应者，不适合献血。

4. 本次可捐献血液及其成分的品种和数量 根据对拟无偿献血者或无偿献血者的身心健康状况征询和健康检查结果，向拟无偿献血者提出本次可捐献血液及其成分品种及数量的建议。

献血之前，总是有人为一次献血多少而困惑或纠结。多数人会说第一次献血，少献一点。科学地讲，一次可以捐献多少毫升血液，与第几次献血关系不大。而是与拟无偿献血者的精神状态、体重、血压和血红蛋白值等有关。一般而言，体重≥ 40 kg，各项检查指标均符合献血要求者，一次可捐献 300 mL 全血；体重≥ 50 kg 者，一次可捐献 400 mL 全血；体重≥ 55 kg，曾经捐献过 400 mL 全血或捐献过单采血小板的再次献血者，本次各项检测指标均符合捐献单采血小板要求，血小板计数（PLT）≥ 150×10^9/L，且≤ 450×10^9/L，预测采集血小板后，血小板计数仍然能≥ 100×10^9/L 者，一次可捐献 1 个治疗量（即 1 个治疗单位）的单采血小板；体重≥ 55 kg，曾经捐献过 400 mL 全血或曾经捐献过单采血小板的再次献血者，本次各项检测指标均符合捐献单采血小板要求，血小板计数≥ 200×10^9/L，且≤ 450×10^9/L，预测采集血小板后，血小板计数仍然能≥ 100×10^9/L 者，一次可捐献 2 个治疗量（即 2 个治疗单位）的单采血小板。当次采集两个治疗量单采血小板时，应当根据有捐献血小板意向者的个人意愿、体重、体内有效血容量、血细胞比容等因素进行综合评估，确保采血后血小板计数仍然≥ 100×10^9/L，各项相关仍然指标正常，不影响献血者的正常生理功能。

采供血机构不得采集身心健康状况不符合献血要求和采供血机构承担健康检查的医师认为不适合献血的拟无偿献血者的血液。健康征询和健康检查结束时，应将健康检查结果和结论，告知拟无偿献血者；对于需要永久淘汰的拟无偿献血者，做好解释工作；对于暂时不适宜献血的，告知其暂时不适宜献血的原因和待情形改善后多长时间才能接受健康检查，合格后可以献血。请拟无偿献血者在知情同意书上签名，表明拟无偿献血者本人已正确理解并如实回答献血之前健康征询的问题，认可采供血机构承担健康检查工作的医务人员的健康检查结果和结论，自愿、自由、自主地决定是否进行无偿献血。符合献血要求的拟无偿献血者，自主决定是否献血和选择品种及献血量。拟无偿献血者签字表示，认可采供血机构承担健康检查工作的医务人员检查的结果和结论并同意献血，引导其进入血液采集环节。

对于自身输血者血液的采集和不符合献血要求的特殊献血者血液的采集，基本上都由医疗机构进行，其采血之前的健康检查，也由相应的医疗机构实施。

五 对拟无偿献血者等保密性弃血的告知

承担健康检查工作的医务人员，要告诉拟无偿献血者，由于有些疾病早期和中期，对于患者而言可能没有任何的不适症状；有些病原体侵入（感染）人体后，通过实验室检查可以检测到病原体标志物，也需要一定的时间（窗口期或抗体滴度尚未达到实验可检测得到的水平；试剂灵敏度不够或人为操作不当等因素，也会影响检测结果的准确性）；还有些可经输血途径传播疾病的病原体，目前还没有列入检测项目或没有研究出检测方法或检测试剂或还没有被人们研制出来。因此，可以说健康检查未发现异常，所检各项全部符合献血要求，也不能说肯定是合格的，这个合格不是绝对的。所以，应该告诉拟无偿献血者，即使献血之前的健康检查全部项目都合格的血液，在用于临床时也不能保证百分之百的安全。为了输血安全，如果献血者献血之后，想起自己近期曾经较长时间近距离接触传染病患者或检查出患有较严重的疾病时，应该立即拨打采集其血液的中心血站（血液中心或血站）热线电话告知，以便实施保密性弃血，确保输血安全。

（李慧文）

参考文献

[1] 中华人民共和国卫生部，中国国家标准化管理委员会. 献血者健康检查要求［S］. GB1846 7-2011，2011.

［2］马克·斯沃茨. 诊断学：问诊与查体［M］. 7版. 北京：中国协和医科大学出版社，2015.

［3］万学红，卢雪峰. 诊断学［M］. 9版. 北京：人民卫生出版社，2018.

［4］安万新，于卫建. 输血技术学［M］. 2版. 北京：科学技术文献出版社，2010.

Chapter 5
第五章

血液采集技术

血液的采集在医学以及采供血机构的业务工作中十分重要。在采供血机构，如果采血工作进行得不顺利，则难以保障医疗临床和急救用血。因此，本章介绍血液的采集如何保障采血工作的顺利进行，促进无偿献血和医疗临床用血工作的发展。

第一节 采血技术概述

献血过程中涉及的血液采集，主要是血液标本采集和静脉血管内血液的采集。其中，采血技术、技巧和服务是其核心和关键。一般情况下，献血过程中血液标本的采集包括静脉血管内全血标本的采集和末梢毛细血管内全血标本的采集；而献血过程中采集血液时，主要是采集手臂肘部的头静脉、肘正中静脉和贵要静脉及其分支等静脉血管内的血液。

一 血液标本采集技术

（一）静脉血管内全血标本采集

1. 目的 献血前采集静脉血管内全血标本（或称血液样本，血样），主要用于单采成分血采集前的血液筛查，如检测 ABO 系统血型的正向定型、HBsAg、ALT、梅毒、抗 HIV、抗 HC、Hb 及血细胞计数和 HCT 或 PCV 等项目。

2. 评估

（1）对无偿献血者局部皮肤（手背、前臂或肘窝处）的状况，血管的走向、弹性、管径大小及深浅度等进行评估。

（2）对无偿献血者心理状态和表现合作程度等进行评估。

3. 准备

（1）采集静脉全血标本操作者准备：身着整洁工作服，戴口罩、帽子和手套等。

（2）采集静脉全血标本用品准备：无偿献血登记表和相关条形码等；消毒剂、棉签或棉球、止血带、小垫枕、利器盒、真空采血针或一次性注射器、真空采血管（血常规管）。

（3）无偿献血者准备：了解操作目的及配合要点，表示愿意合作，情绪稳定，选择适合的体位，暴露采集静脉全血标本的部位（一般是手背或者肘窝处。采肘窝处静脉血管时，尽量不要选择最粗大的静脉血管，宜将粗直明显的静脉血管预留给后续献血时的采血穿刺）。

（4）采集静脉全血标本的环境准备：操作室内安静、整洁、舒适、通风、适合的室内温湿度适宜的操作台和凳子等。

4. 实施

（1）身份及相关信息的核对和解释：对照无偿献血登记表和居民身份证或其他有效身份证件，核对无偿献血者姓名、身份证件及号码、照片等信息，确保是本人持证献血，并向其解释留取静脉血液标本的目的、方法及需要配合的注意事项，以取得其积极配合。

（2）选择静脉血管：首先选择最适宜的静脉血管，一般选择手背或者肘窝处的小静脉血管，尽量不要选择肘窝处最粗大明显的静脉血管，宜将粗直明显的静脉血管预留给后续献血时采血穿刺用。

（3）穿刺采血部位的常规消毒：目前，常用的采血穿刺部位的消毒剂有聚维酮碘、碘酒或75%乙醇等，以拟穿刺点为中心由内向外螺旋式旋转涂拭，消毒面积不小于6 cm×8 cm，消毒不少于2遍或按消毒剂使用说明，作用时间不少于1分钟，待干。

（4）静脉血管穿刺：在穿刺部位肢体下铺小垫枕及治疗巾，在穿刺点上方约6 cm处扎止血带，常规消毒后，嘱无偿献血者握拳，使静脉血管充盈，操作者以左手拇指绷紧穿刺部位远端的皮肤并使静脉血管固定，右手持针柄，使针尖斜面向上，与皮肤呈15°～30°，从静脉血管上方或侧方刺入皮下，再沿静脉血管方向潜行刺入，回血后，适当降低针头与皮肤的角度，再顺静脉血管的走向进针适度，嘱献血者松拳，固定注射器抽血或真空采血针。

（5）使用真空采血管采集全血标本：使用真空管采集静脉全血时，将真空采血针另一端（带皮套端）针头刺入真空采血管，血液即迅速流入真空采血管内，自动留取至所需血量，见即将完毕，血流变慢时，松开止血带，以干棉签或棉球按压穿刺点，迅速拔出针头，嘱无偿献血者将另一只手持干棉签柄按压穿刺点3～5分钟至止血成功。

（二）毛细血管全血标本采集

1. 目的 毛细血管全血标本采集，俗称末梢血采集，在采供血领域，一般用于全血采集前的血液筛查，如检测ABO系统血型的正向定型、HBsAg、ALT、Hb或血比重等项目。

2. 评估

（1）无偿献血者局部皮肤的状况，采血部位主要是左手无名指指腹和耳垂。首选左手无名指指腹，对角质层厚度，是否有创口或者瘢痕等进行评估；若双手手指指腹不适合采血，再对双侧耳垂的大小、厚度、皮肤是否有创口或者瘢痕等进行评估，从中选择一处最佳采血位置。

（2）对无偿献血者的心理状态和表现合作程度等进行评估。

3. 准备

（1）毛细血管全血标本采集操作者的准备：身着整洁工作服，戴口罩、帽子和手套等。

（2）毛细血管全血标本采集用品的准备：无偿献血登记表；消毒剂、棉签或棉球、小垫枕、利器盒；一次性采血针、移液加样器和吸咀或毛细吸管、利器盒等。

（3）无偿献血者准备：了解操作目的及配合要点，表示愿意合作，情绪稳定，选择适合的体位，暴露采血部位。

（4）毛细血管全血标本采集的环境准备：操作室内安静、整洁、舒适、通风、适合的室内温湿度、适宜的操作台和凳子等。

4. 实施

（1）身份及相关信息的核对和解释：对照无偿献血登记表和居民身份证或其他有效身份证件，核对无偿献血者姓名、身份证件及号码、照片等信息，确保是持证人本人献血，并向其解释留取静脉血液标本的目的、方法及需要配合的注意事项，以取得其积极配合。

（2）选择毛细血管全血标本采血部位：献全血前的血标本采集一般选择指腹或耳垂，首选左手无名指，对于指腹角质层较厚不易采血时，征得其同意可于耳垂部采集。指腹采血时，有条件的情况下，在手腕下铺治疗巾或垫小枕，常规消毒穿刺皮肤，待干。

（3）扎针采集毛细血管全血标本：操作者取 / 拧下一次性采血针保护帽，左手拇指轻轻挤压无偿献血者左手无名指指腹下缘，使其毛细血管充盈，右手将采血针对准采血部位，直接迅速向下按动，即可弹出采血针，并刺入采血部位实施采血，将使用过的采血针放入利器盒处理。

（4）采集毛细血管全血标本：操作者左手示指和拇指固定无偿献血者左手无名指指腹下缘（必要时挤出血液），右手持移液加样器装上一次性吸取或毛细吸管吸取血样，依次取用于无偿献血初筛检验相关的各检测项目。取样完毕，嘱无偿献血者协助用棉签或棉球按压采血点 3 ~ 5 分钟，避免揉搓或挤压采血点。

二 献血采集技术

1. 目的 无偿献血过程中全血及其成分血的采集，为医学临床和急救提供血液和血液成分。

2. 评估

（1）对无偿献血者肘窝处皮肤的状况，静脉血管的走向、弹性、管径大小及深浅度等进行评估。

（2）对无偿献血者心理状态及表现合作的程度等进行评估。

3. 准备

（1）操作者的准备：身着整洁工作服，戴口罩、手套和帽子等。

（2）采血用品准备：无偿献血登记表；消毒剂、棉签、止血带、止血贴（创可贴或输液贴）医用纱布或消毒棉球、一次性垫巾、医用胶带和采血耗材（全血采集血袋或成分血采集耗材）等。

（3）无偿献血者准备：了解操作目的及需要配合的要点，表示愿意合作，情绪稳定，选择适合的体位，暴露采血部位。

（4）环境准备：操作室安静、整洁、舒适、通风、适合的室温、适宜的操作台和采血椅或凳子等。

4. 实施

（1）采血前的核对解释：对照无偿献血登记表核对无偿献血者的姓名及身份证信息，并向其解释本次实施采血穿刺目的、方法及需要配合的注意事项，以取得其积极配合。

（2）选择采血部位：一般从肘窝处的头静脉、肘正中静脉或贵要静脉及其分支血管中选择弹性较好，较为粗直的一条静脉血管进行穿刺（献血过程中的采血针，一般为较粗大的 16 号针头），在穿刺部位肢体下铺一次性垫巾，于穿刺点上方 5 ~ 7 cm 处扎止血带，常规消毒穿刺皮肤 2 遍，消毒面积达 6 cm × 8 cm，作用时间不少于 1 分钟，待干，应在 3 分钟内完成穿刺。

（3）穿刺采血：嘱无偿献血者握拳，使静脉充盈，操作者取下一次性采血针的护针帽，以左手拇指绷紧穿刺部位远端的皮肤（可根据皮下组织厚度调整），并使拟穿刺的静脉固定，右手持针柄，使针尖斜面向上，穿刺时针头与皮肤呈 30° ~ 45°，从静脉上方或侧方迅速刺入皮肤，当针尖斜面完全刺入皮肤后，改变针头角度，使针头与皮肤呈 10°左右，沿静脉走行方向平行刺入静脉血管腔，感到阻力明显减小，见回血后，再平行推进 0.5 ~ 1.0 cm，确定穿刺成功，松开采血导管夹子，使血液顺畅流入血袋（采用旁袋留取标本时，应先只打开旁袋，使最初血液流入旁袋。留足标本量后，关闭旁袋止流夹，再打开采血止流夹），固定采血针，于穿刺点处贴止血贴，加盖无菌纱布块。嘱无偿献血者在采血时，接受采血侧手做连续用力握拳和松拳的动作，5 ~ 10 秒一个循环，以促进采血。

第二节 血液及其成分的采集

一 血液标本的采集

在献血过程中，无论哪种类型的献血都需要先做血液标本的采集，用作筛查血液是否符合献血要求。目前采集的血液标本主要是采集末梢毛细血管内的血液和静脉血管内的血液，其中末梢毛细血管内的血液主要是采集指尖血液，多是取左手无名指指腹两侧，若各指尖角质层较厚或其他不易采集血液标本的，征得拟无偿献血者的同意可采集其耳垂处末梢血液。末梢血液样本的采集仅适用于捐献全血前的快速血液筛查。静脉血液标本采集于手背较明显的静脉血管或肘部的头静脉、肘正中静脉和贵要静脉及其分支血管，但尽量不选择最粗大的头静脉、贵要静脉和肘正中静脉血管，将其预留作献血时穿刺。献血过程中，静脉血液标本采集适用于采集血小板、血浆、外周造血干细胞、淋巴细胞及粒细胞前的血液筛查。如遇采集末梢毛细血管血液失败或必须采集静脉血液时，在征得拟无偿献血者的同意后，可采集静脉血液标本做捐献全血前的快速筛查。血液标本的采集，一般是由血液采集初筛检验岗位的初筛检验人员操作完成，具体操作如下。

1. 试剂及器材的准备 抗 A、抗 B 血型试剂、凹式血型鉴定纸板、HBsAg 试纸条及血液标本稀释液、硫酸铜、含有效碘 0.5% 的消毒液、一次性无菌棉签、采血弹簧针、一次性吸咀、一次性竹签或牙签、一次性静脉采血针、生化仪和试纸条、移液加样器、血细胞分析仪、标本离心机、检验标本管。

2. 采集

（1）核对无偿献血登记表及献血者健康检查结果，若其健康检查结果判定不合格者不采集血液。

（2）移液加样器按照不同设备的使用要求设置相应的量（Reflotron Plus 生化仪设置 32 μL，C-100 干式生化仪为 30 μL，Mission 血红蛋白仪为 10 μL），吸取检测血液标本时要足量，避免带有气泡。

（3）末梢血液标本的采集：参照前面毛细血管全血标本采集技术操作，当采血弹簧针刺破消毒部位（左手无名指指腹）使血液自然流出时，用一次性无菌棉签轻轻擦去第一滴血后再采集血液标本，依次按Hb或血比重、ABO系统血型的正向定型、ALT、HBsAg等检测项目取血液标本，采样结束后用无菌棉签按压穿刺点。

（4）静脉血样：参照前面静脉血管内全血标本采集技术操作留取血样。

二 献血过程中的血液采集

血液及其成分的采集是采供血机构的重要工作之一，采集过程中各采供血机构可参照有效版本的《血站技术操作规程》，修改或制定各单位、各科室、各岗位的作业指导书（SOP，是各采供血机构按照国家相关法律、法规、规章、技术规范和标准，以及《血站技术操作规程》和各类使用产品说明书的要求，结合具体工作实际，编制适合本血站使用的技术操作规程，用于规范各岗位职责和操作流程）。有效版本《血站技术操作规程》正文包括无偿献血者全血的采集、血液成分的单采等，对所涉及的关键技术做出了相应规定。其中一些原则性规定，采供血机构在制定本单位操作规程时应当根据实际情况进一步细化。

（一）采血前准备

1. 导则 经过健康检查符合有效版本《献血者健康检查要求》的无偿献血者进入血液采集环节。血液采集包括全血、单采血小板和单采粒细胞等血液成分。

2. 献血场所配置

（1）献血场所的人员、设施、设备和器具、关键物料的配备应满足采血要求。

（2）献血场所按工作流程合理布置，环境温湿度符合相关要求。

（3）检查确认电源、照明、疏散安全等，符合相关法律规章要求，保证安全。

（4）应配备处理献血不良反应和职业暴露的急救用品与器材，并定期检查，保证使用在有效期内的药品和耗材等。

3. 采血人员准备

（1）心理和情绪准备：采血人员调整好心理与情绪，进入为无偿献血者服务的工作状态，应做到情绪稳定，工作热情，说话和气，态度和蔼，耐心细致。

（2）技术准备：熟悉采血技术操作规程，尤其应注意和掌握关键控制点和近期变更的操作步骤。

（3）服饰佩戴：穿着本单位统一配置的采血人员工作服，不佩戴戒指、手镯（链）等影响操作的饰物。

（4）感染控制：采血工作人员要保持手卫生，参照有效版本《医务人员手卫生规范》执行：卫生手消毒，监测的细菌菌落总数应≤10 CFU/cm^2，注意戴手套不能代替手卫生消毒，摘手套后应进行手卫生消毒。采血操作应当符合国家关于感染控制有关规定。

4. 采血器材准备

（1）采血器材清单：建立采血器材卡片，列出采血岗位所需的全部器材。采血人员按卡片准备和核查采血器材的种类和数量。采血器材的数量与预计当日采血量相适宜。采血器材准备工作应有专人复核。

（2）血袋：血袋是采集和盛装血液的容器，是采集全血不可缺少的耗材。采集全血前需将所需的血袋配备要齐全，并在有效期内。如 200 mL 装、300 mL 装和 400 mL 装血袋，三联血袋、四联血袋等。

1）血袋无破损、无渗漏，无污染，抗凝剂和保养液无变色。

2）最好使用具有旁路留样系统的血袋。

（3）单采成分血所需耗材外包装完整，无破损、无渗漏，无污染。

（4）标本管

1）带有分离胶用于核酸检测的标本管。

2）用于留取血清 / 浆和血细胞等检测［如 ABO 系统血型的正反向定型、Rh 血型、乙型肝炎表面抗原（HBsAg）、谷丙转氨酶（ALT）、艾滋病病毒抗体（抗 HIV）、丙型肝炎病毒抗体（抗 HCV）、梅毒及血红蛋白（Hb）等项目］的标本管。

3）试管完整无破裂、试管帽无松动、抗凝剂、分离胶等内容物无异常。

（5）消毒剂

1）采血穿刺部位的消毒，一般选用含碘消毒剂，对碘过敏者可选用其他消毒剂（如 75% 乙醇等）；采血人员手消毒，应采用以乙醇和正丙醇为有效成分的速干手消毒凝胶；采血器材消毒剂的选择，应根据采血器材的类别选择适用的消毒剂。未加防锈剂的含氯消毒剂对金属有腐蚀性，不应用于易氧化金属器械的消毒。加防锈剂的含氯消毒剂对金属器械消毒后，应用无菌蒸馏水冲洗干净，干燥后使用。

2）所用消毒剂应当符合相应的有效国家标准要求。

3）标明启用日期、启用后失效日期并签名。

（6）血液采集所使用的物品及消毒剂均应在有效期内，涉及有包装的，使用前应当确保包装完好。

（7）采集准备

1）全血采集准备：采血仪开启并检查采血仪，校准证实处于正常状态；热合机开启并检查热合机，证实处于正常状态；血液暂存冰箱（运输箱）检查血液暂存设备，证实其温度控制处于正常状态。

2）单采血小板采集：血液成分采集机（血液细胞分离机）开启并进行自检，证实正常运行；手持式热合机开启并检查热合机，证实处于正常状态；血小板恒温振荡仪开启并检查血小板恒温振荡仪，证实处于正常状态；电子秤开启并检查电子秤，证实处于正常状态。

3）单采粒细胞采集：血液成分采集机 / 血液细胞分离机开启并进行自检，证实正常运行；手持式热合机开启并检查热合机，证实处于正常状态；电子秤开启并检查电子秤，证实处于正常状态。

5. 与拟无偿献血者的沟通和评估

（1）迎接拟无偿献血者，并为其提供咨询和护理服务。应加强与拟无偿献血者的沟通，

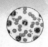

告知其献血流程及注意事项，引导拟无偿献血者配合采血，尤其是进行每一项涉及无偿献血者的操作之前，应当与拟无偿献血者沟通并争取得到其积极配合。

（2）询问拟无偿献血者的既往献血经历，特别是以前献血或接受采集血液标本时有否献血不良反应的经历、当日饮食情况、近两日休息情况等，评估本次出现献血不良反应的可能性和不适合献血的因素。

（3）观察拟无偿献血者面部表情和肢体语言，评估其是否处于紧张、害怕甚至恐惧状态。如发现其不宜献血的情况，则不急于采血，做好安抚工作，待拟无偿献血者解除思想顾虑，不再紧张、充分放松后开始准备采血。

6. 献血前核对 采集血液的采血穿刺前，应核对无偿献血者身份，根据拟无偿献血者选择的拟献血量及对拟无偿献血者的综合评估结果，以确定本次是否采集其血液，计划采集的血液数量、采血和还输血液的速度，双方的准备工作是否完善等。

7. 采集前的设备安装调试

（1）全血采集的血袋选择和采血仪调试

1）按拟采血量选择血袋，检查确认血袋在有效期内并做外观检查。

2）按拟采血量，将采血仪调试进入使用前状态。

（2）采集单采血小板所需耗材的选择和采血仪器的调试

1）根据血液成分采集机 / 血液细胞分离机屏幕提示完成耗材安装，采集前管路安装按照厂家提供的操作手册和使用说明书进行操作。

2）根据血液成分采集机 / 血液细胞分离机提示，录入拟无偿献血者体重、血小板计数等相关信息，并进行单采血小板参数设置，确保采后无偿献血者外周血血小板计数不低于 100×10^9/L。

（3）单采粒细胞采集的耗材选择和采血仪器调试

1）根据血液成分采集机 / 血液细胞分离机屏幕提示完成耗材安装，采集前管路要求按照厂家提供的操作手册和说明书进行操作。

2）根据血液成分采集机 / 血液细胞分离机提示，录入拟无偿献血者体重等相关信息，并进行单采粒细胞的参数设置。

8. 静脉及其穿刺路径评估与选择

（1）穿刺部位的选择：应选择皮肤无损伤、无炎症、无皮疹、无皮癣、无较大而硬瘢痕的皮肤区域为穿刺部位。

（2）穿刺静脉的选择：应选择上肢肘部清晰可见、粗大、充盈饱满、弹性好、较固定、不易滑动的静脉；常选择的静脉主要有肘正中静脉、头静脉、前臂正中静脉、贵要静脉等；用示指指腹上下左右触摸，确定其位置、粗细和弹性，评估并确定穿刺位点和路径；使用止血带，使静脉充盈，便于触及和穿刺。

9. 穿刺部位消毒

（1）穿刺操作前，工作人员应进行充分的手消毒。

（2）用无菌棉签蘸取适量消毒剂，以穿刺点为中心，自内向外螺旋式旋转涂拭，消毒面积不小于 6 cm × 8 cm，作用时间不少于 1 分钟，消毒不少于 2 遍（或按消毒剂使用说明）。

（3）不应触摸已消毒的皮肤，不应靠近或正对已消毒过的皮肤讲话。

10. 采血穿刺

（1）待消毒剂干后方可进行采血穿刺。

（2）采取相应措施（如用止流夹，夹住连接于血袋和采血针的导管）防止空气进入血袋。如使用留样袋血袋，须确认留样袋内无保养液。手持针柄，拧 / 取下护针帽，按照预先选定的穿刺部位进行采血穿刺。

（3）穿刺路径为自皮肤穿刺点进入，皮下组织前行 0.5 ~ 1.0 cm，进入静脉腔，前行 0.5 ~ 1.0 cm。

（4）若第一次穿刺失败，需要进行第二次穿刺，应当在征得拟无偿献血者理解和同意后，再在其另外一侧手臂选择穿刺部位和静脉，更换新的符合质量要求的采血针进行穿刺。

（二）血液采集

1. 全血采集

（1）采血穿刺成功后，按采血袋生产厂家提供的说明书进行操作，如使用带旁路系统的采血袋，则要先打开留样袋的止流夹，使最先流出的血液进入旁路的留样袋中，用于留取血液样本做进一步血液检测（复检）。在留取足够血样量（15 ~ 20 mL 血液）后，关闭留样袋的止流夹，同时打开采血带的止流夹，开始血液采集。

（2）固定采血针头位置，于穿刺点处贴上医用止血贴，并用无菌纱块敷盖于止血贴上方，尽量完全覆盖止血贴和穿刺针，做到既保护穿刺点又美观。

（3）维持采血穿刺点与血袋的落差，保持血流通畅。嘱无偿献血者做握拳和松拳动作，以促进静脉回流。血流不畅时，需及时巡查原因：询问献血者穿刺部位是否有胀痛等不适，若无不适，证明穿刺针进入了静脉血管中，此时血流不畅，一是献血者末梢循环欠佳（触感献血者手部体表温度低，手不够暖和），可将热水袋（乳胶手套灌装冷水与热水调配至适当温度，打结后可当热水袋用）放于献血者采血手臂侧的手心和肩头，注意防烫伤，以促进血流通畅。二是血管较细，采血进行后，血管壁紧贴穿刺针尖斜面，可适当调节穿刺针尖斜面的位置，比如旋转针头方向，寻找到血液流速较好的位置，再固定针柄，重新贴上止血贴、敷盖无菌纱布块；献血者自述穿刺部位有刺痛或胀痛感，一般提示穿侧处发生了皮下渗血的情况，须立即打开敷料纱布及止血贴查看穿刺针孔处情况，同时向献血者致歉，因为进针过短（穿刺针尖斜面未完全进入血管壁，部分针尖斜面还留在血管周围组织）导致血流不畅，皮下少量渗血时，可持穿刺针柄再继续少量进针，建议一边进针一边观察血液流速，穿刺针斜面完全进入静脉血管内时，血液流速自然会提升，然后固定穿刺针，重新贴上止血贴、敷盖纱布块，继续采血；因为进针过度（穿刺针尖前端已两次穿过血管壁，部分针尖斜面进入血管周围组织，部分针尖斜面还留在静脉血管里）导致血流不畅，皮下少量渗血时，评估若能快速达到血液采集量，可征得献血者同意，坚持到血液采集完成；若渗血较快，肿胀明显时，血袋重量也无增量，须立即予以拔针加压包扎穿刺点止血处理，如只采集到少量血液（小于 100 mL），且另一只手臂尚有适宜穿刺采血的静脉血管，可征得献血者同意换其另一只手臂，重新消毒穿刺，拆装新的采血袋（宜选择少量采血规格的血袋）重新采血。如血液采集已大于 100 mL，不建议再换针采血。

（4）血液开始流入采血袋后的第一分钟，护士手摇血袋，使血液与抗凝剂充分混合。宜采用连续采血仪，按制造厂家提供的说明书操作。如果采用手工混合，应当至少每 90 秒混合 1 ~ 2 次，充分混匀，并注意称采血量。

（5）应当对采血时间进行控制。当 200 mL 全血采集时间 > 5 分钟，或 300 mL 全血采集时间 > 8 分钟时，或 400 mL 全血采集时间 > 10 分钟时，应给予特殊标识，所采集的全血不可用于制备浓缩血小板；当 200 mL 全血采集时间 > 7 分钟，或 300 mL 全血采集时间 > 9 分钟时，或 400 mL 全血采集时间 > 13 分钟时，应给予特殊标识，所采集的全血不可用于制备新鲜冰冻血浆和冷沉淀原料血浆。

（6）集中精力观察献血者的面容和表情，与其交谈，以分散其注意力，消除其紧张情绪，及时发现并配合巡视救护医师处置献血不良反应。

（7）达到采血量时，应及时给献血者拔针，并用弹力绷带包扎穿刺点止血，或指导献血者用另一只手的中间三指并列按压穿刺点止血 10 ~ 15 分钟，直至止血成功。

2. 单采血小板的采集

（1）采血穿刺成功后，松开采血针一侧的止流夹，见回血后再松开留样袋一侧的止流夹，使最先流出的血液流入留样袋 15 ~ 20 mL，用作后续血液检测的标本。夹闭留样袋一侧止流夹，松开通向血液成分采集机 / 血液细胞分离机一侧止流夹，将血液成分采集机 / 血液细胞分离机置于采集模式，使血液进入分离管路开始采集和分离提取。

（2）严格按照血液成分采集机 / 血液细胞分离机的操作要求进行操作，并做好相关记录。

（3）采集血小板过程中，为预防抗凝剂可能给无偿献血者带来的不适，可在采血穿刺前 20 分钟，给予志愿捐献者口服钙剂补钙（如温水送服碳酸钙 D3.600.D 1 ~ 2 片）；采集过程中，再给葡萄糖酸钙（蓝瓶的钙）1 ~ 2 瓶；若采集过程中，献血者出现口唇周围麻木，给予加服葡萄糖酸钙，将还输血液的速度减慢至最低，并密切关注，随时处置后续可能出现的献血不良反应。

（4）采集血小板过程中，应加强与献血者的沟通，尽量详细告知采集流程，并告知采集过程中仪器发出的提示音、警示灯、袖带压力等的意义；在进行每一项主要操作之前，与献血者沟通并取得配合。与献血者进行交流，观察献血者面容、表情，及时发现并积极配合巡护医师处置发生的献血不良反应。

（5）若采血压力不足时，可指导志愿捐献者在加压（部分血液成分采集机 / 血液细胞分离机有自动加压的压脉带）采血时手反复（每隔 5 ~ 10 秒）做握紧、放松动作，必要时给予握力器协助。

（6）记录无偿献血者在采集过程中的相关数据，如采血量、血液分离处理血量、采得浓缩血小板和血浆的量、生理盐水及抗凝剂使用量等。部分血液成分采集机 / 血液细胞分离机已达到智能关联计算机系统，采集过程中的数据信息（产品采集量、血液分离处理血量、采得浓缩血小板和血浆的量、生理盐水及抗凝剂使用量）可直接打印出来存档。

（7）采集完成后，松开压脉带，管路中血液还输结束（血液成分采集机 / 血液细胞分离机采集程序运行结束），关闭采血管路上的止流夹后拔针，并用弹力绷带包扎止血或嘱献血者自行按压止血 10 ~ 15 分钟，直至成功止血。

（8）如遇采集血液或还输血液不畅，在征得献血者同意后，可更换新的血液采集针，重新穿刺采集血液和还输血液，此种情况属于二次穿刺，需要用新的无菌穿刺针（无菌接驳专用穿刺针，不备用时可选用全血采集袋中的穿刺针替代），通过无菌接驳的技术，接驳到血小板采集管路上，替换已使用过的穿刺针头，再选择其他条件较好的血管（最好选择另一只手臂肘窝处静脉血管）重新消毒，作用 1 分钟后再穿刺，继续完成采集程序。

3. 单采粒细胞的采集

（1）采血穿刺成功后，松开采血针一侧的止流夹，见回血后再松开留样袋一侧的止流夹，使最先流出的血液流入留样袋 15 ~ 20 mL，用作后续血液检测的标本。夹闭留样袋一侧止流夹，松开通向血液成分采集机 / 血液细胞分离机一侧止流夹，将血液成分采集机 / 血液细胞分离机置于采集模式，使血液进入分离管路开始采集和分离提取。

（2）严格按照血液成分采集机 / 血液细胞分离机的操作要求进行操作并做好相关记录。

（3）采集过程中，应加强与献血者的沟通，尽量详细告知采集流程并告知采集过程中仪器提示音、警示灯、袖带压力等的意义；在进行每一项主要操作之前，与献血者沟通并取得配合。

（4）采集粒细胞过程中，为预防抗凝剂可能给无偿献血者带来的不适，可在采血穿刺前 20 分钟，给予志愿捐献者口服钙剂补钙（如温水送服碳酸钙 D3.600.D 1 ~ 2 片）；采集过程中，再给葡萄糖酸钙（蓝瓶的钙）1 ~ 2 瓶；若采集过程，献血者出现口唇周围麻木，给予加服葡萄糖酸钙，将还输血液的速度减慢至最低，并密切关注，随时处置后续可能出现的献血不良反应。

（5）与志愿捐献者进行交流，观察无偿献血者面容、表情，及时发现并配合巡护医师处置献血不良反应。

（6）粒细胞采集过程中做好关键指标的记录，包括采集时间、品种、体外循环血量、采得粒细胞等产品的数量和抗凝剂等的使用量。

（7）采集完成后，松开压脉带，管路中血液还输结束（血液成分采集机 / 血液细胞分离机采集程序运行结束），关闭采血管路上的止流夹后拔针，并用弹力绷带包扎止血或嘱献血者自行按压止血 10 ~ 15 分钟，直至成功止血。

（8）如遇采集血液或还输血液不畅，在征得献血者同意后，可更换新的血液采集针，重新穿刺采集和还输血液，此种情况属于二次穿刺，需要用新的无菌穿刺针（无菌接驳专用穿刺针，无备用时可选用全血采集袋中的穿刺针替代），通过无菌接驳的技术，接驳到血小板采集管路上，替换已使用过的穿刺针头，再选择其他条件较好的血管（最好选择另一只手臂肘窝处静脉血管）重新消毒，作用 1 分钟后再穿刺，继续完成采集程序。

（9）单采粒细胞采集场所，必须建立单采粒细胞辅助剂的使用剂量和管理标准。对于促进粒细胞单采的药物，需规定一定周期内志愿捐献者可服用辅助剂的最大累积量。如在无偿献血者健康征询过程中，发现该类药物可能会导致该志愿捐献者发生健康状况不利，则不得给献血者服用。

4. 采血结束后工作

（1）全血采集量达到预定数量时，嘱无偿献血者松拳，松开止血带，关闭止流夹，用创可贴和无菌纱块敷料或消毒棉球等敷在采血穿刺点，拔出针头时嘱无偿献血者将另一只手的示指、中指和无名指并拢，用力按压敷在穿刺点的无菌纱块敷料或消毒棉球等 10 ~ 15 分钟；或用弹力加压止血带绑扎止血 30 分钟，松开时，要慢慢松开，观察是否继续出血，确认不出血、不渗血方可彻底松手，嘱其当日不能用接受采血穿刺侧手提取重物，以防针孔被抻开再度流血；穿刺针孔处当日不要沾水，三天内不要擦拭穿刺针孔处，以防感染。

（2）嘱无偿献血者移步到休息区，在巡护医师和无偿献血志愿者的监护下休息 20 ~ 30 分钟，感觉无不适，穿刺针孔不再出血或不再渗血后，方可离开。

（3）如无偿献血者出现穿刺部位局部出血、疼痛、过敏或者全身性血管迷走神经反应等献血不良反应，及时报告巡护医师进行处置，并进行登记和后续跟踪服务。

5. 献血后注意事项

（1）应告知每位无偿献血者献血后注意事项，并制作相应宣传（卡片）须知，发给无偿献血者阅读，以便施行。

（2）献血后至少应注意以下几个方面

1）嘱咐无偿献血者，敷盖于穿刺点上面的止血贴，应保留至洗浴后或次日洗漱后去除。

2）献血后注意补充水分和蛋白质，比平时多喝所献血血量的水，如一个鸡蛋加两盒（500 mL）纯牛奶。

3）当日不宜饮酒和熬夜，避免暴饮暴食，保持情绪稳定、心态平和，保证充足的睡眠。

4）献血后 24 小时内不剧烈运动、高空作业和过度疲劳。

5）如针眼处有青紫现象，应及时联系采供血机构的医务人员，寻求解释和处置指导；如青紫面面积大，应由医务人员进行处理和后续跟踪服务。

6）如果无偿献血者想起献血前没有告知，可能会影响血液安全的高危行为，或献血后感觉明显不适或异常，应尽快联系采供血机构。

7）采供血机构应向每位无偿献血者提供咨询电话，若采供血机构工作人员没有主动提供咨询电话，无偿献血者可主动索取，以便及时联系。

6. 采血后的致谢 采血后，向无偿献血者颁发无偿献血证（部分地区已实现提供区域内电子献血证查询功能的服务，全国电子无偿献血证于 2020 年 6 月 14 日启用，工作人员应指导献血者操作电子献血证的查询功能）并向其及其陪伴者表示衷心的感谢，告知其下一次可献血的时间和地址，鼓励其定期参与无偿献血。

7. 留取血液检测标本

（1）献血后检测该血液能否放心用于医学临床的标本，应在采血即将结束，拔针时立即留取；采用带有旁袋的采血袋或采血管路耗材的，应在采血开始后，立即留样，不得在对无偿献血者进行健康检查时提前留取。

（2）留取血液标本时，应先留取血清学检测标本管，再留取核酸检测标本管。

（3）如果使用带旁路留样系统的采血袋，将留样针插入真空采血管，留取血液标本。

（4）如果使用不带旁路留样系统的采血袋，血液采集后将穿刺针插入真空采血管，留取血液标本。宜采用稳固、适宜的装置，留取血液标本过程中要小心操作，注意避免手被针头刺伤。

（5）按检测项目要求留取足量的血液标本，并充分将血液标本与抗凝剂混匀。

（6）血液标本采集后，应尽快放置在 2 ~ 8 ℃环境下保存，并在规定的时间内做离心处理。

（7）核酸检测标本应满足相应的要求。

8. 血袋及血液标本标识

（1）一次只能对来源于同一无偿献血者的一份血袋、标本管和献血记录进行标识。经核对后，将唯一性条形码（献血码）标识牢固粘贴在采血袋、标本管、转移袋、血袋导管、献血登记表上。

（2）宜在标本管与留样针或采血穿刺针分离前完成标识，对采血袋和标本管的标识应当首先连续完成，不应中断，以防出现错误。

（3）宜在标本管与留样针或采血穿刺针分离前核查采血袋、血液标本、献血登记表，所标识的献血条形码，并确保一致。最好采用计算机程序进行核查。

（4）条形码标识未完成前，不宜与献血登记表分离，条形码从背贴纸上揭下后，应直接贴在血袋、标本管和导管上，不宜临时粘贴到其他位置。

9. 热合

（1）热合将针头与血袋上的导管分离，热合分离后，将针头放置在利器盒内。

（2）分段热合血袋导管，以供交叉配血、血型复查和血液标本保存使用。全血热合时应保留注满全血的导管至少 35 cm。单采血小板和单采粒细胞应保留注满血浆的导管至少 15 cm。

（3）在热合过程中不应用力牵拉或扭转导管，待热合机热融两极 / 头松开 1 ~ 2 秒后，方可取出已封口的导管。

（4）检查热合部位，如有渗漏，应从近血袋端重新热合，并评估对血液无菌性的影响。

10. 血液暂存

（1）全血采集后，根据其制备用途，尽快在规定的温度下保存。用于制备浓缩血小板的全血在 20 ~ 24 ℃的条件下保存。其他制备用途的全血在 2 ~ 6 ℃温度下保存。

（2）单采血小板和单采粒细胞采集后，应当放置在 20 ~ 24 ℃的条件下。单采血小板还应放置于有持续振荡功能的保存箱中保存。

第三节 采血相关的医学伦理和服务

一 无偿献血医学伦理

以下术语与概述适用于本章节。

1. 无偿献血者的血液采集 本节无偿献血者的血液采集指血液捐献过程中，因为血液筛查采取血液标本以及采集无偿献血者的全血及其血液成分（如血小板、外周造血干细胞、血浆、粒细胞、淋巴细胞等）。

2. 医学伦理 医学伦理学是运用一般伦理学原则解决医疗卫生实践和医学发展过程中的医学道德问题，以及医学道德现象的学科，它是医学的一个重要组成部分，又是伦理学的一个分支。它是运用伦理学的理论、方法研究医学领域中人与人、人与社会、人与自然关系道德问题的一门学问。医学伦理目前的任务是反映社会对医学的需求、为医学的发展导向、为符合道德的医学行为辩护。主要研究内容有：医学伦理的基本原则、规范、作用及发展规律；医务人员与患者之间的关系；医务人员之间的关系；卫生健康部门与社会之间的关系。医学伦理工作中应该坚持的四个基本原则。

（1）不伤害原则：是指在诊治过程中不使患者的身心受到损伤，这是医务工作者应遵循的首要基本原则。

（2）有利原则：是指医务人员的诊疗行为以保护患者的利益，促进患者健康、增进其幸福为目的。

（3）尊重原则：是指医务人员要尊重患者及其做出的理性决定。

（4）公正原则：医疗公正是指社会上的每一个人，都具有平等合理享受卫生健康资源，或享有公平分配的权利，享有参与卫生健康资源的分配和使用的权利。在医疗实践中，公正不仅指形式上的公正，更强调公正的内容和实际。

3. 无偿献血者血液采集的医学伦理 在我国，自1998年10月1日起施行《中华人民共和国献血法》（以下简称《献血法》）起，国家实行的无偿献血制度在发扬人道主义精神，确保医学临床用血需要和安全，保障无偿献血者和用血者身体健康，促进社会主义物质文明和精神文明建设的过程中，无偿献血者、采供血机构工作人员以及相关医疗机构均受到了《献血法》的保护、约束和规范管理，采供血秩序和献血伦理方面得到了很好的改善。

无偿献血制度框架下的采供血工作，是在不伤害血液及其成分捐献者身心健康和个人财物的前提下，进行的有利于伤病患者的行为，《献血法》第六条规定："国家机关、军队、社会团体、企业事业组织、居民委员会、村民委员会，应当动员和组织本单位或者本居住区的适龄公民参加献血。现役军人献血的动员和组织办法，由中国人民解放军卫生主管部门制定。对无偿献血者，发给国务院卫生行政部门制作的无偿献血证书，有关单位可以给予适当补贴。”例如，目前很多地方采供血机构给单采血小板志愿捐献者如数报销短程交通费，有的企事业给本单位员工带薪捐献外周造血干细胞的待遇等，其实是对无偿献血者身心健康和个人财物的一份保障。采血前后，血液及其成分捐献者受到了医务人员的尊重及知情同意权的告知，体现在采供血机构工作人员热情的态度和周到的服务，以及《献血登记表》中致无偿献血者的知情同意的书面告知。全血、单采血小板及血浆采集、检测合格后均按需发放给医学临床，用于急需的伤病患者，无论其是谁，来自何地，身份背景如何，都能得到平等供给（外周造血干细胞，需要高度配型相合才能输注）。总之，血液及其成分采集后，经检验合格，将公平地用于需要的患者。可见，血液及其成分的采集工作充分体现了医学伦理工作不伤害、有利、尊重及公正的四项基本原则。

二 采血量及采血速度

无偿献血过程中采集的血液及其成分的数量称为“采血量”，根据捐献血液及其成分的不同，各种捐献血液方式单次采血量、再次之间的间隔日期略有不同，一年累计采血量也有不同的上限（表 5-1）。

表 5-1 血液及各种成分每次采集量比较

项目 种类	间隔期	单次采集血量	年采血量上限	备注
全血	6 个月（部分地区为 3 个月，4 个月比较科学）	200 mL、300 mL、400 mL	800 mL（部分地区为 2000 mL）	
单采血小板	至少 2 周	1 个或 2 个治疗单位（1U 或 2 U）	全年采集血小板次数不得超过 24 次，总量不得超过 10 L	
单采血浆	至少 2 周	无偿采集≤ 400 mL	全年采集血浆次数不得超过 24 次	
单采外周造血干细胞	HLA 高分辨配型成功后方可采集，两次间隔期应大于 4 个月	5 ~ 10 g	根据供受双方身高和体重，可分 1 次或 2 次采集	
单采淋巴细胞	建议 6 个月，距上次捐献造血干细胞的时间应大于 1 个月	≤ 400 mL	800 mL	
单采粒细胞	建议 2 周	≥ 1.0×10^{10}/ 袋，150 ~ 400 mL/ 袋	全年采集次数不得超过 24 次	

采血量是捐献血液整个过程的总血量，理论上讲也是采血过程中采血平均速度（mL/min）与采血时间的乘积，但受一系列因素影响，采血过程中采血的速度是动态变化着的，忽高忽低，很难一直保持同一速度值。这些因素主要来自无偿献血者自身、外在自然环境以及工作人员三方面。

（一）无偿献血者的因素

无偿献血者的静脉血管粗大、弹性好、充盈状态佳、末梢血液循环好、血液黏稠度低、心情愉快、不紧张状态，有利于采血，采血速度比较快，反之会影响采血速度；献血者在献血前适量饮用温开水或其他热饮（如温葡萄糖水、热咖啡 / 奶茶、热牛奶等），有助于提高体温，加速血液循环，有利于提高采血流速；献血者做有效的反复握拳的动作，可提高采血流速；若流速过快，则不再做握拳的动作，甚至要用夹子控制采血速度。

（二）工作人员的因素

穿刺时血管条件最优化的选择、穿刺技术好与采血针妥善的固定均有利于采血通畅，以及在采血过程中对待无偿献血者的热情态度，注重无偿献血者心理关怀护理，友好交流，有助于缓解无偿献血者对采血的恐惧，达到放松心情、放松血管的效果，从而减少献血不良反应，提升采血速度和工作效率，反之将影响采血速度。

（三）环境的影响因素

人体最适宜的温度在 18 ~ 24 ℃，一般环境温度低于 18 ℃或者因气温低而使无偿献血者出现手部发凉时，血液循环受阻，对采血速度有一定的影响，相对而言，夏季气温高时采血速度会略好一些。经验得出，提升采血室内的温度、为献血者做好保暖服务（加盖毛巾被或手持热水袋等）和使用压脉带加压等措施，可促进血液流速，提高采血速度。

结合累计捐献全血和单采血小板上百次无偿献血者的经验反馈，采集血液的速度，以每分钟 70 mL 左右为宜。若无偿献血者体重较重（≥ 80 kg），采血速度可以适当加快，一般每分钟 100 mL 左右；若无偿献血者体重相对较轻，体质偏瘦、身体较弱，采血速度宜慢些，一般每分钟≤ 50 mL。针对献血者血管条件而言，血管粗大者采血速度容易维持在血细胞分离机默认的采血速度和回输速度，血管较细者采血速度容易出现跟不上血细胞分离机默认的采血速度的情况，这时操作者主动降低采血和回输血液的速度更能提高献血者的舒适度，同时减少血细胞分离机的报警提示。

成分血采集过程中，血液成分采集机 / 血液细胞分离机的采集程序中，一般都预先设定了相应的采集血液速度和还输血液的速度。每次采集血液的程序启动时，操作人员若不更改这个速度，它会默认系统设置的速度，当采集过程中，受到环境和无偿献血者血管条件、心理状况等的影响，达不到默认的采集速度时，系统会予以报警提示，解除报警时会自动调整实时的采集速度，一般会以降低采血速度的方式来保护无偿献血者，同时也会延长整个采集过程的时间。另外，还要根据无偿献血者的个人感受，设定采集血液或还输血液的速度。对于体重相对较轻，体质偏瘦、身体较弱者无偿献血者的采集血液速度宜慢些，一般每分钟≤ 50 mL；血液还输的速度也应每分钟≤ 50 mL，若还有不适，继续调慢，摸索出适应该无偿献血者血液采集和血液还输的速度。

三 采集过程中的服务

（一）概述

服务是指为他人做事，并使他人从中受益的一种有偿或无偿的活动。不以实物形式，而是以提供劳动的形式，满足他人的某种特殊需要。简而言之，就是为他人做事，满足他人的需求。采血过程中的服务，即指在采血这一行为过程中，医务人员为无偿献血者，提供的专业技术操作和心理护理的关怀服务。目前，很多采供血机构都制定并实施了各自的献血服务及其管理的程序文件，确保为无偿献血者提供安全和优质的献血服务，包含对无偿献血者献血前、献血过程中和献血后的全程医务和情感交流服务。本节主要讲述医务人员，在采集血液及其成分的过程中，为无偿献血者提供的采血服务，其中包括各种血液及其成分采集前、采集过程中及采集后的一系列多元化医务服务。

（二）无偿献血者全血采集中的服务

无偿献血者的全血采集，一般是在采供血机构的各采血站点进行，采血前采供血机构工作人员或无偿献血志愿者，会为有意向参加无偿献血的爱心市民提供咨询服务，耐心指导其填写无偿献血登记表，解答其关于无偿献血方面的相关专业问题，比如捐献者比较关心的身体处于哪些状况下不能献血或暂时不宜献血的解答，以及捐献血液流程的介绍等。待表格填写完成，负责体格检查和血液初筛（部分采供血机构也称检验或化验岗）的医务人员，会热情地为其免费提供献血要求中规定的相关体格检查和血液筛查服务，各项检测指标出结果需等待3～5分钟，等待检测结果的时间可为其提供水、饮料及点心等以补充水分和能量，指导其做好献血前的准备。待各项检测指标合格及准备就绪后，便可指引其就座，采血前协助其调至舒适的体位，准备穿刺采血。采供血机构的医务人员，掌握和运用一些采血穿刺的技巧，可以降低采血扎针时的疼痛感觉，让无偿献血者享有更好的献血体验，对发展无偿献血者队伍有促进作用。

对采血技巧的掌握和有效的实施，是做好采集血液及其成分服务的关键，它关系到本次无偿献血活动是否愉快和将来能否持续参与无偿献血，以及其对身边人言传献血体验的感觉是否有利于无偿献血的宣传。

（1）注重穿刺部位选择：头静脉是肘窝部较大的静脉，易滑动，如果下端分支的小静脉也比较清晰，可以在两个分支静脉的夹角处进针，破皮后直接快速刺入头静脉。前方的头静脉刚好位于左手绷紧皮肤的压力下，血管进针部位相对稳定，不易滑针。

（2）把握穿刺角度：肘正中静脉，位于肘窝正中，与头静脉和贵要静脉分别吻合，周围组织丰富，比较稳定。但由于其特殊的解剖位置，无偿献血者的肘正中静脉，一般沿上臂肱二头肌内侧下缘向上走行与贵要静脉吻合，这样的血管走行使整个静脉的角度和深浅度发生了变化。在穿刺这样的静脉时，要适当加大穿刺的进针角度，切忌针头进入血管后，水平向前推进，因为这样针头极易刺穿静脉，引起皮下血肿和穿刺失败。当然穿刺角度也不要超过血管走行的角度，那样针头会穿透血管，引起组织深部血肿。

（3）稳定穿刺静脉：贵要静脉也是献血穿刺的常用静脉，由于皮下脂肪少，血管较易滑动。穿刺时，压脉带不宜离穿刺点过远，要用左手拇指绷紧血管下段皮肤，稳定静脉，缩小穿刺角度，进针宜快，以免出现血肿或有血液飞溅。

（4）穿刺进针点的选择：对于多次献血者，尤其是定期捐献成分血的献血者，其肘窝处常有很多穿刺后留下的瘢痕，固定一根静脉血管采血的献血者更明显。操作中发现，部分献血者反馈在其瘢痕点或者上次进针位点穿刺，感觉疼痛较弱；但部分献血者也表示在其瘢痕点或者上次进针位点穿刺，感觉疼痛更明显，所以在为已有很多穿刺瘢痕的献血者穿刺时，最好征询其感觉，是否要避开已有的瘢痕？若其没有特别要求，建议避开已有瘢痕位置进针，血管条件允许的话，可开辟新的静脉血管穿刺采血，减少对穿刺皮肤的二次“伤害”。

（5）良好的职业素养：无偿献血者肘部静脉的情况千差万别。所以采血医务人员在实施穿刺前，要选择适合采集血液的血管，同时避开有损伤、炎症、皮疹、皮癣、瘢痕的区域，还需重点关注血管的弹性、走向、管腔的宽度、皮下组织的厚度，血管走行角度和深度的变化及静脉血量供应情况，对于有穿刺难度的静脉，要对上述各项在头脑中形成清晰、直观的图像，穿刺时不能一味求快，穿刺过程中要注意根据穿刺前，对静脉的掌握情况及手感阻力情况，适当调节针头的角度，确保穿刺一次成功。

高超的采血穿刺技术，可以提高一次穿刺成功的比例，降低疼痛的感觉，减轻无偿献血者对于献血的恐惧，避免皮下血肿，保证血液质量。

（三）“三心”服务

所谓的“三心”服务，即良心服务、专心服务和暖心服务。“三心”服务技术含量不高，人人都可以做到，只是需要情商高，服务意识强，服务态度好，耐心细致而周到等。

1. 良心服务 为保障无偿献血和采血安全，减少献血不良反应的发生，提高无偿献血者献血体验的满意度和愉快感，对体重较轻（45 ~ 49 kg）的无偿献血者、过度紧张无偿献血者，采血量在无偿献血者知情同意的情况下推荐采集 300 mL 或 200 mL，采集速度要慢，耐心与其进行愉快的交流，使其高兴而自豪，这样有益于减少不足量血液的报废，节约血源。如遇到体重大于 50 kg，健康检查中的相关指标符合一次献血 400 mL 条件，但体型属于瘦高型者、血红蛋白检测刚好达到符合捐献的最低值或是年龄 < 23 岁、血容量 < 3300 mL 的女性初次无偿献血者，选择全血献血量 400 mL 时宜谨慎，采血过程中和采血后 30 分钟内要加强监护和服务。

2. 专心服务 医务人员要专心地以技术规范约束采血过程中的每一个质量控制点，保障无偿献血者安全和血液质量，对无偿献血者和临床接受血液的患者负责。

（1）医务人员要耐心指导有献血意愿者填写无偿献血登记表，认真对照健康征询的每一条内容核实，确保从低危人群中招募无偿献血者。

（2）医务人员为无偿献血者做健康检查时，要认真听诊其心肺音（最好听 60 秒，或者数脉搏 60 秒，排除心脏期前收缩、脉搏短促等异常情况，询问其近年是否有在正规医疗机构做过健康体检，是否做过心电图监测等），准确判断其心肺功能。

（3）采集血液标本及穿刺时对无偿献血者皮肤消毒需严格按照 SOP 要求进行，消毒液擦拭皮肤的面积和次数要达标（以穿刺点为中心，自内向外螺旋式旋转涂拭，消毒面积不小于 6 cm × 8 cm，消毒不少于 2 遍或按消毒剂使用说明），擦拭后的作用时间不少于 1 分钟（启用分钟计时器监督消毒时间），消毒的区域注意保护，不得有所跨越、不得对着其讲话、不得在周围进行扬尘的大动作，并在擦拭消毒后的 3 分钟内进行穿刺。

（4）采血穿刺成功后，要先留取血液标本，避免最开始采集的血液流入血袋，排除因穿刺切割下来的皮肤和皮下组织、汗毛等随血液流进血袋，影响血液质量和安全。

（5）拔除采血针时，指导无偿献血者用对侧手示指、中指、无名指三指并拢沿采血针头穿刺的方向，大面积按住穿刺点的血管止血，避免揉搓、间歇式按压，防止再渗血，造成皮下血肿。

（6）全方位地给无偿献血者交代和讲解献血后的注意事项，对于首次无偿献血者最好温馨告知其再次献血的时间，避免因为间隔期不到而白跑一趟；方便时可以询问其居住地址，告知其就近的献血点，便于其再次参与无偿献血等。

3. 暖心服务 暖心服务就是给人以知心和温暖的服务，善于换位思考，想献血者所想，供献血者所需，心怀献血者，时刻想着为献血者做好服务。

（1）在采血站点配置LED显示屏或大屏幕电视机，流动播放献血知识和展示采集血液全过程的视频，让无偿献血者，尤其是初次献血者和陪伴者了解献血和血液科学知识，了解献血是一个怎样的过程，这样可以减少因为陌生产生的恐惧感。

（2）采血前主动为无偿献血者提供温水、点心、饮料等补充水分和能量，尤其是对初次捐献、空腹进食后不足半小时、体重偏轻、年龄小于23岁的女性或者表现出紧张情绪的无偿献血者，可额外补充一杯葡萄糖水，以预防低血糖反应。

（3）采血穿刺时，医务人员多与无偿献血者沟通，缓解其紧张心理，有条件的采血点可播放轻松愉悦的音乐，以分散无偿献血者注意力。

（4）采血过程中，医务人员要继续对无偿献血者勤沟通、勤观察，如果采血室温度较低，血液流速度较慢，或者无偿献血者手部明显冰冷时（温度低末梢循环相对较差），主动为无偿献血者保暖，如为在冷气房内献血的无偿献血者加盖毛巾被；寒冷冬季，室温较低，可打开暖气，提高室内温度，甚至给手凉的献血者手上或手臂放一个热水袋等。这样既可使献血者感到温暖，又可促进血流速度，使采血顺畅，避免献全血时间过长而引起无偿献血者不适。

（5）采血结束时，耐心指导无偿献血者正确按压穿刺针眼止血，如无偿献血者不方便自己按压，可用专用弹力绷带包扎加压止血，待其休息15～30分钟，查看穿刺针眼止血情况，并询问其有无不适，并酌情处理；无偿献血者无任何不适症状，方可礼貌致谢允许其离开。

（6）在实际工作中发现，无偿献血者对献血后的注意事项、自己所献血液的检测结果查询和下次献血时间比较感兴趣，医务人员应该将这些问题融入采血过程与无偿献血者的沟通之中，逐一告知，拉近与无偿献血者的心理距离，缓解其对献血的紧张心理及献血场所的恐惧感。

（7）采血结束后，不要立即让无偿献血者离开采血位置，待采血结束的后续工作完成时，在征得无偿献血者同意的情况下，将其搀扶于献血后休息区休息，再迎接下一位献血者入座。

（8）采血结束，完成后续工作后，要主动与献血者和陪伴者进行温馨而愉快的交流，以巩固服务效果，促进对无偿献血者的保留。

（四）单采成分血过程中的服务

单采成分血是含单采血小板、单采血浆、单采外周造血干细胞、单采粒细胞和单采淋巴细胞等，需要借助血液成分采集机/血液细胞分离机采集所需血液成分的一种，机器采集血液成分的采血模式，由于其采集的时间较长（30 ~ 300 分钟），采集过程中除了需要提供与采集全血相同的常规医务服务，还需有针对性的服务对策。

1. 健康宣教 献血现场要张贴美观而简洁的献血宣传海报和标语口号，摆放《献血和血液科学知识》《献血须知》《捐献血小板须知》《捐献造血干细胞须知》和《血小板及其捐献与输注》等科普读物，滚动播放 2 个小时不重复的献血知识及无偿献血楷模故事等宣传视频。在对献血者进行健康检查、采血和监护的过程中，医务人员和志愿者要与拟献血者和献血者、陪伴者沟通交流，向其宣传和普及《献血和血液科学知识》及与献血相关的法律规章和常识，使其对血液知识和无偿献血及其相关法律规章及常识有一个比较详细的了解，在知情和自愿的情况下愉快地捐献血液及其成分，而后成为推动无偿献血的宣传员和招募员。

单采成分血时，为了避免采出乳糜血或脂肪血影响成分血质量，在血液标本检测时需离心血液标本，观察其血浆层是否含有乳糜血或脂肪血，以决定是否可以捐献。一般血液细胞沉降后，血浆层呈现淡黄色，清亮透明，预示血液含脂肪和蛋白质颗粒相对较少；如果血浆层呈明显乳白色或淡黄色混浊状，则表示血液中含脂肪或蛋白质颗粒量较多，暂不宜捐献成分血。如果血浆层呈轻微的乳白或轻微的混浊，询问其是否前一餐进食过高油脂或高蛋白质的食物，如果确认前一餐进食过高油脂或高蛋白质的食物，而且其表示愿意等待 2 ~ 3 个小时再采血检验，可嘱其饮用老陈醋、果醋、绿茶、红茶或荷叶茶等加速降血脂，适当运动促消化吸收，待 1 ~ 2 小时后再采集血液标本检验，合格即可上机采集血液成分。工作人员应当告知其不宜捐献的结果及原因，同时做好健康宣教，建议其清淡少油饮食，尤其是献血前两餐少油低脂饮食，适当运动，可喝绿茶、红茶等降低血液脂肪，促进身体健康。

2. 关爱无偿献血者 采供血机构技术操作规程（2019 版）提出关爱无偿献血者，注意关注单采血小板固定无偿献血者以及相关重点人群的铁蛋白代谢等有关指标。

（1）目前，单采血小板的间隔期仅为 2 周，甚至 1 周，血小板采集前须检测无偿献血者外周血液中的血小板计数，外周血液血小板计数正常范围：$(100 \sim 300) \times 10^9$ 个 /L，一般单采血小板时血小板计数的上限可放宽至 450×10^9 个 /L，血小板计数数值小于 150×10^9 时将被以血小板计数不符合捐献机采血小板标准而被告知暂缓捐献机采血小板，确保捐献者采后外周血液血小板计数 $\geqslant 100 \times 10^9$ 个 /L。此时，那些有强烈捐献意愿但血小板计数稍低者，往往会寻求提升血小板计数的方法，生活经验告诉我们，经常食用红花生（不要去掉红色的内皮）、红豆、开心果等坚果类食物能提升血小板计数。因此，血小板计数偏低者，可尝试每天吃点坚果类食品；如果血小板计数接近捐献上限时，则要尽量少吃以上坚果类食品，多吃黄瓜、芹菜等。

（2）单采血小板固定无偿献血者由于捐献间隔期短，每次捐献都会因留取标本及残留于管道耗材的血液（约 46 mL），相当于人体每天正常新陈代谢消耗的血液；有文献报道“单采血小板无偿献血者，将失去 100 mL 血液在每个捐赠”环节；还有报道“每个血小板捐献红细胞损失（46 mL）的红细胞，在整个献血量的四分之一左右”；另外，有数位不同单位和不同专科的专业人士及志愿者认为机采血小板每次残留于管道耗材中的血液约为 20 mL

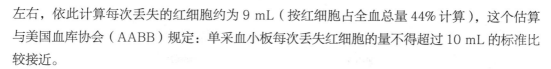

左右，依此计算每次丢失的红细胞约为 9 mL（按红细胞占全血总量 44% 计算），这个估算与美国血库协会（AABB）规定：单采血小板每次丢失红细胞的量不得超过 10 mL 的标准比较接近。

（3）导致少量的铁离子流失体外，对于自身血红蛋白稍高或刚刚达到捐献条件的无偿献血者（献血对血红蛋白的要求：男性≥ 120 g/L，女性≥ 115 g/L），尤其是育龄期女性，容易出现血红蛋白检测低于献血要求的数值。对此，采供血机构工作人员需指导其在献血过程中或献血后适当补充些铁和蛋白质，多吃些动物血、动物肝脏、木耳、鱼、虾、肉、蛋、黄豆、奶及其制品等含铁、蛋白质及钙较丰富的食物；同时要早睡晚起，保证充足的睡眠及愉悦的心境。

（4）单采成分血过程中，需要给无偿献血者体外循环处理的血液中混入抗凝剂（一般是枸橼酸钠溶液）防止血液凝固。同时含有抗凝剂的血液还输进入人体，会与血液中的钙离子发生反应，从而一时降低血钙的浓度，导致部分无偿献血者会出现缺钙性口唇麻木或者手脚发麻等抗凝剂反应。为预防及缓解抗凝剂中毒反应，需要给予即将和正在捐献单采成分血的无偿献血者口服钙剂（碳酸钙或葡萄糖酸钙口服溶液）。许多一线专业人员做过这方面的研究，结果表明在血小板采集前 20 分钟口服碳酸钙是值得推荐的。对于采集双份治疗量的情况，可分采集前 20 分钟和采集进行一个治疗量时两次口服钙剂，采集单份一般在采集前 20 分钟口服一次即可，但遇到已服用过钙剂、采血中出现抗凝剂反应者，可以酌情再补充钙剂。给予口服钙剂的问题，要引起重视，不能忽略，而且宁多不少，这样有益于降低捐献单采成分血不良反应的发生率。

3. 单采成分血的常规护理 单采成分血时间一般是 30 ~ 300 分钟，最常见的单采血小板的时间一般为 30 ~ 120 分钟，较全血采集时间长很多，采集过程中无偿献血者不得大幅度活动，一般不能离开采血椅或者采血床，这期间需要医务人员全程监护和服务。

（1）医务人员可根据无偿献血者需求准备饮品及点心补充水分及能量，播放电视节目或轻音乐帮助无偿献血者消遣时间，分散其献血的注意力，现在很多无偿献血者在采集过程中更愿意拿手机低头看（单手穿刺采集血小板时常见），这样长时间看手机容易疲劳，导致头晕眼花、颈椎不适等情况，监护过程中工作人员要提醒其尽量少看手机，可闭目养神式休息，也可平视看电视等。

（2）为了避免其采集过程中出现需要如厕的情况，采集前一定叮嘱其尽量先如厕，排清二便后再上机捐献，如采集过程中无偿献血者出现需要如厕的情况，征其同意，可采用屏风隔离遮挡，尽量同性别工作人员协助，固定穿刺部位，告知其放松心情，协助其解决，从而不影响成分血顺利采集。如遇见不同意原位置解决如厕问题的情况，可采取暂停采血，拔针让其解决如厕问题后，接驳针头重新穿刺，继续完成采集。如遇依从性不好，不配合以上解决方案的无偿献血者，必要时可停止采集。

（3）监护过程中，需时刻观察无偿献血者是否有异常表现，勤询问无偿献血者感觉如何，有否不适，勤查看穿刺部位是否正常，采血及回血是否通畅，以及采集出的血液成分外观情况等。

单采成分血耗时长，全程切记与无偿献血者勤沟通交流，勤观察，勤处理，预防及降低献血不良反应的发生。

（夏祝天）

参考文献

[1] 安万新，于卫建．输血技术学［M］．2版．北京：科学技术文献出版社，13-14.

[2] 王震凯，魏娟，吴琳，等．自体骨髓干细胞对肝硬化患者外周血淋巴细胞和免疫球蛋白的影响［J］．中华细胞与干细胞杂志，2015，5（1）：15.

[3] 胡佩英，刘佩珍．采集脐带血的手术配合［J］．中国民康医学，2012，24（13）：1662-1663.

[4] 梁静．脐带血采集中常见问题分析［J］．临床医学研究与实践，2016，1（9）：11-12.

[5] 黄淑铭，纪淑华，林小枚．MCS+ 机型血小板最佳采集模式的探讨［J］．基层医学论坛，2017，21（25）：3411-3413.

[6] 李慧文，孙延君，李航．捐献造血干细胞须知［M］．北京：科学普及出版社，2012.

[7] Hiemstra I H，van Hammer J L，Janssen M H，et al. Dexamethasone promotes granulocyte mobilization by prolonging the half-life of granulocyte-colony-stimulating factor in healthy donors for granulocyte transfusions［J］. Transfusion，2017，57（3）：674-684.DOI：10.1111/trf.13941.

[8] 张梦营，王化泉，邵宗鸿．粒细胞输注的研究现状［J］．国际输血及血液学杂志，2019，42（5）：380-386.

[9] 宋秀萍．加强采血穿刺相关护理技术减少皮下血肿的发生［J］．中外健康文摘，2012，14.

[10] 陈莉，赵莉华，王玉珍，等．心理学知识在无偿献血工作中的应用［J］．中国输血杂志，2003，16（4）：138-139.

[11] 李慧文，李航．捐献血小板须知［M］．北京：中国科学技术出版社，2014.

[12] 熊恺轩，孙革，卢亮，等．不同钙剂对男性多次双份机采无偿献血者影响的研究［J］．中国输血杂志，2015，5.

Chapter 6

第六章

献血过程的巡护、不良反应的预防及处置

献血全过程的巡视救护（简称巡护，包括对献血现场的巡视、协调和对献血不良反应的处置等工作），对于采血工作顺利进行和无偿献血活动健康持续发展至关重要。献血全过程的巡护与健康状况征询和健康检查关系密切，前后呼应，均应该得到充分的重视，坚决杜绝和扭转重采血量，而轻健康状况征询、健康检查和巡护工作的观念及局面，避免发生献血不良反应，确保安全献血，促进献血人次和人均献血量的提高，推动无偿献血活动健康持续的发展。

第一节 巡护

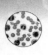

做好献血全过程（前、中、后）的巡护工作，会大大降低献血不良反应及其次生伤害的发生率，提高献血不良反应及其次生伤害的处置效果，缩小因献血不良反应及其次生伤害导致人们对无偿献血的恐惧程度和范围，提高无偿献血人数和人均无偿献血量等，所以说，献血全过程的巡护事关安全献血和采血工作的顺利进行和无偿献血活动的健康持续发展。因此，献血全过程的巡护工作应该引起采供血机构和相关部门、机构、组织及工作人员的充分重视，确保安全献血。

献血现场的医务人员，特别是承担巡护、健康状况征询、健康检查工作的医务人员和采血的医务人员，要与无偿献血者交流沟通，介绍献血前、中、后的注意事项及献血和血液科学知识，从中发现问题并及时解决问题；了解其对无偿献血的认知和感受，分散其注意力，消除紧张情绪，轻松愉快地献血，以减少献血不良反应的发生。

一般而言，献血全过程的巡护工作，可分献血前、中、后的巡视和献血前、中、后的护理及救治两部分，需要献血现场的全体工作人员、献血组织者及志愿者等齐心协力，团结协作、共同完成。因为对拟无偿献血者及其陪伴者、来访者、参观者及献血全过程的沟通，巡护、服务，以及对献血不良反应的处置紧密相连，甚至常常是由一组或一两个医务人员，全程负责完成咨询、健康状况征询、健康检查、采血和巡护的工作，所以本书将其归为一章进行叙述。

一 献血现场环境及巡护

献血现场环境是决定采血效果和工作质量的关键环节，需要认真设计，精心布置，符合采血作业卫生要求，简洁而温馨，给人以安全感、舒适感，使人精神爽朗，心情愉快，轻松而顺利地完成无偿献血愿望。

献血全过程的巡护工作，是对献血现场全场秩序和工作全流程的巡视、监督和急救管理，这项工作应该从具有无偿献血意向者、拟无偿献血者、无偿献血者及其陪伴者、来访者和参观者走进献血现场开始，至无偿献血者离开献血现场 8 小时后才算基本结束。因此，这项工作应该由具有丰富的对拟无偿献血者进行健康检查、巡护和献血不良反应救治处置经验的高年资骨干执业医师及具有执业医师资格的领队或业务领导承担。

（一）献血现场环境

献血现场是无偿献血者进行献血和献血服务工作人员为拟无偿献血者提供献血服务，包括拟无偿献血者填写健康状况征询表、献血登记表，医务人员对拟无偿献血者进行健康状况征询、健康检查、采血、巡护等的工作场所。献血现场的环境事关献血安全和工作质量，应该得到相关工作人员的充分重视，符合相关法律规章、标准及技术规范等要求，千万不能马虎随意。必要时可动用足够数量的专用移动采血车。

1. 环境 为无偿献血者提供安全、卫生、舒适、远离污染源等符合相关规程、要求、标准及技术规范等规定的环境，保持热情、周到、尊重和保护拟无偿献血者的个人隐私的工作态度，使无偿献血者愉快放心地完成无偿献血愿望。

2. 临时献血场所的准备 如果遇团体或集体献血，需要到组织者指定的地方对拟无偿献血者进行健康状况征询、健康检查和采血时，应提前考察组织者准备的献血场所，如果条件不符合相关标准、规范、办法等规定要求或不理想，或组织者不便提供场所，则应出动足够数量的专用移动采血车，确保健康检查和采血工作符合质量和安全高效的要求。

3. 献血场所区域划分 各工作区域设置要齐全，分隔要清楚，标志要明显。一般而言，献血现场要设置填表区、健康检查区、采血区和休息区等。

4. 对采血座椅的要求 采血座椅应为可调节体位，又可使无偿献血者挺直坐、半躺式坐或仰卧，也可以调至仰卧式头低脚高位，方便移动。一旦发生献血不良反应，献血者可以原地休息或连采血椅一起移至人少的通风阴凉处休息。

5. 应急处置 由于大多数健康检查和采血工作，都是平安顺利完成的，所以应急处置容易被忽略，致使一旦遇到风险，外出体检采血队的领队和组织者可能会手足无措，难以冷静应对和妥善处置。为保障无偿献血活动的健康持续发展，采供血机构应该加强对献血现场可能发生的风险进行预见和制定应急处置预案，确保体检采血工作万无一失。

（1）预见风险排隐患。通过全面地预见风险，排除隐患，实现安全献血可持续发展。

（2）灵活处置见实效。敏锐机警，及时发现问题，有效沟通，加强信息传递；熟悉规章，灵活有效处置。

（3）防患未然保安全。提高安全献血意识，使不可预见的风险和隐患成为可预见、可防止、可化解，使事故防止于预见之中。

（4）防风险设施要配套齐全，灭火器等要便于操作，而且在有效期范围内，熟练操作。

（二）献血现场的巡护

献血现场巡护岗位的工作，包含对献血现场的巡视、监督、沟通交流、协调、医学救护和献血不良反应的处置等工作。献血现场的巡护岗位应该由对具有无偿献血意向者、拟无偿献血者、无偿献血者进行健康咨询、健康检查和巡护等工作经验丰富的高年资或资深骨干执业医师，或具有执业医师资格的体检采血队领队或业务领导承担。岗位医务人员的配置，要根据预计可能来该献血站点的拟无偿献血者人数而定，可安排若干人。其具体工作职责和工作方法如下。

（1）负责献血现场巡护的医师，在献血现场进行巡护时要眼观六路，耳听八方，进行全方位的观察和巡视，以便及时发现精神和情绪异常、身心不适和出现献血不良反应症状者，及时而妥善地救护处置。

（2）在体检采血队，没有设置领队或没有现场指挥协调领导的情况下，应从负责献血现场巡护岗位的医师中选出一人，承担体检采血队领队的职责，负责献血现场工作的对接、秩序的维护和各方的协调及调动等，确保健康检查和采血工作顺利、高效而安全地完成。

（3）向来访者介绍献血和血液科学知识，解除拟无偿献血者的恐惧心理，缓解其紧张情绪，使其轻松愉快地完成无偿献血愿望。督促或亲自为拟或正在捐献单采血小板等血液成分的志愿捐献者，施予足够剂量的补钙剂，以预防或缓解因枸橼酸钠抗凝剂导致的低钙血症所造成的献血不良反应。

（4）对于既往出现过因枸橼酸钠抗凝剂导致低钙血症造成献血不良反应的再次捐献血液成分的无偿献血者，应该在开始还输的半小时之前，给予足够剂量的补钙剂的基础上，调慢经抗凝处理过血液的还输速度，并密切关注，摸索出适合其个人的最佳补钙剂量和血液还输的速度。

（5）巡护岗位的医师要与无偿献血者们进行交流沟通，并为其提供知心而周到的服务，营造活泼、温馨、轻松而愉快的献血氛围。

1）巡护岗位的医师要对每一个具有无偿献血意向者、拟无偿献血者、无偿献血者及其陪伴者和来访者、参观者察言观色，及时发现其需求和不良反应的征兆，以便及时而妥善处置。

2）巡护岗位的医师要督促空腹或距上一次用餐时间超过 4 小时或前一两餐食入量较少的拟无偿献血者，现场食用足够量的食物及葡萄糖水等，避免其在低血糖状况下无偿献血，预防出现献血不良反应。

3）指导无偿献血者，正确按压献血时采血穿刺的伤口 15 ~ 20 分钟，并在献血现场巡护医师或专业志愿者的视野范围内，接受巡视服务及休息 30 分钟，自己感觉无不适，经巡护医师检查采血穿刺伤口，确认无继续渗血等异常现象，方可离开献血现场。

4）嘱咐无偿献血者多喝水（比平时多喝所献血量的水）、适当饮食（清淡饮食要吃好，不宜过饱，无须刻意进补）、早睡觉（如果上午献血，午餐后抓紧时间休息片刻；如果是下午献血，晚饭后早点休息，不得熬夜和饮酒等）。

5）嘱咐无偿献血者献血后 24 小时内，不得进行健身类运动或不得从事体力劳动；72 小时内，不得进行竞技性运动，不得进行剧烈运动，也不得从事重体力劳动等。

（6）负责献血现场的巡护的医师，要承担对发生献血不良反应的发现、诊断、处置和 8 小时内的跟踪（电话）随访处置。如果发生严重的献血不良反应，及时报告，积极组织处置。必要时应及时拨打 120 急救电话求助，不得拖延，以免发生意外。

（7）每月在指定时间，负责急救药品及器材的清点和申请补充工作，并做好急救药品清单、急救药品报废单、急救药品领取单的填写和记录，确保急救箱内各种常用药品，特别是急救药品的齐全而有效。

（8）做好急救药械的保养维护、准备和补充工作。在日常的健康检查和采血过程中，虽然很少发生需要使用急救药械的严重型献血不良反应及其并发症，或即使发生了经过短时间徒手救护和休息即可恢复，但为了无偿献血者的身心健康和安全，采血现场仍需准备处置献血不良反应所需急救药械和用品。主要包括：血压计、听诊器、体温计、10% 葡萄糖溶液、生理盐水、25% ~ 50% 的葡萄糖注射液、肾上腺素、针灸针、一次性注射器、氧气瓶或袋、呕吐盒或袋、毛巾、饮水杯、无菌纱布、棉球和胶布等。

（9）认真观察无偿献血者有无献血不良反应的征兆，发现献血不良反应的征兆要及时处置，并认真做好回访和处置记录工作。记录时，应如实填写导致发生献血不良反应的地点、发生不良反应的原因、症状、生命体征、处置方法、发生不良反应的时间和恢复的时间，后续处置和护理意见，并请第三者签名。最好也请发生了献血不良反应的无偿献血者签名。存档并录入电脑信息系统备查。

（10）应该对首次捐献单采血小板等血液成分的捐献者进行 8 小时内的追踪和慰问性电话回访并记录。

（11）协助采血医务人员，处置采血过程中出现的各种问题。

（12）配合采血医务人员，做好采血场所的卫生清洁、消毒及物品管理等工作。

二 献血全过程的巡护服务

献血全过程知心、热情、周到、关爱而有效的专业性献血巡护服务，不仅对拟无偿献血者是一种精神上的安慰和体贴，同时还可大幅度减少献血不良反应的发生率，保证整个献血过程愉快而顺利进行，提高无偿献血人数和人均无偿献血的数量。献血巡护服务应包括工作人员及专业无偿献血志愿者对无偿献血者的巡护服务和无偿献血者自己及其周围人员的巡护服务两部分。

（一）工作人员及专业志愿者对献血者的巡护服务

一般而言，工作人员及专业无偿献血志愿者对无偿献血者的巡护服务应该从无偿献血者步入献血现场开始至献血结束 8 小时。

1. 优质巡护服务

（1）微笑礼貌巡护服务法：献血现场的每一个工作人员和志愿者，面对到访者要绽放真挚微笑，心怀感恩地将受血者及其亲友的感恩转达给无偿献血者及其亲友；以发自内心真诚的微笑诠释自己的服务态度。用真情点燃工作激情，时刻以服务的心态服务于每一位到访者；要使用敬语和文明礼貌用语，笑口常开，使所有到访者感到温馨、愉快并产生宾至如归的感觉；以精良的技术，优美而娴熟的动作，完成各项操作，使拟无偿献血者顺利、愉快而安全地完成无偿献血计划。

（2）亲情服务法：追求至诚至爱。以平和的心态和语言及行动尊重所有到访者；以真诚的心态对待所有到访者；以博爱之心温暖每一位到访者。勤于换位思考，将心比心，学会倾听到访者的感受、意见和建议，并予以妥善处置，使献血现场充满温馨和亲情，营造“家”的氛围；为特殊到访者提供特色的关爱服务，使其感到受到重视，踏实而温暖。

（3）细腻服务法：是对到访者在完成基本的巡护服务基础上，施以个性化、周到而细腻的品牌性巡护服务。使每一位到访者感到舒心愉快，自觉参与无偿献血。

1）完善基本性巡护服务。合抱之木，生于毫末。对待到访者的巡护服务，要从细微之处开始，从“易”从“小”做起，从点点滴滴做起，使到访者心里踏实而自如。

2）倡导个性巡护服务。关爱于心，细腻于行。用心揣摩，主动实施巡护服务。因人而异，提供特色而精准的服务。使到访者有宾至如归的温馨和舒心的感觉。

3）打造品牌性巡护服务。不断创新，彰显品质。积微成著，逐渐赢得到访者的好评和赞美。争先创优，打造社会公认的优质巡护服务品牌。

（4）语言巡护服务法：人们喜爱听的语言（包括肢体语言）魅力是无穷的，要善于将其运用于对到访者的接待和巡护服务中，可有效地促进无偿献血活动的健康持续发展。

1）语言的魅力是无穷大的。善于用语言表达自己的巡护服务；精炼话语，赢得到访者的认可和赞赏，从而在自己继续参与无偿献血的基础上，动员周围人参与无偿献血。

2）学会说人们喜爱听的话。养成使用礼貌用语的习惯，善于“非语言”（肢体语言）的表达。掌握巡护服务语言禁忌。

3）提升语言技巧。讲通俗易懂的科普知识，让语言增加可信度和说服力；语言要灵活，多一点时代感和幽默感，让语言充满智慧；懂得更多的要素，让语言“因地制宜”“因人而异”，产生无穷的感染力和推动力。

（5）延伸巡护服务法：彰显奉献精神，想无偿献血者所想，做无偿献血者所需，使对无偿献血者的巡护服务不断延伸，广泛传播，铸就无偿献血巡护服务品牌和感召力。

1）献血现场巡护服务的延伸。团结协作，打好“延伸”的基础。真挚巡护服务，凝聚“延伸”的核心。心系无偿献血者，并施以无限的关爱，彰显服务“延伸”的意义。

2）奉献精神。采供血机构工作人员和志愿者对到访者的巡护服务要发自内心，真心实意地施行，使奉献精神在献血现场和社会各界广泛传递。

3）铸就献血巡护服务品牌。完善标准和操作规范，追求卓越。不断创新，打造优质高效的巡护服务品牌，促进无偿献血活动健康持续发展。

2. 用娴熟技巧支撑巡护服务　以娴熟的健康检查、采血、巡护和对意外处置技术及技巧，为无偿献血者提供巡护服务，有效地提高对无偿献血的认知度和采血穿刺一针率，最大限度地减轻无偿献血者的疼痛感和心理及精神压力。健康检查、采血、巡护和处置时，动作要轻巧、迅速而准确，采血穿刺进针和拔针的动作要准而快，防止对血管和软组织造成过多伤害，努力达到瞬间微痛的效果。采血穿刺进针成功后，采血的医务人员要与无偿献血者聊天交流，使无偿献血者放松身心，慢慢品味并收获献血成功的自豪感。如果采集血液的流速较慢，则请无偿献血者有规律地做握拳和松拳动作，促进采集血液的血流速度。

3. 与无偿献血者交流，营造愉快的无偿献血氛围　在巡护的过程中，要寻找无偿献血者喜爱听的话题和内容，与无偿献血者进行交流沟通，营造愉快的无偿献血和采血氛围。特别是要重点强调无偿献血过程中和无偿献血后的注意事项。嘱咐其在无偿献血前适当饮食，休息好；无偿献血过程中积极配合；无偿献血后注意按压和护理采血穿刺的伤口，多喝水，清淡饮食，早睡觉，不熬夜。

4. 指导按压好采血穿刺伤口，防止皮下血肿和瘀斑 完成采血，拔针时嘱咐无偿献血者要放松心情，伸直接受采血穿刺的一侧手臂，用另一只手的三个手指（示指、中指、无名指）并拢顺着被穿刺静脉走向，按压伤口处15～20分钟止血（若用弹力绷带止血，需放置加压垫，缠绕得松紧度要适中，弹力绷带要保留不少于30分钟），松手或去除弹力绷带时，要密切关注采血穿刺伤口处1分钟，观察采血穿刺伤口是否继续流血，不流血了方可彻底放松自如。嘱咐无偿献血者及其陪伴者，24小时内不得揉搓无偿献血时采血穿刺伤口处，不要用穿刺侧手臂提重物，以防伤口被抻开，继续出血而引起皮下局部瘀斑、血肿。洗浴后或次日洗漱后自行去除敷在采血穿刺伤口处的止血贴。

5. 采血穿刺伤口不流血、不渗血，无不适症状，方可离开 无偿献血者欲离开献血现场时，医务人员要认真检查采血穿刺伤口部位，看看是否有出血、渗血、淤血或血肿等异常现象，如仍有出血，应嘱咐无偿献血者抬高手臂，继续压迫局部，挽留无偿献血者继续在献血现场接受巡护观察，并及时为无偿献血者更换被血污染的止血贴等敷料。采血穿刺伤口不流血、不渗血，无不适症状，方可离开。

6. 及时发现并妥善处理献血不良反应 如采血者或巡护者发现无偿献血者出现献血不良反应的征兆，采血医务人员应立即将采血座椅调至仰卧式头低脚高位，询问无偿献血者的感觉，观察无偿献血者的面部表情及肢体动作和不适症状，酌情考虑是否立即拔针，终止采血及其他妥善的处置，必要时通知巡护医师接手，为发生献血不良反应的无偿献血者测血压、脉搏等，并做适当救护处置。

7. 无偿献血后不要立即站立，以防晕倒摔伤 采血结束后嘱咐无偿献血者不要立即站立，最好在原位休息10～15分钟后，慢慢站起移步到休息区，继续休息并适当食用饮料和糕点，以减少无偿献血后和直立性低血压引起的献血不良反应；如果后边有人排队等待无偿献血，拔针并处置好采血穿刺伤口后，巡护医师或志愿者要搀扶无偿献血者到休息区休息，并密切关注其面部表情和肢体动作，避免因献血不良反应导致的摔伤等次生损害。

8. 及时发现献血不良反应，并妥善处理 巡护或采血等工作人员若发现无偿献血者有献血不良反应的征兆，如面色苍白、出冷汗、打喷嚏、头晕、晕厥等现象和症状，应立即将其调至仰卧头低脚高位，测量其脉搏和血压，寻找导致发生献血不良反应的原因，必要时拔针终止采血，做好采血穿刺伤口的止血处置，将其转移（最好连同采血椅一起拉）至紧邻的急救观察室，关注其脉搏和血压，适当给予饮用温度适宜的等渗葡萄糖盐水等可补充能量的饮料。一般因无偿献血所致的晕厥，休息几分钟后可恢复正常。如果献血不良反应持续10分钟及以上，仍未能恢复或症状不减轻，应请巡护医师专门守候处置，密切关注血压和脉搏，必要时拔打120急救电话求助。刚刚发生过献血不良反应的无偿献血者，欲离开献血现场时应测量其血压和脉搏，血压和脉搏没有恢复至无偿献血前水平者，不得独自离开献血现场。必要时派专人护送其回家。

（二）无偿献血者的自我防护

无偿献血者的自我防护是指无偿献血者献完血，离开献血现场后，应采取的一些自我防

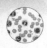

护措施。采供血机构的医务人员和专业志愿者，应在无偿献血者即将离开献血现场时，对其进行嘱咐和指导（如告知其若感觉头晕，立即躺下或坐下，防止晕厥导致的摔伤；若发现采血穿刺伤口处及其周围出现淤血或血肿，立即进行冷敷，48 小时后再进行热敷等），避免因迟发性献血不良反应所造成的次生伤害等。

1. 保护好采血穿刺伤口，防止继续出血和污染 保证采血穿刺伤口处止血贴洗浴后或至次日洗漱后去除，行压迫止血用弹力绷带 1 小时内松绑。松绑压迫止血用弹力绷带时，动作要慢，边松边看，发现流血，马上再用原止血辅料未污染部分压迫止血 10 分钟。松绑后观察 1 分钟，防止采血穿刺伤口继续出血和污染，不再流血或渗血，方可彻底松开手。

2. 献血后的注意事项

（1）献血后，首先正确按压采血穿刺伤口处，帮助止血。告诉无偿献血者，不正确按压采血穿刺伤口或按压时间不够，可能会造成采血穿刺伤口处流血或因皮下有渗血导致瘀斑，甚至出现血肿。如果发生瘀斑或血肿，告诉其面对瘀斑和血肿不要紧张，可能 10 天左右，即可自行吸收消失。如果出现血肿或较大面积瘀斑，可于 48 小时内用冷毛巾或冰袋冷敷 1 小时，以帮助止血；如果血肿或瘀斑由紫红色，转为青紫色或 48 小时后，可频繁用热毛巾或热水袋或装有温水的矿泉水瓶热敷；如果渗血造成的红肿面积较大，甚至伴有疼痛，应第一时间拨打采供血机构（血站）的热线电话咨询，必要时血站应派医师专门前往诊断和处置。做冷敷或热敷时，温度和方法要适宜，避免造成冻伤或烫伤等次生伤害。

（2）献血后，如果感到不适，立即躺下或坐下，以免因晕厥跌倒导致意外伤害。

（3）献血后，适当饮水（最少要比平时多喝所献血量的水），清淡饮食，切勿暴饮暴食；24 小时内不宜饮酒。

（4）献血后，要抓紧时间休息。如果是上午献血，午餐后睡一觉；如果是下午献血，晚饭后早点休息，不得熬夜。

（5）献血后，接受采血穿刺的手臂当天不要提举重物，以免抻开已经闭合了的穿刺伤口而继续出血；24 小时内不做健身类运动或体力劳动，以及不进行高空、高温作业；72 小时内不做竞技性体育运动、剧烈运动或重体力劳动，以防发生不适或意外。

（6）献血后，72 小时内不可搓擦采血穿刺处伤口，以免擦掉阻塞于采血穿刺伤口处的凝血栓，发生渗血或感染。

（7）献血后，如果无偿献血者感到口渴，应及时饮用足够量（所献血量）的营养饮料或饮用果汁、牛奶等，这样有助于血容量迅速恢复，补充蛋白质等血液组分及造血所需的营养物质。

（8）献血后，可适当食用富含蛋白质、铁和维生素 C 等营养丰富、易消化的食物，如动物肝脏、动物血、蛋、奶、鸡、鱼、虾、红肉、黄豆及其制品等，这些食物有助于血浆蛋白质等成分和血液细胞的恢复。

（9）献血后，个别人特别是身强体壮的年轻人，有疲乏困倦感或饥饿感，这是正常的生理反应，所以献血后要适当食用食物和营养饮品，适当休息。

（10）如果采血穿刺部位或全身有异常症状，应及时拨打采血机构（血站）热线电话咨询或求助。必要时，血站应安排相关医师专门探访，诊治处置。

第二节 献血不良反应及其预防和处置

献血不良反应是由献血者的心理、生理、饮食、休息、采血环境、采血量以及采血医务人员、巡护医师的工作态度和操作技术、技巧等多种因素所引起的以血容量急剧下降及自主神经功能紊乱为特征的综合征。一般经过献血前咨询、健康状况征询、健康检查等严格筛选，并符合有效版本《献血者健康检查要求》者，一次捐献 300 mL 或 400 mL 血液是能够耐受而不会发生不良反应的。调查显示，正常情况下，发生献血不良反应人数约占献血人次的 0.2%，所有发生献血不良反应者，经护理和安慰及必要的对症处置后，均可迅速恢复正常，不会留下任何不良后遗症。

一 献血不良反应的诱发因素

献血者在精神紧张、疲劳、睡眠不足、献血环境不理想、空腹或者之前一两餐食入量不足所致低血糖等情况下献血，当进行采血穿刺时，易引起献血不良反应。具体原因如下。

（1）精神因素为最重要的因素。一般与精神因素有关的献血不良反应，多发生于较年轻的初次无偿献血者。年轻的初次无偿献血者可能对无偿献血有较高的积极性和热情，但是对献血和血液科学知识了解不够，甚至一点都不了解，没有见过他人无偿献血的过程，没有献血的感悟。因为对采血环境陌生，容易精神紧张，尤其当看到他人在献血的过程中发生不良反应时，自己更加紧张，采血针还没有开始扎或刚刚扎完采血针，即出现不适，甚至晕厥。

（2）医务人员服务态度欠佳，不够热情，语言生硬，不交流、不赞美、不鼓励，加之进行采血穿刺时疼痛刺激或恐血，看到采血器材或流入血袋的血液即发生头晕，甚至晕厥。

（3）由各种原因造成劳累或睡眠不足，导致疲倦困乏状态下献血。

（4）由于献血前要求不吃高脂肪和高蛋白质及油腻食物，或受医院验血之前要求空腹的影响，部分人错误地认为献血之前不能吃饭或因排队等候时间过长，而导致献血者空腹或之前一两餐食入量不足，或疲惫状态献血。

（5）晕车或晕车前后献血导致的不良反应。有些无偿献血者在赶赴献血现场的途中，已经处于晕车的早期，献血时或献血后晕车症状出现或加重；有些无偿献血者本身就有晕车史，走上采血车后发生晕车，被误判为因献血所致不良反应。晕车者坐车而来或走上献血车，献血后坐车回去，即使不献血也可能会发生不适反应，甚至是晕厥，这种不良反应虽然与献血无关或基本与献血无关，只是在采血过程中或采血后出现症状或症状加重，却常常被人们误判为献血不良反应，值得注意，要认真鉴别。献血不良反应与晕车反应比较容易鉴别。

（6）献血环境不理想。献血环境不理想的状况多发生在临时性外出采血时，如团体献血和集体献血时。献血现场条件和环境不理想，无偿献血者排队等候时间过长，献血现场空间狭窄，人多拥挤、空气流通不够，气温较高、闷热等不利因素，均可导致献血者烦躁情绪，增加献血不良反应的发生。

二 献血不良反应的分类及其原因分析

（一）以局部表现为主的献血不良反应

1. 以采血穿刺部位出血为主要表现的不良反应 主要有采血穿刺针误入动脉，导致止血困难；血肿和瘀斑导致的疼痛、感染和不美观等。

（1）采血穿刺针误入动脉：采血穿刺针误入肱动脉或其分支，表现为肘部疼痛，所采集的血液呈鲜红色，采血针随动脉搏动而跳动，血袋异常快速充盈。如果拔针时不特殊处置，可能会迅速出现皮下血肿，甚至出现与其相关的其他不良反应。采血针刺入动脉引起血肿的案例偶有发生，因此而引发的前臂骨筋膜室综合征、肱动脉假性动脉瘤和动脉瘘的概率比较高。

（2）血肿和瘀斑：是由血液从血管穿刺伤口处流出或渗出，并在皮下软组织中淤积所致。如存在明显肿胀隆起，即为血肿；如不存在明显肿胀隆起，即为瘀斑。血液顺血管穿刺伤口处流出或渗出，淤积于皮下软组织中，主要表现有皮肤瘀斑、变色、肿胀及局部疼痛，随着肿胀体积的增大，而出现血肿。肿胀压迫周围组织，压迫强度取决于血肿的大小和周围组织的疏松程度。压迫神经时可出现神经症状，如放射导致前臂和手等的疼痛，以及血肿周围的刺痛。血液淤积于前臂前侧深部的肌肉和肌腱组织之间，形成的血肿在初期难以被发现，血肿逐渐增大时，压迫强度也随之加大，常出现神经刺激、骨筋膜室综合征等症状。

（3）迟发型出血：在无偿献血者离开献血场所，解除手指或弹力加压止血带对穿刺部位的按压之后，穿刺部位重新自发性出血。其原因可能是之前按压的部位不正确，或按压的力度不够大，或按压时间不够长，或献血者手臂用力提拉或抬举重物。

2. 以疼痛为主要表现的不良反应 主要有由穿刺造成的血肿压迫神经所致的疼痛；神经损伤所致的疼痛；肌腱损伤所致的疼痛等。

（1）神经刺激性疼痛：因血肿压迫神经所致，表现为与血肿部位相关的神经放射痛和/或感觉异常。但是，血肿所处位置较深，可能隆起不明显。疼痛并不是在穿刺进针的时候立即发生，而是在穿刺进行或扎针后一段时间，当血肿达到足够大的时候，压迫刺激神经，才出现神经刺激性疼痛。

（2）神经损伤性疼痛：采血穿刺进针或拔针时损伤了神经。神经损伤首先表现为剧烈疼痛。神经损伤所致的疼痛，在穿刺进针或拔针操作的时候，立刻发生放射性剧烈疼痛，常伴有感觉异常。

（3）肌腱损伤性疼痛：由采血穿刺进针或拔针时，针损伤肌腱所致。这种疼痛表现为在采血穿刺针进针或拔针损伤肌腱时立即出现的局部非放射性疼痛。

（4）手臂疼痛：采血穿刺时或采血后数小时内，手臂出现局部放射性疼痛，但没有其他表现。造成这种疼痛的原因有很多，有些疼痛是一时查不出真实原因的。所以多数盲目地将其归入神经刺激性疼痛、神经损伤性疼痛和肌腱损伤性疼痛。

3. 因采血穿刺而导致的局部炎症 因采血穿刺而导致的局部炎症占献血不良反应案例的比例比较低，而且多属迟发性局部献血不良反应，较轻，一般无大碍。所以，在采供血机构备案的例数比较少，容易被忽略。

（1）血栓性静脉炎：是与血栓相关的静脉炎症，表现为穿刺部位附近沿血管走向的局部红、肿、热、胀、痛，触痛明显。发生在浅静脉的血栓性静脉炎，表现为皮下有红色条索状物硬结，稍触即痛，触痛明显。

（2）局部皮肤过敏：采血所致的局部皮肤过敏发生在献血者的手臂采血穿刺部位皮肤及其周边，主要是献血者对采血过程中使用的皮肤消毒剂、胶布等医用耗材产生过敏反应，采血部位皮肤出现皮疹、肿胀和瘙痒。

（3）局部感染：采血穿刺部位的感染性炎性反应，表现为采血针穿刺伤口处局部皮肤红肿、炎性渗出。

（二）以全身表现为主的献血不良反应

以全身表现为主的献血不良反应，主要是血管迷走神经反应，其诱因包括献血者心理因素、生理因素、低血糖以及血容量减少、血压降低等。多数症状轻微，表现为全身不适、眩晕、面色苍白、出汗、虚弱、焦虑、恶心。少数比较严重，可出现晕厥、抽搐或大小便失禁。如发生晕厥和摔倒，可导致意外损伤。进一步细化分组情况如下。

（1）根据是否发生晕厥，可进一步细分为发生晕厥的（重度）献血不良反应和未发生晕厥的（轻度）献血不良反应两个亚类。

（2）根据是否伴有损伤，可进一步细分为发生损伤的（重度）献血不良反应和未发生损伤的（轻度）献血不良反应两个亚类。

（3）根据是否在献血现场发生的献血不良反应，可进一步细分为在献血现场发生的献血不良反应和离开献血现场后发生的献血不良反应两个亚类。

献血者在献血现场，采血机构的医务人员需对献血者进行观察和巡护服务，并对出现献血不良反应的献血者，进行及时而适当的处置；献血者离开献血现场或超出了采供血机构医务人员或志愿者的视野和能力范围，采血机构医务人员和专业志愿者无法及时对献血者进行观察和巡护，发生献血不良反应的后果和不良影响往往要比在献血现场严重，所以采血后要尽可能地挽留献血者，多一点时间在献血现场休息。采血结束拔针后，献血者在献血现场接受巡护休息的时间不宜少于 30 分钟，甚至是越长时间越好。

（三）单采血小板等血液成分时发生的献血不良反应

1. 枸橼酸钠反应 单采血小板等血液成分的过程中，首先需要对离体血液进行抗凝，以便分离提取所需要的血液成分。枸橼酸钠是目前单采血小板等血液成分过程中的首选抗凝剂。在抗凝血过程中，枸橼酸钠通过螯合血液中的钙离子而发挥抗凝作用。在单采血小板等血液成分的过程中，较大剂量枸橼酸钠随处置过的血液成分还输到献血者体内，可引发献血者低钙血症和低镁血症，甚至枸橼酸钠反应症状。具体表现为：①神经肌肉系统的表现主要有口唇及口周发麻、面部麻木、头晕、抽搐、颤抖、恶心、呕吐，严重者出现手足强直性痉挛、抽筋、抽搐等。②心血管系统的表现主要有低血压、心律不齐、心电图 QT 间期明显延长。枸橼酸钠反应是捐献单采成分血过程中，常见的多发性献血不良反应，应该引起充分的重视，认真研究有效的预防和处置方法。

2. 溶血反应 单采血小板等血液成分的过程中发生的溶血反应，是献血者红细胞膜脆性高，或在单采过程中红细胞受到损伤，或还输了异型红细胞等所致。主要表现有寒战、面色潮红、发热、烦躁、胸痛、背痛、腹痛、恶心、呕吐、低血压，甚至出现腹泻、呼吸困难、休克、全身出血及血红蛋白尿、少尿或无尿等。手工单采时，溶血反应时有发生，在机器单采血小板等血液成分献血的过程中比较少出现，但是由于其严重性，也应该引起充分的重视和预防。

3. 全身过敏反应 单采血小板等血液成分志愿捐献者，对一次性单采耗材灭菌消毒剂或者枸橼酸钠抗凝剂，或者在单采外周血造血干细胞或者单采粒细胞等过程中，采用的动员剂和添加剂发生过敏反应。主要表现有荨麻疹、腰背和关节酸痛、乏力、唇周发红肿胀、眶周水肿、呼吸困难等，严重者可出现喉头水肿、低血压，甚至休克。

4. 空气栓塞 在进行单采血小板等血液成分的过程中发生的空气栓塞，是因为一定量的空气通过采血穿刺针或密闭不严的管路进入血管。这是用机器进行单采血小板等血液成分过程中，较为罕见的一种献血不良反应。手工单采时，偶有发生。主要表现有胸部不适、呼吸困难、心动过速、低血压甚至休克。

（四）与献血相关其他不良反应

与献血相关的其他不良反应指的是不属于上述三类的其他献血不良反应和次生伤害。如献血后低血压；持续性储存铁降低导致的铁蛋白或 Hb 降低；低血钙等导致的迟发性献血不良反应，甚至导致组织或器官的损伤等。

（五）献血不良反应的评估

1. 献血不良反应严重程度的评估 根据献血不良反应的严重程度、是否需要治疗和处置后的结局，可将献血不良反应分为重度献血不良反应和非重度献血不良反应两种。

（1）具备以下任何一个条件的献血不良反应，即可判断为重度不良反应。

1）献血不良反应导致住院，并采取防止机体功能受到终身性损害或损伤的治疗或防止死亡的救治等措施。

2）献血不良反应导致明显残疾或功能不全，且在献血后持续存在 1 年以上。

3）献血不良反应出现后发生死亡，死亡原因疑似、可能或肯定与献血有关。

4）晕厥伴有惊厥症状，如抽搐、全身痉挛，甚至出现大小便失禁，休克，摔伤，摔伤致残等。

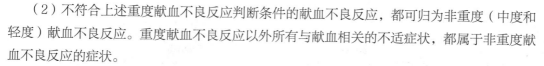

（2）不符合上述重度献血不良反应判断条件的献血不良反应，都可归为非重度（中度和轻度）献血不良反应。重度献血不良反应以外所有与献血相关的不适症状，都属于非重度献血不良反应的症状。

2. 不良反应与献血相关性的评估

（1）根据证据的支持力度，评估不良反应与献血的相关性。

（2）不良反应与献血的相关性，可分为以下五个级别。

1）一级：肯定相关，支持献血导致不良反应发生的证据确凿，不存在合理的质疑。

2）二级：可能相关，证据明显有利于支持不良反应与献血相关。

3）三级：可疑相关，证据无法确定不良反应与献血相关还是与献血无关，也无法确定与其他因素相关。

4）四级：可能无关，证据明显有利于支持不良反应与其他原因相关，而与献血无关。

5）五级：肯定无关，支持献血以外的其他原因导致不良反应发生的证据确凿，不存在合理的质疑。

三 献血不良反应的预防、诊断和处置

献血不良反应与献血者对献血和血液科学知识、常识了解的程度有着直接的关系。因此，献血不良反应的预防工作要从献血的宣传教育开始，贯穿于献血之前的咨询、健康状况征询、健康检查、采血、巡护及服务的全过程。常见献血不良反应的症状都很明显，只要密切关注、认真观察，辨别、诊断和处置起来相对比较容易。献血不良反应的处置，主要还是对症处置和预防次生损伤，预防与献血相关的并发症的发生和发展，要具体情况具体对待，灵活应变。

（一）献血不良反应的预防

为预防和减少献血不良反应的发生，规范献血不良反应的处置，确保献血者的安全，采供血机构应该有一个可操作性比较强的预防献血前、献血中和献血后之献血不良反应的操作规程。

1. 献血不良反应预防和相关医务人员的工作职责

（1）献血前询问、健康状况征询、健康检查、采血及其巡护过程中，采血医务人员和志愿者应认真讲解献血和血液科学知识并持续交流沟通，仔细观察、耐心询问，以预防献血不良反应的发生。

（2）献血现场的巡护医师，要善于及时发现并尽快处置献血不良反应，随后进行 8 小时内的电话回访，了解献血者发生献血不良反应后的恢复情况，指导献血者离开献血现场后自行处置的方法，并做好记录和必要的汇报。

2. 献血不良反应的预防

（1）提供良好的献血环境，让所有到访者在温馨而舒适的环境下休息、交流、咨询与无

偿献血相关的问题，接受健康状况征询、健康检查和献血。

（2）献血现场医务人员，要热情主动接待所有到访者，向其介绍献血和血液科学知识，与其沟通，消除其紧张情绪和恐惧心理，树立献血治病救命意识和荣誉感，轻松愉快地完成无偿献血的愿望，甚至接受再次无偿献血的邀请。多解释、多沟通、消除顾虑和紧张情绪，对于第一次献血的无偿献血者而言，热情而主动地多解释、多沟通和知心服务特别的重要。

（3）提高采血医务人员的专业技术、服务意识和技巧，大力探索和弘扬微痛进针法，尽量减少采血穿刺中和穿刺后再找血管的二步进针法，不断提高采血穿刺的一针率，降低献血者的疼痛感和献血不良反应的发生率。

（4）严格按照有效版本《献血者健康检查要求》，对拟无偿献血者进行健康状况征询和健康检查，仔细询问拟无偿献血者近期身体、用药、饮食、睡眠、既往晕针或晕血史等状况，4 小时内的饮食情况、精神状态等，对不符合有效版本《献血者健康检查要求》者，请其延缓献血，绝不勉强，并做好解释工作。

对于距上一次吃饭时间超过 4 小时者，请其在验血合格、等待献血的间歇，现场食用血站准备的糕点和饮料，半小时后再行献血。以预防因空腹和低血糖导致献血不良反应的发生。

（5）献血现场医务人员要仔细观察，耐心询问、热情服务。要善于察言观色，主动与神情紧张的到访者进行沟通交流，分散其注意力，答疑解惑，消除其紧张情绪，使无偿献血者在轻松而愉快的状态下，完成无偿献血的愿望，变紧张恐惧之旅为轻松而愉快的自豪之旅。

（6）为预防因长期持续定期定时无偿献血，造成持续性储存铁降低而导致的铁蛋白和 Hb 降低，要密切关注长期持续定期定时无偿献血者的储存铁消耗情况，适时检测 12 个月内捐献全血 3 次及以上，每次献血量大于或等于体内总血量 10% 或捐献单采血小板 10 次及以上持久定期献血者的铁蛋白等，指导血清铁蛋白≤ 50 μg/L 等献血者注意，以食补和药补相结合的方式进行补铁。由于食补的量难以掌控且速度相对较慢，所以采供血机构还应向血清铁蛋白指标低于 50 μg/L 者提供补铁药（如琥珀酸亚铁、血红素铁补铁片或硫酸亚铁片等）、叶酸、维生素 C、维生素 B_{12} 等，并指导其进行预防性用药，并密切关注其补铁后不同阶段血清铁蛋白的恢复情况。

（7）密切关注和控制血压在正常值低限者的献血量和献血后情况，预防因低血压等导致的迟发性献血不良反应。

（二）献血不良反应的发现和诊断

献血现场的医务人员和专业志愿者要时刻注意，认真观察每一位无偿献血者的面部表情和表现，及时发现不良反应症状，特别是献血不良反应即将发生的征兆，并作出准确的诊断，以便及时对症处置和解除，这一点对于安全献血和无偿献血活动的健康持续发展十分重要，应该引起充分的重视。

1. 局部不良反应的发现和诊断

（1）局部血肿和淤血：在献血的过程中，因静脉采血穿刺不佳，造成采血针刺透血管的

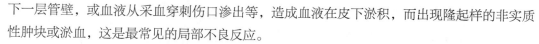

下一层管壁，或血液从采血穿刺伤口渗出等，造成血液在皮下淤积，而出现隆起样的非实质性肿块或淤血，这是最常见的局部不良反应。

（2）采血穿刺伤口出血：血液从采血针外缘边界溢出，或拔针后采血穿刺伤口出血等。拔针后采血穿刺伤口出血，多为献血者自行解除手指或弹力加压止血带对穿刺部位的按压之后，穿刺部位自发性出血。其原因可能是之前按压的部位不正确或按压力度不够大或按压时间不够长，或者献血者手臂用力提拉或抬举重物。

（3）采血针穿刺伤口及其周边皮下感染：采血针穿刺伤口及其周围皮下感染，主要是由于采血过程中消毒不严格或后续污染，或化学物质引起采血穿刺伤口及其周边局部皮下感染、静脉炎、淋巴管炎、蜂窝织炎等。虽然这种情况并不多见，但是也应该熟悉和引起足够的重视。

2. 全身性献血不良反应的发现和诊断

（1）轻度献血不良反应：多见于年轻的初次无偿献血者，表现为神情紧张而焦虑、心跳及呼吸加速、面色苍白、轻度出汗、连续的哈欠、眩晕、恶心，甚至呕吐。

（2）中度献血不良反应：轻度献血不良反应渐进发展，献血者出现反应迟钝，呼之不应，脉搏减慢，浅表呼吸并伴有血压下降。

（3）重度献血不良反应：表现为晕厥，伴有惊厥症状，如抽搐、全身痉挛，甚至出现大小便失禁等。过度呼吸、过度换气会降低血液中二氧化碳的含量，导致全身肌肉痉挛。如果献血者处于站立体位时发生晕厥，可能会造成头部或肢体或身体其他部位摔伤，有发生严重损伤的危险。

（4）枸橼酸钠所致不良反应：由于目前进行单采血小板等血液成分时，用枸橼酸钠对采得离体的血液进行抗凝，分离提取出所需血小板等血液成分后，需要将含有一定量枸橼酸钠的血液还输给献血者，致使部分献血者产生枸橼酸钠所致的不良反应，轻者表现为口唇及手指发麻、哈欠连连、恶心；如果轻度不良反应没有被及时发现和有效处置，可能会迅速发展为中度和重度不良反应，重者表现为手足抽搐、胸闷、神情呆滞、呼吸困难、脉搏慢而弱、血压下降、四肢无力等。

（5）晕厥：献血过程中发生的晕厥，属于严重的献血不良反应，多为自主神经调节失常、血管舒缩障碍、心源性脑缺血等所引起，晕厥的特点是来得快、去得快。主要症状为头晕、面色苍白、虚弱、出汗、恶心，继而出现一过性意识丧失、惊厥及大小便失禁。检查可见皮肤发凉、血压下降、脉搏减慢、脉搏细弱甚至难以触及。

（6）肌肉痉挛或抽搐：这种情况很少见，多因献血者精神过度紧张、换气过度所致。表现为一个或几个肢体短促而微弱的抽动或抖动，也可为手或面部微弱的肌肉抽动或强直性痉挛，甚至抽搐、晕厥，血压正常或较平时偏低，脉搏细弱无力。

（7）低血糖反应：在献血过程中，经常可见因低血糖所致的眩晕反应。因低血糖导致的献血不良反应，是献血不良反应中比例最高的一种，因为很多人知道到医院抽血化验前需要空腹，所以误认为献血之前的验血也需要空腹，它不仅多见于初次无偿献血者，而且在再次无偿献血者中也偶有发生。因献血之前一两餐食入量不足，也可能会导致低血糖反应。其表现为：献血者自觉心慌、四肢软弱乏力、恶心、头晕、面色苍白、气促、皮肤冰冷、大汗淋漓、呕吐，呕吐物主要是液体。脉搏缓慢，甚至出现低血糖性晕厥。这只是一过性血糖降低，待适当补糖或进食，体内血糖很快就会恢复到正常水平，眩晕症状会迅速完全消失。糖在人体分解代谢和氧化是所需能量的主要来源，当人体长时间未进食或前一两餐食入量不足，又因献血而使能源消耗迅速增加时，血糖浓度可能迅速降低。血糖浓度过低，对机体的影响是以神经系统为主，尤其是脑部组织。这时，可通过高级神经边缘系统，下丘脑腹中核刺激交感神经，并抑制下丘脑腹侧核与迷走神经，使儿茶酚胺分泌增多，胰岛素分泌减少，大部分血管扩张，外周阻力下降，动脉血压突然下降，导致一过性脑等器官缺血而缺氧，即出现晕厥。如果在低血糖状态下献血，血流速度减慢、流量减少，运输到脑组织的糖就可能会更少，而脑组织无法进行正常的无氧糖酵解，随之发生缺血反应。初期反应在大脑皮质受抑制，继而大脑皮质下中枢包括底节、下丘脑及自主神经也相继受累，最终导致中脑活动受影响，而出现低血糖反应。

随着骨感美理念的流行，面对年轻女性拟无偿献血者，在健康状况征询和问诊的过程中，一定要认真询问来献血之前两餐的饮食情况，甚至要问饮食的品种和食入量，以预防因食物摄入不足所致低血糖性献血不良反应的发生。

（8）因心功能紊乱、惊厥、癫痫等既往疾病复发或加重等所致献血不良反应，极其罕见。但是，也要对健康状况征询、问诊和健康检查环节足够重视，以及时发现和预防。

（三）献血不良反应的处置及报告

在献血现场承担巡护的医师，应针对不同类别和不同程度献血不良反应中的各种表现，及时有效地予以安慰和处置，以将不良影响控制在最低。

1. 局部不良反应的处置及报告

（1）局部血肿和淤血：当采血过程中发现已经发生局部血肿时，应该立即停止对发生血肿部位的采血或还输血液，并迅速拔针，向献血者致歉并解释出现血肿的原因及处理的方法和后果，用无菌纱布或无菌棉球按压采血穿刺伤口处，压迫止血 20 分钟及以上，以防止继续出现或加重血肿。必要时做压迫性局部冷敷，以帮助止血，止血成功后，吹干采血穿刺伤口及周围的液体并贴上止血贴，止血贴保留于采血穿刺伤口处不少于 4 小时或洗浴后或次日洗漱后去除；如果有局部血肿或淤血所致瘀斑性青紫，在拔针 48 小时后可反复用热手巾或热水袋等做局部热敷，促进血肿扩散和血液吸收。安慰无偿献血者及其陪伴者，告诉其不必紧张和恐慌，瘀斑性青紫会在 2 周左右自行吸收消失，不会留下任何不良后遗症，然后留下后续咨询人和联系电话号码。并在献血登记表相应位置做好症状及处置记录，以便后续回访和预防。

（2）采血穿刺伤口出血：主要是指血液从采血穿刺针周边溢出或拔针后采血穿刺伤口出血等，多为献血者解除手指或弹力加压止血带对穿刺部位的按压之后，穿刺部位自发性出血，也可能是之前按压的部位不正确（重心偏离穿刺点及沿线），或按压力度不够大或按压时间不够长，或者献血者手臂用力提拉或抬举重物所致。此时，若没有出现皮下血肿或淤血，指导其正确按压 20 分钟，酌情处置即可；如果同时伴有出现皮下血肿或淤血，在按压止血成功的基础上，按处置局部血肿和淤血的方法处置。并做好记录，以便后续回访和服务。

（3）采血穿刺伤口周围及皮下感染：主要是采血过程中消毒不严格，或后续污染或化学物质引起的局部感染、静脉炎、淋巴管炎、蜂窝织炎等。这类献血不良反应为迟发性献血不良反应，多为无偿献血者到献血站点或打电话反映和询问处置方法才知道。这种情况虽然极为少见，但是也应该引起充分的重视，并予以认真处置和关爱性服务。早期及轻度局部感染，可根据不同情况采取相应的对症处置，如用生理盐水等清理采血穿刺伤口及其周边皮肤，待清洗干净和干爽后，将红霉素等广谱抗生素软膏涂敷于采血穿刺伤口处及其周边，不要让采血穿刺伤口再沾水以及脏物，每天涂敷 3 ~ 4 次。如果涂敷红霉素等广谱抗生素软膏等几天后，红肿仍然不消，也可直接在伤口处涂敷广谱抗生素粉末并配以口服消炎药。采血穿刺伤口感染属于小伤口感染，一般不必静脉输注抗生素。如果感染长时间不愈，或出现静脉炎、淋巴管炎、蜂窝织炎等，采供血机构应安排工作人员陪同无偿献血者到医院诊治。并做好记录，以便回访和后续服务。

2. 全身性献血不良反应的处置及报告 一般而言，全身性献血不良反应可根据不适反应的轻重程度和症状分为轻度献血不良反应、中度献血不良反应和重度献血不良反应三种级别，不同级别和症状的持续时间、处置方法和恢复期时间略有不同，应区别对待，酌情处理。

（1）轻度全身性献血不良反应的处置及报告：当承担采血的医务人员，发现献血者发生了献血不良反应的表现时，应立即将采血座椅调至仰卧式头低脚高位，与献血者交流沟通，分散其注意力，使其能放松心情和身体，询问其献血前的饮食和睡眠等情况及有何不适感觉和需求，并予以安慰，做好解释和服务工作，以缓解其紧张和焦虑的情绪，请其闭目休息并做腹式呼吸；发现出汗时，以轻柔的动作为其擦汗，休息一会儿即可恢复；必要时停止采血。如果献血者表示想呕吐，迅速将其头部侧向方便接呕吐物的一侧，备好接呕吐物的垃圾袋，为其接、擦和处理呕吐物。通知现场巡护医师进行监测脉搏、血压和呼吸，在适当时机给予饮用适量等渗葡萄糖盐水，如果该献血不良反应是因空腹低血糖所致，应迅速给予喂食温度适宜食物，以迅速补充能量，做好巡护服务，防止不良反应持续加重。并做好记录，以方便后续的回访和服务。

（2）中度全身性献血不良反应的处置及报告：中度全身性献血不良反应是由轻度全身性献血不良反应渐进或迅速发展起来的献血不良反应，处置轻度全身性献血不良反应的方法，基本上都适用于处置中度全身性献血不良反应，可以继续使用，另外立即停止采血，为献血者松解开衣领及较紧处的衣扣，甚至要放松腰带，通知现场巡护医师进行监测脉搏、血压和呼吸，进行相应对症处置，做好巡护服务，防止持续加重。并做好记录，以方便后续的回访和服务。

（3）重度全身性献血不良反应的处置及报告：重度全身性献血不良反应是由轻度、中度全身性献血不良反应渐进或迅速发展起来的献血不良反应，处置轻度和中度全身性献血不良反应的方法，基本上都适用重度全身性献血不良反应，在立即停止采血的同时，通知现场巡护医师进行相应的应对处置。必要时用针刺或手指或牙签或棉签按压人中，密切观察脉搏、血压、呼吸、体温的变化，必要时可静脉输注葡萄糖溶液及镇静剂，做好巡护服务，防止持续加重。重度全身性献血不良反应，大多数很快恢复正常，不会留下不良后遗症；少数可能会致伤、致残，甚至继发死亡。所以，现场巡护医师在处置重度全身性献血不良反应时，要把握好时机，控制好局面，必要时立即向上级领导汇报，并及时拨打120急救电话求助。

（4）献血不良反应的处置方法

1）将献血者调整为仰卧式头低脚高位，以增加回心和灌脑血量；头面部侧向方便接擦呕吐物一方，防止呕吐物倒流至气管而引起咳嗽甚至窒息，并迅速为其准备好接呕吐物的垃圾袋，为献血者松解开衣领及较紧处的衣扣和紧身衣扣，必要时放松腰带，甚至解开鞋带或脱掉鞋袜、手表等。

2）换气过度的处置：指导献血者有节律地进行腹式深呼吸（嘱其呼出气体，然后缓慢吸气，吸气时保持胸部不动，腹部隆起；呼气时，也要保持胸部不动，而腹部收缩），如此反复操作至恢复。

3）时刻观察发生献血不良反应者的面部反应和肢体动作，适当时候拔针终止采血，处理采血穿刺伤口和调整体位，监测脉搏、血压和呼吸，并做相应处理，而后每10分钟检查一次脉搏和血压，并做好记录。用即时血压与采血前健康检查时测得的血压相对比，以评估献血不良反应的进展及恢复情况，当脉搏和血压等一切恢复正常或采血结束30分钟后无不适，无异常，方可允许其离开献血现场。

4）为献血者喂饮温度适宜的等渗葡萄糖盐水；若判定献血者是因为空腹低血糖所引起的献血不良反应，或距上一次用餐时间已超过4小时，还应为其喂食温度适当的含糖分较高的食物且易消化吸收的固体食物。

5）医务人员要做好巡护解释工作，告知多数献血不良反应多为瞬间的、一过性的，稍做调整和休息即可恢复，不会留下不良后遗症，也不会影响后续的工作和生活，同时进行安慰和表示感谢。待不适症状完全消失，在献血现场休息30分钟以上，经现场巡护医师检查同意，并告知后续注意事项及联系方式后，献血者才能离开献血或巡护休息现场。

6）可征得献血者同意，协助联系其亲属、朋友、同事或同学等；必要时，由医务人员亲自护送献血者回家或宿舍，并留下血站后续联系人的电话号码，以便咨询和求助。

7）重度献血不良反应经处置1小时后，仍不能缓解者，应报告上级领导，必要时拨打120急救电话求助或由医务人员亲自护送到附近医院诊治。

8）意外损伤情况的处置及报告：首先检查其外伤情况和生命体征。如果损伤轻微，进行必要的处置，告知造成损伤的原因及注意事项，待脉搏和血压等指标恢复正常后，方可离开献血或巡护休息现场；如有较大损伤甚至出血，立即进行现场包扎止血，并报告上级领导，必要时拨打 120 急救电话求助或由医务人员护送到附近医院就诊。

（5）晕厥的处置及报告：应立即将献血者的座位调至仰卧式头低脚高位，松开衣领等纽扣，头侧位，以保持呼吸通畅，必要时为其放松腰带、鞋带等。意识丧失时可按压或针刺人中穴或合谷穴，必要时也可吸氧和使用急救药品，但要适度。医务人员要动作轻柔、沉着冷静，尽量将发生献血不良反应的献血者与其他人隔离，以避免引发“传染”性连锁不良反应，处置要合理而恰当。密切关注其血压和心率，当血压降至危险水平时，可静脉滴注 10% 葡萄糖注射液 250 ~ 500 mL，必要时迅速静脉注射高渗葡萄糖注射液。必要时拨打 120 急救电话求助，或尽快由医务人员护送到医院，并做好记录和后续回访及服务。

（6）呕吐的处置及报告：恶心和呕吐是轻度献血不良反应中的偶见症状，通常稍加休息即可恢复。应将献血者座位调至仰卧式头低脚高头侧位，防止由呕吐物倒流或吸入气管，引起的咳嗽甚至窒息，随时漱口及擦拭，以保持口腔、口唇及周围的清洁，并在巡护医师的指导下做深呼吸及主动下咽动作。如果呕吐不止，可用镇静药、止吐药或针灸治疗。必要时拨打 120 急救电话求助或尽快由医务人员亲自护送到附近医院处置，做好记录以便后续回访和服务。

（7）低血糖反应的处置及报告：出现低血糖类献血不良反应时，应立即给献血者喂食浓葡萄糖水 300 ~ 500 mL，适量进食八宝粥及高糖分糕点，必要时迅速静脉注射高渗葡萄糖注射液，即可缓解。缓解后可给予饮用温葡萄糖水，吃些清爽可口的固体食物，如苹果、橘子等，如果有条件时，可陪其到户外散散步，呼吸些新鲜空气，症状消失后再考虑离开。必要时拨打 120 急救电话求助或尽快由医务人员亲自护送到附近医院处置，并做好记录，以便后续回访和服务。

3. 枸橼酸钠所致不良反应的处置及报告 枸橼酸钠所致献血不良反应，在捐献单采血小板等血液成分的过程中比较常见，但是大多数为轻度不良反应。遇到枸橼酸钠所致的献血不良反应时，应立即调慢还输速度，并尽快给予足够量的钙剂（口服钙尔奇钙片后，含服葡萄糖酸钙等），可迅速缓解，甚至可以完成捐献意愿。

（1）轻度和中度枸橼酸钠所致不良反应的处置及报告：迅速将采集和还输血液的速度调到最慢速度，温水口服一片钙尔奇钙片后，增加葡萄糖酸钙的口服剂量（葡萄糖酸钙不少于 6 瓶），密切观察脉搏、血压、呼吸等，随时采取适当措施。

（2）重度枸橼酸钠所致不良反应的处置及报告：在沿用处置轻度和中度不良反应方法的基础上，立即停止采血，减慢还输的速度（≤ 20 mL/min），并尽量将需要还输的血液还输完；可给予静脉注射适量高渗葡萄糖注射液，监测心率和血压；必要时可给予静脉缓慢滴注 5% 葡萄糖注射液加 2 ~ 4 g 葡萄糖酸钙溶液，以迅速提升血液中钙的浓度，滴注速度以献血者本人能够承受为宜，一般为每分钟 60 ~ 70 滴，严防外漏。必要时拨打 120 急救电话求助或尽快由医务人员亲自护送到附近医院处置，并做好记录，以便后续回访和服务。

4. 肌肉痉挛或抽搐的处置和报告 出现肌肉痉挛或抽搐症状，嘱献血者安静，戴面罩呼吸，对症治疗，一般可很快恢复正常，必要时可拨打 120 急救电话求助或尽快由医务人员亲自护送到附近医院处置，并做好记录，以便后续回访和服务。

5. 心功能紊乱、惊厥、癫痫等的处置和报告 心功能紊乱、惊厥、癫痫等多为既往隐性疾病的复发或加重，在献血过程中极其罕见。出现这种状况，应立即组织救治，必要时拨打120急救电话求助或尽快由医务人员亲自护送到附近医院处置，并做好记录，以便后续回访和服务。

6. 离开献血现场的条件 发生献血不良反应者自我感觉不适症状已经完全消失，血压、脉搏和精神状态完全恢复正常，经巡护医师允许，方可离开献血或巡护休息现场。在献血登记表相应位置做好记录，以便后续回访和服务。

（四）献血相关血管迷走神经反应的预防和处置报告

由于与献血相关血管迷走神经反应（DRVR）表现出来的不良反应症状多而复杂，且多数发展迅速，比较严重，恢复得相对比较慢，且具有较强的"传染性"，因此，对无偿献血活动发展的负面影响比较大，所以这里再单独立题，进一步探讨。

1. 易发人群和诱发因素

（1）易发人群：主要是年龄偏小，对献血和血液科学知识了解不够的初次献血者。一般具有以下特征，尤其是同时具有以下两种或两种以上特征的，为比较容易发生（DRVR）人群。

1）年轻（年龄＜23周岁），尤其是偏瘦的女性。

2）初次献血。

3）血容量＜3300 mL。

4）体重＜50 kg，第一次即捐献400 mL的年轻人。

5）有某些心理或生理因素，如对献血恐惧或焦虑、直立性低血压、有晕血及晕厥史等。

（2）诱发因素

1）体位改变。如突然从卧位变为坐位或站立位，突然从蹲位或坐位变为站立位或长时间站立。

2）情绪紧张、焦虑或恐惧。

3）空腹、疲劳、睡眠不足、长时间未补充水分。

4）正在使用具有扩张血管或具有利尿作用的药物。

5）献血现场不通风、闷热，如天气闷热，献血室或献血车内无空调，空气不够流畅；献血现场环境温度突然变高，夏季时，献血者从温度较低的空调室内或车内，走到没有空调或闷热的献血室或献血车或炎热的室外；环境闷热、过度出汗，如刚刚泡过热水澡或热水淋浴。

6）疼痛或剧烈的刺激。例如，采血穿刺，尤其是采血穿刺不顺利时或献血者看到旁边的人发生严重的献血不良反应被"传染"。

7）等待或采血时间过长，心理烦躁。例如，全血采集时间＞10分钟，不顺利；没有人与献血者解释和沟通交流，甚至指责埋怨献血者，献血者不开心等。

2. 对献血者可能发生DRVR的评估

（1）制作一个献血者紧张状态调查表，进行调查评估。最好能将对献血者紧张状态调查表的内容列入献血者健康状况征询的内容，进行常规调查和评估。然后有针对性地进行辅导和采取预防措施。

（2）通过观察、询问或问卷等方式，来评估献血者是否存在害怕，甚至恐惧采血的紧张状态。

（3）对拟献血者血容量和每次保守采血量的估算：划定了DRVR易发人群后，在预防DRVR的基础上，还应将拟无偿献血者的血容量和对每次保守采血量（采血量≤体内血容量的10%）估算，列入献血者健康检查内容和检查结论之中。

1）血容量的估算：血容量的估算，以血容量占体重的7.5%为基数。

2）每次比较保守的采血量估算：每次保守采血量应≤血容量的10%；肥胖者和血压偏低者应酌情略减。

3）理想体重的计算公式：理想体重（kg）= 身高（cm）−105，45周岁及以上者可以略重些。

3. DRVR的分类 DRVR可分为轻、中、重度。各阶段不良反应没有明显的界限，临床表现和过程时间等略有不同，现简要叙述如下。

（1）轻度DRVR：献血者表现出轻度DRVR的症状，神志清楚，有知觉。献血者自述头晕，目眩、心悸、心慌、恶心、呕吐，表现为面色苍白并伴有轻度出汗、哈欠连连、呼吸加快，心跳加快，眩晕等。

（2）中度DRVR：轻度反应渐进地发展为意识恍惚、四肢冰冷、失去知觉、不省人事、血压降低、心率减慢。

（3）重度DRVR：轻度和中度反应渐进地发展为重度，除了有轻度和中度的献血不良反应症状，还伴有明显的脑缺血症状，如惊厥、晕厥或持续性血压偏低。惊厥和晕厥按程度不同，可从失去知觉、抽搐到大小便失禁和恶性痉挛。

（4）恢复期表现为神志清楚，自诉全身乏力，面色逐渐由苍白转为红润，四肢逐渐由冰凉转为温暖，脉搏和缓有力，心率和血压逐渐恢复正常。

4. DRVR的预防和处置

（1）DRVR的预防

1）献血前的宣传教育和辅导：献血前，请对献血和血液科学知识掌握得比较好，语言表达比较流利的献血楷模，进行不超过45分钟现身说法式的讲座，或播放由第三方制作的视频宣传片，这些材料除了在献血宣传动员阶段发放，还应在接近献血活动举办日期时，发放给之前没有得到这些宣传教育辅导资料的具有拟无偿献血者和无偿献血活动的组织者。

2）在献血前，告知那些具有无偿献血意向者和拟无偿献血者有关献血过程、可能发生的献血不良反应及其预防措施和愈后情况等信息，使具有无偿献血意向者能在充分知情的基础上，做出是否无偿献血的决定。

3）全血采血量的控制：每次捐献全血时，采血量最多不得超过献血者体内总血容量的13%。被评估为献血相关血管迷走神经反应（DRVR）易发人群者，每次捐献全血时的采血量不宜超过其体内总血容量的 10%。

4）单采血小板等血液成分的过程中对体外循环血量的控制：在单采血小板等血液成分的过程中，离体血液量最多不宜超过献血者自身总血容量的 15%。如果估计在单采血小板等血液成分的过程中，离体血液量将超过献血者自身总血容量的 15%，则应给予静脉补充等渗生理盐水。单采血小板等血液成分程序的离体血液量，包括单采血小板等血液成分收集袋和单采管路中的血液细胞和血浆的总量，其中所含抗凝剂除外。

5）水和盐的摄入：要向献血者强调献血前、献血中和献血后水和盐的摄入，对于预防 DRVR 等献血不良反应发生的重要性。

嘱咐发生 DRVR 可能性比较大的全血捐献者，在采血前约 20 分钟开始饮用献血者专用饮料或等渗糖盐液体 400 ~ 500 mL，并在 10 分钟以内饮用完毕。未给静脉补充生理盐水的单采血小板等血液成分献血者，在进行捐献单采血小板等血液成分的过程中，特别是采集收尾期，应给予饮用 400 ~ 500 mL 献血者专用饮料或等渗糖盐液体。献血者完成献血，即将离开献血现场时，医务人员要嘱咐献血者或其陪伴者带走 1 瓶（400 ~ 500 mL）献血者专用饮料或等渗糖盐液体或其他饮料，在献血后 2 小时内饮用完毕。

6）分散注意力：告知献血者分散注意力对于减少 DRVR 发生的重要性和常用分散注意力的方法，并指导献血者在献血过程中加以采用。

最简便而且易于在献血现场操作的分散献血者注意力的方法主要有，工作人员或志愿者与献血者的沟通和交流、播放音乐或电视，以及做肌肉收缩和舒展活动等。

7）嘱咐献血者献血后继续留在指定休息区，休息并接受至少 20 分钟巡护观察，自觉无不适，经献血现场巡护医师检查允许后，方可离开献血现场。

8）嘱咐献血者离开献血现场后，如果有头晕或乏力等不适，立即躺下取仰卧式头低脚高位或坐下或蹲下；如有可能，同时做肌肉收缩和舒展活动；如过 10 分钟后仍未缓解，甚至加重，则拨打血站热线电话或 120 急救电话。

9）晕厥好转后，不要急于站立，要缓慢坐起休息片刻，再缓慢站立，并适当做些舒展活动。

10）在献血者即将离开献血活动现场之前，负责巡护的医师要指导献血者及其陪伴者和无偿献血组织者，掌握简便的献血不良反应处置方法，以便在无偿献血者离开献血现场后出现献血不良反应时，能得到及时的应对处置，保证无偿献血者在离开献血现场之后，仍然能够继续得到专业性照顾。

11）在献血后注意事项告知材料中说明发生献血不良反应，甚至损伤时的应急处置方式、采供血机构的具体联系人和联系方式。

12）采供血机构应该对其工作人员和专业志愿者，进行 DRVR 的预防及处置知识和技能培训，使之遇到献血不良反应时能够及时予以专业性处置。

13）采供血机构的工作人员和专业志愿者，应该具备与献血者友好交流和顺畅沟通的能力，能够对献血者尤其是心理紧张，甚至恐惧的献血者进行心理辅导。

14）根据计划的采血人数，安排充足的医务人员，将医务人员在采血过程中如厕、用餐和休息的时间计算进去，确保有充足的医务人员进行巡护和献血不良反应的处置。

15）在预计 DRVR 高发的人群、单位，开展献血活动时，尽量多配备在 DRVR 的预防和处置方面，具有丰富经验的医务人员和专业志愿者，专门负责献血相关 DRVR 的预防、协调、处置和服务工作。

16）指定经过 DRVR 早发现和早处置专业知识培训的巡护医师，作为献血现场（特别是采血区和献血后休息区）的巡护负责人，带领和指导现场的医务人员和专业志愿者，进行 DRVR 的预防和处置。

17）对献血现场拟无偿献血者的流量，进行合理安排和调配，使得无偿献血者到达和离开之间的间隔时间较为适当，避免拟无偿献血者长时间等待和聚集。

18）在献血现场停留的人数要适当，调整好献血现场的人员结构和数量，尽量将躺位和坐位等休息席位留给刚刚献完血的无偿献血者，使其得到充分的休息。

（2）DRVR 的处置。当无偿献血者在献血现场出现 DRVR 时，在献血现场承担对无偿献血者巡护的医师，要根据 DRVR 的严重程度，在继续采取上述预防和不良反应处置措施的基础上，有序地实施以下现场处置措施。

1）立即将其体位调至仰卧式头低脚高位，头面部侧向方便接收呕吐物一侧。

2）立即停止采血。

3）松开衣领扣、紧身衣服扣，必要时适当松开腰带和鞋带等。

4）指导和嘱咐无偿献血者，做舒展活动。

5）监测脉搏、血压、呼吸和体温等生命体征。

6）出现晕厥症状时，予以适当按压人中、合谷等穴位。

7）发生晕厥的献血者意识恢复后，予以安慰和解释，给予饮用 400 ~ 500 mL 献血者专用饮料或等渗葡萄糖盐水，嘱其做舒展活动等。

8）经过采取献血现场的相应处置措施，1 小时后仍未见好转，甚至有所加重的情况下，拨打 120 急救电话求助或由献血现场的巡护医师负责，直接将发生严重献血不良反应的无偿献血者护送到附近的医院急诊科进一步诊疗处置。做好登记，以备查询和回访服务。

9）当刚刚发生过献血不良反应的无偿献血者欲离开献血现场时，负责巡护的医师应检查其脉搏、血压和采血穿刺伤口处等，确认脉搏、血压已完全恢复正常，采血穿刺伤口止血成功，方可准许其离开献血场所，必要时安排陪伴者或工作人员或专业志愿者护送其回家。

5. 预防和处置献血不良反应的相关设施

（1）在献血现场设置或划定一个设施齐全的无偿献血者休息区，使无偿献血者献血后能够在休息区域内充分休息；使发生献血不良反应的无偿献血者在休息区域内得到充分的巡护和适当的休息。

（2）配备便于随时改变献血者体位的，相对比较舒适的折叠采血椅或可调体位的采血椅。

（3）在献血者休息区配备折叠躺椅或折叠床及可移动屏风。

（4）将为无偿献血者准备专用饮品和等渗葡萄糖盐水及食品等，列为采供血关键物料，进行管理和质量监控。

（五）对献血不良反应者的跟踪随访

在献血现场负责巡护及处置献血不良反应的医师，应在发生献血不良反应的 8 小时内，对发生过献血不良反应的献血者，进行不少于 2 次的电话回访，第一次回访在发生过献血不良反应的无偿献血者离开献血现场的 0.5 ~ 1 小时；第二次回访在发生过献血不良反应的无偿献血者离开献血现场的 2 小时至下班前（8 小时内）。后续的回访和服务，由采供血机构的内勤献血服务人员负责，一般在发生献血不良反应后的 24 小时及 7 天之内，对其进行不少于 1 次的跟踪性电话回访，必要时专门派两人及以上（含执业医师）工作人员，对发生过重度献血不良反应的无偿献血者进行登门慰问性专访和检查，检查和询问其身体状态及感受。科学合理解释发生献血不良反应的原因，指导处置方法、进行精神安慰，消除顾虑，嘱咐其如感觉不适则立即躺下休息。告知其必要时可打血站及其相关工作人员的电话咨询，寻求帮助，并告诉其血站及其相关工作人员的姓名及电话号码。

（六）献血不良反应的评价和记录

对献血不良反应及时而准确的进行记录和评价，有利于现场处置和对愈后的预测及查询；而详细的症状及处置记录是医疗文书和法律文件，有利于日后回顾、查询和举证，不能忽略和轻视，应该引起充分的重视，认真处理。

（1）在献血现场负责实施献血不良反应诊断及处置的巡护医师，要根据无偿献血者出现献血不良反应的症状和程度，做出评估、诊断和处置，并在无偿献血登记表中记录献血不良反应发生的症状、诊断、处置措施及经过、恢复情况及每个阶段的具体时间，以及相关人员姓名等。

（2）处置献血不良反应的医师需在献血不良反应记录栏内下方适当位置签名；同时还应邀请在场的另一位医务人员或专业志愿者（第三方）签名，以示证明；必要时还要请发生献血不良反应的无偿献血者本人签名，表示其对上述评估、诊断、处置及记录的认可。

（3）将无偿献血者发生献血不良反应后半小时、2 小时至下班前（8 小时内）的两次回访过程中，出现的症状和处置情况记录在无偿献血登记表中；将献血者发生献血不良反应后 24 小时及 7 天内等的跟踪回访及处置情况记录在案，并在电脑信息系统中记录，以便后续回访和服务及下次来无偿献血时注意和查询。

第三节　献血后的身体及生理恢复

关于献血者献血后的身体及生理指标的恢复，近百年来，国内外已进行了大量的研究。研究表明，献血者献血后的身体及生理指标的恢复与其所献血液的品种（如全血、单采血小板、血浆、造血干细胞、淋巴细胞等）、献血数量、献血的间隔时间、献血者的性别、个体差异、献血者的营养状况不同而有所差异。一般而言，符合有效版本《献血者健康检查要求》者，按规定捐献全血或血液成分，其身体及体内的血液和血液成分等生理指标，都会很快地恢复到献血之前的水平，不但不会影响身体健康，而且还可促进血液的新陈代谢，增强机体的免疫和抗病能力。

一 献血后血容量的恢复

健康人身体内血液的数量约占其体重的 7.5%。正常情况下，且总容量和黏稠度是相对恒定的。依此计算：一个体重为 40 kg 的健康人，一次献血 300 mL，约占其身体内血液总容量的 10%；一个体重为 45 kg 的健康人，一次献血 300 mL，约占其身体内血液总容量的 8.89%；而一个体重为 50 kg 的健康人，一次献血 400 mL，约占其身体内血液总容量的 10.67%；一个体重为 55 kg 的健康人，一次献血 580 mL（单采血浆），约占其身体内血液总容量的 14.06%，是适宜而安全的。无偿献血者献血后，适当地多饮用一些献血者专用饮料或葡萄糖盐水（至少要比平时多饮用相当于所献血量的水或饮料），即可迅速地补充体液；另外，机体自身还会很快进行调节，首先是组织液渗入血管内，经 1 ~ 2 小时即可恢复身体内血液的总容量；失去的血浆蛋白质，则很快就会从食物中摄取，由肝脏加工合成予以补充，2 ~ 3 天就会恢复至原有水平；储存于人体小血库（肝、脾及毛细血管网等）血液中的各种细胞，也会陆续汇入血液循环，维持正常的生理功能，随之会有相应新的血细胞生成，从而促进新陈代谢，增强机体的免疫和抗病能力。

二 献血后红细胞的恢复

献血后红细胞（RBC）系统的恢复，主要是外周循环血液中 RBC 的数量和 Hb 浓度的恢复，因为献血后献血者外周循环血液中 RBC 的数量会相应减少，Hb 的浓度也会相应降低。根据国内调查资料测算，一次献血 400 mL，男性外周循环血液中的 RBC 平均下降 0.60×10^{12}/L，Hb 平均下降 14 ~ 30 g/L；女性外周循环血液中的 RBC 平均下降 0.78×10^{12}/L，Hb 平均下降 14 ~ 30 g/L。一般，正常情况下，一次捐献 400 mL 全血后，7 ~ 10 天，身体外周循环血液中的 RBC 及 Hb 即可恢复至献血前水平。通常男性恢复的速度快于女性，这可能与机体的应激和代偿有关。献血后约 1 个月内，可见献血者体内的促红细胞生长素水平升高，外周循环血液中网织红细胞的数量增多，一般 4 ~ 9 天达最高峰，平均网织红细胞可达 1.2%，这些现象提示，献血后骨髓造血功能处于活跃状态。

定期定时献血者，若不有意识地补铁，体内的储存铁可能会逐渐减少，铁蛋白水平可能会逐渐下降。因此，采供血机构应该对 12 个月内，捐献全血 3 次及以上，每次献血数量大于或等于体内总血量 10%，以及 12 个月内捐献单采血小板 10 次及以上的献血者，进行血清铁蛋白的监测，对于血清铁蛋白≤ 50 μg/L 者，给予食物和药物相结合补充铁的指导，指导其平时要多吃些动物血、动物肝脏、黑芝麻、菇、鱼、肉、蛋、豆及其制品，为其发放补铁药（如琥珀酸亚铁或血红素铁补铁片、维生素 C、维生素 B_{12} 和叶酸等）进行预防性补铁，并密切关注其血清铁蛋白的恢复情况，以适时停药或继续用药，防止因定期定时献血而导致 Hb 降低至不宜献血的水平。

三 献血后白细胞的恢复

献血后外周循环血液中白细胞（WBC）数量的变化不完全一致。多数献血者献血后，外周循环血液中的 WBC 有所降低，淋巴细胞相对增加；也有的献血者献血后，外周循环血液中的 WBC 数量有所增多。WBC 在体内外周血液循环中的生存期相对较短，更新换代的速度比较快，献血后即使有所减少，几天内即可恢复到原有水平。因此，一次捐献 200 mL、300 mL 或 400 mL 全血，对 WBC 在外周循环血液中数量的影响很小，无须在意。

四 献血后血小板的恢复

献全血后外周循环血液中血小板（PLT）的数量变化不完全一致。多数献血者献全血后，外周循环血液中的 PLT 有所降低；也有的献血者献全血后，外周循环血液中的 PLT 反而有所增多。血小板在人体外周血液循环中的生存期相对较短，更新换代的速度比较快，献血后几天内即可恢复到原有水平。因此，一次捐献 200 mL、300 mL 或 400 mL 全血，对血小板在循环血液中的数量影响很小。随着血液成分采集机及单采血小板等血液成分技术的应用和发展，现在采供血机构可以一次利用一套耗材，在一个志愿献血者体内采集一个或两个，甚至三个治疗单位 / 治疗量的血小板。而对于一位 50 kg 体重者，一次捐献一个治疗量（2.5×10^{11} 个）的单采血小板，一般 PLT 下降不会超过 50×10^{9}，而且 2 ~ 3 天就会恢复至捐献之前的水平，而不影响他们的正常生理功能。一般无须特殊补充营养，正常饮食中的营养成分就足够补充了。

五 献血后血浆蛋白的恢复

捐献全血，丢失血浆蛋白的量比较少。一般一次捐献 300 ~ 400 mL 全血，丢失血浆蛋白的量为 7 ~ 15 g；而捐献 400 mL 单采血小板和捐献单采血浆，丢失血浆蛋白的量比捐献全血会高 1 倍。因献血而丢失的血浆蛋白，在捐献后的 2 ~ 3 天即可恢复至捐献之前的水平。一般无须特殊补充营养，正常饮食中的营养成分就足够补充了。

六 献血后其他血液成分的恢复

捐献全血对于 RBC、Hb、WBC、PLT 和血浆蛋白以外的成分，降低的程度似乎还没有

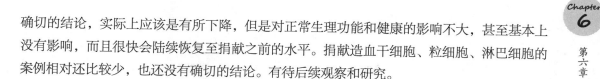

确切的结论，实际上应该是有所下降，但是对正常生理功能和健康的影响不大，甚至基本上没有影响，而且很快会陆续恢复至捐献之前的水平。捐献造血干细胞、粒细胞、淋巴细胞的案例相对还比较少，也还没有确切的结论。有待后续观察和研究。

七 献血后血流动力学的变化

血流动力学研究表明：献血后，短时间内心脏每分钟输出血液的量，与每搏输出血液的量，均较献血之前的水平下降 25% ~ 28%；同时，外周阻力较献血之前的水平，增加 35% ~ 39%。这一现象说明，献血后血压维持在原有水平或接近原有水平，起主导作用的是外周阻力。献血 4 天后，心脏每分钟输出血液的量，可恢复至献血之前水平的 97.71%；心脏每搏输出量，可恢复到献血之前水平的 89.17%；总外周阻力，也恢复到献血之前水平的 98.84%；为维持循环血液的数量和保障对组织的供氧，心率比献血之前水平增加 9.83%。这个结果表明，在献血后 4 天内，上述指标均已恢复或接近献血之前的水平。这些血流动力学的变化说明，机体在献血后，可以通过产生一系列的生理应激反应，来调节生理平衡，维持机体的正常运转和健康状态。一般而言，男性献血者较女性献血者恢复得会快一些。

八 献血后血液流变学的变化

血液流变学研究证明：献血者献血后，外周血液的血液流变学、全血的黏度、血浆的黏度、血液的比积等均比献血之前有所下降，这说明献血后血液流变学有所改善，有利于血液流动，可提高血液的流动速度和对氧气的运输。

（李慧文）

参考文献

［1］安万新，于卫建. 输血技术学［M］. 北京：科学技术文献出版社，2010.
［2］中华人民共和国卫生行业标准 WS/T 551—2017 献血不良反应分类指南，2017.
［3］中华人民共和国卫生行业标准 WS/T 595—2018 献血相关血管迷走神经反应预防和处置指南，2018.

Chapter 7
第七章

血站检验科实验室管理与血液检测

采血后的血液检测是保障血液安全的重要防线，也是人们普遍依赖的做法。20 世纪 90 年代以来已得到高度重视，但是，仍然存在不尽如人意之处，需要多方努力，加强血站检验科实验室管理，不断改进检测试剂和检测方法。

第一节 血液检测实验室管理

一 血站检验科实验室基本要求和检验科实验室基本制度

（一）采供血机构实验室的特点

采供血机构（血站）实验室和医院实验室各有特点，要求略有不同。在检测能力和范围方面，血站需要检测项目比较少，侧重灵敏度和最低检出限，医院的检测项目比较多，需兼顾灵敏度、特异性和线性范围；在质量风险方面，血站因缺乏足够的验证和错误纠正机会（尤其是感染筛选项目），因此面临较高的标本标识错误和实验操作错误的风险，且后果严重，医院虽然出错概率并没有降低，但通常情况下，风险相对比较低且拥有在一定阶段可以纠正错误的机会；在检测标本方面，血站检测对象主要为血液，医院则包括血液、体液甚至组织和毛发等几乎所有标本；在微生物风险和危害方面，血站主要面临相对较低的病毒感染，医院则面临相对较高的细菌、真菌、病毒和寄生虫风险。即使如此，如果没有开展特殊试验，血站、单采血浆站和医院实验室都属于二级生物安全实验室，需要满足相应的软硬件要求。

（二）实验室总体布局原则

1. 实验室的安全性 实验室总体布局原则应该将安全性放在首位，实验室建设应严格遵循法规的要求，实验室的设计和大小应该首先考虑安全性，满足紧急清除和疏散出口的建筑规则，针对实验室的情况配备安全设备。根据实验室的安全要求，生物安全性区域应远离通道，并设有门禁和自动关门系统，所有实验室和与病原微生物接触的地方都应安装洗手池（感应式或脚踏式），洗手池应设在出口处，以提醒工作人员离开实验室前必须洗手。洗手池应是独立专用的，不能与标本处理和实验混用。距危险化学试剂或高风险操作区域 30 m 内，应设有紧急洗眼处和紧急喷淋装置。此外，实验室还应根据工作的性质、危险品的种类和仪器设备的性质等，装备不同的消防设施和防盗措施。

2. 实验室的空间 实验室的空间设计必须满足每一个空间对实际工作的需要，在制定空间分配计划前，应对仪器设备的数量和工作原理、家具数量、工作人员数量、工作量、试验方法及实验室的供给和流向等因素做全面分析，在仔细分析各种因素后，对空间标准的要求进行评估，根据其功能和活动情况不同决定其分配空间的不同。

在根据现实工作需要决定空间的合理化分配的同时，应以发展的眼光确定实验室空间大小，以便在较长时间内能容纳新添置的仪器和设备，保证高效、安全完成工作，适应未来工作量增长的需要。

3. 实验室的工作台 实验室可使用灵活性的工作台，以便减少开支和适应未来发展；应考虑相同工作原理或流程的仪器及其相应的附属设施、耗材等合并与拆分的能力；机械方面的灵活性还包括空气处理系统的类型和容量、泵的使用和各种输送管的维修和重建等。

4. 优化工作流程 优化工作流程，提高工作效率和改善服务，设计布局时不仅要进行有效的工作分区，合理的资源配置，减少烦琐的工作步骤，使内部工作流程合理、通畅、高效。另外，还要结合实验室的地理位置，优化外部服务流程。

5. 加强实验室的文化建设，提高凝聚力 实验室的设计除了保证实验工作安全有效地进行，还应注重色彩、感官等因素，以促进实验室负责人与员工、员工与员工之间的沟通交流和协作，加强实验室的文化建设，营造舒适、温暖的氛围，充分体现团队精神，提高凝聚力。

（三）血站检验科实验室的基本要求

1. 实验室应为独立空间 检验科实验室应设计成一个独立的区域和单元空间，要与采血室和成分分离制备室等明显隔离开，以防止污染物泄漏和交叉感染。

2. 实验室分区明确 检验科实验室应单设离心加样区、血清检验区和试剂区。在布局上做到污染区和非污染区截然分开，样本传递要单流向通行。

3. 实验室温度适宜 实验室内温度应控制在20 ~ 25 ℃，以保证实验的灵敏性和可靠性。室内要求光线充足，相对密闭，防止灰尘和鼠、昆虫等进入。

4. 实验室污水处理 对实验室产生的污水和标本不能直接流入下水道，必须按规定进行严格的消毒措施处理。

5. 实验室水电和通信 实验室要有充足的水电供给和保障，设信息管理的终端设备和通信设备。

6. 实验室面积 一般血站实验室的面积不宜小于业务用房总面积的13%。

（四）血清学检测和血型检测实验室要求

1. 分区要求 血清学和血型检测实验室分区及功能要求，原则上可以设置以下几个工作区域：标本接收、处理和储存区、试剂等耗材储存区、检测区、报告区和员工办公及生活区。员工办公及生活区与实验工作区空间应当相对独立，报告区应为清洁区域。

2. 设施要求 血清学和血型检测实验室设施应符合现行有效版本《实验室生物安全通用要求》和《病原微生物实验室生物安全通用准则》中的规定。

3. 通风要求 实验室可以利用自然通风，可开启的窗户应安装防蚊虫和鼠等的钢丝纱窗。如果采用机械通风，应避免气流流向导致的污染，避免污染气流在实验室之间或与其他区域之间串通而造成交叉污染。

4. 环境控制要求 实验室各个区域应具备温湿度控制设施。实验室清洁、消毒方法和设施的选择应符合国家有关规定的要求。

（五）核酸实验室区域设计原则

核酸检测实验室的设置原则上应当具有以下几个区域：试剂储存和准备区、标本制备区、扩增区、扩增产物分析区。这四个区域在物理空间上必须是完全相互独立的，各区域无论是在空间上还是在使用中，都应当始终处于完全的分离状态，不能有空气的直接流通。根据使用仪器的功能，区域可适当合并。例如，使用实时荧光PCR仪时，可将扩增区、扩增产物分析区合并为一个区；采用样本处理、核酸提取及扩增检测为一体的自动化分析仪时，则可将标本制备区、扩增区、扩增产物分析区合并为一个区。

1. 试剂储存和准备区 储存试剂的制备、试剂的分装和扩增反应混合液的准备，以及离心管、吸头等消耗品的储存和准备，均应在试剂储存和准备区内进行。

2. 标本制备区 核酸（RNA、DNA）提取、储存及其加入至扩增反应管等工作均应在标本制备区进行。对涉及样本的操作，应符合生物安全二级实验室防护设备、个人防护和操作规范的要求。

3. 扩增产物分析区 扩增片段的近一步分析测定，如杂交、酶切电泳、变性高效液相分析、测序等均应在扩增产物分析区进行。各区的仪器设备、工作服和所用的物品，包括记号笔等小物件都必须标有不同区域的醒目标记，不能混用。

4. 核酸实验室的空气流向 核酸检测实验室的空气流向，可按照试剂储存和准备区→标本制备区→扩增区→扩增产物分析区进行，防止扩增产物顺空气气流进入扩增前区域。可按照试剂储存和准备区→标本制备区→扩增区→扩增产物分析区方向空气压力递减的方式进行，可通过安装排风扇、负压排风装置或其他可行的方式实现。同时，工作人员进入各区域也必须严格按照单一方向进行，即试剂储存和准备区→标本制备区→扩增区→扩增产物分析区，不可逆向行走。在门上还应贴上生物安全和行走方向的警醒标识。

5. 核酸检测实验室要求

（1）分区要求：原则上可以设 3 个独立的工作区域，即试剂耗材储存与准备区、标本处理和标本制备区（核酸纯化）、扩增检测区，各区域空间完全相互独立，不能直接相通。其中，试剂耗材储存与准备区必须独立设置；如果单机检测设备可以实现混样、核酸纯化、扩增检测中的两项或多项功能，相关区域可以根据设备功能进行相应合并。

（2）设施要求：核酸检测实验室设施要求应符合《实验室生物安全通用要求》和《病原微生物实验室生物安全通用准则》中的规定。

（3）通风要求：实验室实施空气流向控制，扩增前和扩增后区域应具有独立通风系统，扩增后区域保持负压状态，其他区域保持正压或常压状态，防止扩增产物进入扩增前区域。

（4）环境控制要求：核酸检测实验室各个区域应具备温湿度控制设施。实验室清洁、消毒方法和设施的选择应符合国家有关规定的要求。

（六）实验室的基本管理制度

（1）禁止非授权人员进入实验室。

（2）外单位人员进入实验室参观交流需向站办公室申请，经批准后，由专人陪同引导，必要时穿工作服、戴口罩等安全防护用品，离开实验室时，将防护用品放入实验室指定位置内。

（3）外单位人员进入实验室进修学习需向站办公室申请。

（4）仪器设备维修工程人员在进入实验室及其岗位前须经过科室负责人的批准。

（5）实验室工作人员、进修学习人员进入实验室前，应详细了解实验室工作的潜在危险，并接受实验室生物安全、消防安全培训教育。

（6）进入实验室的工作人员应穿工作服、防护鞋（或鞋套），戴手套、口罩、帽子等安全防护用品。

（七）实验室生物安全管理

（1）实验室指定专人负责实验室安全制度的落实和监督工作。

（2）实验室进出口处，张贴生物危险标志，注明注意事项、生物安全级别、负责人姓名、电话和禁止非授权人员进入实验室等信息。

（3）从事血液检测工作的人员，需接受传染病检测安全知识和岗位技术培训，熟悉实验室安全操作。

（4）未经批准不得将非实验室物品带入实验室；禁止非授权人员进入实验室。

（5）保持实验室内清洁、整齐、卫生、标识清楚。血液标本溅出立即消毒处理。不得在实验室内进行与实验无关的活动。

（6）定期对实验室工作人员进行体检和相关传染病项目检测，必要时收集从事危险性工作人员的基本血清留底，应有检验报告。

（7）需运出实验室修理的设备时，须先进行消毒清洁。

（8）工作人员皮肤或黏膜直接暴露血液或其污染物时，向科室负责人汇报，并按有效版本《实验室以外事故和职业暴露预防处理操作规程》规定处理。

（9）实验室检验资料保存设施应防潮、防鼠、防虫，配备防盗安全门锁。

（10）实验室产生的医疗废物处理，按照有效版本《医疗废物管理》规定执行。

（八）签名管理

（1）签名是所有实验室工作人员必须掌握的一项基本技能，签名要字迹清晰，一目了然。

（2）签名必须真实、准确、及时、完整。具有法律意义的医学文书或客观原始记录，一经签署，就会产生一定的法律效力。书面文件的认可，受其约束，不得反悔。

（3）实验室工作人员必须具有相应岗位任职资格，经授权方能上岗，并接受相关签名的工作程序以及法律责任的培训，经过评估表明合格，才能允许在工作文件或记录上签名。

（4）实验室填写工作记录和签名必须使用蓝黑墨水、碳素墨水钢笔或黑色签字笔。

（5）填写实验室工作记录过程中出现错误时，不得采用刮、粘、涂等方法掩盖或去除原来的字迹，应当在错误处用双划线标记，并由填写人签名。

（6）尚未取得上岗授权的实验室工作人员，书写的记录应当经过在本岗位合法执业的医务人员审阅，并签名。

（九）保密管理

（1）献血者等检测对象的秘密是指个人资料、血液检测记录和献血者个人信息等。

（2）实验室工作人员须严格遵守职业道德规范，树立良好的医德医风，认真履行保守献血者等检测对象秘密的义务。

（3）实验室的检测标本，质量管理体系文件未经授权不得提供给无关人员。

（4）实验室的检测原始记录、检验报告和献血者等个人信息资料应保存在安全的地方，防止非授权人员接触。

（5）委托检验的检验报告凭检验收费收据或委托检验回执领取并做好登记。

（6）实验室应采取有效措施（如设置权限、密码、等级），确保计算机信息系统中的有关检验记录资料和献血者个人信息不被非授权人员查阅。

（7）实验室设立资料管理岗位，负责文档信息记录的管理，确保实验室检验资料安全，并按档案管理要求，及时归档保存。

（8）血站档案室负责实验室检测原始记录、检验报告和献血者个人信息等资料的档案保存和管理。

二 血站实验室试剂管理

（一）试剂选择

1. 选择范围 血站实验室应选择经国家食品药品监督管理部门批准用于血源筛查的体外诊断试剂，或经国家食品药品监督管理部门批准的体外诊断试剂。血站实验室应建立血液检测试剂的评价、选择和确认程序，可自行开展试剂评价，也可充分利用国家或省级专业机构的评价数据。

2. 证照要求 血站实验室应建立血液检测试剂证照审核程序，在采购前和验收时核实应具备的有效证照文件。采购药品类检测试剂应索取以下加盖供货单位印章的资料存档：药品生产许可证或者药品经营许可证和营业执照复印件；《药品生产质量管理规范》或者《药品经营质量管理规范》认证证书复印件；药品的批准证明文件复印件；供货单位药品销售委托书；销售人员有效身份证明复印件；按照国家食品药品监督管理部门要求纳入血源筛查体外诊断试剂批签发管理的，提供批签发文件；出厂质量检验报告等。

3. 存档资料 采购医疗器械类检测试剂应索取以下加盖供货单位印章的资料存档：医疗器械生产许可证、医疗器械经营许可证、第二类医疗器械经营备案凭证；第一类医疗器械生产备案凭证、营业执照复印件、医疗器械注册证或者第一类医疗器械备案凭证复印件、供货单位医疗器械销售委托书、销售人员有效身份证明复印件和出厂质量检验报告等。

4. 检查验收 血站实验室应建立并执行进货检查验收制度，检查验收内容主要有：验明药品合格证明和其他标识；外观检查（运输包装箱完整无损，运输冷链符合要求，试剂包装盒完整无损，无液体泄漏）；到货数量和销售凭证（购货单位、试剂、供货商等名称，以及规格、批号、数量、价格）；医疗器械采购、验收、存储、使用管理应符合有效版本《医疗器械管理条例》的规定。隔离存放，应将通过进货检查验收的试剂进行隔离存放，防止误用。

5. 质量抽检 血站实验室应建立并执行试剂的质量抽检制度，应对每次购进的试剂进行质量抽检。应将试剂说明书列入文件控制范围。应对试剂说明书版本和内容进行检查。其操作要求如已变更，实验室的试验操作在试剂启用时应同时变更，严格控制未按试剂说明书进行试验操作的情形发生。

（1）试剂盒组成、组分性状与说明书一致，无泄漏，足量，标识正确。

（2）用于质量抽检的标本有试剂盒对照、室内质控品、实验室自制或商品化的血清盘。

（3）质量抽检结果要求：试剂盒对照品检测结果符合试剂说明书要求；室内质控品检测结果符合既定要求；如果适用，实验室自制或商品化的血清盘检测结果符合既定要求。

（4）实验室核酸检测用标本汇集管、核酸提取纯化和扩增检测使用的消耗品，原则上应由核酸检测试剂厂商配套提供。

6. 审核批准 血站实验室应安排授权人，对采购验收和质量抽检的过程和结果进行审核，批准其用于血液检测。应建立和保存试剂采购验收、质量抽检和审核批准的记录。

7. 试剂保存 血站实验室应对经批准使用的试剂，进行标识和放行。应按试剂说明书要求的保存条件进行保存，应在有效期内使用。应对试剂的库存（批号、失效期、库存量等）进行管理，防止试剂过期或者中断。核酸检测试剂和耗材应保存在试剂耗材储存和准备区。经过质检后的试剂，应将试剂盒内的阳性对照和质控品放置于标本处理区的冰箱内。

8. 质量监控 实验室在试剂保存和使用过程中，应注意试剂性能出现衰减，如果试剂盒对照品和室内质控品的检测值呈现连续走低趋势，且无法使其回升纠正，应考虑终止使用。

（二）试剂领取

1. 制定库存量警戒线 根据日平均标本数量，制定每个检测项目所用试剂的使用制定库存量警戒线，任何一种检测试剂库存量到达警戒线，应该马上到仓库领取补足或计划采购。

2. 每次领取试剂的量 每次领取试剂的量，为本实验室约 1 个月的正常用量。

3. 领取贴有“合格”标签的试剂 在领取抗 A（B）定型血清、HBsAg、抗 HCV、抗 HIV 和抗 TP 试剂盒时，只能领取贴有“合格”标签的试剂盒。

4. 核对领取试剂的批号 核对领取的试剂批号与正在使用的试剂是否为同一个批号，如批号不同则核查其有效期是否≥ 2 个月，并把相关资料录入软件中。不同批次的同一个项目试剂，需以物理方法分隔开，防止混用。

（三）试剂使用

1. 遵循先进先用原则 实验室要遵循先进先用的试剂使用原则。

2. 试剂启用登记 实验室启用新批号试剂时，要在实验室相关软件中进行更改试剂批号、有效期及质控等信息登记，并做好使用情况等记录。

3. 确认并使用合格试剂 实验室室内质控品，应在采购回来后进行技术指标确认，合格后使用。

4. 试剂质量监控和报告 实验室检测人员在试剂使用过程中，要注意监控试剂的变化情况（内对照、质控品有趋势性变化等），如发现异常立即向科室负责人报告。

（四）质控品管理

1. 质控品的保存和使用管理 实验室工作人员，负责质控品的保存和使用管理，保证正确条件储存并在有效期内使用。如发现过期和失效时，必须及时清理，以防错误使用。

2. 定期盘点质控品 科室负责人负责定期盘点质控品的库存量和外观质量，及时提出采购申请，保证实验的顺利进行。

3. 质控品启用登记 启用新的批号质控品时，应及时在电脑上进行新批号质控品登记，并做好使用情况等记录。

4. 质控品使用之前的确认 新批号质控品使用之前，需完成确认工作。新进质控品使用之前，由内审员组织进行试验确认。只有符合要求的质控品才能用于日常检测工作，不符合要求的质控品及时报告科室负责人，与采购部门和供应商协商解决。

三 血站实验室设备管理

2019 版《血站技术操作规程》4.3 检测设备使用要求中规定：新的或者经过维修后可能影响检测结果的检测设备在正式投入正常使用之前应经过确认。新设备的确认应包括安装确认、运行确认和性能确认。经过大修的设备根据需要进行适当确认，必要时应进行计量检定或校准。核酸检测系统正式投入使用之前，还应进行分析灵敏度验证。按照检测设备用户手册要求进行操作，包括使用、校准、维护等工作。如果使用多台设备检测同一个项目，应定期对设备之间的性能和差异进行比较。应定期检查自动化检测设备试验参数的设置，应保存检查记录。在试验过程中自动化检测设备出现故障需要进行手工操作时，应注意自动化设备操作和手工操作的衔接及其对结果的影响。应记录手工操作步骤和操作者。

（一）选购原则

实验室的设备种类繁多，品牌多样，档次不一，因此选购仪器设备有较大的空间，同时也有一定的难度。因此，需要对选购的仪器进行评价，使之符合质量管理的要求。选购时应遵循以下原则。

1. 可行性 要根据实验室的规模、特色、性质、财力，以及实验室所开展的检测项目、工作量等决定选购仪器的品牌、档次。

2. 合法性 购置仪器时，要查验各种证件和批文。从国外进口的仪器，应具备食品药品监督管理局颁发的该仪器医疗仪器注册证、仪器生产厂家对经销商的授权书、经销商的营业执照、经销商的医疗器械经营许可证，以及海关报关单等。

3. 适用性 选择与实验室实际需求和现有的技术水平相适应的设备，不要相互攀比，不能盲目追求高、精、尖设备，以免造成资源浪费，也不能为节约资金而购买不能满足日常工作需要的仪器设备。

4. 效用性 购置仪器在考虑适用性的同时，还应考虑效用性，优先购买使用效率高、成本回收快的仪器设备。

5. 可靠性 选购仪器的关键是仪器的质量性能，对准备购买的仪器应有充分的认识和了解，了解其性能特点，必要时可进行实地考察，详细了解该仪器并进行亲自操作，综合其工作原理、硬件和软件等功能，分析其优、缺点，最好选择几款同类产品进行反复比较，再做选择或确定招标对象。

6. 售后服务 质量是产品的生命，服务是质量的保证。仪器设备的售后服务非常重要，在购置仪器时要考虑销售公司的资质、信誉、技术力量等。厂商维修工程师的素质和零配件的保障能力，直接影响售后服务的质量，影响设备的正常使用和效益的发挥。

7. 经济性 性能相同或相近的仪器，应选择价格低廉的，在考虑仪器本身价格的同时，还要顾及其配套试剂、零配件、消耗品、维护及维修的费用。

8. 前瞻性 购置仪器既要考虑实验室的眼前需要，又要考虑实验室的发展需要。所购置的仪器既要能够满足当前实验室的工作需要，又要能够满足实验室 3 ~ 5 年后的发展需要。

9. 配套设施条件 配套设施是指设备安装时对环境和条件（如房屋、水、电等）的要求，这关系到设备到货后能否及时验收，能否尽快投入实验室使用。不同的设备需要不同的安置环境和条件，在购置设备之前，应对场地做到心中有数，必须在到货之前解决好。假如配套设施条件不具备或环境条件不具备，则应当推迟该设备的购置，以免造成设备购回后闲置，影响功能和效益的发挥。

（二）基本设备

实验室的基本仪器设备应包括离心机、温箱、水浴箱、加样器、洗板机、酶标仪、生化分析仪、生物安全柜、核酸提取设备、扩增仪、消毒设备、冷藏冷冻设备及其他专用设备。集中化检测实验室检测仪器、设备的配备应与其功能相适应。

（三）设备购置

使用的仪器设备应符合国家相关标准。仪器设备的生产商和供应商应具有国家法律、法规所规定的相应资质。并应能够从市场上得到充足的仪器、设备及所需相应的耗材。采购方式严格按照当地采购程序操作。

（四）设备安装及确认

新购置的仪器设备进入实验室后，实验室要协同设备管理部门、厂家等人员开盖验收，验收合格后配合工程技术人员装机。安装完成后填写确认申请交质管部门，由质管部门组织确认。确诊内容包括：供应商资质、安装情况、仪器、设备是否符合预期使用要求等。

（五）使用过程中管理要求

1. 使用过程的管理 大型和关键仪器、设备均应以唯一性标签标记，明确维护和校准周期，档案应有专人管理，有使用、维护和校准记录。关键设备制定操作规程，使用过程中严格按照操作规程操作，以免影响仪器设备使用寿命。

2. 应急措施 血液检测过程中的关键仪器、设备应设置不间断电力供应（UPS），并制定发生故障时的应急预案，应急措施应不影响血液检测质量。所有应急备用仪器、设备的管理要求与常规仪器设备完全相同。

3. 检查确认 大型和关键仪器、设备经修理或大型维护后，在重新使用前，应进行检查确认，保证其性能达到预期要求。

4. 计量检定 计量器具应符合检定要求，有明显的定期检定合格标识。计量仪器经修理或大型维护后，需要对仪器进行校准方可使用。

5. 标示明显 有故障或者停用的仪器、设备应有明显的标示，以防止误用。已经报废设备及时搬出工作现场。

（六）性能比对

检测同一项目的多台设备，包括酶免分析后处理系统、生化仪和核酸检测系统等，应进行设备间性能比对操作，确保仪器的正常运转和血液检测结果的一致性。制定性能比对操作规程，对比对范围、周期和目标要求做详细的阐述。

四 实验室信息管理系统

（一）基本情况

随着检验医学的迅速发展，新技术的不断涌现已彻底改变了实验室传统的手工工作模式，检验人员在面对浩如烟海的检验信息的收集、储存、加工、监督和管理等时，采用传统工作模式已举步维艰，而基于计算机技术和网络技术发展起来的实验室信息系统，是目前解决上述问题的有效途径，它能对实验室内各种类别设备产生的信息进行综合使用、监督和管理，并能对实验室工作流程进行全面管理。实验室信息管理系统，是借助计算机技术、网络技术、数字化与智能化技术等现代技术手段，对实验室内标本信息和各种自动化仪器运行信息进行收集、处理、存储、输送、分析、应用的综合管理系统。实验室信息管理系统的应用，使实验室各个独立单元之间建立起联系，使各个信息在实验室内进行传输和共享，提高了实验室的综合效能。

（二）相关规定

2019 版《血站技术操作规程》4.7 对实验室信息管理系统的规定：应使用实验室信息管理系统对整个检测过程（从标本接收、试验、结果和结论判定）进行信息化管理。实验室信息管理系统的功能应包括：标本接收、试验项目选择、试验数据记录与汇总、试验数据的计算、试验结果的判定、血液检测结论的判定、血液检测结论传输至血液管理信息系统并为其所利用。实验室信息管理系统运行参数的设置应建立权限控制。应保存设置参数的书面记录，并定期将其与实际设置参数对照，确保设置无误，保存核实记录。集中化检测实验室和委托其开展核酸检测实验室的信息管理系统，应具备实验室间标本信息传递、检测结果反馈和结果利用的功能。

（三）实验室信息系统的技术标准及设计依据

实验室信息系统同其他信息系统一样，其建设必须要有一个系统的信息编码标准化体系，可以保证系统中各种信息资源符合标准和规范，无论产生于何地、有何部门处理，计算机可容易地对信息进行识别、分类排列、检索和统一分析等。实验室信息系统的标准化还有利于规范检验操作流程，提供行业健康发展的环境。

（四）实验室信息系统的建立

1. 对供应商的要求 血站实验室信息系统的管理软件供应商，应具备国家规定的资质，并负责安装、使用、维护等方面的培训，提供血站信息管理系统的操作、维护说明书和新功能开发的能力及义务。

2. 建立血站实验室信息管理系统 建立血站实验室信息管理系统（可在血站采供血信息系统中设置子系统或者模块），对从标本接收到检测报告发出整个血液检测过程，实行计算机信息管理。使用前要进行充分的评估，使信息管理系统的风险控制在相对安全的范围。

3. 分级权限管理 分级权限管理，必须保证数据安全，严格控制非授权人员进（侵）入实验室信息管理系统，防止非法查询、录入和更改数据或检测程序。

4. 建立应急预案和恢复程序 建立和实施实验室信息管理系统发生意外事件的应急预案和恢复程序，确保血液检测、记录、传输和报告工作的正常进行。

（五）实验室信息系统的使用

（1）实验室负责人负责授权等分级权限管理，负责参与、监督参数的设置、核对和存档工作。

（2）被授权管理人员负责检测设备、管理软件参数的设置、核对和存档工作。负责汇报和协调解决参数的设置、核对和存档过程中遇到的问题。其他工作人员协助被授权管理人员完成参数的设置、核对和存档工作。

（3）安装新的检测设备和软件时，授权管理员依据相关的说明书、法规和标准设置实验参数，并打印设置的参数。新设置的实验参数由一位授权管理员和一位其他工作人员共同核对，或由两位授权管理员共同核对，确认无误后再填写检测设备、程序参数核查表格。

（4）在用检测设备和软件参数的设置、核对和留档工作建议每季度至少核对一次。更换试剂厂家等有变化时增加核查次数。

（5）需要修改参数或更改数据而不够权限时，需填写数据更改申请，提交信息系统管理员审核处理。

（六）实验室信息系统瘫痪时的处理

（1）制订实验室信息管理系统瘫痪等意外事件的应急预案和恢复程序。

（2）当实验室信息系统瘫痪时，工作人员马上通知科室负责人和计算机管理员处理，如问题是单纯的一个设备的操作系统，则检测工作改为相应的手工操作；如问题设计范围较广且不能及时恢复，则改为手工操作并记录操作结果，手工发布临时报告，待信息系统恢复正常后补入信息系统。

五 血站实验室生物安全管理

（一）建立生物安全实验室

血站实验室生物安全一般是指因现代生物技术开发和应用造成的对生态环境和人体健

康产生的潜在威胁，以及对其所采取的一系列有效预防和控制措施。这些威胁可以表述为生物危害，通过直接感染或间接破坏环境而导致对人类、动物或者植物造成真实或者潜在的危险。实验室生物安全一词，是用来描述防止发生生物危害病原体或毒素无意中暴露及意外释放的防护原则、技术以及实践。供血站实验室应在规划和设计时充分考虑实验室生物安全需求，为建设规范的实验室以及实验室日后的安全运行创造条件。实验室的生物安全管理首先应满足国家法律、法规和相关标准要求，可参考中国合格评定国家认可委员会相关文件的规定。必要时，可参考世界卫生组织的最新版《实验室生物安全手册》。听取专家的意见和建议会有助于设计考虑周全的实验室。

（二）依据需要设置等级实验室并开展工作

依据实验室检测标本来源（献血者等）、潜在传染性生物因子种类，传播途径，传染性生物因子的传染性、致病性、稳定性等特性，以及 2006 版《中华人民共和国卫生部人间传染的病原微生物名录》，血液检测实验室属生物安全防护水平Ⅱ级。Ⅱ级生物安全实验室的处置对象是：对人体、动、植物或环境具有中等危害或具有潜在危险的致病因子，对健康成年人、动物和环境不会造成严重危害，并有有效的预防和治疗措施。血站实验室不得直接处置与其注册登记不相符的生物标本和病原微生物标本。

（三）实验室安全和卫生设施

1. 配备安全与卫生防护设施 血液检测实验室应遵循Ⅱ级生物实验室的安全与卫生防护要求，配备生物安全柜、空气清洁消毒器、高压灭菌器、医源性污水处理系统。

2. 配备急救药品箱 实验室配备急救药品箱（75% 乙醇、碘酊、消毒棉签及棉球、止血贴），并有醒目标志。

3. 配备消防器材 所有工作场所配备充足的电力设备和各类消防器材。各类消防器材放置在醒目易取的位置。

4. 配备洗消设施 实验室安装带自动感应装置的洗手池；实验室内设置洗眼装置。

5. 配备消毒用品用具 消毒片、乙醇、移动紫外消毒车、消毒液浓度指示剂和紫外灯消毒效果检测试纸等。

6. 配备个体安全防护用品 实验室应为工作人员配备足够的个人防护装备，包括工作服，一次性手套、口罩、帽子、靴套等，必要时配备护目镜、隔离衣或防护服。

7. 实验资料保存的防护 实验室检验资料保存设施应具备防潮、防鼠、防虫等功能，并配备防盗安全门锁。

（四）实验室生物安全措施

（1）实验室指定专人负责实验室安全制度的落实和监督工作。

（2）实验室进出口处，张贴生物危险标志，注明注意事项、生物安全级别、负责人姓名、联系电话和禁止非授权人员进入实验室等信息。

（3）从事血液检测的工作人员，需接受传染病检测安全知识和岗位技术培训。熟悉实验室安全操作。

（4）未经批准不得将非实验室物品带入实验室。严格禁止非授权人员进入实验室。

（5）保持实验室内清洁、整齐、卫生、标识清楚。血液标本溅出，应立即进行消毒处理。不得在实验内进行与实验无关的活动。

（6）定期对实验室工作人员进行体格检查和相关传染病项目检测，必要时收集从事危险性工作人员的基本血清留底，并保存检验报告。

（7）欲运出实验室修理的设备，必须先进行消毒清洁等无害化处理。

（8）工作人员皮肤或黏膜直接暴露于血液或其污染物时，应及时向科室负责人汇报，并按《实验室以外事故和职业暴露预防处理操作规程》规定处理。

（9）实验室产生的医疗废物处理，按照有效版本《医疗废物管理》执行。

（五）核酸检测实验室污染的控制

1. 应有单向工作流向制度 标本接收区域应与核酸实验区域分开，防止过多人员进入标本处理区域造成污染。实验室人员和物品的工作流向，应为试剂耗材储存与准备区、标本处理和标本制备区（核酸纯化）、扩增检测区，不得逆向流动。

2. 应有防止实验室核酸扩增产物污染和交叉污染的措施 严格执行实验室分区制度。各区域只用于特定的操作，不得从事其他工作。各区域的试剂、仪器、设备及各种物品包括试验记录、标记笔等均为该区专用，不得交叉使用。

3. 建立并实施有效的核酸检测实验室的清洁、消毒及环境监控措施 核酸检测实验室的清洁、消毒及环境监控措施包括至少在试验结束后对实验室地面、实验台面和空气实施清洁和消毒。消毒时应使用各区域专用的清洁用具，遵循从清洁区域向污染区域实施消毒的原则，防止交叉污染。实验室应定期对消毒效果实施监控。可采用沉降法和擦拭法选取实验区域不同位置留样进行污染监测。

（六）实验室工作人员的防护措施

（1）实验操作前，要做好个人防护，每天实验结束时对仪器进行清洁和消毒。

（2）实验过程中要精力集中，动作轻柔，避免气溶胶的产生和标本的溢出。

（3）血液标本的血清分离，应在生物安全柜内进行。

（4）实验操作时，取放样本要谨慎小心，避免标本翻倒、溅洒和溢出。

（5）配制和装载试剂时要小心谨慎，避免化学试剂溅到脸和身体上，如溅到身体上立即用清水冲洗，并进行适当的消毒处理。

（6）标本或试剂溅到眼睛里，应立即用洗眼装置冲洗眼部，必要时就医处置，针对不同病原菌采取相应的预防性治疗措施和登记报备。

六 血站实验室标本管理

（一）相关规定

《血站实验室管理规范》对血液检测前过程的管理做了明确的规定。

建立和实施标本送检程序，应包括受检者身份信息的唯一性标识、检测委托方的标识与联系方式、标本类型、标本容器要求、包装要求、采集和接收时间、申请检测项目、缓急的状态、检测结果送达地点等。建立和实施标本采集程序，应对标本采集前的准备、标本的标识、标本采集、登记和保存过程实施有效控制，确保标本质量。对标本采集过程中所使用的材料进行安全处置。采集标本须征得受检者的知情同意。应防止标本登记和标识发生错误。应对标本采集人员进行培训和咨询。建立和实施标本运送程序，确保标本运送安全和标本质量。建立标本运送记录。建立和实施标本接收和处理程序，应包括标本的质量要求、标本的接收时间和质量检查，标本标识和标本信息的核对，标本的登记，标本的处理，以及拒收标本的理由和回告方式。建立标本接收和处理记录。血液标本如需分样完成多项目检测，分次检测的部分样品应可追溯至最初原始标本。避免分样或加样过程中样品被污染或稀释。

（二）血液标本的一般要求

（1）标本与血液及献血者信息相对应。

（2）血液标本的质量符合检测项目的技术要求。

（3）血液标本的相关信息具有可追溯性。

（三）血液标本采集与送检程序的制定

（1）血站实验室应与血液标本采集和送检部门进行充分沟通与协商，共同制定标本采集和送检程序，质量管理部门应予以审核。

（2）血液集中化检测的委托方和受托方应进行充分沟通与协商，共同制定标本采集和送检程序，双方质量管理部门应予以审核，并经双方法定代表人批准。

（3）血液标本采集和送检程序的要点，包括标本类型及检测项目、标本量、标本管、标本运输及包装要求，标本的唯一性标识（条形码），标本的质量要求，标本采集、送检和接收，标本信息和检测报告信息的传输与接收，检测报告时限。如为集中化检测，检测的委托方和受托方的标识与联系方式。

（四）血液标本管的选择

（1）应根据每项试验的技术要求，使用相应类型的真空采血样管留取检测标本。试管应无裂痕、无渗漏，容量应满足检测项目要求。

（2）核酸检测标本管应使用无菌、无 DNA 酶、无 RNA 酶的真空采血样管，宜采用含惰性分离胶的乙二胺四乙酸二钾（EDTA-K_2 或 EDTA-K_3）抗凝真空采血样管。

（3）采血样管的保存温度应不高于 25 ℃。标本因运输或检测频次等原因不能在 72 小时内完成检测时，标本需要进行冷冻保存，冷冻保存的采血样管应经过性能验证，包括采血样管材质耐低温性能、惰性分离胶耐低温性能以及复融后的混匀方式。

（五）血液标本的采集与标识

（1）应对血液标本采集前的准备、标本的采集、标识、登记和保存过程实施有效控制，一次只对一袋血液和同源血液标本管贴签，确保标本与血液和献血者相对应，贴签无误。标本质量符合检测项目技术要求。

（2）检测结果用于血液放行的血液标本，应在采集血袋血液的同时留取或者从血袋血液中留取。

（3）血液标本的采集与标识的具体操作，参见采血部门血液采集相关操作规程。

（六）血液标本采集后的处理

（1）可以用电子或书面方式登记标本信息，并进行认真核对，防止信息录入错误。可通过网络、传真或其他形式传输标本信息。

（2）核酸检测标本采集后，应按照采血样管说明书或经过验证的离心条件进行离心，分离细胞和血浆。或 4 小时内采用离心力 1500 ~ 1800 g，离心时间 20 分钟，离心应在低温条件下进行。采血样管说明书未明确标明从采集到离心时限且不能在 4 小时内处理采集的标本，应定期进行质量监控。标本需要冰冻运输或保存的，宜采用水平离心机，以防止二次离心时胶面不平整发生断裂；离心后 24 小时内在 −18 ℃以下冻存，冻存前保存温度为 2 ~ 8 ℃。

（3）血液标本在采血现场临时保存的温度为 2 ~ 8 ℃。

（七）血液标本包装与运输

（1）血液标本应隔离密封包装，包装材料应防水、防破损、防外泄、保持温度、易于消毒处理。装箱时应保持标本管口向上。

（2）对于送交集中化检测实验室血液标本的包装要求，包括：可使血液标本在运输过程中保持 2 ~ 10 ℃；外包装有明确标识（放置朝向、易碎、生物危险）和交付接收双方的联系人及其电话号码等。

（3）标本应保持在 2 ~ 10 ℃运输，应对运输过程的冷链效果进行确认并定期监测。冰冻的标本运输温度应在 −40 ~ −10 ℃。如果运输时间不超过 8 小时，可采用 2 ~ 10 ℃运输，标本到达接收实验室后，应及时检测，应注意冻存标本从采集到完成检测处于冷藏状态（2 ~ 10 ℃）的时间不应超过 72 小时，冻存标本不可再次冻融。运输包装应有标本固定的装置，保证标本管在运输过程中不破损。

（4）应对标本运输过程进行记录。其主要内容包括：启运时间、地点；运抵时间、地点；标本箱编号、标本类型、数量；运输包装有无受损、有无泄漏；运输时间在 2 小时以上的应记录箱内温度；标本交运人、承运人；运输过程中发生可能影响标本质量的意外事件及处理措施。

（八）血液标本的交接

（1）接收血液标本时，应认真核查标本来源、数量、采集时间；标本采集管使用是否正确；标本是否满足既定的质量要求；标本和送检单中信息的对应性及完整性是否符合要求。

（2）如果发现血液标本发生溢漏，应立即将尚存的血液标本移出，对溢出标本管和原包装箱进行消毒处理并记录，必要时报告实验室负责人和送检单位。

（3）拒收血液标本的原因有：检测申请关键信息缺失或不符；标本管上无标识或标识不清、不正确；标本管选用错误；标本量不足或已经被稀释；不符合试剂说明书要求等。

（4）标本交接双方应在标本交接记录单上签名。

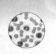

（九）血液标本接收后的处理及保存

（1）接收血液标本后，应立即将其保存在 2～8 ℃，按照采血样管说明书要求或经过验证的离心条件进行离心。用于核酸检测的标本如果已经在采血后进行了充分离心，不宜再次离心。

（2）血液标本的开盖，应在生物安全柜中或者全自动开盖系统中进行，自动开盖和手工开盖均应设有防止标本交叉污染的措施。

（3）核酸检测标本加样（汇集）前和加样（汇集）后，需立即转移在 2～8 ℃中保存。用于血清学检测的标本，应于采样后 1 周内完成检测；用于核酸检测的标本，应于采样后 72 小时内完成检测；因特殊情况不能在上述时限内完成检测的标本应尽快置于 -18 ℃以下冻存。冻存的标本应在 18～25 ℃条件下复融。冻存血液标本完全复融后，应颠倒混匀至完全均匀状态，如有纤原析出，应在标本采集时的离心条件下进行再次离心，同时检查标本条码是否破损。

（4）冷藏或冻存过的标本可能会有脂肪析出，应在检测前采用无菌棉签或一次性吸头将脂肪层去除。对于悬浮状态的脂血，按照既定的标本质量要求判定是否合格。

七 实验室技能培训和人事管理

血站实验室的技能培训和人事管理，不同时期要求和标准不同，应根据需要、标准和要求进行。

八 血站实验室性能监控与质量检测指标

（1）为了保障血液检验结果的有效性及准确性，保证实验室检测能力，血站实验室应该开展试验性能监控。试验性能监控一般性要求，包括：在血液检测过程中，应对试验性能持续进行监控，以发现正在发生的任何性能变化，这些变化如果没有得到及时纠正，最终可能会导致试验批次的失败，或者弱阳性标本的漏检。

（2）选择能够实时反映试验性能变化的参数，进行试验性能监控。这些参数应该包括：试验对照的检测值和质控品的检测值。选择能够反映试验系统变化的参数，进行试验系统监控。包括，但是不仅限于血清学检测系统初、复试反应率及两者的比例（复检试验有反应性标本数 / 初次试验有反应性标本数）。核酸检测系统初筛阳性率（混检或联检阳性率）、鉴别阳性率、拆分阳性率等。

（3）用于实时监控试验性能的试验对照和质控品若由试剂厂商提供，其检测值应满足试剂说明书的有效性判定标准。在此基础上，实验室应增加使用第三方提供的质控品（外部质控品）实时监控试验性能。

（4）外部质控品可用于监控试验的有效性和稳定性。其使用应满足以下要求：质控品以合适的基质进行稀释；日常使用前，应对质控品的种类、规格、外观、批号和有效期进行检查；应与血液检测标本在相同的检测条件下进行检测。每个检测系统的每批次至少应包括 1 份（套）外部质控品；外部质控品应为第三方提供的质控品，与试验对照（试剂盒提供）不可相互替代；质控品所含目标检测物的浓度应满足试验要求。血清学检测标志物含量接近检测限（S/CO 值为 2～5）；核酸检测标志物（弱阳性质控品）浓度建议为核酸检测系统最低检测限的 2～5 倍（最低检测限是指标本中可能被检出的病毒，通常指在常规的实验室条件下 >95% 的标本可被检出，一般以 IU/mL 表示）；用量值表示样品性质的质控品，其量值应具有溯源性；质控品一般 −18 ℃以下冷冻保存，在使用时应注意复融并平衡至室温，采用颠倒 30 次或漩涡振荡 30 秒的方式使其充分混匀。

（5）实验室可使用质控品开展室内质控，监控试验有效性和稳定性及系统的趋势变化。

（6）实验室应当选择参加国家卫生行政部门指定的血站参比实验室，组织的实验室室间质量评价活动，频率每年不少于 2 次。

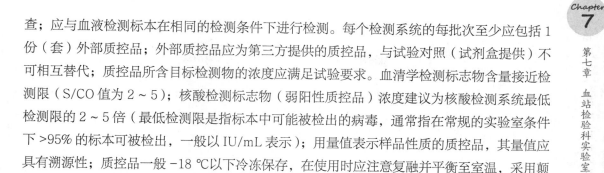

第二节 血液的实验室检测

一 血型检测

在 20 世纪初，“血型”单指用免疫学方法能检测出来的一种遗传性状，主要指红细胞的遗传差异。20 世纪 50 年代中期至 60 年代，相继发现白细胞、血小板、血清成分和红细胞酶都有各自的遗传型，从而给“血型”一词增加了更多新的内涵。因此可以说，血型是指各种血液成分的遗传多态性，它受独立的遗传基因所控制。1900 年，Landsteiner 发现了人的红细胞的同种凝集现象，随之发现了人类第一个血型系——ABO 血型系，开创了免疫血液学研究和应用工作的新纪元。目前，应用血型血清学已检出人红细胞血型抗原 500 余种，获得国际输血协会红细胞表面抗原命名专业组确认的有 200 余种，将其分为血型系统、血型集合和血型系列。

（一）红细胞血型检测

由于 ABO 抗原和 Rh（D）抗原是输血免疫原性中最强的抗原，因此在献血者血液检测和临床输血前检测中，ABO 和 Rh（D）血型鉴定已经成为必不可少的最重要的血型鉴定项目。2019 版《血站技术操作规程》规定，血型检测项目包括 ABO 血型正反定型和 Rh（D）血型定型。

1. ABO 血型检测 ABO 血型基因位于人类的第九号染色体。目前已明确，ABO 血型系统受三个等位基因控制，即 A 基因、B 基因、O 基因。A 基因和 B 基因是常染色体显性基因，O 基因是无效等位基因。ABO 基因不直接编码 ABH 抗原，其基因产物是糖基转移酶。转移酶将糖基移到红细胞膜的前体物质上，形成抗原。A 基因和 B 基因的区别只有 7 个核苷酸不同，A 型和 B 型糖基转移酶有 4 个氨基酸不同。ABO 亚型是由基因突变导致的。

ABO 血型定型实验是所有血清学实验中最基本也是最重要的实验。血型鉴定结果是否正确将直接影响到输血安全。A 抗原或 B 抗原具有 A 抗原的，是 A 型；具有 B 抗原的，是 B 型；A 和 B 两个抗原都有的，是 AB 型；A 和 B 两个抗原都没有的，是 O 型。

ABO 血型系统与其他血型系统的不同之处在于，正常情况下血液中持续存在 ABO 抗体，所以血型鉴定必须进行正反定型试验。由于新生儿出生时尚未产生抗体，所以不必做反定型试验。ABO 血型鉴定见表 7-1。

表 7-1 ABO 血型鉴定

ABO 血型	红细胞抗原	血浆抗体	基因型
A	A	抗 B	A/A 或 A/O
B	B	抗 A	B/B 或 B/O
AB	AB	无	A/B
O	O	抗 A，抗 B	O/O

(1) ABO 血型鉴定的操作规程。检测 ABO 血型的常用方法有玻片法，微孔板法和微柱凝集法，血型鉴定常用试管法和微孔板法。

玻片法：凝集在玻璃片或白色瓷板或白色光面硬纸板上进行，该方法操作简单，不需要离心设备，适合大规模血型普查。该法反应需时较长，不适于急诊定型；此外，由于该法凝集反应慢、凝集强度弱，不易发现弱凝集而导致定型错误，故不适合抗原表达较弱的 ABO 亚型检测。玻片法一般只能做正定型。

微孔板法：一块 96 孔微孔板，相当于 96 根“短小”的试管，其检测原理与试管法相同。微孔板材质可以是硬的，也可以是软的，其底部为“U”形或“V”形。“U”形底微孔板使用更为广泛，因为其不仅可以像试管法一样在离心后重悬红细胞，以观察结果，还可通过将微孔板倾斜一定角度，在红细胞流动状态下观察结果。两种判断方法都可以估计凝集强度。另外，微孔板法还可借助微孔板判读仪，通过分析“U”形底孔中的吸光度判定结果，适合血型定量的批量检测。

微柱凝集法：凝集在微柱凝集血型卡中反应，技术具有易于操作、标准化、自动化、判读结果客观可靠、结果可长期保存、有利于大量标本检测操作等优点。但在检测过程中，如果红细胞中有颗粒性物质，或血液标本中的血浆中存在冷抗体，蛋白异常，会干扰检测结果的判读。采用微柱凝集法鉴定 ABO 血型，有可能难以鉴别或漏检某些 ABO 血型抗原。根据工作原理，微柱凝胶卡有盐水凝集型和抗球蛋白凝集型两种。抗球蛋白凝集型凝胶卡，柱内的凝胶介质中含有抗球蛋白试剂，同时凝胶颗粒又有分子筛的作用。通过离心，不凝集的红细胞穿过凝胶，到达试管底部，凝集细胞依旧悬浮在凝胶上部，故采用微柱凝集法进行抗体筛选，不需要洗涤细胞，亦不需要加入 AHG，省时又省力。

经过正反定型检测，当正反定型结果一致时，才能判定得出 ABO 血型检测结果。ABO

血型检测结果应与献血者历史检测血型结果或献血前血型检测结果进行比对。如果比对结果不一致，应当进行认真细致的调查，寻找和发现导致不一致的原因。正确无误加以解决后，方可得出最终结论。

1）ABO 血型正定型。实验原理是用标准抗 A 和抗 B 分型血清，去测定红细胞上有无相应的 A 抗原和（或）B 抗原。

U 形微板法实验步骤：①稀释红细胞：自动加样器按编好的程序，用生理盐水在 96 孔 U 形微板（稀释板）中把被检标本配制成 2% ~ 5% 的红细胞悬液，量不少于 150 μL。②加红细胞：使用全自动加样器按已编好的程序，将稀释好的每个被检标本在 96 孔 U 形微板（反应板）中横向连续加 2 孔，每孔加被检标本 2% ~ 5% 的红细胞悬液 30 μL。③加标准血清：全自动加样仪在加好血液样本的 U 形板中，从左到右向加好样的 2 个孔中分别加入抗 A、抗 B 标准血清各 30 μL。④混匀离心：将加样完毕的 U 形板，置于振荡器上振荡（1000 r/min，10 ~ 15 秒），然后置于平板离心机上离心（1500 r/min，2 分钟）。⑤酶标仪比色：将离心完毕的 U 形板，置于振荡器中振荡（1000 r/min，10 ~ 15 秒），在酶标仪上选用正定血型程序比色，并打印原始数据报告。⑥结果发布：肉眼核对结果，用肉眼核对 U 形板的实验结果，并与标本条形码上的血型结果及打印出来的结果对比是否一致，如一致结束实验，发布并打印结果；如三者中有一个及以上不一致者，用试管法进行血型复查，以最终确定正确的血型。ABO 血型判读结果标准见表 7-2。

表 7-2　ABO 血型判读结果标准

标准抗血清　+受检红细胞		定型
抗 A（-）	抗 B（-）	O 型
抗 A（+）	抗 B（-）	A 型
抗 A（-）	抗 B（+）	B 型
抗 A（+）	抗 B（+）	AB 型

试管法实验步骤：①根据标本量，取相应数量的试管，分别编上被检标本的序号。②在编好序号的试管里，把相应的被检标本红细胞配成 2% ~ 5% 的悬液。③根据被检标本及其序号，给每个标本配 2 支试管，并分别在这 2 支试管上标记 -A、-B。④分别向这 2 支标记 -A、-B 的试管中，相应地加入标准抗 A、抗 B 血清 2 滴。⑤向加有标准抗 A、抗 B 血清的 2 支试管中，分别加入对应的被检标本 2% ~ 5% 的红细胞悬液 1 滴。⑥将试管置于血型离心机中，调至 2 档离心，看结果。⑦ A、B 型红细胞要有 2+ 以上反应，否则考虑为亚型，填写标本送检单，配标本送检鉴定。

2）ABO 血型反定型。实验原理是用标准 A 型、B 型及 O 型红细胞来测定血清中有无相应的抗 A 和（或）抗 B。

U 形微板法实验步骤：①根据标本量，配制足量的 2% ~ 5%A 型、B 型、O 型试剂红细胞悬液。②加样：使用全自动加样仪，按已编好的程序每个标本在 96 孔 U 形板中横向连续加三孔，每孔加标本血浆（清）30 μL。③加试剂红细胞：全自动加样仪在加好样的U形板中，从左到右向加好样的3个孔中分别加入2%～5% A型、B型、O型试剂红细胞悬液各15 μL。④振荡混匀：把加完样的U形板，用平板振荡器1050档振9～15秒。⑤把振荡后的U形板放入平板离心机中1500 r/min离心2分钟。⑥在酶标仪用630 nm波长cut-off值为0.7进行结果判读，并打印出酶标结果存档。⑦用肉眼核对U形板的实验结果与标本条形码上的血型结果及打印出来的结果是否一致，如一致结束实验；如三者中有一个以上不一致者，再用试管法进行血型复查，以最终确定正确的血型。肉眼判读ABO血型实验结果见表7-3。

表7-3 肉眼判读ABO血型实验结果

标准红细胞＋受检血清			定型
A型红细胞（－）	B型红细胞（－）	O型红细胞（－）	AB型
A型红细胞（＋）（＋）	B型红细胞（－）	O型红细胞（－）	B型
A型红细胞（－）	B型红细胞（＋）（＋）	O型红细胞（－）	A型
A型红细胞（＋）（＋）	B型红细胞（＋）（＋）	O型红细胞（－）	O型

注："－"为不凝集，"＋"为凝集。

试管法实验步骤：①根据标本量配制足量2%～5% A型、B型、O型试剂红细胞悬液。②根据被检标本及其序号，给每个标本配3支试管，并分别在这3支试管上标记Ac、Bc、Oc。③在每支试管中，分别加入被检标本血浆（清）2滴。④向标记Ac、Bc、Oc的试管中，分别对应地加入2%～5% A型、B型、O型试剂红细胞悬液1滴。⑤将试管置于血型离心机中，调至2档离心看结果。⑥结果解释：A、B型红细胞要有2+及以上反应，否则考虑为亚型，填写标本送检单并配标本送红细胞血型研究室或相应实验室鉴定；O型红细胞有凝集考虑有意外抗体，也要填写标本送检单并配标本送红细胞血型研究室或相应实验室鉴定。

（2）ABO正反定型不符的原因分析。ABO血型鉴定必须正、反定型都做，相互印证。如果ABO正、反定型结果不一致，需要找出造成不一致的原因。疾病、亚型、不规则抗体、冷抗体以及自身抗体干扰是ABO正、反定型不一致的主要原因。既可能是技术性问题，也可能是红细胞或血清本身的问题。一般情况下，常见的原因有以下几种：①试剂抗血清效价、亲和力不达标，如抗A血清效价低于标准要求的最低反应能力，可将A亚型误判为O型，AB型误判为B型。②红细胞悬液浓度过高或过低，致使抗原抗体比例不适当，反应不明显，误认为阴性反应。③受检者红细胞上抗原位点过少（如ABO亚型）或抗原性减弱（见于白血病和恶性肿瘤）以及类B等。④受检者血清中蛋白质紊乱（如高球蛋白血症），或实验时温度过高，引起红细胞呈缗钱状排列；或受血者血清中缺乏应有的抗A和（或）抗B，如丙种球蛋白缺乏症；或血清中有ABO血型以外的抗体，如自身抗I或其他不规则抗体，引起干扰；或老年人血清中，ABO抗体水平有所下降。⑤各种原因引起的红细胞溶解，误判为不凝集。⑥由于细菌污染或遗传因素引起的多凝集或全凝集。

（3）测定 ABO 血型抗体的临床意义。ABO 不相容的输血，可以引起溶血性输血反应。因此，ABO 血型系统是临床输血中，最重要的血型系统。ABO 溶血是急性血管内溶血反应，严重者可发展为 DIC、急性肾衰竭，甚至死亡。

2. Rh（D）血型检测 早期的抗 Rh 血清试剂来自人体，是多克隆抗体，以 IgG 类抗体为主，因为其效价不稳定，而且实验方法较为复杂，现在已经被淘汰，基本不用了。目前，实验室检测 Rh 抗原的试剂是单克隆抗体，IgM 类抗体，可在盐水介质、室温或 37 ℃环境中与被检细胞出现凝集反应；如果使用 IgG 类抗体，应采用间接抗球蛋白试验检测细胞是否具有相应的抗原。在常规检测 D 抗原时，如果盐水法结果为阴性，应进一步使用间接抗球蛋白实验，检测细胞是否为弱 D。

Rh（D）血型是由红细胞表面是否存在或缺失 D 抗原，来确定 Rh（D）阳性或 Rh（D）阴性血型。采用抗 D（IgM）单克隆抗体应用血凝试验原理，来检测红细胞表面是否存在盐水介质可检出的 D 抗原，有则为 Rh（D）阳性，无则为 Rh（D）筛查阴性；作为献血者 Rh（D）筛查阴性，需要用 2 个及以上不同株的 IgG 型抗 D 进行间接抗人球蛋白试验进行确认，抗人球蛋白试验阴性，则确认为 Rh（D）阴性血型；如果抗人球蛋白试验阳性，确认为红细胞上有 D 抗原，为弱 D 型，应当按 Rh（D）阳性发报告。

在临床输血中，Rh 血型抗原的重要性仅次于 ABO 血型。但是，与 ABO 血型不同的是，中国汉族人群中 Rh（D）阴性个体比较少见，Rh（D）抗体更为少见。有资料显示，给 Rh（D）阴性者输注 Rh（D）阳性红细胞，约 2/3 产生抗体。在中国汉族人群中，比较常见的 Rh 抗体是抗 -E，这与抗原的分布有关。对于血液中有抗 E 的患者，大约要从 50% 的献血者中才能够找到相合的血液。尽管 Rh（D）抗体少见，如果输血前检测漏检该类抗体，可能会发生溶血性输血反应。抗 D 是新生儿溶血的最主要原因，常发生于第二次妊娠。Rh 血型抗体引起的新生儿溶血，要比 ABO 溶血严重。一是 ABO 血型抗原在出生时发育尚不完全；二是 ABO 溶血依赖于补体，而补体在新生儿时期很少，且 Rh 抗体对于补体依赖性更差，并可同时引起血管内和血管外溶血，病情更为严重复杂，需要及时治疗。值得注意的是，临床输血中，弱 D 型个体输注 Rh（D）阳性红细胞后可产生抗 D 抗体，所以受血者为弱 D 型者，应视为 Rh（D）阴性，给予输注 Rh（D）阴性血液；供血者为弱 D 型，其所捐献的血液应视为 Rh（D）阳性血，不应当输血给 Rh（D）阴性的受血者。

（1）初筛检测操作步骤

1）96 孔 U 形板检测：①准备 U 形板并编号，抗 D（IgM/G）试剂。②使用 ABO 正定型时稀释好的红细胞悬液。③自动化加样：使用全自动加样仪，按编好的程序加 50 μL 抗 D（IgM）试剂及样本 25 μL。④手工加样：每孔加 50 μL 抗 D（IgM/G）试剂和待检的红细胞悬液（2% ~ 5%）25 μL。⑤把加好试剂及样本的 U 形板放于平板离心机离心（1000 r/min，2 分钟）。取出振荡混匀（800 r/min，30 秒）。⑥酶标仪判读结果和肉眼判定：凝集者为 Rh（D）阳性，不凝集者为 Rh（D）初筛阴性。打印检验原始数据报告并核对签名，把 Rh（D）初筛阴性信息登记在血液标本检测综合登记表上。并如实填写仪器设备使用维护记录。⑦初筛 Rh（D）阴性标本，再用试管法做进一步检测。试管法阴性，需重新取样，做确认试验。⑧最终结果：两人核查无误后方可发报告，录入电脑。

2）试管法检测：①取试管 2 支都标记上标本号，其中一支加入抗 D（IgM/G）2 滴，另一支把标本红细胞配制成 2% ~ 5% 的悬液。②取红细胞悬液 1 滴加入加有抗 D（IgM/G）2 滴的试管中，摇匀。③将血型离心机调至 2 档离心看结果，凝集为 Rh（D）阳性，不凝集者为 Rh（D）初筛阴性。

（2）Rh（D）阴性血型确认步骤

1）用生理盐水洗涤待检红细胞 3 ~ 5 次，用等渗盐水配制 2% ~ 5% 待检红细胞悬液。

2）取小试管 4 支，分别标记为“阴性”“阳性”“检 1”“检 2”。“阴性”管加 2 滴生理盐水、1 滴 O 细胞；“阳性”管加 2 滴抗 D（IgG 型）试剂、1 滴 O 细胞；“检 1”管加 2 滴抗 D（IgG 型）试剂，“检 2”管加 2 滴抗 D（IgM/G 混合型）试剂，再分别加入 1 滴待检红细胞悬液。

3）(37±1) ℃孵育 30 ~ 60 分钟。如在上述各试管中各加入低离子介质 3 滴，则只需在 (37±1) ℃孵育 10 分钟。

4）用生理盐水洗红细胞 3 ~ 5 次，最后一次洗涤后，倒掉盐水控干。

5）加抗人球蛋白试剂 2 滴于上述各管。

6）用专用血型离心机“2”档离心。

7）轻轻振摇试管，使沉积细胞悬浮，观察凝集结果并填写献血者 Rh（D）血型确认记录，并把确认结果和结论记录在血液标本检测综合登记表中。

8）“阴性”管无凝集、“阳性”管有凝集，如“检 1”管、“检 2”管均无凝集则报“Rh（D）阴性”，如“检 1”管、“检 2”管有 1 管以上凝集报“Rh（D）弱 D 型”（以前叫 DU 型）。

9）如“阴性”管凝集或“阳性”管无凝集，则试验失败，重做试验并查找导致前次试验失败的原因。

抗 D 检测一次，按照使用说明书规定，给出 Rh（D）血型检测最终结论。Rh（D）阴性结果，应该进行确定实验验证，方可得出最终结论。

（二）白细胞血型检测

白细胞抗原（HLA）亦称人类组织相容性抗原，俗称白细胞血型，一般是相对于红细胞血型而言。通常输血时红细胞血型系统中的 ABO 血型和 Rh（D）阴性血型吻合就可以了，但是对于骨髓移植、造血干细胞及器官移植，则必须与白细胞血型吻合。20 世纪 50 年代，美国免疫学家斯奈尔发现了组织相容性。1958 年法国免疫学家多塞在人体内发现了主要组织相容性复合体——人体第一个白细胞抗原 Mac，即人类白细胞血型，这标志着 HLA 研究的开始。目前，在分子水平上已完成 HLA 序列的测定，并对其基因表达产物在机体内的作用形式及过程进行了深入的研究。作为个体组织细胞的遗传标志，HLA 不仅在抗原识别、呈递，免疫应答与调控等方面起着非常重要的作用，而且由于 HLA 不同基因座之间连锁不平衡而产生高度的遗传多态性。据悉，目前国际上已发现 HLA 等位基因 2500 余个。新 HLA 等位基因的发现不但可以在器官、骨髓移植方面帮助患者找到更适宜的供者，减少排斥反应的发生，提高移植成功率，而且将有助于阐明某些疾病的发病机制，并在此基础上制订全新的防治措施。

本章只对白细胞血型基础知识进行简单说明，对于白细胞血型的检测方法和仪器及试剂等不予介绍。若想了解，可查阅相关专著。

1. 白细胞血型 MHC 是表达于脊椎动物有核细胞表面的一类高度多态、紧密连锁的基因群，因其编码的蛋白质产物（主要组织相容性抗原）在组织相容性的决定中起主要作用而得名。小鼠的 MHC 称为 H-2 系统，人的 MHC 存在于白细胞表面，含量最多，采集外周血白细胞检验，称为人类白细胞抗原系统（HLA 系统）。它是人类基因组中最复杂、多态性最高的遗传体系，其主要功能为参与自我识别、调节免疫反应和对异体移植的排斥作用。HLA 系统位于人类第 6 染色体短臂（6p21.31），全长 3600 kb，包含 128 个功能基因和 96 个假基因，等位基因总数超过 500 多个。HLA 复合体代表一组密切连锁的基因群，所有基因均为共显性。HLA 作为人类白细胞抗原中最重要的一类，是人类主要组织相容性抗原，在白细胞上表达最强。HLA 抗原是一种糖蛋白（含糖为 9%），由 4 条肽链组成（含 2 条轻链和 2 条重链），重链上连接 2 条糖链。HLA 分子部分镶嵌在细胞膜的双脂层中，其插入膜的部分相当于免疫球蛋白 IgG 的 Fc 区段，轻链为 β－微球蛋白。由于分子结构上的相似，故 HLA 与免疫防御系统密切相关。

2. 命名与分类 第十届国际组织相容性讨论会通过了 HLA 的命名标准。HLA 命名一般以大写字母 A、B、C 等表示 HLA 遗传区域中的座位。HLA 抗原特异性用数字表示。HLA-C 抗原特异性以 Cw 为字首命名。HLA 基因命名一般以 4 位数字表示，其中前 2 位数字表示对应最相近的 HLA 抗原特异性，后 2 位数字则用于表示亚型的等位基因。如果出现第五位数字，则代表“沉默取代”。第 6、7 位数字代表相应的启动子（包含内含子或侧翼区等）序列的多态性。末尾加英文字母 N 表示无效等位基因或不表达基因。在不能区分等位基因时，可允许取最前面的 2 位或 4 位数字表示该 HLA 的特异性。现已发现的 HLA 抗原可分为 A、B、C、D 和 DR 5 个系列。每一个人都带有每个系列上的两个抗原。根据结构和分布特征，HLA 可分为两类：Ⅰ类抗原和Ⅱ类抗原。HLA-A、B、C 属Ⅰ类抗原，分子量为 56000，由一条重肽链和一条轻肽链所组成，分为多肽结合区、免疫球蛋白样区、跨膜区和胞内区，其抗原特异性是由重肽链上氨基酸列所决定的。它们除分布于白细胞和血小板，还广泛分布在各种正常组织器官和肿瘤组织的有核细胞膜。其余的 HLA 抗原即 D、DR、DP 和 DQ 属于Ⅱ类抗原，由 α 链和 β 链组成的异源二聚体，同样分四个区。分子量为 63000，它们只分布在 B 细胞、巨噬细胞、单核细胞和内皮细胞。

3. 白细胞血型的应用

（1）临床输血：为了有效使用血液，近 30 年大力倡导成分输血疗法。HLA 同型输血，可大大降低免疫性输血不良反应，提高疗效。特别是对于需要长期输注血小板者，寻求配合相合志愿捐献者尤为重要。因此，血站应积极创造条件建立献血者的 HLA 信息系统，以便于查询应用。

（2）骨髓血和造血干细胞移植：在骨髓血和造血干细胞移植的过程中，HLA 配型相合的程度是决定移植成功与否的关键。随着骨髓血和造血干细胞移植技术的成熟和广泛应用，中国红十字会总会于 1992 年启动建立中国非血缘关系骨髓移植供者资料库（中华骨髓库，CMDP），并于 2001 年获得国家编委办公室批准设置中国造血干细胞捐献者资料库（中华骨髓库）管理中心，随后全国各省相继建立分库，在人、财、物和宣传方面给予了大量投入，使中国大陆告别了重症白血病患者依赖境外输送骨髓救命的历史。

（3）器官移植的组织配型：器官移植时，要先测定供体和受体两方面的组织型别，只有型别相近的个体间才能实施移植。HLA 测定是最简便和实用的组织配型方法。

（4）亲子鉴定：HLA 受遗传规律的控制，决定 HLA 型的基因在第 6 对染色体上。每个人分别可从父母获得一套染色体，所以可以同时查出 A、B、C、D 和 DR 5 个系列中的 5 ~ 10 种白细胞型，因此而表现出来的白细胞型有上亿种之多。同卵孪生同胞之间，完全相同；非同卵孪生同胞之间，有 1/4 的概率；在无血缘关系的人之间，要找出两个 HLA 相同者是特别困难的，有人测算为 1/60 亿的概率。因此，在做亲子鉴定时，HLA 测定是最有力的工具。

（5）人类学研究：各种 HLA 出现的频率具有明显的种族差异。例如，在高加索人种中，LA-A-A30 和 B42 抗原的出现频率比较低。因此，HLA 系统是人类学研究的一个重要部分。

（6）疾病诊断：HLA 与许多疾病相关联，具有某种 HLA 抗原的个体患某种疾病的比率较其他人要高。例如，HLA-A2 抗原阳性者患先天性心脏病的比率较高。现如今，我国综合国力的增强及医学分子生物学技术的广泛应用和中国造血干细胞捐献志愿者资料库库容数的不断增加，为我国人群 HLA 遗传学研究提供了绝佳的良机，也为免疫遗传学研究的搭建了很好的平台。研究成果除促进输血医学的发展外，同时也为临床医学、遗传学、麻醉学、病理学、法医学、人类学、犯罪学等学科的发展做出了重大贡献。

（三）血小板血型检测

1. 血小板抗原　血小板表面有 2 类抗原：一类是为非特异性抗原或称血小板相关抗原，与 ABO 血型系统和 HLA 有关，另一类是血小板特异性抗原。人类血小板特异性抗原（HPA）有 5 个系统和 10 个抗原。这 5 个系统分别为：HPA-1（Zw）、HPA-2（Ko 系统）、HPA-3、HPA-4、HPA-5。

2. 血小板抗体　血小板同种抗体一般由输血、妊娠或骨髓移植等同种免疫刺激而产生。在输过血的患者的血液中，约有 1.7% 产生了血小板抗体；而在输过多次血的患者的血液中，约有 8% 产生了血小板特异性抗体；约 2.5% 的妊娠妇女，可能会产生血小板抗体。由输血或妊娠等同种免疫产生的血小板抗体，多为 IgG 型。自身抗体，多在原发性血小板减少性紫癜中检出，也多为 IgG 型。

3. 检测方法　血小板血型的检测主要有血清学法和分子生物学法等。血清学法操作简单，重复性和特异性较高；分子生物学法常用 PCR 技术。

由于我国内地血站的检验科目前基本上没有开展血小板血型的检测，所以本章对于血小板血型的检测方法和仪器及试剂等不予介绍。若想了解，可查阅相关专著。

4. 临床意义

（1）提高血小板输注疗效：选择与患者血小板和 HLA 相配的单采血小板志愿捐献者，捐献的单采血小板，可提高输注浓缩血小板的效果。

（2）诊断新生儿同种免疫血小板减少性紫癜。

（3）诊断原发性血小板减少性紫癜。

（四）血型物质

血型物质在唾液、精液含量最高，其次是胃液、肠液、血清、汗液、尿液等。血型物质不仅存在于人体，而且广泛存在于生物界，如哺乳类、两栖类、鱼类和软体动物以及若干植物的种子和果实中。许多细菌也含有非常相似的物质。如大肠埃希菌 086 含类 B 型物质，肺炎双球菌 14 含类 A 型物质。因此，当受检标本被这些细菌污染，尤其污染的细菌大量繁殖时，就可导致错误的检验结论。每个人专有的血型抗原物质称为血型物质。ABO 血型物质主要存在于红细胞表面，也广泛存在于其他组织细胞和体液中。血型物质有 2 种，一种是脂溶性的，存在于红细胞和除神经组织外的其他组织细胞中；另一种是水溶性的，存在于大多数体液和组织液中，如血液、唾液、汗液、尿液、泪液、胃液、胆汁、精液、卵巢囊肿液、羊水和腹水中，但以唾液中含量最为丰富。凡唾液中分泌 A、B、H 血型物质者，称为分泌型；不分泌者，为非分泌型。汉族中，分泌型占 80%，非分泌型占 20%。人的分泌型唾液里，除了含有 A 和（或）B 型物质，还分泌少量 H 物质，而 O 型分泌型人唾液中则有丰富的 H 物质。血型物质的检测具有重要的临床意义。测定分泌型唾液中的血型物质，有助于鉴别 ABO 血型。血型物质中和天然抗体，有助于鉴别抗体性质，可以制备混合血浆。利用红细胞凝集抑制试验，可检查脏器和组织血型。某些动物或组织的 A 或 B 物质，可制备高效价的抗 A 或抗 B 抗体。

ABO 血型物质有 3 种，即 A、B、H 是由多糖体和多肽类组成。各种血型物质都含有相同的 15 种氨基酸及相同的 4 种多糖体。关于控制 ABO 系血型的物质，其抗原决定其部分结构以及生物合成的机制等在一定程度上已被查清，是一类高分子糖蛋白。A 型、B 型或是 O 型物质（亦称 H 型物质）之间的差别仅仅决定于糖亚基部末端结构的差异，在各种血型的人中，由共同存在的 H 基因发出指令，合成一种能将某种前体物质转化为 H 物质（Hsubstance）的酶。在具有 A 基因（或 B 基因）的人体内，H 物质再变为 A 物质（或 B 物质）。但是 O 型基因则不能使 H 物质发生改变，从而决定了 O 型血细胞的抗原（一般人都不存在 H 物质的抗体，所以只有使用特殊的抗体才能对 H 物质检测出来）。此类血型物质在有些人中，只存在于他们的红细胞或细胞表面，称为非分泌型；在另一些人中，甚至在唾液、精液、汗、泪等体液中也有发现，此称为分泌型。

关于血型物质在此就不做详细介绍了。在实际工作中，常常遇到的问题是输血浆是否需要检测血型？关于这个问题，下面我们简单地介绍一下。

血浆是从抗凝全血中分离出来的上清液，其中含有血浆蛋白和凝血因子等成分，可制备成新鲜血浆和普通血浆或新鲜冰冻血浆和普通冰冻血浆。在医疗临床上，新鲜冰冻血浆可用于治疗凝血功能低下的肝病等患者。

我们知道，输血需要血型相同或相容。那么输注血浆也有这个要求吗？答案是肯定的。即使少量不同型的血浆，或与受血者不相容的血浆进入身体，也会对受血者造成一定的伤害。这是为什么呢？要想将这个问题解释清楚，我们还得从头说起。

20 世纪初，在奥地利维也纳大学工作的卡尔·兰德斯坦纳医师发现了红细胞有凝集现象，随之发现了人类第一个血型系统，即 ABO 血型系统。他发现，人类红细胞膜上有 A、B 两种抗原。具有 A 抗原者，为 A 型血；具有 B 抗原者，为 B 型血；A 和 B 两种抗原都有者，为 AB 型血；A 和 B 两种抗原都没有者，则为 O 型血。

随着科学技术的不断发展，研究人员先后提出血型鉴定对患者输血治疗的重要性，以及通过血液交叉配血试验来确保安全输血的概念。

至今，人类相继发现了 ABO、Rh、MNSS、P 等 30 多个红细胞血型系统。其中，最为重要的是 ABO 血型系统和 Rh 血型系统，尤其是 ABO 血型系统。在输血（包括输血浆）前，必须核对血型是否相符，再进行交叉配血试验。那么，如果血型不同，会发生什么情况呢？

举例来说，如果受血者的血型为 A 型，他的红细胞表面有 A 抗原，血浆中则存在抗 B 抗体。一旦错误地将 B 型血液输入 A 型受血者体内，就会带入大量的 B 抗原和血浆中的抗 A 抗体。外来的抗 A 抗体与受血者的 A 型红细胞结合，会使受血者的红细胞发生溶解；同理，受血者体内的抗 B 抗体也会使输进来的 B 型红细胞溶解，结果引起以溶血反应为主的输血反应。受血者可出现畏寒、发热、黄疸、肝脾肿大、血红蛋白尿、贫血等症状，甚至死亡。如果给 B 型血的人输入 A 型血液，情况也是一样的。

O 型血的人，红细胞表面没有 A 抗原，也没有 B 抗原，但是血浆中存在抗 A 抗体和抗 B 抗体。如果给 O 型血的人输入 A 型血或 B 型血，输入的带 A 抗原或 B 抗原的红细胞就会受到受血者体内抗 A 抗体或抗 B 抗体的攻击，同样引起溶血反应。反之，给 A 型血或 B 型血的人输 O 型血，虽然输入的红细胞表面没有 A 抗原或 B 抗原，但输入的血浆中存在抗 A 抗体和抗 B 抗体，其同样可以使受血者发生溶血反应，只是在轻重程度上有所区别罢了。在临床治疗中，只有一种情况例外，那就是可以把 AB 型血者的血浆，输注给非 AB 型血的伤病患者。这是因为 AB 型血者的血浆中，既没有抗 A 抗体，也没有抗 B 抗体，所以不会使受血者发生溶血反应。由此可见，由于红细胞表面存在抗原，血浆中存在抗体，所以即使不是输全血，只输血浆也要保证血型相同或相容再进行输注。

近些年来，随着输血技术的不断发展，高浓度和高纯度的血液成分制剂逐渐在医疗临床广泛应用，既能提高疗效，减少不良反应，又能节省血源。但是，在输血治疗过程中，一定要严格掌握输血适应证，严格遵守国家颁布的有效版本《临床输血技术规范》等。

二 谷丙转氨酶（ALT）检测

肝脏是体内最大的多功能实质性器官，几乎参与人体内的所有物质代谢。正常情况下，肝脏各种代谢反应配合有条不紊地进行。当肝脏发生病变时，易引起干细胞内物质代谢紊乱，导致血液中某些生物化学成分的改变。实验室通过检测相应的生物化学指标，评价肝脏的生理或病理情况。检测血清中的转氨酶，就是其中的重要手段。血清转氨酶主要有谷丙转氨酶（ALT）和谷草转氨酶（AST）等。转氨酶主要存在于肝细胞内，细胞内 / 外酶活性为 5000/1，只要有 1% 的肝细胞破坏，其所释放入血的转氨酶足以使血清中的转氨酶水平升高 1 倍。当肝细胞变性坏死时，只要有 1/1000 肝细胞中的 ALT 进入血液，就足以使血清中的 ALT 升高 1 倍。因此，血清转氨酶被认为是反映肝细胞受损的灵敏指标。

2019 版《血站技术操作规程》规定：血站肝功能检测主要检测谷丙转氨酶（ALT），检测方法为速率法。检测策略采用速率法（湿化学法）进行一次检测。

（一）检测原理（方法）

ALT 速率法（连续监测法）：ALT 速率法测定中酶偶联反应式为：

$$\text{L- 丙氨酸} + \alpha - \text{酮戊二酸} \xrightleftharpoons{\text{ALT}} \text{丙酮酸} + \text{L- 谷氨酸}$$

$$\text{丙氨酸} + \text{NADH} + \text{H}^+ \xrightleftharpoons{\text{LDH}} \text{L- 乳酸} + \text{NAD}^+$$

上述偶联反应中，NADH 的氧化速率与标本中酶活性呈正比，在 340 nm 波长处，NADH 呈现特征性吸收峰，而 NAD 则没有。因此，可在 340 nm 监测吸光度的下降速率（$-\Delta A/min$），计算出 ALT 的活性单位。

1. 单试剂法 血清与（试剂成分完整的）底物溶液混合，ALT 催化反应立即开始，在波长 340 nm，比色杯光径 1.0 cm，37 ℃经 90 秒延滞期后连续监测吸光度下降速率。根据线性反应期吸光度下降速率（$-\Delta A/min$），计算出 ALT 活力单位。

2. 双试剂法 血清与（缺少 α－酮戊二酸的）底物溶液混合，37 ℃保温 5 分钟，使样品中所含的 α－酮酸（如丙酮酸）引起的不良反应进行完毕。然后，加入 α－酮戊二酸启动 ALT 的催化反应，在波长 340 nm 处连续监测吸光度下降速率。根据线性反应期吸光度下降速率（$-\Delta A/min$），计算出 ALT 活力单位。

（二）试剂和仪器

1. 单试剂法的试剂成分和在反应液中的参考浓度 pH 7.5；Tris 缓冲液 100 mmol/L（稳定反应体系 PH）；L- 丙氨酸 500 mmol/L；α－酮戊二酸 15 mmol/L；NADH 0.18 mmol/L；磷酸吡哆醛（P-5′-P）0.1 mmol/L（激活 ALT 活性）；乳酸脱氢酶（LDH）1200 U/L。

市售 ALT 底物的复溶及保存：按试剂盒说明书规定。但起始吸光度必须大于 1.2 A，试剂空白测定值必须小于 5 U/L。达不到要求者，视为此试剂已不合格，不能使用。

2. 双试剂法

双试剂法的试剂成分和在反应液中的参考浓度如下。

（1）试剂（Ⅰ）：pH 7.3；Tris 缓冲液 100 mmol/L；L- 丙氨酸 500 mmol/L；NADH 0.18 mmol/L；LDH 1200 U/L。

（2）试剂（Ⅱ）：α－酮戊二酸：15 mmol/L。

（3）仪器：自动或半自动生化仪。

（三）操作程序

1. 标本准备 检查标本是否无溶血、未被稀释。使用标本前检查标本管是否无破损、无渗漏，标本标签是否清晰可辨、粘贴部位是否正确，确诊无误按试管说明书要求在相应条件下离心，摆架，排序编号。

2. 检测操作 检测操作，以血站所使用的仪器和试剂说明书为准。

（四）结果

2019 版《血站技术操作规程》规定：ALT ≤ 50 U/L 判定为合格，ALT>50 U/L 为不合格。

（五）临床意义

（1）急性肝损伤时（如各种急性病毒性肝炎、药物或酒精中毒性肝炎），血清 ALT 水平在黄疸等临床症状出现前就会急剧升高，并且以细胞质中的 ALT 为主。一般情况下，急性肝炎血清中 ALT 水平与病情严重程度相关，往往是恢复期后才降至正常水平。由此可见，ALT 是判定急性肝炎恢复程度的重要指标。

（2）血清 ALT 活性增高常见于传染性肝炎、肝癌、中毒性肝炎、脂肪肝和胆管炎；心血管类疾病有心肌梗死、心肌炎、心力衰竭时肝淤血和脑出血等；药物或毒物有氯丙嗪、异烟肼、水杨酸制剂及乙醇、铅、汞或有机磷等。

（3）血清 ALT 降低，常见于磷酸吡哆醛缺乏症。

（六）注意事项

（1）样本浓度过高容易造成假阴性，应按仪器或试剂要求做相应倍数稀释后再测。

（2）注意脂血、黄疸、溶血的影响。脂血及黄疸在 340 nm 处有较强的吸收峰，在此标本中高含量的 ALT 会导致底物耗尽，而在 340 nm 处仍维持高吸收峰值，应稀释后再测定。溶血标本可使 ALT 结果偏高。

（3）酶测定中，温度、时间对酶的活力影响很大，故控制好测定时的温度，并准确掌握保温时间。

三 乙型肝炎病毒感染标志物检测

乙型肝炎病毒（HBV）的感染率，在我国 20 世纪 80 年代前后比较高。感染者的年龄是判断其转归的重要依据，年龄越轻，转为慢性的可能性越高。随着乙型肝炎疫苗的广泛应用、母婴阻断的普及、新生儿乙肝疫苗的接种以及人群卫生意识的提高，HBV 感染得到了有效的控制，感染率下降明显。

HBV 感染后首先出现乙型肝炎病毒表面抗原（HBsAg），因此，HBsAg 是早期诊断感染 HBV 的重要指标。HBsAg 在感染的全程均可呈阳性反应，血清中 HBsAg 多为没有传染性的空壳，仅少数为完整的 Dane 颗粒。在急性乙型肝炎的潜伏期，即可出现 HBsAg 阳性反应，较临床症状的出现和肝功能异常早 1 ~ 7 周。HBsAg 阳性反应，表明肝细胞中的 HBV 转录翻译活跃；窗口期或S基因突变可出现HBsAg阴性反应，因此，阴性反应不能完全排除HBV感染。献血者的常规筛查，各国通常规定只检测HBsAg，有些国家则检测HBsAg和抗HBc两项。检测HBV抗原的意义大于检测抗体。由于HBsAg检测敏感性大于HBeAg，一般说HBeAg阳性者其HBsAg也是阳性，而且HBsAg在血清中存在的时间比HBeAg长，所以对献血者筛查通常不考虑HBeAg。检测献血者和血液制剂HBsAg，目前，大多数国家规定使用较敏感的酶联免疫吸附法（ELISA或EIA）检测HBsAg，其敏感性达到0.1～1 ng/mL水平，从而使因输血造成的HBV感染或乙型肝炎者大为减少。血站对HBV感染的检测，当前主要是检测HBsAg和HBV DNA，在感染的第一个月内HBV DNA是检测不到的，约在33天后才能出现低水平的HBV DNA，比ELISA法检测HBsAg 56天的窗口期仅缩短6～15天（最多缩短23天）。然而用核酸技术检测（NAT）HIV和HCV则可大大缩短抗体出现的窗口期。因此，看来NAT用于献血者HBV筛查中的优势不如HIV和HCV。但是毕竟开展HBV DNA检测，比ELISA法检测HBsAg还是可以缩短窗口期的。

2019版《血站技术操作规程》规定：乙型肝炎病毒（HBV）感染标志物包括乙型肝炎病毒核酸（HBV DNA）和乙型肝炎病毒表面抗原（HBsAg）。检测方法包括：血清学方法：酶联免疫吸附试验（ELISA），化学发光免疫分析试验（CLIA），核酸扩增技术：转录介导的核酸扩增检测技术（TMA），实时荧光聚合酶链反应（PCR）；检测策略：HBV感染标志物应至少采用核酸和血清学试剂各进行一次检测。

（一）HBV血清学检测

1. 检测项目 乙型肝炎表面抗原（HBeAg）

2. HBV血清学检测原理 其原理是包被于固相载体上的抗体和液相中的酶标抗体分别与标本中待测抗原分子上两个不同抗原表位结合，形成固相抗体－待测抗原－酶标抗体复合物，洗涤去除游离的酶标抗体和其他成分，加入底物，酶催化底物由无色变成有色产物，测定加入终止液后溶液吸光度（A）值，确定待测抗原的含量。底物显色的深浅与标本中的待测抗原的含量成正比。该法常用“两步法”，测定时将待测标本和酶标抗体分别加入反应体系中，有两步温育和洗板步骤，避免相互干扰。该法适用于测定含有至少两个以上抗原决定簇的多价抗原，大多为大分子蛋白质。

3. 试剂与仪器 试剂包括HBeAg ELISA试剂盒；室内质控血清：使用具有国际（国家）可溯源的专业标准质控物。仪器主要包括：①手工检测：温育箱、洗板机、酶标仪、微量加样器、枪头、吸水纸；②自动化检测：自动加样器、全自动酶免处理仪、数据处理系统。

4. 检测步骤

（1）样品准备：检查标本是否无溶血，未被稀释，标本管是否无破损、无渗漏，标本标签是否清晰可辨、粘贴部位是否正确，按试管说明书要求在相应条件下离心、摆架、排序编号。

（2）试剂准备：酶标板准备，试剂从冰箱内取出平衡至室温，配制所需试剂。

（3）检测步骤

1）手工操作法步骤：①稀释：每孔加入N μL样品稀释液。②加样：按酶标板孔分布表要求每孔加入待测标本 N μL，阴阳性对照孔各加 N μL、质控孔加 N μL。③温育：置 37±1 ℃温育 M 分钟。④加酶：每孔加入酶结合物 N μL。⑤温育：置 37±1 ℃温育 M 分钟。⑥洗涤：洗板机洗涤 X 次后拍干。⑦显色：每孔底物 A、B 各 N μL，轻拍混匀，37±1 ℃避光 M 分钟。⑧终止：每孔加入终止液 N μL，混匀。⑨测定：将酶标板放进 TECAN 酶标仪检测（注：M 不具体为某一固定值，泛指加液量，N、X 同理，分别泛指温育时间和洗板次数）。

2）自动加样仪加样操作参照《自动加样仪标准操作规程》。每孔加入 20 μL 样品稀释液，按以下酶标板孔分布要求分别加入 100 μL 样品和 100 μL 阴阳性对照、100 μL 质控。详见表 7-4。

表 7-4 微板布局表

	1	2	3	4	5	6	7	8	9	10	11	12
A	PC	S	S	S	S	S	S	S	S	S	S	S
B	PC	S	S	S	S	S	S	S	S	S	S	S
C	PC	S	S	S	S	S	S	S	S	S	S	S
D	NC	S	S	S	S	S	S	S	S	S	S	S
E	NC	S	S	S	S	S	S	S	S	S	S	S
F	NC	S	S	S	S	S	S	S	S	S	S	S
G	QC	S	S	S	S	S	S	S	S	S	S	S
H	BL	S	S	S	S	S	S	S	S	S	S	S

注：PC= 阳性对照；NC= 阴性对照；QC= 室内质控；BL= 空白；S= 样本。

加样完毕后，检查酶标板孔的加样情况。发现漏加标本，及时查找原因，补加标本或重新加样处理，并如实填写《自动化检测人工辅助 / 干预记录》。将加好样本的酶标板放进 BEPⅢ全自动酶免处理系统中，按已编程序自动完成试验，具体操作见《BEPⅢ自动酶标仪操作规程》，如需进行人工辅助 / 干预则如实填写记录，或试验结束退出酶标板在酶标仪判定结果。以 450 nm 为主波长，620 ~ 650 nm 为参考波长判定结果，并做好记录。

（4）结果分析

1）实验的有效性：NC 的 OD 均值≤ 0.10；PC 的 OD 均值≥ 0.80。

2）室内质控结果在控。

3）临界值（cut-off 值）：临界值 = 阴性对照孔 OD 平均值 ×2.1；阴性对照 OD 均值小于 0.05 时以 0.05 计算；灰区下限值设定：灰区下限值 =cut-off 值 ×80%。

（5）结果判断

1）样本的 OD 值≥临界值，判“阳性反应”。

2）样本的 OD 值≤灰区下限值，判“阴性反应”。

3）灰区下限值≤样本的 OD 值≤临界值，判“不确定”或“可疑”。

（6）结果审核

1）试验完成后，检验者审核检测结果并签名，复核者对检测者履行职责效果逐一核对确认，并在相应的记录上签名。

2）信息填写在《血液标本检测综合登记表》中，复核者对检测者履行职责效果逐一核对确认。

（7）标本再检：标本初次检测呈阳性反应或“可疑”，按照《初检反应性标本再检处理操作规程》再检。

5. 注意事项 更换试剂批次时，要认真阅读新批次《乙型肝炎病毒表面抗原（HBsAg）酶联免疫法检测试剂盒操作说明书》，设计试验和操作方法，确保试验结果的准确无误。

（二）HBV DNA 检测

1. HBV DNA 结构 HBV DNA 是带有部分单链区的环状双链 DNA 分子，是目前感染人类最小的 DNA 病毒。基因组长为 3.2 kb。HBV 的两条链长度不等，长链称为负链用“L（-）”表示，携带有病毒全部的编码信息；短链称为正链用“S（+）”表示，S（+）在不同的分子中长度不等，是负链的 50%～100%。在负链的 5′ 末端有一低分子量的蛋白质，在正链的 5′ 末端则有一段短的 RNA，它们是引导 DNA 合成的引物。两条链的 5′ 端有 250～300 个碱基是可互补结合的，称为黏性末端，是 DNA 保持双链环状的基础，也是 HBV 最常整合到肝细胞染色体中的 DNA 序列。在黏性末端的两侧各有 11 个核苷酸（5′-TTCACCTCTGC-3′）构成的顺向重复序列（DR）。DR1 在负链 5′ 端，DR2 在正链的 5′ 端，中间相隔 223 个核苷酸，DR 区域是 DNA 成环及病毒复制的关键区域。HBV 基因组负链 DNA 核苷酸序列上含有 6 个开放读码框架（ORF）。其中 S、C、P 与 X 4 个 ORF 是早已公认的；前 - 前 -S 和前 -X 是近年来发现的两个新的编码基因，其编码产物的功能还有待研究，HBV DNA 各编码区有广泛的重叠，以扩充其编码容量。

（1）S 基因区：S 基因区可以划分为前 -S1（Pre-S1）区、前 -S2（Pre-S2）区和 S 区。整个 S 基因区编码病毒颗粒的外膜蛋白，Pre-S1 区、Pre-S2 区和 S 区有各自的起始密码子（AUG），到同一个终止密码子结束，分别编码 3 种外膜蛋白，其中 S 基因编码外膜主蛋白（即 S 蛋白），是乙型肝炎病毒表面抗原（HBsAg）的主要成分；Pre-S2 基因和 S 基因共同编码外膜中的蛋白；Pre-S1、Pre-S2 和 S 基因共同编码外膜大蛋白。

（2）C 基因区：分成前 C 区和 C 区两部分。C 区编码乙型肝炎病毒核心抗原（HBcAg）；前 C 区和 C 区基因共同编码乙型肝炎病毒 e 抗原（HBeAg）。近年研究发现，前 -C 区是一个极易发生突变的区域，如前 C 基因 1896 位核苷酸是最常发生变异的位点之一。前 -C 基因突变后，可造成 HBeAg 的分泌水平下降或完全终止，形成 HBeAg 阴性的前 C 区突变株。因此，对 HBeAg 阴性而抗 -HBe 阳性的患者应注意监测血液中的 HBV DNA，以全面了解病情状况，及时判断预后。

（3）P 基因区：是 HBV DNA 中最大的一个开放读码框架，与其他基因区均有重叠，占 HBV DNA 基因组的 70% 以上序列。P 基因区编码乙型肝炎病毒 DNA 聚合酶，该基因聚合酶具有反转录酶、RNaseH 及 DNA 聚合酶活性。

（4）X 基因区：是 HBV DNA 中最小的一个开放读码框架。X 基因编码乙型肝炎病毒 X 抗原（HB*x*Ag），HB*x*Ag 被认为是一种反式激活因子，与病毒基因的表达调控及 HBV DNA 的整合有关。X 基因区存在广泛的碱基点替换突变和高频率的缺失突变，X 基因区突变后会抑制 X 蛋白的转录调控活性，使病毒复制水平下降，病毒蛋白合成减少，造成血清中各项标志物滴度下降，甚至不能检出。

2. 检测项目：HBV DNA

（1）检测策略：图 7-1、图 7-2。

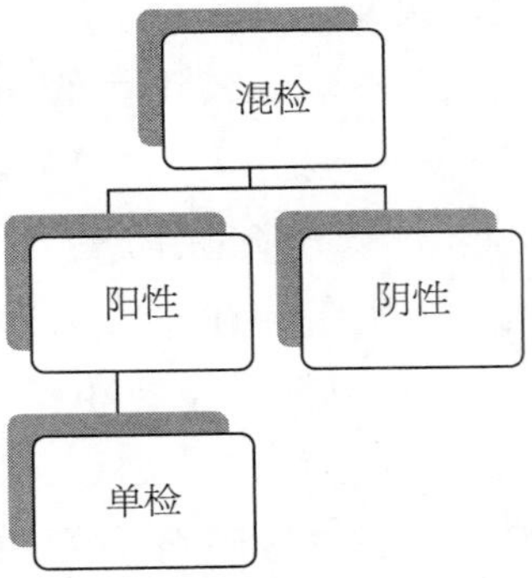

图 7-1 混检

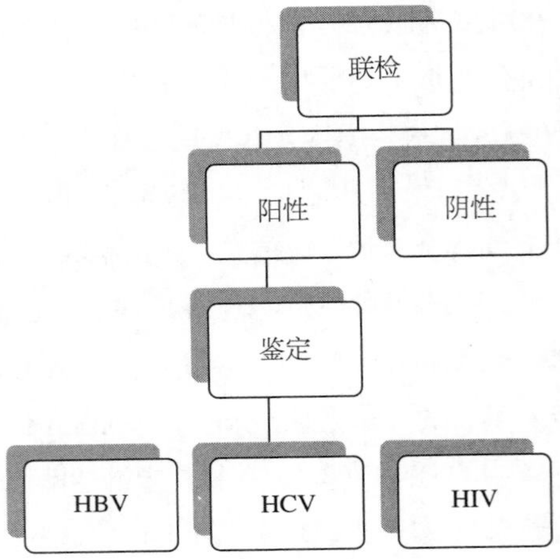

图 7-2 联检

（2）磁珠法原理：依据与硅胶膜离心柱相同的原理，运用纳米技术对超顺磁性纳米颗粒的表面进行改良和表面修饰后，制备成超顺磁性氧化硅纳米磁珠。该磁珠能在微观界面上与核酸分子特异性地识别和高效结合。利用氧化硅纳米微球的超顺磁性，在 Chaotropic 盐（盐酸胍、异硫氰酸胍等）和外加磁场的作用下，能从血液样本中分离出 DNA。

1）磁珠法核酸提取过程：磁珠法核酸提取一般可以分为四步：裂解—结合—洗涤—洗脱（图 7-3）。

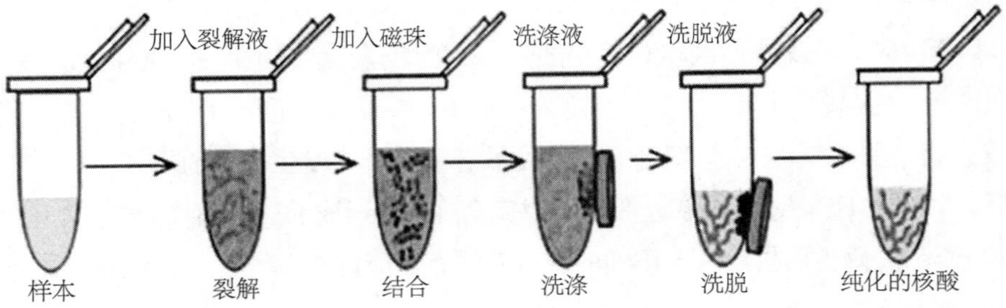

图 7-3 磁珠法核酸提取步骤

2）细胞裂解：核酸必须从细胞或其他生物物质中释放出来。细胞裂解可通过机械作用、化学作用、酶作用等方法实现。①机械作用：包括低渗裂解、超声裂解、微波裂解、冻融裂解和颗粒破碎等物理裂解方法。这些方法用机械力使细胞破碎，但机械力也可引起核酸链的断裂，因而不适用于高分子量长链核酸的分离。有报道超声裂解法提取的核酸片段长度从小于 500bp 至大于 20kb，而颗粒匀浆法提取的核酸一般 <10 kb。②化学作用：在一定的 pH 环境和变性条件下，细胞破裂，蛋白质变性沉淀，核酸被释放到水相。上述变性条件可通过加热、加入表面活性剂（SDS、Triton X-100、Tween 20、NP-40、CTAB、sar-cosyl、Chelex-100 等）或强离子剂（异硫氰酸胍、盐酸胍、肌酸胍）而获得。而 pH 环境则由加入的强碱（NaOH）或缓冲液（TE、STE 等）提供。在一定的 pH 环境下，表面活性剂或强离子剂可使细胞裂解、蛋白质和多糖沉淀，缓冲液中的一些金属离子螯合剂（EDTA 等）可螯合对核酸酶活性所必需的金属离子 Mg^{2+}、Ca^{2+}，从而抑制核酸酶的活性，保护核酸不被降解。③酶作用：主要是通过加入溶菌酶或蛋白酶（蛋白酶 K、植物蛋白酶或链酶蛋白酶）以使细胞破裂，核酸释放。蛋白酶还能降解与核酸结合的蛋白质，促进核酸的分离。其中溶菌酶能催化细菌细胞壁的蛋白多糖 N- 乙酰葡糖胺和 N- 乙酰胞壁酸残基间的 β-（1，4）键水解。蛋白酶 K 能催化水解多种多肽键，其在 65 ℃及有 EDTA、尿素（1 ~ 4 mol/L）和去污剂（0.5%SDS 或 1%Triton X-100）存在时仍保留酶活性，这有利于提高对高分子量核酸的提取效率。在实际工作中，酶作用、机械作用、化学作用经常联合使用。具体选择哪种或哪几种方法可根据细胞类型、待分离的核酸类型及后续实验目的来确定。

3）酶处理：在核酸提取过程中，可通过加入适当的酶使不需要的物质降解，以利于核酸的分离与纯化。如在裂解液中加入蛋白酶（蛋白酶 K 或链酶蛋白酶）可以降解蛋白质，灭活核酸酶（DNase 和 RNase），DNase 和 RNase 也用于去除不需要的核酸。

（3）核酸的分离与纯化：核酸的高电荷磷酸骨架使其比蛋白质、多糖、脂肪等其他生物大分子物质更具亲水性（磁珠法）。

3. 检测方法

（1）实时荧光聚合酶链反应（PCR）：即在常规 PCR 的反应体系中加入荧光标记物，通过对反应体系中荧光信号的检测实现对 PCR 过程中产物量的实时监测，并根据参照系统较为精确地计算出 PCR 的初始模板量。PCR 扩增时在加入一对引物的同时加入一个特异性的荧光探针，该探针为一寡核苷酸，两端分别标记一个报告荧光基团和一个淬灭荧光基团。探针完整时，报告基团发射的荧光信号被淬灭基团吸收；刚开始时，探针结合在 DNA 任意一条单链上；PCR 扩增时，Taq 酶的 5’ 端 -3’ 端外切酶活性将探针酶切降解，使报告荧光基团和淬灭荧光基团分离，从而荧光监测系统可接收到荧光信号，即每扩增一条 DNA 链，就有一个荧光分子形成，实现了荧光信号的累积与 PCR 产物形成完全同步。或者使用荧光染料 SYBR。SYBR 可以结合到双链 DNA 上面，当体系中的模板被扩增时，SYBR 可以有效结合到新合成的双链上面，随着 PCR 的进行，结合的 SYBR 染料越来越多，被仪器检测到的荧光信号越来越强，从而达到定量的目的。

（2）常规 PCR：PCR 是在试管中进行的 DNA 复制反应，基本原理和过程与细胞内 DNA 的复制相似。PCR 重复进行 DNA 的复制的过程，使 DNA 得以扩增。每一次复制包括 3 个步骤，即变性、退火和延伸。①变性：变性的目的是将被复制的 DNA 片段在高于其熔点温度（Tm）的条件下（94 ~ 95 ℃）加热，使 DNA 双螺旋结构的氢键断裂而解螺旋，形成两条单链分子作为扩增反应的模板，以便与引物结合。②退火：退火的目的是将反应体系的温度降低至寡核苷酸（引物）的熔点温度以下（40 ~ 70 ℃），以便使引物能与模板 DNA 序列互补结合，形成杂交链。③延伸：将反应体系的温度升至 72 ℃左右，此时反应体系按照模板链的序列以碱基互补配对的原则依次把 dNTP 加至引物的 3' 端，在 Tap DNA 聚合酶的存在下，杂交链不断延伸，直至形成新的 DNA 双链。变性、退火和延伸这三个步骤构成了 PCR 的一个循环，每一个循环完成后，一个分子的模板被复制为两个分子。

（3）转录介导的核酸扩增技术（TMA）-DNA：非循环相引物 1 与引物 3（置换引物）均与 DNA 模板互补区结合，MMLA 连接在引物 1 的 3’ 末端，以 DNA 为模板合成 DNA，引物 3 延长置换引物 1 的产物，产生单链的含 T7RNA 聚合酶启动子序列的 DNA 单链。引物 2 结合到这条 DNA 链，产生含 T7RNA 聚合酶启动子序列的双链 DNA。T7RNA 聚合酶以 DNA 为模板启动 RNA 转录，形成反义 RNA。循环相：转录合成的反义 RNA 与引物 2 互补，在 MMLA 的作用下合成 cDNA-RNA 杂合体，MMLA 发挥 Rnase H 活性水解杂合体中的 RNA，留存的单链 DNA 与引物 1 互补，在 MMLA 作用下，合成的双链 DNA 被 T7RNA 聚合酶识别，转录合成反义 RNA 产物。此反应产物随之重复进行循环相的反应过程，使 DNA 得以扩增。

4. 注意事项

（1）不可在实验室逆向走动。

（2）2 ~ 8 ℃保存的标本出现冷沉淀，可导致移液系统移液体积错误。

（3）标本中存在气泡，可导致移液体积偏差。

（4）核酸实验室各区清洁工具不可混用。

（5）含氯消毒剂要新鲜配制，放置过久会失效。

（6）当日垃圾及时处理，不可在实验室过夜。

（7）清洁时应遵循从清洁区域到污染区域实施消毒。

（8）操作过程中勤换手套。

（9）如内标 ct 值推后，可能存在提取效率降低。

（10）内标无效数量明显增加，很可能是核酸提取仪器硬件问题。

四 丙型肝炎病毒感染标志物检测

丙型肝炎病毒（HCV）是可经输血途径传播的传染性病原体。在发展中国家，HCV 主要通过输注血液及其制剂、制品和不规范的医疗行为传播，而且存在着感染者认知度低等现状。因此，对于献血者所捐献血液 HCV 感染标志物的检测应该引起充分的重视。

2019 版《血站技术操作规程》规定：HCV 感染标志物包括：丙型肝炎病毒核酸（HCV RNA）；丙型肝炎病毒抗体（抗 HCV），或者 HCV 抗原和抗体（HCV Ag/Ab）。血清学检测技术包括酶联免疫吸附试验（ELISA）、化学发光免疫分析试验（CLIA）；核酸扩增技术包括转录介导的核酸扩增检测技术（TMA）、实时荧光聚合酶链反应（PCR）；检测策略为 HCV 感染标志物应至少采用核酸和血清学试剂各进行 1 次检测。

（一）HCV 血清学检测

1. 检测项目 丙型肝炎病毒抗体（抗 HCV）。

2. 检测原理（ELISA 法－双抗原夹心法） 采用双抗原夹心酶联免疫方法检测血清或血浆中丙型肝炎病毒（HCV）抗体。在微孔板上预包被基因重组 HCV 抗原，第一步加入血清 / 血浆样品，样品中的 HCV 抗体能与包被抗原相结合；第二步加入酶标试剂，形成“包被抗原－抗体－酶标抗原”复合物，温育并洗涤，然后用显色系统作用显色，根据产物的显色程度进行定性分析。

3. 试剂与仪器 试剂包括抗 HCV ELISA 试剂盒；室内质控血清：使用具有国际（国家）可溯源的专业标准质控物。仪器主要包括：①手工检测：温育箱、洗板机、酶标仪、微量加样器、枪头、吸水纸；②自动化检测：自动加样器、全自动酶免处理仪、数据处理系统。

4. 操作步骤

（1）样品准备，检查标本是否无溶血、未被稀释，标本管是否无破损、无渗漏，标本标签是否清晰可辨、粘贴部位是否正确，按试管说明书要求在相应条件下离心，摆架，排序编号。

（2）试剂准备，酶标板准备，试剂从冰箱内取出平衡至室温，配制所需试剂。

（3）检测方法

1）手工操作法：试剂及标本量具体以所使用试剂说明书为准；稀释：每孔加入 N μL 样品稀释液；加样：按酶标板孔分布表要求每孔加入待测标本 N μL，阴阳性对照孔各加 N μL、质控孔加 N μL；温育：置（37±1）℃温育 M 分钟；加酶：每孔加入酶结合物 N μL；温育：置（37±1）℃孵育 M 分钟；洗涤：洗板机洗涤 X 次后拍干；显色：每孔底物 N μL，轻拍混匀，（37±1）℃避光 M 分钟；终止：每孔加入终止液 N μL，混匀。测定：将酶标板放进酶标仪检测（注：M 不具体为某一固定值，泛指加液量，N、X 同理分别泛指温育时间和洗板次数）。

2）自动化检测法：以所用仪器和试剂说明书为标准进行操作。

自动加样仪加样操作参照《自动加样仪标准操作规程》。每孔加入 100 μL 样品稀释液，按以下酶标板孔分布要求分别加入样品、阴阳性对照和质控 10 μL（表 7-5）。

表 7-5 微板布局表

	1	2	3	4	5	6	7	8	9	10	11	12
A	PC	S	S	S	S	S	S	S	S	S	S	S
B	PC	S	S	S	S	S	S	S	S	S	S	S
C	PC	S	S	S	S	S	S	S	S	S	S	S
D	NC	S	S	S	S	S	S	S	S	S	S	S
E	NC	S	S	S	S	S	S	S	S	S	S	S
F	NC	S	S	S	S	S	S	S	S	S	S	S
G	QC	S	S	S	S	S	S	S	S	S	S	S
H	BL	S	S	S	S	S	S	S	S	S	S	S

注：BL= 空白；NC= 阴性对照；PC= 阳性对照；QC= 室内质控；S= 样本。

加样完毕后，检查酶标板孔的加样情况。发现漏加标本，及时查找原因，补加标本或重新加样处理，并如实填写自动化检测人工辅助 / 干预记录。将加好样本的酶标板放进 BEPⅢ全自动酶免处理系统中，按已编程序自动完成试验，具体操作见《BEPⅢ自动酶标仪操作规程》，如需进行人工辅助 / 干预则如实填写自动化检测人工辅助 / 干预记录，或试验结束退出酶标板在酶标仪判定结果。以 450 nm 为主波长，620 ~ 650 nm 为参考波长判定结果。并做好记录。

5. 注意事项

（1）手工操作试剂使用前应摇匀，并弃去 1 ~ 2 滴后垂直滴加，注意均匀用力。

（2）从冷藏环境中取出的试剂盒应室温平衡 30 分钟再进行测试，余者应及时封存，置冰箱内储藏备用。

（3）冷藏的待查标本需置室温平衡 30 分钟，再行检测。

（4）待检标本不可用 NaN3 防腐。

6. 结果分析 以试剂盒厂家说明书为准。

（1）实验的有效性：NC 的 OD 均值≤ 0.08；PC 的 OD 均值 > 0.50；室内质控结果在控。

（2）临界值（cut-off 值）：临界值 = 阴性对照孔 OD 平均值 +0.12（不足 0.02 按 0.02 计算）。

（3）灰区下限值设定：灰区下限值 =cut-off 值 ×80%（灰区是否设置和设置数值根据实验室具体情况判断）。

7. 结果判断 样本的 OD 值≥临界值，判“阳性反应”；样本的 OD 值≤灰区下限值，判“阴性反应”；灰区下限值≤样本的 OD 值≤临界值，判“不确定”或“可疑”。

8. 结果审核 试验完成后，检验者审核检测结果，确认无误后签名；复核者对检测者履行职责效果逐一核对确认，确认无误后在相应的记录上签名。

（二）HCV 核酸检测

1. HCV 基因结构 HCV 基因组为单链正链 RNA 链长约为 9.5 kb。整个基因组只有一个

ORF，编码一条由 3010 ~ 3033 个氨基酸组成的聚蛋白前体，该蛋白前体在病毒蛋白酶和宿主信号肽酶作用下，裂解为病毒的两种结构蛋白（核心蛋白和包膜蛋白）和 6 种非结构蛋白。

（1）5′ 端及 3′ 端非编码区：在 HCV 基因组中 5′ 端非编码区长度和序列非常稳定，由 319 ~ 341 个核苷酸组成，形成 4 个二级结构域，为病毒复制和翻译所必需的，此区是整个基因组最保守的区域，所以常选择该区域的基因序列作为基于扩增的靶序列，可检出目前已知的所有基因型 HCV 病毒。3′ 端的 UTR 包括 3 个结构域，靠近 5′ 端的为基因型特异的多变区；居中部分为多聚 U 区域（ploy U），含有 50 ~ 62 个核苷酸，对病毒 RNA 复制至关重要，但不同基因型的多聚 U 区域长度不等；3′ 尾部为高度保守的发夹样结构，称为 **X**-tail。通过定点突变破坏这一结构会导致 RNA 病毒复制的显著降低，说明该区域对 RNA 病毒有效复制同样重要。5′ 端和 3′ 端 UTR 之间为 ORF。

（2）编码区 HCV 基因的编码区只有一个 ORF，分为 9 个区域，依次为：5′- 核心区→ E1 区→ NS1/E2 区→ NS2 区→ NS3 区→ NS4a 区→ NS4b 区→ NS5a 区→ NS5b-3′。其中 NS5b 区域在不同型 HCV 中同源性较低，可作为 HCV 分型依据。核心区（C 区），编码病毒核心蛋白；E1 区，编码病毒的包膜糖蛋白；NS1/E2 区，也可能编码病毒的包膜糖蛋白。NS2 区、NS3 区、NS4 区、NS5 区分别编码不同的非结构蛋白。其中 NS3 蛋白是一种多功能蛋白，具有蛋白酶活性及解旋酶活性，在肝细胞恶性转化中起重要作用；NS5 具有 RNA 依赖的 RNA 聚合酶活性，参与病毒 RNA 的合成。在 HCV 的编码中，C 区最保守，NS 区次之，但 E2/NS1 区存在高可变区。

2. 检测项目 HCV RNA。

（1）检测策略：图 7-4、图 7-5。

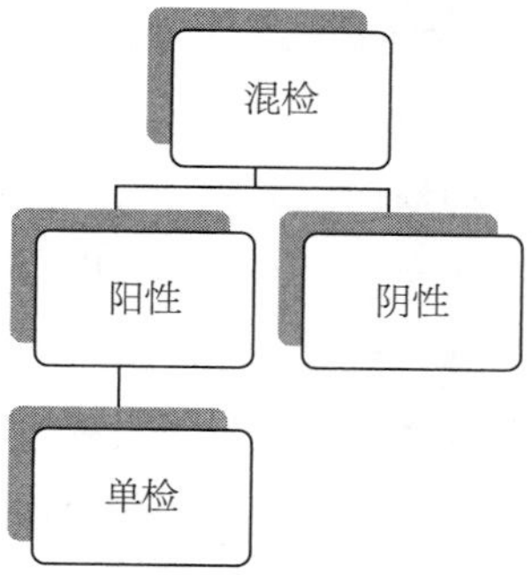

图 7-4 混检

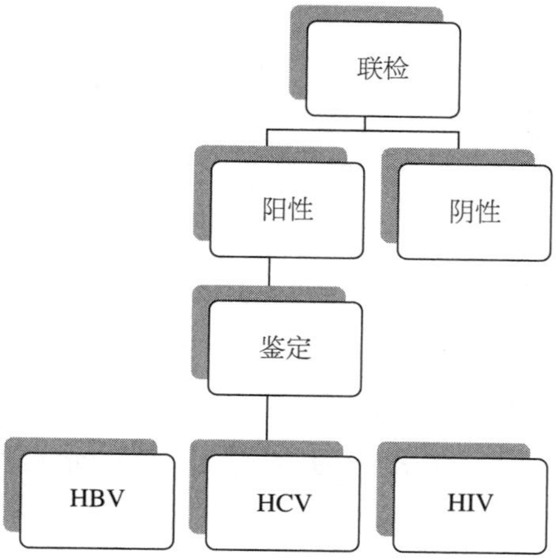

图 7-5 联检

（2）磁珠法原理：依据与硅胶膜离心柱相同的原理，运用纳米技术对超顺磁性纳米颗粒的表面进行改良和表面修饰后，制备成超顺磁性氧化硅纳米磁珠。该磁珠能在微观界面上与核酸分子特异性地识别和高效结合。利用氧化硅纳米微球的超顺磁性，在 Chaotropic 盐（盐酸胍、异硫氰酸胍等）和外加磁场的作用下，能从血液样本中分离出 RNA。

磁珠法核酸提取过程：磁珠法核酸提取一般可以分为四步：裂解—结合—洗涤—洗脱，见图 7-6。

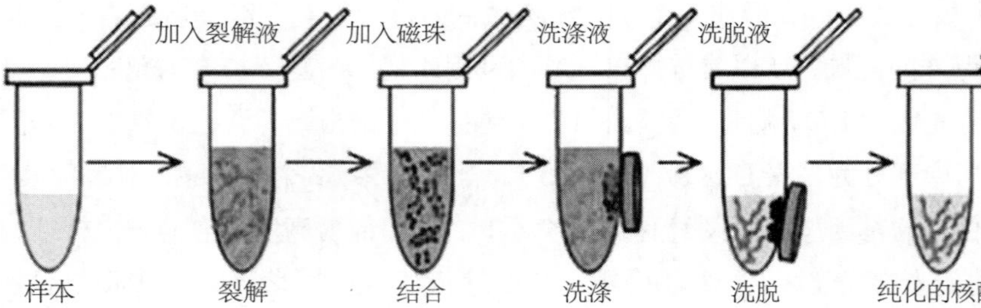

图 7-6　磁珠法核酸提取

1）细胞裂解：核酸必须从细胞或其他生物物质中释放出来。细胞裂解可通过机械作用、化学作用、酶作用等方法实现。①机械作用：包括低渗裂解、超声裂解、微波裂解、冻融裂解和颗粒破碎等物理裂解方法。这些方法用机械力使细胞破碎，但是机械力也可引起核酸链的断裂，因而不适用于高分子量长链核酸的分离。有报道超声裂解法提取的核酸片段长度从小于 500 bp 至大于 20 kb，而颗粒匀浆法提取的核酸一般 <10 kb。②化学作用：在一定的 pH 环境和变性条件下，细胞破裂，蛋白质变性沉淀，核酸被释放到水相。上述变性条件可通过加热、加入表面活性剂（SDS、Triton X-100、Tween 20、NP-40、CTAB、sarcosyl、Chelex-100 等）或强离子剂（异硫氰酸胍、盐酸胍、肌酸胍）而获得。而 pH 环境则由加入的强碱（NaOH）或缓冲液（TE、STE 等）提供。在一定的 pH 环境下，表面活性剂或强离子剂可使细胞裂解、蛋白质和多糖沉淀，缓冲液中的一些金属离子螯合剂（EDTA 等）可螯合对核酸酶活性所必需的金属离子 Mg^{2+}、Ca^{2+}，从而抑制核酸酶的活性，保护核酸不被降解。③酶作用：主要是通过加入溶菌酶或蛋白酶（蛋白酶 K、植物蛋白酶或链酶蛋白酶）以使细胞破裂，核酸释放。蛋白酶还能降解与核酸结合的蛋白质，促进核酸的分离。其中溶菌酶能催化细菌细胞壁的蛋白多糖 N- 乙酰葡糖胺和 N- 乙酰胞壁酸残基间的 β-（1，4）键水解。蛋白酶 K 能催化水解多种多肽键，其在 65 ℃及有 EDTA、尿素（1 ~ 4 mol/L）和去污剂（0.5% SDS 或 1% Triton X-100）存在时仍保留酶活性，这有利于提高对高分子量核酸的提取效率。在实际工作中，酶作用、机械作用、化学作用经常联合使用（具体选择哪种或哪几种方法可根据细胞类型、待分离的核酸类型及后续实验目的来确定）。

2）酶处理：在核酸提取过程中，可通过加入适当的酶使不需要的物质降解，以利于核酸的分离与纯化。如在裂解液中加入蛋白酶（蛋白酶 K 或链酶蛋白酶）可以降解蛋白质，灭活核酸酶（DNase 和 RNase），DNase 和 RNase 也用于去除不需要的核酸。

3）核酸的分离与纯化：核酸的高电荷磷酸骨架使其比蛋白质、多糖、脂肪等其他生物大分子物质更具亲水性（磁珠法）。

（3）检测方法：实时荧光聚合酶链反应（PCR），即在常规 PCR 的反应体系中加入荧光标记物，通过对反应体系中荧光信号的检测实现对 PCR 过程中产物量的实时监测，并根据参照系统较为精确地计算出 PCR 的初始模板量。RT-PCR 在逆转录酶的作用下生产 cDNA，然后再以 cDNA 作为模板进行 PCR（同常规 PCR）扩增，得到所需的目的基因片段。

（4）步骤

1）非循环相：引物 1 与 RNA 模板互补区结合，反转录酶 MMLA 连接在引物 1 的 3' 末端，以 RNA 为模板合成 cDNA 形成 cDNA-RNA 杂合体，MMLA 发挥 Rnase H 活性降解 RNA。引物 2 与 cDNA 结合，MMLA 以 DNA 为模板合成 DNA，开始合成 DNA 双链。由于引物 1 的 5' 端含 T7RNA 聚合酶启动子序列，因而合成的双链 DNA 即可作为 T7RNA 聚合酶的催化底物转录合成反义 RNA。

2）循环相：转录合成的反义 RNA 与引物 2 互补，在 MMLA 的作用下合成 cDNA-RNA 杂合体，MMLA 发挥 Rnase H 活性水解杂合体中的 RNA，留存的单链 DNA 与引物 1 互补，在 MMLA 作用下，合成的双链 DNA 被 T7RNA 聚合酶识别，转录合成反义 RNA 产物。此反应产物随之重复进行循环相的反应过程，使 RNA 得以扩增。

（5）注意事项

1）不可在实验室逆向走动。

2）2 ~ 8 ℃保存的标本出现冷沉淀，可导致移液系统移液体积错误。

3）标本中存在气泡，可导致移液体积偏差。

4）核酸实验室各区清洁工具不可混用。

5）含氯消毒剂要新鲜配制，放置过久可能会失效。

6）当日垃圾及时处理，不可在实验室过夜。

7）清洁时应遵循从清洁区域到污染区域实施消毒。

8）操作过程中勤换手套。

9）如内标 ct 值推后，可能存在提取效率降低。

10）内标无效数量明显增加，很可能是核酸提取仪器硬件问题。

五 人类免疫缺陷病毒感染标志物检测

艾滋病是获得性免疫缺陷综合征（AIDS）的简称，是由人类免疫缺陷病毒（HIV，又称艾滋病病毒）引起的严重全身性传染病。临床表现为严重的免疫缺陷，常以淋巴结肿大、厌食、慢性腹泻、体重减轻、发热、疲乏等全身症状起病，逐渐发生各种机会性感染，继发性恶性肿瘤，精神与神经障碍而死亡。由于艾滋病病毒传播速度快，波及范围广，病死率极高，故被称为“人类的新瘟疫”“超级癌症”，因此，对该病的预防和控制，受到了全世界高度关注和重视。

（一）HIV 感染的传播途径

HIV 感染的传播途径有 3 种，分别为性接触传播、血液传播和母婴传播。母婴传播包括母亲在围生期和母乳喂养对婴儿的传播；血液传播途径包括输注各种血液及其成分制剂和制品、预防注射、静脉注射毒品、器官移植、人工授精、创伤、采血、拔牙和各种手术等，使HIV 有进入人体血液的机会。通过输血传播而发生的艾滋病，称为输血相关艾滋病。大量输血时传播 HIV 的概率可能更高。因此，世界各国都非常重视预防和控制经输血途径传播 HIV。美国通过严格的 HIV 抗体检测和病毒核酸检测（NAT），使输血发生的 HIV 传播的危险性显著下降，窗口期也逐渐缩短。21 世纪以来，中国内地艾滋病病毒的感染率和发病率有逐年上升趋势，主要以性传播为主，输血传播者已极其罕见，其主要原因是我国各级政府加大了财物投入和管理的力度，对献血者艾滋病病毒抗体进行核酸检测已经覆盖全国各级血站，极大地减低了通过输血途径传播艾滋病病毒的发生率。

HIV 感染的疾病进程分 3 期，包括：①急性 HIV 感染期；②无症状 HIV 感染期；③艾滋病期。艾滋病属于 HIV 感染的最后阶段。由于“HIV 感染”与“艾滋病”的病原体相同，其流行病学调查与检验方法也完全相同，故在一般的叙述时不会严格区分。

（二）HIV 生物学特性

HIV 是一种带包膜的 RNA 反转录病毒，在分类上属于反转录病毒科中的慢性毒亚科。HIV 已发现有 1 型和 2 型。HIV-1 型病毒呈球形，直径为 100 ~ 200 nm，为含 2 个拷贝的单股正链 RNA 病毒，基因组全长 9.8kb，含有 3 个结构基因和 6 个调控基因。HIV-1 流行于全世界，HIV-2流行于西非和散发于世界局部地区。HIV-1型具有不同的亚型，分为三组，即 M、O、N 组。HIV-2 型也可分出若干亚型。HIV 亚型在流行病学、临床诊断与治疗、药物筛选和疫苗研制上均有着重要的作用。HIV 对外界的抵抗力较弱。对热敏感，56 ℃加热 30 分钟可灭活，100 ℃ 20 分钟煮沸可杀灭。一般被 HIV 污染的器械和器具，经高温、蒸汽、煮沸均可杀灭。HIV 对化学品也十分敏感，常用的消毒剂有漂白粉、戊二醛、甲醛、次氯酸钠和 70% 的乙醇等。某些血浆制品可用有机溶剂 / 清洁剂灭活 HIV 等病毒。HIV 对紫外线照射不敏感。虽然 HIV 对外界抵抗力不强，但是一旦人体感染了 HIV，就会大量复制，后果十分严重，而且难以治疗。所以，应特别注意预防，尤其要加强对医疗和输血传播 HIV 的预防。

（三）人类免疫缺陷病毒感染后的血清变化

发生 HIV 感染大约 3 周，用第三代 ELISA 试剂即可测到 HIV 抗体。如怀疑接触 HIV 阳性物质可能被感染，可观察 3 ~ 6 个月，如 HIV 抗体检测为阴性则可能未发生感染。有研究发现，一般条件下，在医院通过被 HIV 污染的针头和针尖单纯一次性刺入皮肤而感染 HIV 的机会为 0.3%；另一调查表明，实验室人员刺破皮肤接触 HIV 污染血后，感染 HIV 的概率在 0.13% ~ 0.5%。感染 HIV 后，在 HIV 抗体出现之前可检测 HIV 抗原，或用 NAT 方法来检测 HIV-RNA，这样可分别在接触 HIV 后 16 天和 11 天左右了解是否发生感染。HIV 感染的发生可分为三个阶段。初期阶段，感染后的 6 天 ~ 6 周，感染者可能有非特异性的急性 HIV 病毒感染症状。在此阶段早期进行血液检测，最早出现 HIV RNA 阳性（11 天），以后 HIV p24 抗原阳性（16 天）和 HIV 抗体阳性（22 天）。一旦抗体出现，即使患者症状消失，抗体效价也可继续上升，患者初期阶段症状可能持续

2～3周，以后即转入无症状感染阶段（潜伏期），这一阶段平均8～10年，但是因大量输血而发生HIV的感染者，这一阶段可能要缩短至2～5年。在此阶段中，HIV抗体持续阳性，HIV-1抗原（p24）转阴。最后，感染者进入艾滋病临床期（晚期），患者的HIV核心抗体可能消失，而包膜蛋白抗体长期存在，p24抗原又转阳。

（四）血站检测抗HIV技术操作规程

2019版《血站技术操作规程》规定：人类免疫缺陷病毒（HIV）感染标志物检测包括：人类免疫缺陷病毒核酸（HIV RNA）；人类免疫缺陷病毒1型抗体和人类免疫缺陷病毒2型抗体（抗HIV-1+2），或者抗HIV-1、抗HIV-2和p24抗原（HIV Ag/Ab1+2）。检测方法：血清学检测技术包括酶联免疫吸附试验（ELISA）、化学发光免疫分析试验（CLIA）；核酸扩增技术：转录介导的核酸扩增检测技术（TMA）、实时荧光聚合酶链反应（PCR）。检测策略：HIV感染标志物应至少采用核酸和血清学试剂各进行1次检测。

1. HIV血清学检测的检测项目 HIV P24抗原、抗HIV-1、抗HIV-2、抗HIV-1+2。

2. 检测原理——夹心两步ELISA法 在微孔上预包被HIV（1+2）抗原和p24单克隆抗体，与血清或血浆中HIV抗体和（或）p24反应，再与加入的酶结合物反应，然后用显色剂显色，颜色的深浅与标本中的HIV抗原/抗体的浓度成正相关。

3. 试剂与仪器

（1）试剂：抗HIV抗原抗体ELISA试剂盒；室内质控血清：使用具有国际（国家）可溯源的专业标准质控物。

（2）仪器：手工检测仪器有温育箱、洗板机、酶标仪、微量加样器、枪头、吸水纸；仪器加样有自动加样器、全自动酶免处理仪、数据处理系统。

4. 检测步骤

（1）标本准备，检查血液标本是否无溶血、未被稀释，标本管是否无破损、无渗漏，标本标签是否清晰可辨、粘贴部位是否正确，按试管说明书要求在相应条件下离心，摆架，排序编号。

（2）试剂准备，酶标板准备；试剂从冰箱内取出平衡至室温；配制所需试剂。

（3）手工操作法（ELISA一步法），试剂及标本量具体以所使用试剂说明书为准，将试剂盒从冰箱中取出平衡室温30分钟。加生物素试剂：每孔加入生物素试剂M μL，空白孔除外。加样：按酶标板孔分布表要求每孔加入待测标本M μL，阴阳性对照孔各加M μL、质控孔加M μL。温育：置（37±1）℃温育N分钟。加酶：每孔加入酶结合物M μL。温育：置（37±1）℃孵育N分钟。洗涤：洗板机洗涤X次后拍干。显色：每孔加入底物M μL，轻拍混匀，（37±1）℃避光N分钟。终止：每孔加入终止液M μL，混匀。测定：将酶标板放酶标仪检测（注：M不具体为某一固定值，泛指加液量，N、X同理分别泛指温育时间和洗板次数）。

（4）自动化检测法（以所用仪器和试剂说明书为标准）：自动加样仪加样操作参照《自动加样仪标准操作规程》。每孔加入20 μL生物素试剂，按以下酶标板孔分布要求分别加入样品100 μL和100 μL阴阳性、对照M微升质控（表7-6）。

表 7-6 微板布局表

	1	2	3	4	5	6	7	8	9	10	11	12
A	PC1	S	S	S	S	S	S	S	S	S	S	S
B	PC2	S	S	S	S	S	S	S	S	S	S	S
C	PC3	S	S	S	S	S	S	S	S	S	S	S
D	NC	S	S	S	S	S	S	S	S	S	S	S
E	NC	S	S	S	S	S	S	S	S	S	S	S
F	NC	S	S	S	S	S	S	S	S	S	S	S
G	QC	S	S	S	S	S	S	S	S	S	S	S
H	BL	S	S	S	S	S	S	S	S	S	S	S

注：BL= 空白；QC= 室内质控；NC= 阴性对照；PC3=HIV 抗原阳性对照；PC2=HIV-2 抗体阳性对照；PC1=HIV-1 抗体阳性对照；S= 样本。

加样完毕后，检查酶标板孔的加样情况。发现漏加标本，及时查找原因，补加标本或重新加样处理，并如实填写自动化检测人工辅助 / 干预记录。将加好样本的酶标板放进 BEPⅢ全自动酶免处理系统中，按已编程序自动完成试验，具体操作见《BEPⅢ自动酶标仪操作规程》，如需进行人工辅助 / 干预，则如实填写自动化检测人工辅助 / 干预记录，或试验结束退出酶标板在酶标仪判定结果。以 450 nm 为主波长，620 ~ 650 nm 为参考波长判定结果。并做好记录。

5. 结果分析 以试剂盒厂家说明书为准。

实验的有效性：NC 的 OD 均值≤ 0.1；PC 的 OD 均值＞ 0.8；室内质控结果在控。临界值（cut-off 值）：临界值 = 阴性对照孔 OD 平均值 +0.12。灰区下限值设定：灰区下限值 = cut-off 值 ×80%（灰区是否设置和设置数值根据实验室具体情况判断）。

6. 结果判断 样本的 OD 值≥临界值，判“阳性反应”；样本的 OD 值≤灰区下限值，判“阴性反应”；灰区下限值≤样本的 OD 值≤临界值，判“不确定”或“可疑”。

7. 结果审核 试验完成后，检验者审核检测结果，确认无误后签名；复核者对检测者履行职责效果逐一核对，确认后在相应的记录上签名。检验者把需待查再检标本及试验结果信息或再检试验结果信息填写在血液标本检测综合登记表中，复核者对检测者履行职责效果逐一核对确认。

8. 注意事项

（1）手工操作试剂使用前应摇匀，并弃去 1 ~ 2 滴后垂直滴加，注意均匀用力。

（2）从冷藏环境中取出的试剂盒应室温平衡 30 分钟再进行测试，余者应及时封存，置冰箱内储藏备用。

（3）冷藏的待查标本需置室温平衡 30 分钟，再行检测。

（4）待检标本不可用 NaN3 防腐。

（五）HIV 核酸检测

1. HIV 基因结构 根据血清学和基因序列的差异，HIV 分为 HIV-1 型和 HIV-2 型。HIV-1

在全世界广泛分布，是造成 HIV 流行的主要病毒。HIV-2 显示一种较低的性传播和母婴传播，比 HIV-1 具有更长的潜伏期。HIV-1 病毒基因组是两条相同的正义 RNA，每条 RNA 长为 9.2 ~ 9.8 kb。两端为长末端重复序列（LTR）。LTR 之间为编码区，占整个基因组的 93%，包含 9 个基因，各基因间存在重叠序列，或者完全重叠，或者部分重叠，其排列顺序为：LTR-gag-pol-vif-vpu-vpr-tat-rev-env-nef-LTR。HIV-1 全基因组的 GC 含量占 42%。

（1）LTR 序列：LTR 含有顺式调控序列，包含启动子、增强子和负调控区，控制前病毒的表达。

（2）结构基因：在 HIV-1 基因组中，gag、pol、env 为结构基因，编码结构蛋白。gag 基因：长约 1536 bp，编码合成多聚蛋白前体（p55），随后被 pol 基因编码的一种病毒蛋白水解酶裂解，加工为基质蛋白 p17、衣壳蛋白 p24 及核衣壳蛋白 p7。其中 p24 是核心的主要结构蛋白，具有很高的特异性。pol 基因：长约 3045 bp，编码合成前体蛋白，从 N 端到 C 端分别产生蛋白酶、反转录酶、核糖核苷酸酶及整合酶。作用是参与病毒复制、多种蛋白的水解，促进病毒整合入宿主细胞基因。pol 基因是逆转录病毒中最保守的基因。Env 基因：长约 2589 bp，编码前体蛋白，在病毒包膜成熟过程中，前体蛋白 gp160 经过剪切而成外膜糖蛋白 gp120 和跨膜糖蛋白 gp41。gp41 与 gp120 以非共价键形式相互结合，gp120 是病毒体与宿主细胞表面的 CD4 分子结合部位；gp41 具有介导病毒包膜与宿主细胞膜融合的作用。

（3）调控基因：tat、rev、nef、vif、vpr、vpu/vpx 6 个基因为调控基因，编码调控蛋白和辅助蛋白，参与 HIV 表达的正调节和负调节，维持 HIV 在细胞中复制的平衡，控制 HIV 的潜伏或大量复制。HIV-2 基因组不含 vpu 基因，但有一功能不明 vpx 基因。核酸杂交法检查两者的核苷酸序列同源性为 40% ~ 45%。

2. 检测项目 HIV RNA。

3. 检测策略 图 7-7、图 7-8。

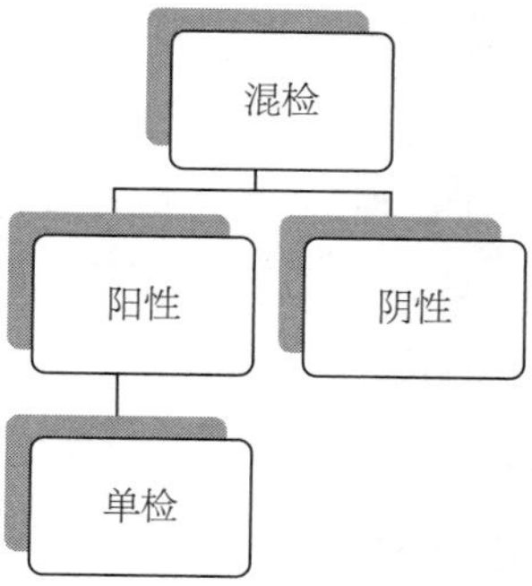

图 7-7 混检

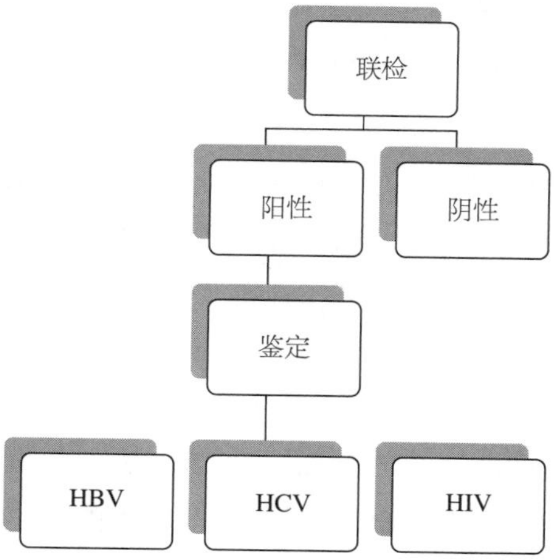

图 7-8 联检

4. 磁珠法原理 依据与硅胶膜离心柱相同的原理，运用纳米技术对超顺磁性纳米颗粒的表面进行改良和表面修饰后，制备成超顺磁性氧化硅纳米磁珠。该磁珠能在微观界面上与核酸分子特异性地识别和高效结合。利用氧化硅纳米微球的超顺磁性，在 Chaotropic 盐（盐酸胍、异硫氰酸胍等）和外加磁场的作用下，能从血液样本中分离出 RNA。

磁珠法核酸提取过程一般可以分为四步：裂解—结合—洗涤—洗脱。核酸提取步骤见图 7-9。

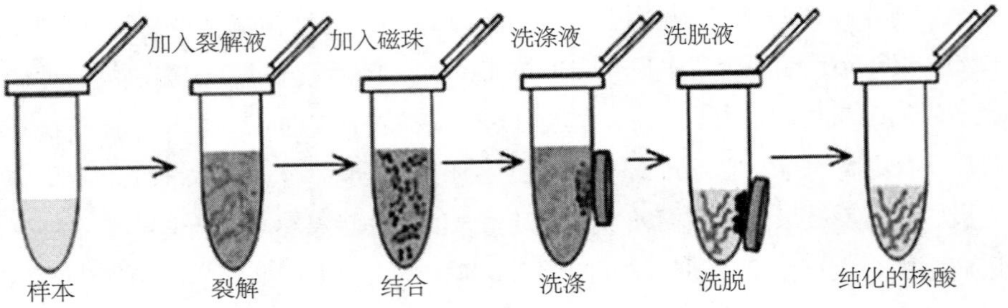

图 7-9 核酸提取步骤

（1）细胞裂解：核酸必须从细胞或其他生物物质中释放出来。细胞裂解可通过机械作用、化学作用、酶作用等方法实现。①机械作用：包括低渗裂解、超声裂解、微波裂解、冻融裂解和颗粒破碎等物理裂解方法。这些方法用机械力使细胞破碎，但机械力也可引起核酸链的断裂，因而不适用于高分子量长链核酸的分离。有报道说超声裂解法提取的核酸片段长度从小于 500 bp 至大于 20 kb，而颗粒匀浆法提取的核酸一般小于 10 kb。②化学作用：在一定的 pH 环境和变性条件下，细胞破裂，蛋白质变性沉淀，核酸被释放到水相。上述变性条件可通过加热、加入表面活性剂（SDS、Triton X-100、Tween 20、NP-40、CTAB、sar-cosyl、Chelex-100 等）或强离子剂（异硫氰酸胍、盐酸胍、肌酸胍）而获得。而 pH 环境则由加入的强碱（NaOH）或缓冲液（TE、STE 等）提供。在一定的 pH 环境下，表面活性剂或强离子剂可使细胞裂解、蛋白质和多糖沉淀，缓冲液中的一些金属离子螯合剂（EDTA 等）可螯合对核酸酶活性所必需的金属离子 Mg^{2+}、Ca^{2+}，从而抑制核酸酶的活性，保护核酸不被降解。③酶作用：主要是通过加入溶菌酶或蛋白酶（蛋白酶 K、植物蛋白酶或链酶蛋白酶）以使细胞破裂，核酸释放。蛋白酶还能降解与核酸结合的蛋白质，促进核酸的分离。其中，溶菌酶能催化细菌细胞壁的蛋白多糖 N- 乙酰葡糖胺和 N- 乙酰胞壁酸残基间的 β-（1，4）键水解。蛋白酶 K 能催化水解多种多肽键，其在 65 ℃及有 EDTA、尿素（1 ~ 4 mol/L）和去污剂（0.5% SDS 或 1% Triton X-100）存在时仍保留酶活性，这有利于提高对高分子量核酸的提取效率。在实际工作中，酶作用、机械作用、化学作用经常联合使用（具体选择哪种或哪几种方法可根据细胞类型、待分离的核酸类型及后续实验目的来确定）。

（2）酶处理：在核酸提取过程中，可通过加入适当的酶使不需要的物质降解，以利于核酸的分离与纯化。如在裂解液中加入蛋白酶（蛋白酶 K 或链酶蛋白酶）可以降解蛋白质，灭活核酸酶（DNase 和 RNase），DNase 和 RNase 也用于去除不需要的核酸。

（3）核酸的分离与纯化：核酸的高电荷磷酸骨架使其比蛋白质、多糖、脂肪等其他生物大分子物质更具亲水性（磁珠法）。

5. 检测方法 实时荧光聚合酶链反应即在常规 PCR 的反应体系中加入荧光标记物，通过对反应体系中荧光信号的检测实现对 PCR 过程中产物量的实时监测，并根据参照系统较为精确地计算出 PCR 的初始模板量，RT-PCR，在反转录酶的作用下生产 cDNA，然后再以 cDNA 作为模板进行 PCR（同常规 PCR）扩增，得到所需的目的基因片段。

6. 实验步骤 非循环相，引物 1 与 RNA 模板互补区结合，反转录酶 MMLA 连接在引物 1 的 3′末端，以 RNA 为模板合成 cDNA 形成 cDNA-RNA 杂合体，MMLA 发挥 Rnase H 活性降解 RNA。引物 2 与 cDNA 结合，MMLA 以 DNA 为模板合成 DNA，开始合成 DNA 双链。由于引物 1 的 5′端含 T7RNA 聚合酶启动子序列，因而合成的双链 DNA 即可作为 T7RNA 聚合酶的催化底物转录合成反义 RNA。循环相：转录合成的反义 RNA 与引物 2 互补，在 MMLA 的作用下合成 cDNA-RNA 杂合体，MMLA 发挥 Rnase H 活性水解杂合体中的 RNA，留存的单链 DNA 与引物 1 互补，在 MMLA 作用下，合成的双链 DNA 被 T7RNA 聚合酶识别，转录合成反义 RNA 产物。此反应产物随之重复进行循环相的反应过程，使 RNA 得以扩增。

7. 注意事项

（1）不可在实验室逆向走动。

（2）2 ~ 8 ℃保存的标本出现冷沉淀，可导致移液系统移液体积错误。

（3）标本中存在气泡，可导致移液体积偏差。

（4）核酸实验室各区清洁工具不可混用。

（5）含氯消毒剂要新鲜配制，放置过久会失效。

（6）当日垃圾及时处理，不可在实验室过夜。

（7）清洁时应遵循从清洁区域到污染区域实施消毒。

（8）操作过程中勤换手套。

（9）如内标 ct 值推后，可能存在提取效率降低。

（10）内标无效数量明显增加，很可能是核酸提取仪器硬件问题。

（六）HIV 的预防

1. 预防血液传播

（1）戒毒，戒毒前不要共用注射器注射毒品。

（2）对静脉吸毒实施标本兼治。一方面打击毒贩；另一方面提供戒毒和减少吸毒的社会环境及支持条件，如试用合适的替代品（美沙酮等），提供消毒注射器。

（3）医院手术、注射、拔牙均需使用严格消毒的器具。

（4）需防止理发、剃须、穿耳、文身、修脚、刷牙时通过器具感染。

（5）防止外伤时接触污染血液。

（6）采血和输血应严格操作，所用器具和耗材应尽量为一次性或进行严格消毒。

（7）对血源严格管理，严格遴选，尽量提供志愿无偿献血者捐献的血液及其成分制剂和制品。

（8）严格进行血液检验，加强血液检验质量控制和管理。

（9）加强对医护人员和血站人员的培训，加强医护人员和实验人员的保护。

2. 预防性接触传播

（1）禁止卖淫嫖娼和性乱。

（2）推广使用安全套预防艾滋病。

（3）加强宣传活动，普及艾滋病的预防知识。

3. 预防母婴传播

（1）发生 HIV 感染的妇女应避孕，已妊娠妇女应该寻求医疗机构帮助，进行服药预防。

（2）当母亲有 HIV 感染时应停止母乳，改换别的方式喂养婴儿。

4. 美国 CDC 对职业性接触艾滋病病毒后的预防建议 一般认为穿破皮肤接触 HIV 感染的血液而引起感染的危险性平均是 0.3%。但有多种情况增加此种危险性。预防治疗应立即开始，最好在接触后的 1 ~ 2 小时实施。虽然在 24 ~ 36 小时后的预防效果可能不佳，但也不能放弃服药，如果没有很大的不良反应，预防治疗应持续服药 4 周。当发生 HIV 职业暴露时，应进行紧急处理和报备。如果皮肤有伤口，应当对局部反复轻轻挤压，尽可能挤出伤口处的血液，用大量的清水或盐水冲洗伤口，然后用消毒液（如 75% 的乙醇、0.5% 的聚维酮碘，2000 mg/L 次氯酸钠）消毒伤口并包扎。对暴露物的传染性和受伤者的暴露程度应进行评估，并及时报告上级部门，以及寻求医疗机构或艾滋病防治机构及时救助，根据情况确定是否服用抗病毒药。医疗机构和实验室应备有洗眼装置或急救药箱。

六 梅毒螺旋体检测

梅毒是由梅毒螺旋体引起的以性接触传播为主的传染病，该病也可通过母婴传播和输血传播。梅毒主要分三期：一期梅毒，螺旋体在入侵部位繁殖，经 2 ~ 3 周的潜伏期，感染局部发生原发损害，即硬下疳。此期的后期出现螺旋体血症。二期梅毒发生在硬下疳后 6 周，潜伏期内，螺旋体再次入血引起早期梅毒疹。受感染 2 年以内的早期梅毒主要表现为皮肤黏膜损害，分为一期和二期，如未彻底治疗，则经潜伏期后发展为晚期梅毒，称三期梅毒。晚期常有心脏、中枢神经、骨骼和眼部等处的病变。梅毒也可能潜伏多年，甚至为终身症状，有自愈倾向，但易复发。由输血传播梅毒的潜伏为 4 周 ~ 4.5 个月，平均 9 ~ 10 周。受血者受血后不经第一期，直接进入第二期。通常表现为典型的二期梅毒疹。

2019 版《血站技术操作规程》规定：梅毒螺旋体特异性抗体（抗 TP）检测方法：血清学检测技术，包括酶联免疫吸附试验（ELISA）、化学发光免疫分析试验（CLIA）。

检测策略：梅毒螺旋体感染标志物采用 2 个不同生产厂家的血清学检测试剂进行检测。

TP血清学检测如下。

1. 检测项目 梅毒螺旋体抗体（抗TP）。

2. 检测原理 间接ELISA法：检测血清或血浆中梅毒螺旋体抗体（抗TP）。在微孔条上预包被基因工程表达梅毒螺旋体抗原，与血清中抗TP抗体反应，再加入的酶标记基因工程表达梅毒螺旋体抗原结合，然后用显色剂作用显色，加入终止物将反应终止。根据产物的显色程度进行定性分析。

3. 试剂与仪器 试剂有抗TP ELISA试剂盒。室内质控血清使用具有国际（国家）溯源的专业标准质控物。手工检测仪器有温育箱、洗板机、酶标仪、微量加样器、枪头、吸水纸。自动化检测仪器有自动加样器，全自动酶免处理仪，数据处理系统。

4. 检测步骤

（1）标本准备：检查标本是否无溶血、未被稀释，标本管是否无破损、无渗漏，标本标签是否清晰可辨、粘贴部位是否正确，按试管说明书要求在相应条件下离心，摆架，排序编号。

（2）试剂准备、酶标板准备：试剂从冰箱内取出平衡至室温，配制试剂。

（3）手工操作法：试剂及标本量具体以所使用试剂说明书为准。加样：按酶标板孔分布表要求每孔加入待测标本N μL，阴阳性对照孔各加N μL、质控孔加N μL。温育：置（37±1）℃温育M分钟。加酶：每孔加入酶结合物N μL。温育：置（37±1）℃孵育M分钟。洗涤：洗板机洗涤X次后拍干。显色：每孔加入底物N μL，轻拍混匀，(37±1）℃避光M分钟。终止：每孔加入终止液N μL，混匀。测定：将酶标板放进酶标仪检测（注：M不具体为某一固定值，泛指加液量，N、X同理分别泛指温育时间和洗板次数）。

（4）自动化检测法（以所用仪器即试剂说明书为标准）：自动加样仪加样操作参照《自动加样仪标准操作规程》。按以下酶标板孔分布要求分别加入样品100 μL和100 μL阴阳性对照、100 μL质控（表7-7）。

表7-7 微板布局表

	1	2	3	4	5	6	7	8	9	10	11	12
A	PC	S	S	S	S	S	S	S	S	S	S	S
B	PC	S	S	S	S	S	S	S	S	S	S	S
C	PC	S	S	S	S	S	S	S	S	S	S	S
D	NC	S	S	S	S	S	S	S	S	S	S	S
E	NC	S	S	S	S	S	S	S	S	S	S	S
F	NC	S	S	S	S	S	S	S	S	S	S	S
G	QC	S	S	S	S	S	S	S	S	S	S	S
H	BL	S	S	S	S	S	S	S	S	S	S	S

注：BL=空白；NC=阴性对照；PC=阳性对照；QC=室内质控；S=样本。

加样完毕后，检查酶标板孔的加样情况。发现漏加标本，及时查找原因，补加标本或重新加样处理，并如实填写自动化检测人工辅助/干预记录。将加好样本的酶标板放进BEPⅢ

全自动酶免处理系统中，按已编程序自动完成试验，具体操作见《BEPⅢ自动酶标仪操作规程》，如需进行人工辅助 / 干预则如实填写自动化检测人工辅助 / 干预记录，或试验结束退出酶标板在酶标仪判定结果。以 450 nm 为主波长，620 ~ 650 nm 为参考波长判定结果。并做好记录。

5. 结果分析 应该以试剂盒厂家说明书为准。

（1）实验的有效性：NC 的 OD 均值≤ 0.1；PC 的 OD 均值＞ 0.80；室内质控结果在控。

（2）临界值（cut-off 值）：临界值＝阴性对照孔 OD 平均值 +0.18，阴性对照 OD 均值小于 0.05 时，以 0.05 计算。

（3）灰区下限值设定：灰区下限值 =cut-off 值 ×80%（灰区是否设置和设置数值根据实验室具体情况判断）。

6. 结果判断

（1）样本的 OD 值≥临界值，判定为“阳性反应”。

（2）样本的 OD 值≤灰区下限值，判定为“阴性反应”。

（3）灰区下限值≤样本的 OD 值≤临界值，判“不确定”或“可疑”。

7. 结果审核

（1）试验完成后，检验者审核检测结果，确认无误后签名；复核者对检测者履行职责效果逐一核对，确认无误后在相应的记录上签名。

（2）检验者把需待查再检标本及试验结果信息或再检试验结果信息填写在《血液标本检测综合登记表》中，复核者对检测者履行职责效果逐一核对确认。

8. 标本再检 标本初次检测呈阳性反应或“可疑”，按照《初检反应性标本再检处理操作规程》再检。

9. 注意事项

（1）手工操作试剂使用前应摇匀，并弃去 1 ~ 2 滴后垂直滴加，注意均匀用力。

（2）从冷藏环境中取出的试剂盒应室温平衡 30 分钟再进行测试，余者应及时封存，置冰箱内储藏备用。

（3）冷藏的待查标本需置室温平衡 30 分钟，再可检测。

（4）待检标本不可用 NaN3 防腐。

10. TP 血液检查的意义 中华人民共和国成立初期，梅毒基本被灭绝，改革开放以来发病率有所上升。新鲜血液及其成分制剂，特别是血小板、新鲜血浆和新生儿换血用的血液需求增加，因而增加了梅毒传播的危险性。梅毒筛选试验有助于排除 HIV、HBV、HCV 感染的高危人群的献血者，在潜伏期的后期，抗体被查出时梅毒螺旋体就可能存在于血液中。美、英等国法律及欧洲药典对梅毒检测都有规定，我国也规定对每次所采的献血者血液必须检测梅毒。

七 人类嗜T淋巴细胞病毒（HTLV）检测

人类嗜T淋巴病毒Ⅰ型和Ⅱ型，是20世纪70年代末和80年代初首先发现感染人类的反转录病毒，由细胞介导传播HTLV-Ⅰ在体人内主要感染$CD4^{+}$T淋巴细胞，所以HTLV-Ⅰ的传播主要是通过母乳喂养、性传播、输血和静脉吸毒共用注射针头等途径。HTLV-Ⅰ/Ⅱ与细胞增殖反应有关。对某些感染者可引起成人T细胞白血病或淋巴瘤（ALT），也可引起HTLV-Ⅰ相关脊髓病（HAM）和热带痉挛性下肢瘫（TSP）。通过输血引起的HAM/TSP已有报道，但输血引起的ALT情况尚未有报道。为了控制HTLV-Ⅰ/Ⅱ输血传播，日本、美国、法国、荷兰、叙利亚和瑞典先后实施了对献血者进行HTLV-Ⅰ/Ⅱ抗体筛查制度。近20年来，有不少国家和地区也将HTLV-Ⅰ/Ⅱ抗体检测纳入献血筛查项目。我国仅有少部分地区将HTLV-Ⅰ/Ⅱ抗体检测列为献血者筛查项目，原因是流行病学调查资料还不充分，以及检测成本与效益的权衡问题未进行充分论证。

2019版《血站技术操作规程》规定：血液标本可以进行国家和省级卫生健康行政部门规定的地方性、时限性输血相关传染病标志物检测。

（一）HTLV血清学检测

1. 检测项目 人类嗜下淋巴病毒抗体（抗HTLV）。

2. 检测原理 双抗原夹心ELISA：双抗原夹心法其原理是包被于固相载体上的抗原与标本中的待测抗体分子反应，形成固相抗原－待测抗体复合物，加入酶标记的抗人Ig抗体（即酶标抗抗体或酶标二抗），形成固相抗原－待测抗体－酶标二抗复合物；洗涤去除游离的酶标抗原和其他成分，加入底物，酶催化底物由无色变成有色产物，测定加入终止液后溶液吸光度（A）值，确定待测抗体的含量。底物显色的深浅与标本中的待测抗体的含量成正比。检测血清或血浆中人类T淋巴细胞白血病病毒抗体。在微孔条上预包被HTLV（1+2）型的基因重组抗原，与血清中HTLV抗体反应，再加入酶标记的抗原结合，形成“包被抗原－抗体－酶标抗原”复合物，然后用显色系统作用显色，根据产物的显色程度进行定性分析。

3. 试剂与仪器

（1）试剂有HTLV ELISA试剂盒和室内质控血清（使用具有国际溯源的专业标准质控物）。

（2）手工检测仪器有温育箱、洗板机、酶标仪、微量加样器、枪头、吸水纸。

（3）自动化检测有自动加样器、全自动酶免处理仪、数据处理系统。

4. 检测步骤

（1）标本准备：检查标本是否无溶血、未被稀释，标本管是否无破损、无渗漏，标本标签是否清晰可辨、粘贴部位是否正确，按试管说明书要求在相应条件下离心，摆架，排序编号。

（2）试剂准备，酶标板准备：试剂从冰箱内取出平衡至室温；配制试剂。

（3）手工操作法：试剂及标本量具体以所使用试剂说明书为准。

1）加酶：每孔加入酶结合物M μL。

2）加样：按酶标板孔分布表要求每孔加入待测标本 M μL，阴阳性对照孔各加 M μL、质控孔加 M μL。

3）温育：置（37±1）℃温育 N 分钟。

4）洗涤：洗板机洗涤 X 次后拍干。

5）显色：每孔加入底物 M μL，轻拍混匀，（37±1）℃避光 N 分钟。

6）终止：每孔加入终止液 M μL，混匀。

测定：将酶标板放进酶标仪检测（注：M 不具体为某一固定值，泛指加液量，N、X 同理分别泛指温育时间和洗板次数）。

（4）自动化检测法（以所用仪器即试剂说明书为标准）：自动加样仪加样操作参照《自动加样仪标准操作规程》。按以下酶标板孔分布要求分别加入酶及样品 50 μL、50 μL 阴阳性对照和 M μL 质控（表 7-8）。

表 7-8　微板布局表

	1	2	3	4	5	6	7	8	9	10	11	12
A	PC	S	S	S	S	S	S	S	S	S	S	S
B	PC	S	S	S	S	S	S	S	S	S	S	S
C	PC	S	S	S	S	S	S	S	S	S	S	S
D	NC	S	S	S	S	S	S	S	S	S	S	S
E	NC	S	S	S	S	S	S	S	S	S	S	S
F	NC	S	S	S	S	S	S	S	S	S	S	S
G	QC	S	S	S	S	S	S	S	S	S	S	S
H	BL	S	S	S	S	S	S	S	S	S	S	S

注：BL= 空白；NC= 阴性对照；PC= 阳性对照；QC= 室内质控；S= 样本。

加样完毕后，检查酶标板孔的加样情况。发现漏加标本，及时查找原因，补加标本或重新加样处理，并如实填写自动化检测人工辅助 / 干预记录。将加好样本的酶标板放进 BEPⅢ全自动酶免处理系统中，按已编程序自动完成试验，具体操作见《BEPⅢ自动酶标仪操作规程》，如需进行人工辅助 / 干预则如实填写自动化检测人工辅助 / 干预记录，或试验结束退出酶标板在酶标仪判定结果。以 450 nm 为主波长，630 nm 为参考波长判定结果。并做好记录。

5. 结果分析　以试剂盒厂家提供的说明书为准。

（1）实验的有效性：NC 的 OD 均值≤ 0.10，PC 的 OD 均值≥ 0.80；室内质控结果在控。

（2）临界值（cut-off 值）：临界值 = 阴性对照孔 OD 平均值 +0.18。

（3）灰区下限值设定：灰区下限值 =cut-off 值 ×80%（灰区是否设置和设置数值根据实验室具体情况判断）。

6. 结果判断

（1）样本的 OD 值≥临界值，判定为“阳性反应”。

（2）样本的 OD 值≤灰区下限值，判定为“阴性反应”。

（3）灰区下限值≤样本的 OD 值≤临界值，判定为“不确定”或“可疑”。

7. 结果审核

（1）试验完成后，检验者审核检测结果，确认无误后签名；复核者对检测者履行职责效果逐一核对，确认无误后在相应的记录上签名。

（2）检验者把需待查再检标本及试验结果信息或再检试验结果信息，填写在血液标本检测综合登记表中，复核者对检测者履行职责效果逐一核对确认。

8. 标本再检 标本初次检测呈阳性反应或“可疑”，按照《初检反应性标本再检处理操作规程》再检。

9. 注意事项

（1）手工操作试剂使用前应摇匀，并弃去 1 ~ 2 滴后垂直滴加，注意均匀用力。

（2）从冷藏环境中取出的试剂盒应室温平衡 30 分钟再进行测试，余者应及时封存，置冰箱内储藏备用。

（3）冷藏的待查标本需置室温平衡 30 分钟，再行检测。

（4）待检标本不可用 NaN3 防腐。

（二）人类嗜 T 淋巴细胞病毒血液传播的预防和控制

HTLV-Ⅰ/Ⅱ只感染淋巴细胞不存在于血浆中，故使用去细胞的血浆制品不会传播 HTLV。血液制品如全血、红细胞等，保存 14 天以上则 HTLV 不再有传播能力。对献血者和血液制剂进行 HTLV-Ⅰ/Ⅱ筛查。鉴于 HTLV-Ⅰ/Ⅱ在我国一般人群中感染率很低，又主要局限于东南沿海地区（福建、广东），故建议可在 HTLV 流行区对献血者进行筛查，同时对全国各省区继续进行流行病学调查，并对 HTLV 感染者进行长期追访，了解感染后发病的进程和预后，以便进一步分析是否应在全国对献血者进行 HTLV-Ⅰ/Ⅱ常规筛查。

八 室内质控和室间质量评价

（一）目的

为了监控血站实验室检测系统的稳定性和有效性，一般通过规范血液检测操作中的室内质量控制操作和参加室间质评活动，以了解本室检测水平处在全国（省、市）的位置水平。

血站实验室室内质量控制和室间质评活动项目一般包括血液标本 ALT、ELISA 和 NAT 检测。

（二）制定操作规程

明确操作的目的、范围以及需要的试剂、设备，规定具体操作步骤和注意事项。

（三）室内质量控制

室内质量控制的全称是实验室内部质量控制（IQC），简称室内质控，它是全面质量管理体系中一个重要的环节。在医学检验实践中，检验人员按照一定的频度连续测定稳定样品中的特定成分，并采用一系列方法进行分析，按照统计学规律推断和评价本批次测量结果的可靠程度，以此判断检验报告是否可发布，及时发现并排除质量环节中不满意因素。可见，室内质控的目的是通过对质控结果的统计判断，推定同分析批样本检测结果的可靠性。长期有效的室内质控工作将很好地控制本实验室检测工作的精密度，监测其准确度的改变，提高常规工作中批间或批内标本检测结果的一致性。室内质控的基本内容涉及质控品、质控图、控制规则，以及失控的判断和处理等诸多内容。室内质控是长期的日常工作，每天都会产生大量的质控数据，这既是每日室内质量控制工作的记录性文件，也是日后向服务对象提供质量保证措施的证明文件。

（四）质控品选择、接收和确认

1. 室内质控品的选择

（1）免疫定性项目。免疫定性项目可以使测定结果量化判定参数以定量质控方式进行IQC。试剂盒自带的阴、阳性对照作为试剂盒的内对照，用于监控试剂的有效性和 cut-off/检出限的计算（不同试剂盒计算参数可能不同），阴、阳性质控物为外对照，用于监控试验的有效性，实验室在选择时应考虑质控物类型（宜选择人血清基质，避免工程菌或动物源性等的基质）、浓度（弱阳性质控物浓度宜在 2 ~ 4 倍临界值，阴性质控物浓度宜在 0.5 倍临界值左右）、均一性和稳定性。其原则是：应选择在一定保存条件下（如 2 ~ 8 ℃或 -20 ℃以下）有效期达到 6 个月以上的质控物；免疫定性检测项目无论使用何种方式进行 IQC，均建议检测阴性外对照质控物，其合格检测结果为阴性，当使用“双重反应室内质量控制质控图”时，可以在质控图中直观体现。

（2）化学分析项目。质控物的类型应适合所使用的检测系统，原则上使用 2 个或 2 个以上的浓度质控品，必须包括接近筛查控制浓度的质控品。

（3）核酸检测项目。根据检测项目的性质和检测系统的特性选择适宜的质控物。

2. 质控品的接收　收到邮寄的新购质控品后查验是否与采购计划一致，外观是否合格，合格后按注明条件进行保存、送检和技术参数确认。

3. 质控品确认　根据试剂厂家建议购买一定浓度的商品化的质控品，建议浓度为：ELISA 检测中 HBsAg 0.5 IU/mL、抗 HCV 0.5 NCU/mL、抗 HIV 0.5 NCU/mL（国产试剂）、抗 HIV 4 NCU/mL（进口产试剂）、抗 TP 1 NCU/mL、HTLV 2 U/mL、ALT 质控血清。新购质控品的技术指标：HBsAg、抗 HCV、抗 HIV、抗 TP 在相应试剂中检测 S/CO 值为 1.5 ~ 5.5，ALT 质控血清在相应试剂中检测值为 30 ~ 50 U/L，NAT 选择试剂盒检测下限 2 ~ 5 倍浓度的质控品。新购质控品技术指标的确认：每批质控品至少检 2 次，每次至少随机抽 1 支，至少在相应试剂中随标本做 2 个平行检测，在实验有效前提下，每个检测结果均在相应技术指标要求的范围则确认质控品可用，否则不可用，并填写《检验科质控物确认报告》。

（五）室内质控接受标准

常规实验中室内质控的可接受标准：酶联免疫吸附试验试剂检测室内质控血清的最低可

接受标准为 S/CO ≥ 1 以及在 $\overline{\chi}$ ±3s 范围；速率法 ALT 定值质控品测定值为靶值 ±20% 范围，核酸检测试验中质控品有明显 S 行扩增曲线且标本检测结果 ct 值≤ 40。

（六）室内质控操作程序

1. 室内质控品常规使用前的核查 每次更换或添加质控品时，核查其种类、规格、外观、批号是否正常、正确以及是否在有效期内，并填写质控物使用前核查记录。

2. 质控血清检测 质控血清随常规标本检测，每一块酶标板设定试剂盒的阴、阳性对照各三孔和室内质控一孔；每次进行标本检测时，按全自动生化分析仪相关操作规程只需对 ALT 质控品进行一次检测即可，核酸检测时每批次需设定包含三个项目的一支质控品。

3. 绘制质控图 质控的方法采用传统的 Levey-Jennings 质控图统计方法；以酶标板序号为横坐标，质控血清 OD 值 /cut-off 值为纵坐标绘制质控图；室内质控血清检测数据收集、统计、计算均由人工输入计算机的程序处理。

4. 质控规则和质控图的分析

（1）试验失控：酶免法室内质控血清的 QC/CO 值超出 $\overline{\chi}$ ±3 s 范围时，检测系统处于失控状态，提示可能出现随机误差，应查找原因；如酶免法室内质控数据在 $\overline{\chi}$ −3 s 线以上，而连续 2 次在 $\overline{\chi}$ −2 s 线以下为“失控”，实验结果不能接受；如酶免法室内质控血清的 QC/CO 值 1 次超出（$\overline{\chi}$ +3 s）范围和（或）连续 2 次超过（$\overline{\chi}$ +2 s）为“失控”，但阴、阳性对照均在试剂盒规定的有效范围内，且整块板结果清晰无“花板”，则可采用本板结果进行报告，否则分析原因重新试验；酶免法连续 7 次质控血清 QC/CO 值落在均值的同一侧上升或下降为“失控”，提示系统误差，可能实验条件发生变化，应注意进一步观察。ALT 质控值超出均值 20% 为失控。

核酸检测：无须做质控图，根据相应判断规则，质控值有效即可。

（2）警告：酶免法室内质控 QC/CO 值超出（$\overline{\chi}$ ±2 s）范围时，系统处于警告状态，应予注意进一步观察。

（3）位移：酶免法连续 5 次质控 QC/CO 值落在均值同一侧，提示实验条件可能发生变化。应予注意进一步观察。

（4）失控分析处理步骤：出现少数批次试验失控查找是否存在操作失误，如漏加质控血清等情况。出现多数或全部批次的试验失控：①分析加样器的加样准确性，更新加样器；②分析质控血清是否失效，更换质控血清重新检测；③分析酶标温浴时间及温度是否符合要求；④分析试剂是否失效，更换试剂或对比其他厂家试剂的检测结果。根据分析试验失控原因，对样本重新进行检测，填写室内质控失控报告单。

5. 内部质量控制记录保存 质量监督员负责协助负责人完成室内质量控制记录、质控图等资料定期收集、整理、归档保存。

（七）室间质评

室间质量评价又称为外部质量评价，是多家实验室分析同一样本，由外部独立机构收集和反馈实验室测定结果，以此评价实验室对某类或者某些检验项目的检测能力，因此，室间质量评价也常常被称为能力验证，能力验证指南中对能力验证的定义为：利用实验室间的对比，判定实验室的校准、检测能力或检查机构的检测能力活动。它是为确定某个实验室进行某项特定校准或检测能力，以及监控其持续能力而进行的实验室间比对活动。该活动一般预先规定条件，组织多个实验室对相同被测物品进行校准和检测，然后进行评价。在实验室质量管理体系中，室间质量评价是重要的组成部分，正越来越受到各个实验室的重视。我国的室间质量评价始于20世纪70年代末。历经30多年的发展，已在全国形成一个多级室间质评网络。

1. 室间质量评价的目的和作用

（1）室间质量评价的目的包括：①帮助参与实验室提高检验质量，改进工作，提高检测结果的准确性，避免潜在的医疗纠纷和法律诉讼；②建立参与室间质量评价实验室间检测结果的可比性和一致性，为区域性检验结果互认奠定基础；③为实验室的认证、认可、评审、注册和资质认定等提供依据；④对市场上同类分析检测系统（仪器、试剂等）的质量进行比较，并协助生产单位改进质量。

（2）室间质量评价的作用包括：①管理实验室的检测能力，识别实验室间检测结果的差异。室间质量评价报告可以帮助实验室管理人员和技术人员正确判断本实验室的检测能力，哪些差异可以在接受范围之内，哪些差异不可以接受，室间质量评价报告还能说明参评实验室在同等条件下（相同系统或相同分析原理）其结果所处的位置，及时发现本实验室与总体检测水平的差异，客观地反映出该实验室的检测能力。②发现问题并采取相应的措施，通过室间质量评价报告发现问题，并采取相应的改进措施以提高检验质量是室间质量评价的最重要的作用之一。如果本实验室的检测结果与靶值或公认为存在显著差异，甚至没有通过室间质量评价，则表明本试验的检测系统可能存在问题，因而需要认真的分析原因，找出可能存在的问题并针对性地采取措施，常见的原因有检验仪器未经校准并缺乏周期性维护；未建立该项目的室内质控或室内质控不佳；试剂质量不稳定，或试剂批间差异大；实验人员能力不能满足实验要求，常见于形态学方面的欠缺；上报检测结果计算或抄写错误，如某些项目本室的惯用单位与质量汇报要求的单位不同，存在数量级上的差异等；室间质评的样品保存、运输，以及分析前的处理不当，室间质评样品本身存在质量问题，或公议值有误。③为实验室改进试验方法分析能力提供参考，当实验室在采用新的试验方法或选购新仪器，以及拟改变试验方法时，可以从室间质评总体信息中找到参考依据，通过分析室间质评不同方法、仪器、试剂的统计资料，可以帮助实验室选择更适合本实验室要求的试验方法或仪器。在选择新的监测系统时，可重点参考室间质量评价的相关统计资料。④确定重点投入和培训需求，室间质量评价报告可以帮助实验室确定哪部分检测项目或亚专业需要重点关注，加强培训和考核工作。如某一亚专业组或某一分析仪器在室间质量评价中多次成绩不理想，问题较多，这就需要实验室管理者给予更多的关注和投入，有针对性地加强对实验人员的培训，尽快提升人员素质，提高检验质量。⑤实验室质量保证的客观证据，时间质量评价结果可以作为实验室质量稳定与否的客观证据，在医患纠纷和医疗事故处理中，实验室可以将参考室间质量评价计划作为本实验室质量保证手段之一，并以获得满意的成绩来证明实验室检测系统的准确性和可靠性。⑥支持实验室认可，在实验室认可活动中，室间质量评价成绩越来越受到认可组织的重视，一方面是因为它可以反映实验室是否胜任从事拟认可项目检测的能力，另一方面在实验室认可评审现场，评审技术专家受评审时间等方面的限制，往往借助室间质量评价结果考察监测系统的准确性和可靠性。⑦增加实验室内部和实验室用户的信心，室间质量评价成绩可以反映实验室的检测能力，满意的室间质量评价不仅可以树立实验室管理者和技术人员的信心，还可以鼓励实验室的用户。

（3）室间质量评价虽然有诸多重要作用，但必须指出的是，室间质量评价仍然不能全面准确地反映分析前和分析后存在的许多问题。

2. 质评样品检测流程

（1）接到质控样品后，首先按项目、批次逐一核查，如发现样品存在缺、漏、编号重复等情况，立即与质评组织机构联系，样品接收者填写标本送检单进行送检。质控样品的保存按其说明执行。

（2）在规定的检测日期，从冰箱中取出质控样品，放置 30 分钟，使其充分复溶后平衡至室温。ALT 质控样品为冻干物，按说明要求复溶，放置 20 ~ 30 分钟，待完全溶解后，加盖轻轻颠倒 5 ~ 10 次混匀，方可进行测定。

（3）室间质评样品与常规检测标本同时进行检测，保证检测条件一致，参见各个项目的检测操作规程。

3. 质评结果分析上报

（1）认真分析检测结果并做好记录。

（2）填写活动组织机构回报表（有些要求仅网上填报即可）：结果经分析后，填写回报表（详细精确填写实验室编号及单位名称）。

（3）依附表所给代码填写所用方法、仪器及试剂。

（4）定性测定结果只能填写阴性或阳性，可分别以 - 或 + 表示，同时填写各自的 S/CO 比值，报可疑的结果将被视为无效。

（5）定量测定结果将数值填入相应栏目内；ABO 血型鉴定结果直接填写 A、B、O、AB。

（6）按规定的日期汇报至质评组织机构。

（7）接收质评组织机构反馈的质评结果报告。

（8）根据质评结果报告进行总结，寻找试验中失败的原因，并写出总结报告进行改进。

（八）注意事项

（1）加样前质控样品一定要混匀，加样一定要准确，以免漏检。

（2）质评物应避免反复冻融，复溶后在 2 ~ 8 ℃条件下可以保存 1 周。

（3）实验室必须用检测常规标本的方法检测室间质评样品，要反映常规工作水平，不应安排比常规检验人员更高级的实验人员检测，检测结果不应受到“特殊的复查”，检测人员不应更改实验结果，或从其他参加室间质评单位获得结果。

（4）结果汇报时，要经过仔细核查，确定无误后方可发出结果。

（5）所有的质评物应被视为有潜在传染性的物品进行处理。

九 初检反应性标本再检

（一）目的

规范血液标本初次检验结果反应性的可疑标本复检，确保血液检测结果的准确、可靠。

（二）检测流程及结果判定

1. 检测流程

（1）酶免检测标本，一个（或两个）厂家试剂初次检测呈“反应性”的可疑标本，或者核酸检测反应性的标本，都需要把呈“反应性”的可疑标本保存越来，以备进行复检。

（2）酶免检测用双试剂和双孔复检各个项目，核酸检测采用单检模式检测。根据可疑标本数量和复检项目准备试剂。

（3）酶免检测按标本可疑项目，选择相应试剂加入样品（同一标本双孔复检），核酸检进行单检。

（4）酶免检测呈双试剂或单试剂“阳性”，结论为不合格，核酸单检呈“阳性”为不合格。核酸检测反应性标本的拆分：将 8 份标本直接进行拆分检测，按核酸结果判定标准判定。

（5）检测者对初检和复检结果的核对，确认无误后在相应的记录上签名，发放最终报告。

2. 血清学检查结果判断　以同一实验对原血样（或从血袋导管重新取样）做双孔复试，如果双孔复试结果均为无反应性，其初试有反应性可能是由假反应性或技术误差导致，检验结论为无反应性，血液可放行供临床使用；如果双孔复试结果中任何一孔为有反应性，则检验结论为有反应性，对应的血液及由其制备的所有成分应隔离并报废，将血液标本转送相关实验室做进一步确证或补充实验。

3. 核酸检测结果判定

（1）采用单人份标本进行 HBV/HCV/HIV 核酸分项检测。检测结果为无反应性的，判定为核酸检测合格；检测结果有反应性的，判定为核酸检测不合格。

（2）采用混合标本进行 HBV/HCV/HIV 核酸分项检测。检测结果为无反应性的，判定为核酸检测合格；检测结果为有反应性的，应进行拆分检测。拆分检测结果为无反应的，判定为核酸检测合格；拆分检测结果为有反应的，判定核酸检测结果为不合格。对核酸检测不合格标本，应明确给出具体阳性反应的项目。核酸检测结果判断流程见图 7-10。

（三）注意事项

（1）初检呈阳性的标本，应放置于 4 ℃冰箱中保存。

（2）从冰箱内取出待检可疑标本。核对清楚可疑标本数量和标本质量及条形码，以免出错。

（3）检验结果：最终应将血清学检测结果和核酸检测结果相结合进行判定。

（4）检测者要履行职责，逐一核对，确认无误后在相应的记录上签名。

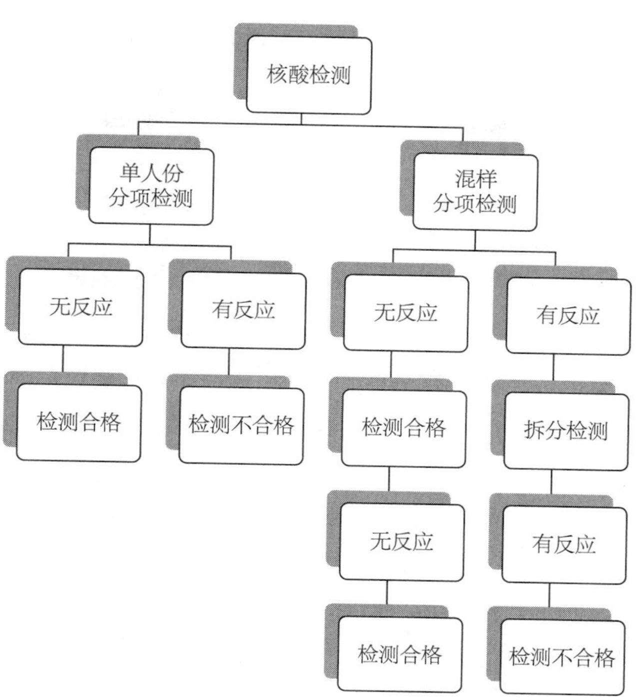

图 7-10 核酸检验结果判定流程图

十 多次献血者血清铁蛋白监测

（一）血清铁蛋白概述

蛋白质是血浆成分中含量最多的物质，其种类有 1000 多种。大部分血浆蛋白质由肝脏合成并通过肝血窦和中央静脉进入血液。血浆中的免疫球蛋白，来源于浆细胞，这些均属于血浆固有的蛋白质，在血浆中起生理作用，此外，细胞膜蛋白可脱落入血浆；细胞质，包括细胞器蛋白在细胞病变时也可释放入血浆。血浆中固有的蛋白质的含量变化以及组织细胞蛋白质出现在血浆，可能是疾病的标志。血清铁蛋白是一种分子量大约 450000、由 24 非共价键连接的亚单位所组成的大型球蛋白。亚单位形成一个外壳，环绕着一个含不定量羟基磷酸铁的中心，一个铁蛋白分子能够结合 4000 ~ 5000 个铁原子，因此铁蛋白成为机体内主要的铁储存蛋白。主要被发现于网状内皮组织系统细胞的细胞质中的铁蛋白，曾经被认为在正常条件下并不会出现在血浆或细胞外液中，但是，Addison 等于 1972 年对免疫放射技术灵敏性的确立，发现铁蛋白是所有正常人血清中的一种组成要素，在此项研究以及其他研究工作的基础上，确定了铁蛋白的浓度是与机体内的总铁含量成正比的，因而血清铁蛋白的水平成为评估机体内铁状况的普遍诊断工具。Addison 等研究发现，缺铁性贫血患者的血清铁蛋白水平大约为正常测试对象的十分之一，而铁质超载（血色素沉着、血铁质）的患者血清铁蛋白水平比正常水平高得多。对血清铁蛋白的其他方面研究表明，血清铁蛋白也提供了一种检测早期铁缺乏的灵敏性方法。检测血清铁蛋白水平，也可以作为检测补铁疗效的一种工具。成年人以及儿童中的慢性炎症，也可能导致有关铁储量的铁蛋白的铁蛋白水平不成比例升高，铁蛋白水平的升高还表现于急慢性肝脏疾病和慢性肾衰竭（图 7-11）。

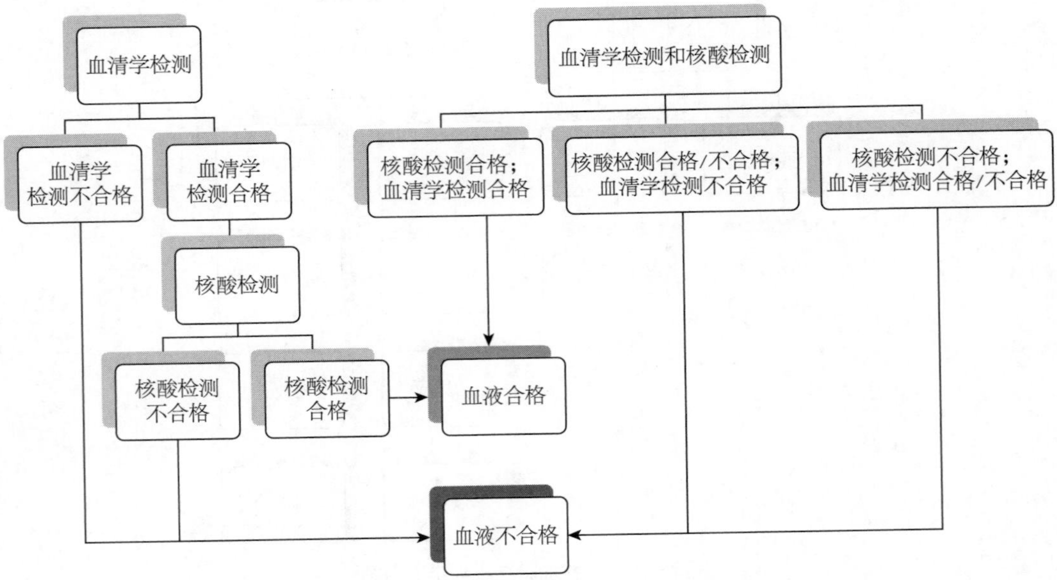

图 7-11　血清学检测结果和核酸检测结果判定流程图

（二）血清铁蛋白的生理功能

血清铁蛋白是铁存在于人体的主要形式之一。具有结合铁和储备铁的能力，以维持体内铁的供应和血红蛋白的相对稳定。血清铁蛋白测定是早期诊断缺铁性贫血的重要指标，失血或营养缺乏等，可作为铁营养状况调查的流行病学指标，缺铁性贫血是一种常见病，一般铁缺乏早期不直接引起贫血现象，而引起铁储蓄减少，对血清铁蛋白的测定是诊断隐形缺铁性贫血最好、最可靠的方法。目前认为，当体内摄入铁时，在肠黏膜中合成去铁铁蛋白，而铁铁蛋白又可以调节吸铁率，铁蛋白可以将铁储存起来用于血红蛋白合成，多余的铁储存在球形蛋白内，防止细胞内游离铁过多而产生不良反应。碱性铁蛋白与铁的储存有关，酸性铁蛋白起着铁转运作用。铁黏膜阻滞学说认为铁蛋白有调节铁吸收的作用，而且铁蛋白作为中间载体，可以把铁从胞浆运输到线粒体。

（三）血清铁蛋白的检测方法

血清铁蛋白的检测方法有放射免疫测定法、酶免疫测定法、免疫比浊法、化学发光免疫分析法等。目前，医疗临床主要采用免疫透射比浊法，通过全自动生化仪检测和化学发光免疫分析仪进行检测。全自动生化仪的检测原理是将兔抗人铁蛋白抗体交联于胶乳颗粒上，与待测样品中铁蛋白在液相中相遇，立即形成抗原抗体复合物，并形成一定浊度，与通过同样处理的校准品比较，即可计算出样品中 FER 的含量，该方法测定范围宽，精密度、准确度高，特异性好，是一种简单、快速、准确的自动化分析方法。化学发光免疫分析法（以贝克曼公司 ACESS 全自动化学发光免疫分析仪为例）原理是采用双抗体夹心法检测待测样品中的铁蛋白，包被介质为磁性微粒子，以增大与抗原的接触面积，提高敏感性，标记的酶为 ALP，底物为贝克曼研制的 AMPPD，经 ALP 水解后可以长时间持续、稳定发光，除有免疫透射比浊法的特异性高、精密度高、测定范围宽以外，敏感性也大大提高。操作过程如下。

（1）制定条件，选择目标献血者。根据笔者 2018—2020 年在韶关市中心血站的实验，选取年（或 12 个月）献血超过 8 次的无偿献血者意义较大。

（2）留取静脉血液 3 mL，样本采集后立即密闭送检，严格避免溶血。溶血和脂血标本对反应吸光度有干扰，应重新采集检测。

（3）自动化设备检测。

（四）检测目的

为了保护多次献血的身心健康，促进志愿无偿献血者队伍的建设和保护，血站为一年（或 12 个月）献过 10 次及以上的献血者进行血清铁蛋白的检测，密切关注长期持续无偿献血者血清铁蛋白的变化情况，以避免献血者因长期持续献血而导致的缺铁性贫血。

（五）检测原理

笔者采用的是免疫比浊法。某些酸如三氯醋酸、磺基水杨酸等能与蛋白质结合而产生细微沉淀，由此产生的悬浮液，悬浮液浊度大小与蛋白质的浓度成正比。利用转铁蛋白的特异性抗体与血清中的铁蛋白，在特殊的缓冲液中快速形成抗原抗体复合物，使反应液出现浊度，当反应液中保持抗体过量时，形成的复合物随抗原量增加而增加，反应液的浊度随之增加，与一系列浓度的校准品对照，即可计算出血清铁蛋白的含量。比浊法的优点：操作简单、灵敏度高，适用于测量体液中的少量蛋白。传统医疗临床实验室采用磺基水杨酸比浊法，需手工测定。磺基水杨酸比浊法的缺点：影响浊度大小的因素较多，包括加入试剂的手法、混匀技术、反应温度等。各种蛋白质形成的浊度亦有较大的差别，目前有采用苄乙氯铵法，该法是比浊法中较好的方法，其灵敏度、准确度以及对白蛋白和球蛋白的反应一致性都优于其他比浊法，检测范围较广，可用于自动化分析，但其精密度仍不够理性。

（六）试剂与仪器

（1）试剂：R1：缓冲液（pH=8.4）；R2：胶乳颗粒包被的抗体；校准品（选配）：四个水平的液体校准品，在人血清基质中添加铁蛋白，叠氮钠防腐剂 <0.1%。

（2）定值靶值分别为 100.0 ng/mL、200.0 ng/mL、500.0 ng/mL、1000.0 ng/mL。

（3）仪器：日立 7180 生化分析仪。

（七）操作程序

（1）首先要检查血液标本是否无溶血、未被稀释，标本管是否无破损、无渗漏，标本标签是否清晰可辨、粘贴部位是否正确，按试管说明书要求在相应条件下离心，摆架，排序编号。

（2）操作具体以血站所使用的仪器和试剂说明书为准。

（八）参考范围

男性：15 ~ 200 μg/L；女性：12 ~ 150 μg/L；新生儿：25 ~ 200 μg/L（注：因试剂及方法不同，各实验室要有自己的参考值）。

（九）注意事项

（1）血清铁一天内早晨最高，下午逐渐下降。应留取早晨空腹时候的血标本。

（2）检查前慎用铁剂治疗或禁食含铁高的食物，如动物肝脏和动物血等；禁食能和铁络合的物质，如茶等。

（3）当妇女在月经期、妊娠期和婴儿生长期，因体内铁的需要量增加，可使血清铁降低，属生理现象。

（4）校准品应在2 ~ 8 ℃冰箱保存，不可冻存，不可将使用过的校准品倒入原包装瓶中。

（5）溶血和脂血的样本对反应吸光度有干扰，可能影响检测结果。

十一 检验结果分析和结论报告

实验室要规范检测结果分析和检测报告签发、收回、更改及重新签发，检测报告及原始资料的保存，确保实验结果的准确、可靠和实验资料的完整性。

（一）步骤与方法

1. 报告时限 普通标本在收到待检库组批标本后，2 个工作日内发出结论报告（无血型送检标本）。单采血小板标本：在收到单采血小板送检标本当天，最迟不超过 2 个工作日发出结论报告。

2. 结果核对 初、复检结果的核对，由执行初检和复检实验人员及其复核人员分别对初复检实验原始结果、实验有效性及填写在《血液标本检测综合登记表》中的数据进行检查、核对，确认无误后在相应记录中签名；待查再检结果的核对，由待查再检实验人员及其复核人员对待查再检标本进行再检结果、实验有效性进行核对及填写《血液标本检测综合登记表》，并对相关数据进行检查、核对，确认无误后在相应记录中签名。

3. 结果分析和结论判定 ①HBsAg、抗-HCV、抗-HIV、抗-TP和ALT项目的初检、复检和再检标本符合规定要求，试剂在有效期内，实验操作符合相关规程要求，实验结果符合阴、阳性和空白对照及室内质控的有效性要求，检测设备在校准周期内，检验人员具有相关资质，如检测结论均为阴性，最终结论判合格，否则判不合格。② ABO 血型检测，以正、反血型结果相符为最终判定依据；如正、反血型结果不相符时，标本送血型研究室确认，以血型研究室的检测结果为最终判定依据；Rh（D）血型检测，初筛阳性报阳性，初筛阴性需要用抗人球蛋白实验进行阴性确认，确认阴性发阴性、确认阳性发阳性。③核酸检测：对于 HBV、HCV 或 HIV 反应管，FAM 检测通路荧光信号增长，有明显的 S 形扩增曲线且 ct 值小于 40，则结果判为有反应性。混合样本检测出有反应性需进行拆分检测，以确认最终有反应性的样本。对于 HBV、HCV 或 HIV 反应管，FAM 检测通路荧光信号无增长，无明显的S形扩增曲线，则结果判为阴性。混合样本检测为阴性，则判定组成该初级混合样本的8个样本为阴性。通过阴阳性对照控制检测的有效性，阴性对照的检测结果应为HBV、HCV、HIV阴性；阳性对照的检测结果应该为HBV、HCV、HIV阳性；阴阳性对照同时有效才能认为此次实验结果有效，否则该批实验重做。内标用于控制反应管的检测有效性，反应管内的内标扩增曲线呈S形曲线且ct值应小于45，才可认为该反应管的检测结果有效。否则此反应管的相应标本重做。

4. 监测数据的报告 由经授权检测人员根据各检测项目相关操作规程中"结果判断"的内容，进行检测结果判断（软件自动分析）。检测人员按照计算机信息系统管理程序的要求执行，血站信息管理系统把数据传输至本站内网，打印纸质检验报告，核对无误后签名后送献血服务科等相关科室或机构。检测报告的内容应包括检测实验室名称、标本信息、检测项目、检测日期、检测方法、检测结果、检测结论、检测者、复核者和检测报告者的签名及日期。

5. 签发 审核完成，确认无误后，填写血液检测结果报告审核表并在血液检验报告单上签发。

6. 临时报告处理 在紧急情况下发放的临时实验报告，在重新补发正式报告之前，应视为有效报告。重新补发正式报告后，临时实验报告有效性立即终止。核酸检测结果无效时的报告处理，当核酸检测设备故障不能及时恢复或核酸实验室大面积污染时，核酸检测结果不再作为血液标本检测结果的判定标准。血液标本相关传染病项目检测，直接依据酶免检测判定结果。

（二）检测报告收回、更改和重新签发

（1）报告尚未发出，由负责人或经授权的人员对错误报告更正后重新签发。

（2）报告已发出，检验人员随即发现报告错误，但是待检库或成分制备科尚未贴标签，此时检验人员应立即与待检库或成分制备科联系，取回已发出的检验报告，由实验室负责人或经授权的人员对错误报告更正后重新签发，并填写检验报告回收和重新签发记录。

（3）报告已发出，检验人员发现报告错误，但待检库或成分制备科已经贴好标签入成品库时，检验人员应立即与发血科联系，告知并要求将该血液及其相关的血液成分制剂暂时扣留，勿发，由实验室负责人或经授权的人员将报告收回、填写数据更改申请记表向信息库管理员提出更正申请，重新签发更改后报告血液才能发放。

（4）报告已发出，检验人员发现报告错误，但该血液或相关成分制剂已发至医疗临床时，检验人员应立即与发血科联系，并立即报告负责人、站领导和质控科，由质控科或发血科与该医疗机构联系处理。

（5）报告收回后，实验室负责人或经授权人员应立即更改并保留原来的报告，做好更改记录。报告更改完毕，检测人员重新核对，确认无误后签名，由负责人或经授权的人员审核无误后签名，重新发布报告。

（三）检测报告和原始资料的保存

检验科负责人或经授权人员每月对检测记录进行整理、统计、归档保管，保存期不少于10年。

（霍宝锋　何翠　叶梁玉）

参考文献

[1] 杨成民，刘进，赵桐茂，等. 中华输血学［M］. 北京：人民卫生出版社，2017.

[2] 李金明，刘辉. 临床免疫学检验技术［M］. 北京：人民卫生出版社，2015.

[3] 李艳，李山. 临床实验室管理学［M］. 3版. 北京：人民卫生出版社，2012.

[4] 吕建新，王晓春. 临床分子生物学检验技术［M］. 北京：人民卫生出版社，2015.

[5] 血站技术操作规范（2015版）（国卫医发〔2015〕95号）.

[6] 血站实验室质量管理规范（国卫医发〔2006年5月9日〕2006183号）.

[7] 血站技术操作规范（2019版）（国卫医发〔2019〕98号）.

Chapter 8
第八章

血液及其成分制剂的制备和加工

早期的输血治疗，主要是输注全血。1959年，Gibson提出了成分输血。到20世纪60年代末和70年代初，成分输血得到发展。20世纪70年代中期，进入成分输血时代。现在，尽管某些情况仍然可能输注全血，但现代输血治疗的主旨是针对临床指征使用特定的血液成分。

血液成分是血液的组成部分，用离心或过滤等方法可将全血分离成容积小、纯度高、临床疗效好、不良反应少的一种或多种血液成分，称为血液成分制剂。

输血的主要目的是维持氧气和二氧化碳运输，纠正或预防出血及凝血障碍等。显然，需要达到以上目的不需要全血，除非大出血等紧急情况下。只给患者输注其缺乏的特定血液成分，可避免输注不必要甚至可能有害的多余血液成分，在到达治疗效果时减少输血容量。存储条件的需要也是推动使用血液成分的主要原因。因为不同血液成分的最佳储存条件和储存期不同。如4℃储藏可维持红细胞的最佳功能状态，血浆在−18℃以下冰冻状态下质量维持最佳，而血小板的最佳储存温度是22℃并需持续震荡。因此，如果全血在4℃下保存，则只满足了红细胞的储存要求，因而丧失大多数其他血液成分的治疗效果，如24小时内至少50%血小板丧失功能，不稳定的凝血因子Ⅷ保存24小时后活性丧失50%，尤其是冷藏超过7天，全血中更多成分失去原有的活性。成分输血还具有节约、运输及经济等方面的优势，是医学发展的必然趋势。

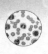

第一节 血液成分制剂制备和加工的理论基础

一 全血和单采血液成分

目前，主要以传统方式采集全血，然后对采集的全血进行血液成分分离，提取其中的特定血液成分，这种方法更适合需求量大的悬浮红细胞制备，操作简单、方便、快捷、经济。对于某些特殊血液成分在采血时可使用单采血液成分技术，由此获取纯度更高的血液成分，如血小板、血浆、造血干细胞、淋巴细胞、白细胞和浓缩红细胞等。单采血液成分因设备、技术、时间、耗材成本等因素影响，难以全面实行。但是，不管是全血还是单采血液成分，都应全程严格地控制血液成分分离的时间和温度等。

二 血液成分分离的方法

（一）离心

离心是血液成分分离最常用的方法，是利用各种血液成分相对密度、体积、黏度等因素的不同，在重力场的作用下各类成分沉降速度不同，在离心时单一成分会沉降在相应的分层。通过离心分层，然后通过虹吸原理，通过手工或机器控制将所需要的成分层收集而得到浓度、纯度较高的所需成分。

血液细胞的沉降主要取决于其大小以及与周围液体的密度差（表 8-1）。其他因素为介质的黏稠度及细胞可塑性（取决于温度）。

在离心的第一阶段，由于红细胞与白细胞的密度、体积比血小板大，因此它们比血小板先沉淀。红细胞沉降分布在血袋的下半部分，红细胞的上面是白细胞，上半部分则为富含血小板的血浆。离心时间延长也可使比重相对较轻的血小板沉淀，离心力与每分钟转数的平方值和每个细胞至转子中心的距离成正比。离心结束时，血浆占据血袋的上部，红细胞位于底部，其他各种血液成分分布基本按密度从大到小（表 8-1），密度越大越靠近底部。血浆在最上层，呈浅黄色；红细胞在最下层，呈红色，白细胞和血小板介于两者之间为一灰白色的膜层。利用虹吸或挤压的方法，将它们一一分到与首袋密闭相连的其他子袋中，得到较纯的所需血液成分。

表 8-1 主要血液成分的体积和密度一览表

品种	平均密度（g/mL）	平均细胞体（fl）
血浆	1.026	
血小板	1.058	9
单核细胞	1.062	470

续表

品种	平均密度（g/mL）	平均细胞体（fl）
淋巴细胞	1.070	230
中性粒细胞	1.082	450
红细胞	1.100	87
生理盐水 /SAGM	1.003	N/A

所需制备的血液成分决定了离心条件，即离心力、加速度、时间、减速度等参数的组合。如制备富含血小板的血浆，应在血小板开始沉降前停止离心，需要注意的是，低离心速度会要求离心时间随之变化，快速离心和适当的时间，可以得到血浆和稠密的血液细胞，针对需要制备的不同成分，根据不同规格的离心机机型和参数为每台离心机设置标准化的最佳条件，以达到良好分离的效果，这一步非常重要。

（二）过滤

目前，血液成分分离可以使用的过滤类型主要有 2 种。

1. **切向过滤法** 从血液中分离血浆。

2. **深度过滤或表面过滤** 去除血细胞悬液中的白细胞。

（三）洗涤

当需要分离出血浆蛋白含量极低的红细胞时，需要用到洗涤技术。

三 抗凝剂及血袋的选择

塑料采血袋质地柔软，不易破碎，易于储存和运输。特别是在进行各种血液成分分离制备和加工时，满足了联袋密闭相连，便于各种血液成分分离时，能在无菌条件下转移成分。血液成分制备的需求促进了塑料采血器材的研发和使用。在单个采血袋使用的基础上，陆续又研发和使用了二联采血袋、三联采血袋、四联采血袋及洗涤用的密闭盐水联袋等。

采集全血的血袋中含抗凝剂，抗凝剂含有枸橼酸盐及细胞营养物质。采全血、单采血液成分及血液成分分离使用的塑料耗材，除了达到各自的技术目标，还应符合血液相容性等要求，从而发现聚氯乙烯（PVC）适用于红细胞储存。血小板在 20 ~ 24 ℃储存时，需要使用透氧性良好的血袋。

四 开放和密闭系统

血液成分分离的所有步骤应尽量使用密闭系统，但是由于条件限制，有时可能需要采用开放系统。若采用开放系统，则应在无菌室采用无菌操作技术，使细菌污染风险降至最低。在开放系统中分离的红细胞制剂应在分离后 24 小时内输注，血小板制剂应在分离后 6 小时内输注。由无菌连接设备建立的系统，其分离的血液成分，可以按密闭系统分离的血液成分进行储存。

五 血液细胞成分的辐照

血液成分中的抗原特异性淋巴细胞识别宿主组织抗原，可导致致命的输血相关性移植物抗宿主病，常见于骨髓移植之后，特别是对于严重免疫功能低下的伤病患者和新生儿接受大量输血。可使这种罕见并发症风险增加的其他临床情况包括宫内输血、直系亲属之间输血和HLA不匹配血液成分的输注。

辐照可灭活淋巴细胞。标准规定的辐照剂量不会对其他血液细胞造成重大损害。因此，经辐照的血液成分可安全输给所有伤病患者。但是，辐照红细胞比未辐照红细胞退化速度快。因此，辐照会导致红细胞成分的保存期缩短。

六 去除白细胞

目前，白细胞的去除主要采取过滤法，现在的过滤器对白细胞的去除率已到99.999%。白细胞过滤器有血站过滤型，医院床前过滤型和直接过滤型。

去除血液成分中的白细胞，可显著降低免疫低下患者感染巨细胞病毒（CMV）和罹患CMV疾病的风险，减少人白细胞抗原（HLA）同种免疫。

CMV是一种常见的传染性病原体，可通过输血传播，含有单核和多核白细胞的新鲜血液及其成分制剂传播CMV的风险最高。抗体通常在感染的后4～8周出现，并可通过标准筛查试验检出。

CMV引起的感染，在免疫功能正常的受血者中通常没有症状，不具有临床意义。但对于既往未感染此病毒的某些特殊伤病患者，可能引发严重甚至致命的疾病。如移植受者，严重免疫缺陷患者，宫内输血的胎儿，抗CMV阴性孕妇，低体重早产儿及新生儿等。

七 病原体灭活技术

病原体灭活技术（PRT）的目的是利用物理或化学的方法去除或灭活细菌及其他病原体（病毒、寄生虫）。血浆制剂的PRT已常规使用多年。

在灭活过程中，会导致部分血小板损失。然而，可以通过增加血小板的单采量，或增加汇集血小板中的白膜数量进行补偿。大多数临床研究证实，与未经处理的对照组血小板相比，经过处理的血小板纠正计数指数减少，一项研究发现了与此现象相关的出血风险增加。其他研究未显示对临床出血参数的显著影响。其他潜在风险包括毒性及新抗原形成，在短期血液安全监测研究中，未观察到上述两种风险，但是需要进行长期的监测研究，以确认无长期毒性。一项研究表明，血小板PRT可在常规操作中实施，而不会影响血小板或红细胞的使用或减少急性输血反应。血小板PRT可能会使血小板的保存期延长至7天，有利于组织血源，减少浪费。某些 PRT 的可灭活淋巴细胞，可避免辐照血小板。

八 血液成分制剂的纯度

由于血液成分是用来纠正已知的血液成分不足的，因此，每个分离过程都必须经过严格的质量控制。虽然目标是分离“纯的”血液成分，但是获取高纯度血液成分制剂的工艺复杂且成本高昂，也并非所有情况都需要。在能够达到预期治疗效果的前提下，根据不同标准分离不同类型的血液成分，供临床医师根据伤病患者病情做出合理选择。

最常用的浓缩红细胞制剂，可能含有不同残留浓度的白细胞和血小板。去除白膜的红细胞可用于大多数受血者，这是因为储存期间微聚体的形成被抑制。如果预期伤病患者具有抗白细胞抗原的抗体，或者预计伤病患者需要非常大量的输血则白细胞去除将更适用。

每一种血液成分制剂的纯度制备要求，以符合有效版本《全血及成分血质量》要求为标准。

九 血液成分制剂的储存

血液成分制剂的储存条件，设计目的是在整个储存期间保持血液成分的最佳活性及功能。使用密闭分离和完善的储存系统，细菌污染风险会大大降低（详见供血部分）。

十 血液成分制剂的运输

血液成分制剂的运输，要求及时、安全、保质、保量，并在规定的最长时间和临界温度下保持血液成分的生物活性（详见供血部分）。

第二节 血液成分制剂的制备和加工

一 全血

（一）定义和特性

全血是采用采血针、导管和采血袋从合格献血者外周静脉采集的血液与适量的血液保养液混合而成。目前，采集全血的主要目的是，为制备血液成分制剂提供材料。直接输注用全血，无须进一步加工处理。进入成分输血时代后，直接输注用全血的案例很少。输注用全血中不得含有具有临床意义的不规则抗体。

（二）全血质量控制项目和要求

参见表 8-2。

表 8-2 全血质量控制项目和要求一览表

质量控制项目	要求
外观	肉眼观察应色泽异常、无溶血、无凝块、无气泡及重度乳糜等，血袋完好，保留注满全血并经热合的导管≥ 35 cm
容量 （不包括保养液）	200 mL 规格的全血，容量为（200±20）mL 300 mL 规格的全血，容量为（300±30）mL 400 mL 规格的全血，容量为（400±40）mL
血红蛋白含量	200 mL 规格的全血，含量≥ 20 g 300 mL 规格的全血，含量≥ 30 g 400 mL 规格的全血，含量≥ 40 g
储存期末溶血率	＜红细胞总量的 0.8%
无菌试验	无细菌生长

（三）制备

根据定义，全血在采血后无须分离环节，但是需要符合有效版本《全血及成分血质量要求》。

（四）注意事项

全血的储存运输条件与红细胞的存储运输条件相同，在此期间，血小板和部分凝血因子将会很快失去活性，所以直接输注用全血应选择检验合格，采集 7 天内，且越近越好。储存时会形成微聚体。

二 去白细胞全血制剂

（一）定义和特性

去白细胞全血，是使用白细胞过滤器清除全血中几乎所有的白细胞，并使残留在全血中的白细胞数量低至一定数量的血液成分制剂。

（二）去白细胞全血质量控制项目和要求

参见表 8-3。

表 8-3 去白细胞全血制剂的质量控制项目和要求一览表

质量控制项目	要求
外观	肉眼观察应无色泽异常、无溶血、无凝块、无气泡及重度乳糜等，血袋完好，保留注满全血并经热合的导管≥ 35 cm
容量	标示量（mL）±10%
血红蛋白含量	来源于 200 mL 全血：含量≥ 18 g 来源于 300 mL 全血：含量≥ 27 g 来源于 400 mL 全血：含量≥ 36 g
白细胞残留量	来源于 200 mL 全血：残余白细胞≤ 2.5×10^6 个 来源于 300 mL 全血：残余白细胞≤ 3.8×10^6 个 来源于 400 mL 全血：残余白细胞≤ 5.0×10^6 个
储存期末溶血率	＜红细胞总量的 0.8%
无菌试验	无细菌生长

（三）制备

目前，大多数采用一次性使用去白细胞滤器血袋，对采集的 400 mL、300 mL 或 200 mL 全血进行严格的目视检查，是否有渗漏，是否缺少标签等。先将滤除白细胞的全血血袋旁通路及转移袋的夹子夹紧关闭，全血倒挂，折断阻塞件，使全血经过滤器流入靠近全血袋的转移袋中，血液中的白细胞被滤器吸附在滤器里，达到滤除白细胞的效果。

充分摇匀并排气，核对、热合分离全血袋，肉眼检查应无渗漏，血袋完好，保留注满全血并经热合的导管至少 35 cm，即成去白细胞全血。

三 浓缩红细胞制剂

（一）定义和特性

浓缩红细胞制剂，是通过去除全血中的大部分血浆而获得的一种血液成分制剂。浓缩红细胞制剂中仍含有原全血中的红细胞、大部分白细胞、血小板和部分血浆。

（二）浓缩红细胞制剂的质量控制项目和要求

参见表 8-4。

表 8-4　浓缩红细胞制剂的质量控制项目和要求一览表

质量控制项目	要求
外观	肉眼观察应无色泽异常、无溶血、无凝块、无气泡等情况；血袋完好，保留注满全血并经热合的导管≥ 35 cm
容量	来源于 200 mL 全血：（120 ± 12）mL 来源于 300 mL 全血：（180 ± 18）mL 来源于 400 mL 全血：（240 ± 24）mL
血细胞比容	0.65 ~ 0.80
血红蛋白含量	来源于 200 mL 全血：含量≥ 20 g 来源于 300 mL 全血：含量≥ 30 g 来源于 400 mL 全血：含量≥ 40 g
储存期末溶血率	＜红细胞总量的 0.8%
无菌试验	无细菌生长

（三）制备

对用三联袋或四联袋采得的 400 mL、300 mL 或 200 mL 全血进行严格的目视检查，是否有渗漏，是否缺少标签等情况，对血液进行离心。

将离心后的全血联袋的主袋挂在分浆架的钩子上，空袋要低于主袋。如四联袋时用夹子夹住一空袋管道，对血液进行严格的目视检查，无异常，并核对各联袋条形码的一致性。

折断全血主袋的阻塞件，轻压血袋上部，使主袋上清血浆借助虹吸原理流入转移袋，再次核对血袋条形码的一致性。

充分摇匀，核对、热合分离红细胞袋，检查有无渗漏，血袋完好，保留注满全血并经热合的导管≥ 35 cm。将成品贴好标签，即为“浓缩红细胞”。

保存期：含 ACD-B、CPD 保养液的浓缩红细胞保存期为 21 天，含 CPDA-1 保养液的保存期为 35 天。

使用血液成分分离机分离制备时，依据厂家提供的说明书进行操作。

四 去白细胞浓缩红细胞制剂

（一）定义和特性

去白细胞浓缩红细胞制剂，是使用白细胞过滤器清除浓缩红细胞中几乎所有白细胞或使用带白细胞过滤器的血袋采集全血，在全血滤去除白细胞后分离出大部分血浆，剩余部分所制成的红细胞制剂。

（二）去白细胞浓缩红细胞制剂的质量控制项目和要求

参见表 8-5。

表 8-5 去白细胞浓缩红细胞制剂的质量控制项目和要求一览表

质量控制项目	要求
外观	肉眼观察应无色泽异常、无溶血、无凝块、无气泡等，血袋完好，保留注满全血并经热合的导管≥ 35 cm
容量	来源于 200 mL 全血：（100 ± 10）mL 来源于 300 mL 全血：（150 ± 15）mL 来源于 400 mL 全血：（200+20）mL
血细胞比容	0.65 ~ 0.75
血红蛋白含量	来源于 200 mL 全血：含量≥ 18 g 来源于 300 mL 全血：含量≥ 27 g 来源于 400 mL 全血：含量≥ 36 g
白细胞残留量	来源于 200 mL 全血：残余白细胞≤ 2.5×10^6 个 来源于 300 mL 全血：残余白细胞≤ 3.8×10^6 个 来源于 400 mL 全血：残余白细胞≤ 5.0×10^6 个
储存期末溶血率	＜红细胞总量的 0.8%
无菌试验	无细菌生长

（三）制备

1. 过滤法 对采得的 400 mL、300 mL 或 200 mL 全血进行严格的目视检查，是否有渗漏，是否缺少标签等情况。先将滤除白细胞的全血血袋旁通路及转移袋的夹子夹紧关闭，全血倒挂，折断阻塞件，全血经过滤器流入靠近全血袋的转移袋中，血液中的白细胞被滤器吸附在滤器里，达到滤除白细胞的效果。对滤白后的全血进行离心。

将离心后的全血联袋的主袋挂在分浆架的钩子上，空袋要低于主袋。折断全血主袋的阻塞件，轻压血袋上部，使主袋上清血浆借助虹吸原理分别流入不同的转移袋。先将血浆分入第 2 袋，再将含有一定量血浆及白膜层分入第 3 袋。对血液进行严格的目视检查，无异常，并核对各联袋条形码的一致性。

充分摇匀，核对、热合分离红细胞袋，检查有无渗漏，即为去白细胞浓缩红细胞制剂。血袋完好，保留注满全血并经热合的导管≥ 35 cm。

2. 离心去白膜法 对采得的 400 mL、300 mL 或 200 mL 全血进行严格的目视检查，是否有渗漏，是否缺少标签等情况，对血液进行离心。

将离心后的全血联袋的主袋挂在分浆架的钩子上，空袋要低于主袋。折断全血主袋的阻塞件，轻压血袋上部，使主袋上清血浆借助虹吸原理分别流入不同的转移袋。先将血浆分入第 2 袋，再将含有一定量血浆及白膜层分入第 3 袋。对血液进行严格的目视检查，无异常，并核对各联袋条形码的一致性。

充分摇匀，核对、热合分离红细胞袋，检查有无渗漏，即为去白细胞浓缩红细胞制剂。血袋完好，保留注满全血并经热合的导管≥ 35 cm。

使用血液成分分离机分离制备时，依据厂家提供的说明书进行操作。

（四）保存期

含 ACD-B、CPD 保养液的浓缩红细胞制剂保存期为 21 天，含 CPDA-1 保养液的浓缩红细胞制剂保存期为 35 天。

五 悬浮红细胞制剂

（一）定义和特性

悬浮红细胞制剂是通过除去全血中的大部分血浆，然后加入适当的保存液制备而成。悬浮红细胞制剂中仍含有原全血中的大部分白细胞和一部分血小板，具体含量取决于离心方法。

（二）悬浮红细胞制剂的质量控制项目和要求

参见表 8-6。

表 8-6 悬浮红细胞制剂的质量控制项目和要求一览表

质量控制项目	要求
外观	肉眼观察应无色泽异常、无溶血、无凝块、无气泡等情况；血袋完好，保留注满全血并经热合的导管≥ 35 cm
容量	标示量（mL）± 10%
血细胞比容	0.50 ~ 0.65
血红蛋白含量	200 mL 规格的全血含量≥ 20 g 300 mL 规格的全血含量≥ 30 g 400 mL 规格的全血含量≥ 40 g
储存期末溶血率	< 红细胞总量的 0.8%
无菌试验	无细菌生长

（三）制备

1. 手工法 对用三联袋（或四联袋）采得的 400 mL、300 mL 或 200 mL 全血进行严格的目视检查，是否有渗漏，是否缺少标签情况，对血液进行离心。

将离心后的全血联袋的主袋挂在分浆架的钩子上，空袋要低于主袋。如四联袋时用夹子夹住一空袋管道，对血液进行严格的目视检查，无异常，并核对各联袋条形码的一致性。

折断全血主袋的阻塞件，轻压血袋上部，使主袋上清血浆借助虹吸原理流入转移袋。

折断红细胞保存液袋的阻塞件，保存液流入红细胞袋中，充分摇匀，核对、热合分离红细胞袋，检查有无渗漏，即为悬浮红细胞制剂。血袋完好，保留注满全血并经热合的导管≥ 35 cm。

2. 自动分离机分离法 对用三联袋（或四联袋）采得的 400 mL、300 mL 或 200 mL 全血进行严格的目视检查，是否有渗漏，缺少标签情况，对血液进行离心。

将离心后的全血联袋的主袋挂在全血全自动分离机上，对血液进行严格的目视检查，无异常，并核对各联袋条形码的一致性。

根据各种全自动血液成分分离机的使用说明进行操作分离。

自动化分离完成，导管自动热合，将导管从卡钳取出，检查热合口，然后取下各联袋。核对血袋条形码的一致性。将悬浮红细胞制剂袋与血浆袋断离，充分摇匀悬浮红细胞制剂袋，目视检查血袋完好，保留注满全血并经热合的导管≥ 35 cm。

（四）注意事项

肉眼观察悬浮红细胞制剂应无色泽异常、无溶血、无凝块、均匀气泡、无重度乳糜等情况。由 200 mL、300 mL、400 mL 全血分离制成的悬浮红细胞制剂，容量应为标示量 ±10%。

终产品悬浮红细胞制剂的血液细胞比容为 0.5 ~ 0.65。

六 去白细胞悬浮红细胞制剂

（一）定义和特性

使用白细胞过滤器清除悬浮红细胞中几乎所有的白细胞，并使残留在悬浮红细胞中的白细胞数量低于规定数值的红细胞制剂；或使用带有白细胞过滤器的多联塑料血袋采集全血，并通过白细胞过滤器清除全血中几乎所有白细胞，将该去除白细胞全血中的大部分血浆分离出后，向剩余物内加入红细胞添加液制成的红细胞制剂，叫去白细胞悬浮红细胞制剂。

（二）去白细胞悬浮红细胞制剂的质量控制项目和要求

参见表 8-7。

表 8-7 去白细胞悬浮红细胞制剂的质量控制项目和要求一览表

质量控制项目	要求
外观	肉眼观察应无色泽异常、无溶血、无凝块、无气泡等，血袋完好，保留注满全血并经热合的导管≥ 35 cm
容量	标示量 ±10%
血细胞比容	0.45 ~ 0.6
血红蛋白含量	来源于 200 mL 全血：含量≥ 18 g 来源于 300 mL 全血：含量≥ 27 g 来源于 400 mL 全血：含量≥ 36 g
白细胞残留	来源于 200 mL 全血：含量≤ 2.5×10^6 个 来源于 300 mL 全血：含量≤ 3.8×10^6 个 来源于 400 mL 全血：含量≤ 5.0×10^6 个
储存期末溶血率	<红细胞总量的 0.8%
无菌试验	无细菌生长

（三）制备

1. 过滤法 对采得的 400 mL、300 mL 或 200 mL 全血进行严格的目视检查，是否有渗漏，缺少标签等情况。先将滤除白细胞的全血血袋旁通路及转移袋的夹子夹紧关闭，全血倒挂，折断阻塞件，全血经过滤器流入靠近全血袋的转移袋中，血液中的白细胞被滤器吸附在滤器里，达到滤除白细胞的效果。对滤白后的全血进行离心。

将离心后的全血联袋的主袋挂在分浆架的钩子上，空袋要低于主袋。折断全血主袋的阻塞件，轻压血袋上部，使主袋上清血浆借助虹吸原理流入各转移袋。将血浆分入第 2 袋，再将含有一定量血浆及白膜层分入第 3 袋，最后将第 4 袋的红细胞添加液加入首先袋与红细胞混合，对血液进行严格的目视检查，无异常，并核对各联袋条形码的一致性。

充分摇匀，核对、热合分离红细胞袋，检查有无渗漏，即为去白细胞悬浮红细胞制剂。血袋完好，保留注满全血并经热合的导管≥ 35 cm。

2. 离心去白膜法 对采得的 400 mL、300 mL 或 200 mL 全血进行严格的目视检查，是否有渗漏，缺少标签等情况，对血液进行离心。

将离心后的全血联袋的主袋挂在分浆架的钩子上，空袋要低于主袋。折断全血主袋的阻塞件，轻压血袋上部，使主袋上清血浆借助虹吸原理流入各转移袋。将血浆分入第 2 袋，再将含有一定量血浆及白膜层分入第 3 袋，最后将第 4 袋的红细胞添加液加入首先袋与红细胞混合，对血液进行严格的目视检查，无异常，并核对各联袋条形码的一致性。

充分摇匀，核对、热合分离红细胞袋，检查有无渗漏，即为去白细胞悬浮红细胞制剂。血袋完好，保留注满全血并经热合的导管≥ 35 cm。

使用血液成分分离机分离制备时，依据厂家提供的说明书进行操作。

（四）注意事项

因离心去白膜法制备的制剂中白细胞残留较多，所以目前基本上都使用过滤法。

七 洗涤红细胞制剂

（一）定义和特性

洗涤红细胞制剂来自红细胞制剂的二次加工，经反复多次连续地洗涤，去除大部分血浆、白细胞和血小板并再悬浮红细胞于保存液中。

（二）洗涤红细胞制剂的质量控制项目和要求

参见表 8-8。

表 8-8　洗涤红细胞制剂的质量控制项目和要求一览表

质量控制项目	要求
外观	肉眼观察应无色泽异常、无溶血、无凝块、无气泡等，血袋完好，保留注满洗涤红细胞或全血并经热合的导管≥ 20 cm
容量	200 mL 全血或悬浮红细胞制备的洗涤红细胞容量为：（125 ± 12.5）mL 300 mL 全血或悬浮红细胞制备的洗涤红细胞容量为：（188 ± 18.8）mL 400 mL 全血或悬浮红细胞制备的洗涤红细胞容量为：（250 ± 25.0）mL
血红蛋白含量	来源于 200 mL 全血：含量≥ 18 g 来源于 300 mL 全血：含量≥ 27 g 来源于 400 mL 全血：含量≥ 36 g
上清蛋白质含量	来源于 200 mL 全血：含量＜ 0.5 g 来源于 300 mL 全血：含量＜ 0.75 g 来源于 400 mL 全血：含量＜ 1.0 g
溶血率	＜红细胞总量的 0.8%
无菌试验	无细菌生长

（三）制备

对保存期内的合格血液（全血、浓缩红细胞、悬浮红细胞等）进行目视检查，是否有渗漏、标签是否正确完整、血液外观是否正常，保留注满洗涤红细胞或全血并经热合的导管至少 20 cm。

将提前放置 2 ~ 6 ℃冰箱冷藏保存的一次性使用塑料储液袋（内含氯化钠注射液或红细胞保存液）取出，检查血袋是否包装完好，无渗漏、无异物、无混浊、无沉淀，在有效期内，并记录批号及有效期。使用时应遵循“先进先出”原则。

将待洗涤的悬浮红细胞制剂袋的导管用无菌接管机与一次性使用塑料血袋的导管接合，检查血袋及导管接驳口是否漏血。

折断阻断件加入生理盐水，同时摇匀，加入液体量为 100 ~ 150 mL/U，将各导管夹紧，对血液进行离心。

将离心好的血袋垂直夹在分浆夹上，把上清液和白膜层转移至空袋中，夹紧导管。重复洗涤步骤 2 ~ 3 次，直至上清液澄清且目视符合质量要求。

洗涤完毕，加入适量（每单位红细胞中加入约 50 mL）的生理盐水制成洗涤红细胞制剂，热合断离，检查有无渗漏，即成洗涤红细胞制剂。肉眼观察洗涤红细胞制剂无异常，血袋完好，保留注满洗涤红细胞或全血并经热合的导管≥ 20 cm。

（四）注意事项

洗涤时尽量去除洗涤液及白膜层，同时减少不必要的红细胞丢失。

使用自动化设备制备时，按照设备使用说明书进行操作。

八 冰冻解冻去甘油红细胞制剂

（一）定义和特性

冰冻解冻去甘油红细胞制剂是采用特定的方法，将冰冻红细胞融解后，清除几乎所有的甘油，并将红细胞悬浮于一定量的氯化钠注射液中的红细胞制剂。

（二）冰冻解冻去甘油红细胞制剂的质量控制项目和要求

参见表 8-9。

表 8-9　冰冻解冻去甘油红细胞制剂的质量控制项目和要求一览表

质量控制项目	要求
外观	肉眼观察应无色泽异常、无溶血、无凝块、无气泡等，血袋完好，保留注满解冻去甘油红细胞并经热合的导管≥ 20 cm
容量	来源于 200 mL 全血：（200 ± 20）mL 来源于 300 mL 全血：（300 ± 30）mL 来源于 400 mL 全血：（400 ± 40）mL
血红蛋白含量	来源于 200 mL 全血：含量≥ 16 g 来源于 300 mL 全血：含量≥ 24 g 来源于 400 mL 全血：含量≥ 32 g
游离血红蛋白含量	≤ 1 g/L
白细胞残留量	来源于 200 mL 全血：含量≤ 2×10^7 个 来源于 300 mL 全血：含量≤ 3×10^7 个 来源于 400 mL 全血：含量≤ 4×10^7 个
甘油残留量	≤ 10 g/L
无菌试验	无细菌生长

（三）制备

对冰冻红细胞进行严格的目视检查，是否有渗漏，溶血、疑似细菌污染或其他异常变化，检查核对是否是 Rh（D）(－）血液，检查标签是否正确完整。

冰冻红细胞放入 37 ~ 40 ℃振荡恒温水浴箱中，在 10 分钟内旋转振荡融化，直至冰冻红细胞完全解冻至液体状态取出。

使用无菌接管机接驳一个输血器，输血器上端接 0.9% 氯化钠溶液，下端接血袋，每 1 个单位滴加 0.9% 氯化钠溶液 50 mL，滴速为 10 mL/min（150 滴 / 分），同时振荡器水平振荡摇匀（180 次 / 分），水平静置 2 分钟。再滴加 0.9% 氯化钠溶液，每 1 个单位滴加 150 mL，滴速与振荡频率同上，水平静置 2 分钟，热合封口，检查无渗漏。

用无菌接管机接驳洗涤专用袋，对血液进行离心。离心后将血袋取出，避免振荡，垂直放入分浆夹中，把上清液转移至废液袋内。

用无菌接管机接驳输血器连接血袋和 0.9% 氯化钠溶液袋，每 1 个单位滴加 0.9% 氯化钠溶液 100 mL，滴速与振荡频率同上，水平静置 2 分钟。每 1 个单位再滴加 0.9% 氯化钠溶液 200 mL，滴速与振荡频率同上，水平静置 2 分钟，热合断开输血器，检查无渗漏。对血液进行离心。离心后将血袋取出，避免振荡，垂直放入分浆夹中，把上清液转移至废液袋内。

灌注 0.9% 氯化钠溶液 300 mL，同时振荡摇匀，夹紧导管，水平静置 2 分钟，对血液进行离心，去上清。重复灌注洗涤步骤 2 ~ 3 次，直至上清液澄清为止。

注入 0.9% 氯化钠溶液至红细胞袋内，热合断离，检查有无渗漏，即成冰冻解冻去甘油红细胞制剂。肉眼观察应无异常，血袋完好，保留注满解冻去甘油红细胞并经热合的导管≥ 20 cm。应在 2 ~ 6 ℃条件下保存，保存期为 24 小时。

（四）注意事项

肉眼观察冰冻解冻去甘油红细胞制剂应无色泽异常、无溶血、无凝块、无气泡、无重度乳糜等情况。冰冻解冻去甘油红细胞制剂的容量应为标示量 ±10%。

使用自动化设备制备时，按照设备使用说明书进行操作。

九 冰冻红细胞制剂

（一）定义和特性

冰冻红细胞制剂是采用特定的方法，将自采集日期为 6 天内的全血或悬浮红细胞制剂中的红细胞分离出，并将一定浓度和容量的甘油与其混合后，用速冻设备进行速冻或直接置于 -65 ℃以下的条件中保存的红细胞制剂。一般用于保存 Rh（D）阴性及稀有血型红细胞。

（二）冰冻红细胞制剂质量控制项目和要求

可能因为用于临床之前，冰冻红细胞需制备成冰冻解冻去甘油红细胞制剂，冰冻红细胞是为延长红细胞保存时间而制备的中间产品，故 GB 18469—2012《全血及成分血质量要求》等均未对冰冻红细胞设立控制项目和要求。

（三）制备

制备方法有 3 种：快速冷冻法，慢速糖液聚集洗涤制备法，慢速冷冻盐液洗涤制备法。其中慢速冷冻盐液洗涤制备法对红细胞的回收率高，保存温度比快速法低，比糖液洗涤法经济，使用范围最广。因此，本章将重点介绍慢速冷冻盐液洗涤制备法。

对 6 天内 Rh（D）阴性或稀有血型的全血或悬浮红细胞制剂进行严格的目视检查，是否有渗漏，溶血、疑似细菌污染或其他异常变化，检查核对是否是 Rh（D）阴性血型或稀有血型血液，用无菌接管机接驳无菌空袋，对血液进行离心，分出全部的血浆或上清液，剩余浓缩红细胞。

用无菌接管机接驳一个输血器，输血器上端接甘油试剂（甘油试剂配方见表 8-10），下端接分装好的浓缩红细胞，1 U 分 2 次滴入 160 mL 甘油试剂，1.5 U 分 2 次滴入 240 mL 甘油试剂，2 U 分 2 次滴入 320 mL 甘油试剂，中间水平静置 2 分钟，使用调速器调节滴速，10 mL/min（150 滴 / 分），滴完保存液水平静置血袋 30 分钟。离心分离去除多余的甘油试剂。热合断离，检查有无渗漏，即成冰冻红细胞制剂。

表 8-10　甘油试剂配方一览表

品名	单位	值
甘油	g/v	57.1%
乳酸钠	M	0.14
氯化钾	mM	5
磷酸氢二钠	mM	5

（四）注意事项

肉眼观察应无色泽异常、溶血、凝块、气泡等情况；血袋完好，置于 −65 ℃条件保存。使用自动化设备制备时，按照使用说明书操作。

十　浓缩血小板制剂

（一）定义和特性

浓缩血小板制剂是将采得的全血置于室温保存和运输，于 6 小时内将血小板分离出，并悬浮于一定量血浆内的血液成分制剂。

（二）浓缩血小板制剂质量控制项目和要求

参见表 8-11。

表 8-11　浓缩血小板制剂质量控制项目和要求一览表

质量控制项目	要求
外观	肉眼观察应呈黄色云雾状液体，无色泽异常、无蛋白析出、无气泡及重度乳糜等，血袋完好，保留注满血小板并经热合的导管≥ 15 cm
容量	来源于 200 mL 全血：容量为 25 ~ 38 mL 来源于 300 mL 全血：容量为 38 ~ 57 mL 来源于 400 mL 全血：容量为 50 ~ 76 mL
储存期末 pH	6.4 ~ 7.4
血小板含量	来源于 200 mL 全血：含量≥ 2.0×10^{10} 个 来源于 300 mL 全血：含量≥ 3.0×10^{10} 个 来源于 400 mL 全血：含量≥ 4.0×10^{10} 个
红细胞混入量	来源于 200 mL 全血：混入量≤ 1.0×10^{9} 个 来源于 300 mL 全血：混入量≤ 1.5×10^{9} 个 来源于 400 mL 全血：混入量≤ 2.0×10^{9} 个
无菌试验	无细菌生长

（三）制备

富血小板血浆法（PRP）是对四联袋采得 6 小时内的全血进行严格的目视检查，确认合格。如血袋已特殊标识 200 mL 全血采集时间 > 5 分钟；或 300 mL 全血采集时间 > 7.5 分钟；或 400 mL 全血采集时间 > 10 分钟，则不可用于制备血小板制剂。

对血液进行离心，将离心好的全血主袋轻竖放在分浆夹上，对血液进行严格的目视检查。折断全血袋的阻塞件，轻压血袋，首先使上层血浆流入子袋 I 中（即富血小板血浆），将子袋 I 排气管夹紧。红细胞添加红细胞保存液，充分混匀。核对血袋上的献血条形码，核对一致热合断离，生成一袋悬浮红细胞制剂和一袋富血小板血浆制剂。

将分得的富血小板血浆制剂连同转移袋进行再次离心，分出上层少血小板的血浆到子袋 II 中，子袋 I 中内容物即为浓缩血小板制剂。热合分离，检查有无渗漏等。

将浓缩血小板制剂袋室温静置 1 小时，待自然解聚后移交待检库放 20 ~ 24 ℃恒温箱振荡保存。

外观检查：肉眼观察应呈黄色云雾状液体，无色泽异常、蛋白析出、气泡及重度乳糜等情况；血袋完好，保留注满血小板并经热合的导管≥ 15 cm。

使用血液成分分离机分离制备时，依据厂家提供的说明书进行操作。

十一 混合浓缩血小板制剂

（一）定义和特性

混合浓缩血小板制剂是一种源自 4 ~ 6 个献血者捐献的新鲜全血分离混合制成的浓缩血小板制剂，其中含有大部分原全血中的血小板，为一个有效治疗剂量。

（二）混合浓缩血小板制剂的质量控制项目和要求

参见表 8-12。

表 8-12　混合浓缩血小板制剂的质量控制项目和要求一览表

质量控制项目	要求
外观	肉眼观察应呈黄色云雾状液体，无色泽异常、无蛋白析出、无气泡及重度乳糜等，血袋完好，保留注满血小板并经热合的导管≥ 15 cm
容量	标示量（mL）± 10%
储存期末 pH	6.4 ~ 7.4
血小板含量	≥ 2.0×10^{10} 个 X 混合单位数
红细胞混入量	≤ 1.0×10^{9} 个 X 混合单位数
无菌试验	无细菌生长

（三）制备

将检验合格的 4 ~ 6 袋相同血型的浓缩血小板袋导管进行无菌接驳，混合并摇匀，热合，即成混合浓缩血小板制剂，目视检查应呈黄色云雾状液体，无渗漏、无色泽异常、无蛋白析出、无气泡及无重度乳糜等，血袋完好，保留注满血小板并经热合的导管≥ 15 cm。

十二 单采血小板

（一）定义和特性

单采血小板（亦称机采血小板）是使用自动血液成分采集机从单个献血者中进行单采而获得悬浮于血浆中的血小板制剂，通常一袋为一个有效治疗剂量，根据捐献者健康检查结果和个人意愿，一次可采集 1 ~ 3 治疗剂量（袋）。

（二）单采血小板的质量控制项目和要求

参见表 8-13。

表 8-13　单采血小板的质量控制项目和要求一览表

质量控制项目	要求
外观	肉眼观察应呈黄色云雾状液体，无色泽异常、无蛋白析出、无气泡及重度乳糜等，血袋完好，保留注满血小板并经热合的导管≥ 15 cm
容量	储存期为 24 小时的单采血小板容量：125 ~ 200 mL 储存期为 5 天的单采血小板容量：250 ~ 300 mL
储存期末 pH	6.4 ~ 7.4
血小板含量	$\geqslant 2.5\times10^{11}$ 个 / 袋
白细胞混入量	$\leqslant 5\times10^{8}$ 个 / 袋
红细胞混入量	$\leqslant 8\times10^{9}$ 个 / 袋
无菌试验	无细菌生长

（三）制备

单采血小板采集后无须加工处理，但是需要符合有效版本《全血及成分血质量要求》。

十三 去白细胞单采血小板

（一）定义和特性

去白细胞单采血小板是一种使用自动血液成分采集机从单个献血者静脉血管中，采集并去除白细胞的血小板制剂。血小板悬浮于适量血浆中，通常一袋为一个有效治疗剂量，根据捐献者健康检查结果和个人意愿，一次可采集 1 ~ 3 治疗剂量（袋）。

（二）去白细胞单采血小板的质量控制项目和要求

参见表 8-14。

表 8-14　去白细胞单采血小板的质量控制项目和要求一览表

质量控制项目	要求
外观	肉眼观察应呈黄色云雾状液体，无色泽异常、无蛋白析出、无气泡及重度乳糜等，血袋完好，保留注满血小板并经热合的导管≥ 15 cm
容量	储存期为 24 小时的单采血小板容量：125 ~ 200 mL 储存期为 5 天的单采血小板容量：250 ~ 300 mL
储存期末 pH	6.4 ~ 7.4
血小板含量	≥ 2.5×10^{11} 个 / 袋
白细胞混入量	≤ 5×10^{6} 个 / 袋
红细胞混入量	≤ 8×10^{9} 个 / 袋
无菌试验	无细菌生长

（三）制备

去白细胞单采血小板使用自动血液成分采集机采集血小板的耗材上增加过滤器，根据过滤器的厂家、原理参数不同安装不同。

十四 新鲜冰冻血浆制剂

（一）定义和特性

新鲜冰冻血浆（FFP）是一种用于输血或制备血液制剂或制品的血液成分制剂，可以通过采得的全血分离或通过单采获得，要求在规定的时间范围内冻结至所需温度，以保持不稳定凝血因子的功能。

（二）新鲜冰冻血浆制剂的质量控制项目和要求

参见表 8-15。

表 8-15　新鲜冰冻血浆制剂的质量控制项目和要求一览表

质量控制项目	要求
外观	肉眼观察融化后的新鲜冰冻血浆，应呈黄色澄清液体，无色泽异常、无蛋白析出、无气泡及重度乳糜等情况；血袋完好，保留注满新鲜冰冻血浆并经热合的导管≥ 10 cm
容量	标示量（mL）±10%
血浆蛋白含量	≥ 50 g/L
Ⅷ因子含量	≥ 0.7 U/mL
无菌试验	无细菌生长

（三）制备

1. 手工制备　筛选适合用于制备新鲜冰冻血浆的全血。200 mL 全血采集时间＞ 7 分钟，300 mL 全血采集时间＞ 10 分钟或 400 mL 全血采集时间＞ 13 分钟，所采得的全血不可用于制备新鲜冰冻血浆。

对血液进行离心，将离心好的血浆袋挂在分浆架上，打开管道夹分离上层血浆到空袋中，新鲜血浆排气后将所有管道用导管夹夹住，至少保留两联袋，热合断离废袋。肉眼观察血浆袋完好，无渗漏，应呈黄色澄清液体，无色泽异常、蛋白析出、气泡及重度乳糜等，ACD方最好在6小时内完成制备并冻结，CPD或CPDA方最好在8小时内，但不超过18小时完成制备并冻结，即成新鲜冰冻血浆制剂，保留注满新鲜冰冻血浆并经热合的导管≥ 10 cm。

2. 机器制备 使用血液成分分离机分离制备时，依据厂家提供的说明书进行操作。

十五 病毒灭活新鲜冰冻血浆制剂

（一）定义和特性

病毒灭活新鲜冰冻血浆制剂是对新鲜血浆进行亚甲蓝病毒灭活后的血浆制剂。原料可以是用采得的全血分离获得，也可以通过单采获得，随后在规定的时间范围内冰冻至所需温度，以保持不稳定凝血因子活性。

（二）病毒灭活新鲜冰冻血浆制剂的质量控制项目和要求

参见表8-16。

表8-16 病毒灭活新鲜冰冻血浆制剂的质量控制项目和要求一览表

质量控制项目	要求
外观	肉眼观察应呈黄色或淡绿色澄清液体，无色泽异常、无蛋白析出、无气泡及重度乳糜等，血袋完好，保留注满病毒灭活新鲜冰冻血浆并经热合的导管≥ 10 cm
容量	标示量（mL）± 10%
血浆蛋白含量	≥ 50 g/L
Ⅷ因子含量	≥ 0.5 U/mL
亚甲蓝残留量	≤ 0.30 μmol/L
无菌试验	无细菌生长

（三）制备

根据血浆装量准备对应亚甲蓝病毒灭活耗材，打开一次性亚甲蓝病毒灭活输血过滤器的外包装，关闭所有止流夹，检查血袋质量及有效期并记录相关信息，将血浆送至净化室加亚甲蓝。

无菌室工作人员在无菌室、净化工作台上将血浆与耗材进行连接，操作时严格无菌操作，将血浆袋挂于支架上，打开导管夹，血浆经“亚甲蓝添加元件”流入照射袋。添加固体亚甲蓝时应注意血浆要在含有亚甲蓝的药膜处停留10秒以便让亚甲蓝充分融解。轻摇血浆令其能与亚甲蓝充分混合，加完亚甲蓝后的血浆呈淡蓝色，热合封口，检查无渗漏，即制备成连过滤器和转移空袋的待照血浆。

将血浆排列整齐，按要求平整地摆放在病毒灭活箱的配备架上，置于医用病毒灭活箱中照射，根据操作说明书设置医用病毒灭活箱的参数，每10分钟做好监控记录。

将照射后的血浆送至低温血液滤器柜过滤，将装有血浆的血袋挂在挂钩上，其他袋子自然悬挂，打开过滤器上端止流夹，使血浆通过滤器流入血浆储存袋，肉眼判断药物是否被滤清，血浆是否还原至加药前的颜色，如还有明显的淡蓝色可将血浆倒置重复过滤一次。

完成滤打开排气止流夹排气，称重热合封口，在 6 小时（ACD 方）或 8 小时（CPD 方或 CPPA-1 方）内制备，最好不超过 18 小时内制备并速冻成固态血浆，即为病毒灭活新鲜冰冻血浆制剂；肉眼观察应呈黄色或淡绿色澄清液体，无色泽异常、蛋白析出、气泡及重度乳糜等；血袋完好，保留注满病毒灭活冰冻血浆并经热合的导管≥ 10 cm。

十六 冰冻血浆制剂

（一）定义和特性

冰冻血浆制剂是其中所含Ⅷ和Ⅴ因子等不稳定凝血因子的血浆制剂，亦称普通冰冻血浆制剂。制备过程与新鲜冰冻血浆基本相同，但是在全血有效期内将血浆分离出并冰冻呈固态的成分血，或从新鲜冰冻血浆中分离出冷沉淀凝血因子后剩余部分冰冻呈固态的成分血，称为去冷沉淀冰冻血浆。

（二）冰冻血浆制剂的控制项目和要求

见表 8-17。

表 8-17　冰冻血浆制剂的控制项目和要求一览表

质量控制项目	要求
外观	肉眼观察应呈黄色或淡绿色澄清液体，无色泽异常、无蛋白质析出、无气泡及重度乳糜等情况；血袋完好，保留注满冰冻血浆并经热合的导管≥ 10 cm
容量	标示量（mL）± 10%
血浆蛋白含量	≥ 50 g/L
无菌试验	无细菌生长

（三）制备

1. 手工制备　对血液进行离心，将离心好的血浆袋挂在分浆架上，打开管道夹分离上层血浆到空袋中，排气称重，热合断离废血浆袋。肉眼观察应呈黄色澄清液体，无渗漏、无色泽异常、无蛋白析出、无气泡及重度乳糜等情况，血袋完好，保留注满冰冻血浆并经热合的导管至少 10 cm，即成冰冻血浆制剂。

2. 机器制备　使用血液成分分离机分离制备时，依据厂家提供的说明书进行操作。

十七 病毒灭活冰冻血浆制剂

（一）定义和特性

病毒灭活冰冻血浆制剂是采用亚甲蓝病毒灭活技术对在全血的有效期内分离出的血浆进

行病毒灭活并速冻呈固态的血浆制剂。该制剂内含有全部稳定的凝血因子，但缺乏Ⅷ和Ⅴ等不稳定凝血因子，主要用于对凝血因子Ⅷ和Ⅴ以外的因子缺乏症患者的治疗。

（二）病毒灭活冰冻血浆制剂质量控制项目和要求

参见表 8-18。

表 8-18 病毒灭活冰冻血浆制剂质量控制项目和要求一览表

质量控制项目	要求
外观	肉眼观察应呈黄色或淡绿色澄清液体，无色泽异常、无蛋白质析出、无气泡及重度乳糜等，血袋完好，保留注满病毒灭活新鲜冰冻血浆并经热合的导管≥ 10 cm
容量	标示量（mL）± 10%
血浆蛋白含量	≥ 50 g/L
亚甲蓝残留量	≤ 0.30 μmol/L
无菌试验	无细菌生长

（三）制备

根据血浆装量准备对应亚甲蓝病毒灭活耗材，打开一次性亚甲蓝病毒灭活输血过滤器的外包装，关闭所有止流夹，检查血袋质量及有效期并记录相关信息，将血浆送至净化室加亚甲蓝。

无菌室工作人员在无菌室、净化工作台上将血浆与耗材进行连接，操作时严格无菌操作，将血浆袋挂于支架上，打开导管夹，血浆经“亚甲蓝添加元件”流入照射袋。添加固体亚甲蓝时应注意血浆要在含有亚甲蓝的药膜处停留 10 秒以便让亚甲蓝充分融解。轻摇血浆令其能与亚甲蓝充分混合，加完亚甲蓝后的血浆呈淡蓝色，热合封口，检查无渗漏，即制备成连过滤器和转移空袋的待照血浆。

将血浆平整地摆放在病毒灭活箱的配备架上，置于医用病毒灭活箱中照射，根据操作说明书设置医用病毒灭活光照箱的参数，每 10 分钟做好监控记录。

将照射后的血浆送至低温血液滤器工作柜过滤，将装有血浆的血袋挂在挂钩上，其他袋子自然悬挂，打开过滤器上端止流夹，使血浆通过过滤器流入血浆储存袋，肉眼判断药物是否被滤清，血浆是否还原至加药前的颜色，如还有明显的淡蓝色可将血浆倒置重复过滤一次。

滤完打开排气止流夹排气，称重热合封口，肉眼观察血浆呈黄色或淡绿色澄清液体，无色泽异常、无蛋白析出、无气泡及重度乳糜等，血袋完好，保留注满病毒灭活冰冻血浆并经热合的导管至少 10 cm，迅速冻结，即为病毒灭活冰冻血浆。

十八 单采新鲜冰冻血浆制剂

（一）定义和特性

单采新鲜冰冻血浆制剂是用血液成分采集机在全封闭的条件下，自动将符合要求献血者的血液从静脉血管中采集出来分离提取出血浆，并在 6 小时内冻结的血浆制剂。

（二）单采新鲜冰冻血浆制剂的质量控制项目和要求

参见表 8-19。

表 8-19　单采新鲜冰冻血浆制剂的质量控制项目和要求一览表

质量控制项目	要求
外观	肉眼观察应呈黄色澄清液体，无色泽异常、无蛋白质析出、无气泡及重度乳糜等，血袋完好，保留注满单采新鲜冰冻血浆并经热合的导管≥ 10 cm
容量	标示量（mL）± 10%
血浆蛋白含量	≥ 50 g/L
Ⅷ因子含量	≥ 0.7 U/mL
无菌试验	无细菌生长

（三）制备

单采新鲜冰冻血浆，从采血开始至冻结 6 小时内完成。需要符合有效版本《全血及成分血质量要求》。

十九　冷沉淀凝血因子制剂

（一）定义和特性

沉淀凝血因子制剂采用特定的方法将保存期内的新鲜冰冻血浆在 1 ~ 6 ℃融化后，分离出大部分的血浆，并将剩余的沉渣样冷不溶解物质，在 1 小时内速冻结的血浆制剂。

（二）冷沉淀凝血因子制剂的质量控制项目和要求

参见表 8-20。

表 8-20　冷沉淀凝血因子制剂的质量控制项目和要求一览表

质量控制项目	要求
外观	肉眼观察融化后的冷沉淀凝血因子，应呈黄色澄清液体，无色泽异常、无蛋白质析出、无气泡及重度乳糜等，血袋完好，保留注满单采新鲜冰冻血浆并经热合的导管≥ 10 cm
容量	标示量（mL）± 10%
纤维蛋白原含量	来源于 200 mL 全血：≥ 75 mg 来源于 300 mL 全血：≥ 113 mg 来源于 400 mL 全血：≥ 150 mg
Ⅷ因子含量	来源于 200 mL 全血：≥ 40 IU 来源于 300 mL 全血：≥ 60 IU 来源于 400 mL 全血：≥ 80 IU
无菌试验	无细菌生长

（三）制备

将数字控制水浴式血浆融化箱打开，往水箱内加自来水，水加到水箱约 3/4 处，将水温调至 1 ~ 6 ℃。

用于制备冷沉淀凝血因子制剂的新鲜冰冻血浆，置室温中约 5 分钟，待双联袋导管（连接管）变软后，打开导管夹子，将血浆袋固定在数字控制水浴式血浆融化箱的血袋支架的狭缝中，空袋悬于水浴箱外，位置低于冰冻血浆袋，两袋之间形成一定的高度落差。待少量血浆溶化时排气，融化的血浆随时虹吸至空袋内，当融化至剩下 40 ~ 50 mL 血浆和沉淀物时，闭合导管，阻断虹吸。称重热合封口，检查无渗漏。放速冻机速冻并在 1 小时内冻结，即成冷沉淀凝血因子制剂。

肉眼观察应呈黄色澄清液体，无色泽异常、蛋白质析出、气泡及重度乳糜等，血袋完好，保留注满血浆并经热合的导管≥ 10 cm。

关闭冷凝器电源，再关主机电源，制备完毕放尽水槽中的水。

（四）注意事项

使用数字控制水浴式血浆融化箱时，未加水前禁止通电，以防止损坏设备。血浆放入前应检查每一袋血的血袋和管道是否完好无损，发现破损退回待检库，重新选取。

血浆放入数字控制水浴式血浆融化箱后，每袋血浆导管按顺序理顺，防止因导管缠绕曲折影响血浆虹吸。

水温保持在 1 ~ 6 ℃，溶解过程中每 15 分钟用温度计检测一次水温，并做记录。

二十 单采粒细胞制剂

（一）定义和特性

单采粒细胞制剂使用血液成分采集机在全封闭的条件下自动将从符合要求献血者静脉血管中采得的血液中分离出粒细胞，并悬浮于适量血浆内的单采粒细胞制剂。

（二）单采粒细胞制剂的质量控制项目和要求

参见表 8-21。

表 8-21 单采粒细胞制剂的质量控制项目和要求一览表

质量控制项目	要求
外观	肉眼观察应无色泽异常，无凝块、无溶血、无气泡及重度乳糜出现等，血袋完好，保留注满单采粒细胞并经热合的导管≥ 20 cm
容量	150 ~ 500 mL
中性粒细胞含量	≥ 1.0×10^{10} 个 / 袋
红细胞混入量	血细胞比容≤ 0.15
无菌试验	无细菌生长

（三）制备

单采粒细胞制剂在采血后无须再加工处理，但是需要符合有效版本《全血及成分血质量要求》。

二十一 单采造血干细胞制剂

因为我国的采供血机构基本上没有开展单采造血干细胞的业务，移植用外周造血干细胞和骨髓血均由医院采集，所以这里不予介绍。如果需要，请查阅相关文献。

二十二 单采淋巴细胞制剂

因为我国的采供血机构较少开展单采淋巴细胞的业务，所以这里不予介绍。如果需要，请查阅相关文献。

（向庆林　黄玮）

参考文献

［1］费森尤斯卡比．血液成分的制备使用和质量保证指南［M］. 19版．胡伟，江广志，付涌水，等译．北京：人民卫生出版社，2018.

［2］全国卫生专业技术资格考试用书编写专家委员会．2019年输血技术师（中级）［M］．北京：人民卫生出版社，2018.

［3］中华人民共和国卫生部，中国国家标准化管理委员会 . 全血及成分血质量要求［S］. GB 18469—2012，2012.

［4］民政医管局．血战技术操作规程［M］．北京：人民卫生出版社，2000.

Chapter 9
第九章

血液及其成分制剂的待检及放行

现代输血讲究的是安全高效，特别注重采供血流程的“过程质量控制”。因此，也就产生了相应的待检、储存和放行业务管理部门。甚至在大中型采供血机构还专门设置了待检科，专门负责管理待检血液和合格血液及其成分制剂的放行等工作。

第一节 待检血液及其成分制剂和标本的管理

血液的待检处置环节是采供血流程的枢纽及质量控制关卡，其主要职责不仅包含血液及标本的交接，血液及其成分制剂标识信息及标本信息间的符合任务，同时还监督检查流转过程中血液物理性不符和可能存在的潜在质量风险，最终放行前准确隔离或报废处理不合格血液，确保合格的血液和血液成分制剂，准确无误地批放行至血液供应发放部门。

一 待检库的设置或分区管理

待检区域俗称待检库。待检库常以独立科室模式或与成分制备原血液供应发放合并管理的模式存在。待检库独立设置科室和管理，在采供血整个流程的运转及血液质量控制上比其他方式优势明显。血液制剂、标本、计算机信息在待检科集中统一接收、复核，便于从源头控制实物与实物、实物与信息的符合性，发现问题时不仅能及时迅速解决，而且能避免在流转全过程结束后才发现问题和处理滞后等情况，同时各流转环节的血液制剂、标本等必须在科室之间进行详细交接与确认，杜绝同一科室内的内部简化和粗略的区域转移交接，从而降低质量风险，也间接促进工作人员提升质量意识及责任心。即使待检库以合并管理模式存在，也要以相对独立的形式进行管理。待检与成分制备或血液供应发放合并管理模式，优点是在一定程度上节约了人力，同时可以更灵活地随机安排工作和调配人手；缺点是若人员不相对长期固定工作岗位，就会对操作流程的熟悉程度降低，相应增加出现错误的概率。如果待检库不单独设岗、专人交接，而是将血液及其血液制剂和标本的接收复核工作分别交接给不同的部门或由发血室的值夜班人员临时替代性接收，则会使过程控制的风险增大，血液制剂的质量标准也会因人而异，一旦缺乏时时的相互监督和制约，就容易造成不符信息且无法及时发现，补救的难度也会随之增加。

二 待检库的环境及设备要求

（一）待检库工作场地的布局及管理

待检库工作场地总体布局应合理，设立物理隔离的血液待检测区和不合格品区，并有明显标识。血液储存区应具有防火、防盗和防鼠等措施，不同状态的血液及其成分制剂按照储存条件、品种、血型分类存放于相应的储存区域和环境内。

1. 待检库进入的限制 在待检库相关工作区域配备限制非授权人员进入的设施及标识，确保血液及其成分制剂和标本在存储、隔离与放行期间的安全，建立安全卫生管理制度，确保责任到人。

2. 待检库设备和环境的清洁消毒 待检库要建立相应的清洁、消毒管理制度和操作规程，明确清洁消毒的方式、消毒液的配制方法、浓度、消毒频次，以及发生意外暴露时的清洁、消毒及登记、报告等处理方法，确保能达到环境卫生质量标准，符合质控部门定期进行空气培养的监测要求，根据地域性气候差异和季节，可适当增加清洁消毒频次，以满足工作需求。

（二）待检库储血设备的管理

建立和实施待检区域储血设备的使用、确认、维护、校准和持续监控等管理制度，规范设备的评估、采购、确认、标识、使用、维护、维修、报废、检定校准、档案等管理，以确保设备功能符合使用要求，建立设备日常运行监控检查制度，包括设备温度、电源故障报警系统、温度失控报警系统等，确保发生故障时能及时发现并处理。

1. 待检设备的配置及管理 设备的配置数量及功能，应满足血液及其标本在储存、贴签、包装、血液隔离与放行工作的要求，常见设备包括储血冰箱或冷藏库、低温冰箱或低温冷库、冷链操作台等。

（1）非标准化储血设备：通常是按实际工作区域空间及一定储存量的需求而订制。非标准化订制的冷藏库或低温冷库，一般至少具备两套或以上制冷机组，能自动切换使用，以提高安全系数。制冷机组为室外机，无室内噪声及散热等问题，工作环境舒适性较好，冷藏库及低温冷库的整体制冷效果、稳定性、安全性已得到普遍的认可。

1）非标准储血设备的发展趋势：标准储血冰箱因储存量有限，在血液中心及一些采供血量较大的中心血站已不能满足工作需求，血液冷藏库及低温冷库，由于可以按需订制，也因节约空间、方便、经济、实用，已逐渐替代随储存量不断增加而被迫增加的标准储血冰箱。即使在供血量较小的中心血站，从工作环境及长远需求规划发展的角度来说，也会逐渐选择订制储血设备。这一改变，已经成为新的发展趋势。

2）非标准储血设备设计注意事项：随着血液储存量的大幅度增加，以及大批量集中存放的需求，对大空间储血设备冷链的持续稳定与均衡性有较高的要求，由此，以下几方面须加强注意。①血液冷藏库设计：现以上至下整体式大玻璃门为主，美观且便于直面观察，但通常缺失库内区域空间的再间隔小门，频繁开门会导致库体温度不同程度的波动，因此，库内应细化多个小区域并设置双层再间隔小门，尽量减少大门开启对库体温度的影响；血液冷藏库与标准储血冰箱的制冷原理不同，在增大存储空间的同时，也要避免由于制冷出风口的单一设计，出现库内不均衡问题，合理设计风道，并采用纽扣式温度计全方位多点位测试，选择最佳方案，确保库体内温度的均衡。②低温冷库的设计：为使储存空间最大化及人工操作尽量的便捷，通常会设计尽量多的小门，便于存取及尽量减少人员进出库的频次，但却在追求储存量的同时相悖于人体力学的原理，空间的高低差异会导致冷库的使用困难和库存管理的不便，两侧对开门也会导致冷热空气对流，容易产生结冰及库体内温度不均现象，因此设计时，应考虑内空间的相对阻断，避免产生直接的冷热空气对流。

3）储血设备内货架设计注意事项：4 ℃冷藏库，货架尽量设计为可移动且整层抽屉式的可拖动层板，储血框根据血袋大小不同，设计成便于竖立直放的适宜尺寸，可与成分、供血互用，减少血袋重复搬动转移，同时也便于血袋进行批量目视检查。为了充分利用空间，必要时可设计前后两排，以备库存量增加时的使用效能；低温冷库的货架设计，应尽量使用智能化装置可以完全解决工作人员进库操作的问题，条件不允许或不成熟的情况下，可在较符合人体力学原理且便于存取的高度范围内，设计 2 ~ 3 层进口与出口相通的储存通道，还可设计简易钩取工具，便于使用过程中拖拉储血筐，在库存量不大的情况下，也可以尽量避免入库操作，存、取门分开使用也可避免冷热空气对流的情况。

4）低温冷库智能化装置的应用：智能化仓储技术日新月异，近几年在其他领域和行业已得到蓬勃发展，在一些较大型血站得到应用并凸显出较强的优势，解决了因为恶劣的工作环境产生的许多问题，现多采用轨道式智能机械装置设计，机械手以储血筐为最小单位，可扫码识别血袋、血型、规格、品种及采血日期，人工输入数量，完成自动存入与取出动作，也可通过与采供血信息系统端口对接获取信息，轻松实现血液先进先出的存取功能。精准实现逐袋为单位存取及自动库存盘点等功能，则需要结合芯片技术（Radio Frequency Identification System，RFID）去实现。

（2）标准化储血冰箱：标准化储血冰箱内货架设计，多为不锈钢四周封板整体抽屉式，血液存取不便，但总体适合整抽屉拉出进行目视检查，适合采血量较小的中心血站或储血点。因制冷系统散热在室内，放置时要考虑散热问题，应注意室内温度、空气流通及防尘网的定期清洁处理。

（3）冷链操作台：为保持冷链不中断，血液贴签及包装应尽可能在冷冻台上操作，红细胞和血浆尽量使用不同的冷冻台，避免温度切换不及时或操作错误导致差错事故的发生。

2. 待检库辅助设备的配置 待检库辅助设备包括储血容器、转运车、操作台等，配置及设计应具合理性，并且具备方便上下游部门转运的通用性。红细胞类或血浆类储血容器应设置箱体带孔、轻便、大小适中适合搬运的筐箱；搬运车以储血容器适合放置为宜，高度应考虑符合人体力学原理；操作台面的高度设置与转运车同一水平，以同一水平拖拉为主，减少搬运难度，提升工作舒适度；血小板制剂的储存容器应尽量专用，不宜用不锈钢材质，搬运车以不锈钢材质为佳，应装配塑胶或绵质等隔垫，避免血小板制剂与不锈钢表面直接接触，尤其是气温较低，室温不能保持恒温的状态下尤其重要。

3. 储血设备的温度监控 储血设备应建立温度控制系统管理程序及制度，监控设备应对储血设备进行 24 小时温度动态监控，若发生温度异常，能实时发送声 / 光方式报警信息，报警接收方式包含电脑、电话、短信、微信等，储血设备的温控报警管理，至少采用两种同时接收报警信息的模式，使相关责任人能及时接收并采取措施，确保血液质量和安全，使用自动温度监测管理系统时，应至少每日人工记录温度两次，两次记录间隔 8 小时以上。

第二节 血液的隔离与放行

一 血液交接及搬运

（一）血液及其成分制剂的交接及搬运

1. 全血的交接及搬运

（1）血液的接收：接收各个采血站点交接的血液，按不同血型、规格分别有序摆放于操作台上。拿取摆放过程要逐袋检查，确认血袋无破损、渗漏、明显的超量或不足量，以及无明显的颜色异常等情况，复核无误后逐袋按血型、规格进行计算机信息录入，确认血袋、标本、献血者三者之间的信息相符。

（2）血液搬运：录入信息后，将用于制备血液成分制剂的原料全血袋，批量搬运发放至成分制备科。制备后的红细胞制剂按血型、规格汇集后有序放入储血容器内，血袋应整齐竖立便于静置后目视检查。在恒温振荡血液。接收按发出全血的数量，对应进行清点，两人核对数量无误，单人操作至少清点两次正确无误后确认接收，计算机信息则批量接收。制备过程中产生的所有不合格血液及其成分制剂，均需隔离，并独立分捡后将实物与计算机信息一并交接及搬运。

2. 血浆的交接及搬运

（1）血浆的交接：制备后的血浆制剂，当日或次日按发出全血的对应数进行清点，数量无误后快速按不同采血日期、血型、用于制备冷沉淀的联袋原料新鲜冰冻血浆逐袋进行分类汇总。分拣过程检查有无明显的颜色异常及破损等情况，放入相应的冷冻储血设备中保存，数量无误后可批量进行计算机系统接收。

（2）血浆的搬运：使用专用的血浆储存容器，适宜整齐垂直摆放，尽量充满容器，当不满时可借助其他固定物件固定，防止在转送搬运过程滑动碰撞，使用专用传送电梯或专用通道，批量运输后及时检查传送电梯轿厢箱内及通道有无遗留血液成分制剂，专用传送梯通常供多个科室共用，应固定某一科室进行归口管理，电梯使用后必须保持轿厢门处于开启状态便于工作人员观察，同时应建立定期清洁消毒的管理制度。

3. 单采血小板及血浆的交接、检查、储存及搬运

（1）单采血小板按血型清点数量，逐袋轻微挤压血袋检查是否有微渗漏，重点检查血袋底部边缘（采集过程倒挂），当面检查及清点交接，按不同血型逐袋扫描进行计算机信息录入，与采血部门录入信息相符后，将单血小板产品存入血小板振荡保存箱。

（2）单采血小板副产品血浆清点数量无误，逐袋检查有无明显颜色异常、渗漏等情况后，批量发往成分制备科进行制备。

（3）清点血辫样导管，按不同采血日期分隔储存管理，以备检验科复核及冲红血小板交

叉配血使用，保留时间至血小板有效期满。

4. 物理性不符血液交接及搬运 对采血或血液成分制备环节发现，或在交接现场发现的所有物理性状可疑血液，进行隔离包装并标识，应独立将实物与交接单一并交接，接收后血液制剂单独固定专用位置储存等待质量控制科评估处理，防止与待检血液混放，计算机信息则按专有流程，递交发送至质量控制部门进行确认处理。相关联的标本则按正常流程运转。

（二）血液标本的交接与搬运

1. 血液标本数量交接及质量检查

（1）血液标本交接：接收各个采血点交接的标本，按酶免标本管、核酸标本管、单采血小板标本管三类分别进行汇集，分别清点数量并复核与血袋数量的符合性。

（2）血液标本的质量检查：清点数量相符后的血液标本，逐支检查其标本血量、标签、状态是否符合要求，无误后逐支扫描进行计算机信息录入，与血袋信息进行复核，无误后打印交接单与检验科进行交接。

（3）血液标本的搬运：血液标本搬运应使用专用运输车，具备多层功能，便于按不同采血日期及种类分层放置，且四周有围栏防止运输过程震荡掉落。交接应当面按不同的标本交接清点数量，标本分层放置以免混淆，尤其注意与单采血小板对应的标本。

2. 血液检测报告的交接

（1）血液筛查检测报告：血液筛查检测报告，是针对血液标本完成酶免、核酸检测后，发布的综合性检测报告。接收签署名字的纸质血液筛查检测报告单的同时，接收计算机信息的电子报告。电子报告一旦被接收确认，检验科将不能修改报告中所发放血液的任何检测结果，如果特殊情况需修订，则应该按报告收回、更改和重新签发等操作流程执行。

（2）血液检验批次放行单：血液检验批次放行单，是针对是否可执行血液批放行而签发的血液放行指令，放行人员打印“合格血液放行单”并按指令进行血液放行操作。

3. 血液检测报告的利用 血液检测纸质报告单作为血液报废、血型变更换签、Rh（D）阴性血贴签等重要质量控制和复核校对的唯一依据，且必须保存至少10年以上，所以任何人不得在纸质检测报告上随意标识。为了方便有效利用检测结果，可按需设计血液处理信息复核信息表，即计算机软件系统接收电子报告后，自动提取生成按血型变更、Rh（D）阴性、检测阳性排序的复核信息表，方便更换标签、报废处理等多个环节的两人核对与标记。为确保血液安全，不允许仅依赖计算机信息，盲目进行以上特殊情况及报废环节的处理。

二 血液的贴签及包装

当接收到血液筛查检测报告后，即可对相应的血液进行贴签及包装处理。

（一）血袋贴签前目视检查

血袋贴签前必须以采血日期为单位，一次性逐排逐袋对储血设备内静置的血液进行目视检查。按《血站管理办法》要求对采供血各操作环节均应进行目视检查，但是在实际工作中只有血液在静置、未贴签、未包装的状态下最容易观察血液分层、颜色、红细胞保存液与红细胞比例等情况，因为此时是进行血液目视检查的最佳时机，当血袋处于任何动态操作时，只能观察血袋渗漏及较严重的颜色异常情况。因此，不同的血液储存状态和时期，目视检查的关键点应有所区别和侧重。

（二）血液的储存

同一采血日期的血液必须放置同一区域，不同的采血日期不能混放，必须按不同血型及规格分别存储在容器内，并放置同一区域不同层，为了确保储血设备内冷空气的流动，储血容器内血袋放置数量不仅要相对宽松固定，而且要整齐竖立，便于批量贴签及目视检查。

（三）血袋贴签

贴签时选择同一采血日期、同一血型、同一规格的血液，逐一核对和贴签，待同一血型的全部贴完后，再选择另一个血型，确保在贴签过程能发现采血部门人工标识血型的错误情况，若不严格按血型、规格进行贴签，血袋血型标识错误将很难被发现。

（四）红细胞制剂和血浆贴签顺序

血浆贴签在检测结果发布后，由待检库工作人员操作，按具体贴签要求进行即可。若在检测结果未发布时，由成分制备部门提前预贴签时，必须先贴红细胞制剂血袋标签，便于监督血浆贴签不按相同血型、规格集中有序分类进行，而仅通过扫描献血码盲贴（不分血型及规格）的操作，便于发现问题立即查找关联产品，得到及时纠正处理。

（五）血袋标签打印、粘贴、包装

打印血袋标签多为流水线操作，速度快、数量大、每一袋完全依赖人工核对献血码，容易视觉疲劳，当前采供血全流程已基本实现信息化操作，人工复核在针对大批量工作时，只能起到相对辅助核对作用，但对关键环节能发挥特定把控功效。必须严格执行一次只对一个血袋贴签的流程，2 ~ 3 人合作较安全，经目视检查合格的血液，只取出相同采血日期、相同血型及规格的血液，计算机选定对应血型及规格、检测结果选择“合格”后，第一人轻压平整血袋，检查无微渗漏后扫描血袋上献血码，人工核对血袋献血码与打印的标签献血码一致后，将血袋标签粘贴在血袋袋身固定位置，交下一环节；第二人撕下血袋标签上两个小献血码标签，从血袋顶端开始寻找第一节导管热合口，检查无微渗漏后在距离热合口 1 ~ 2 cm 处粘贴小标签，同理粘贴第二个小标签后交下一环节；第三人或同一人进行包装并及时放回储血设备存储，多批次小量进行贴签，确保 15 分钟内血液处理完毕并放回储血设备等待放行。

1. 血袋标签打印设备检查 批量贴签时，首张标签必须人工核对标签是否完整，有无条形码缺失现象。条码打印机多使用碳带，不存在碳粉不足导致标签不清晰情况，但经常会出现标签纸偏移、打印头异物或微小缺失导致条形码缺失、不全而影响后期扫描。

2. 血小板制剂标签打印、粘贴 由于血小板制剂有效期限较短，为了及时满足临床需求，通常不按批放行流程操作或直接捆绑为一个批次实施批放行。当接收到血液筛查检测报告单后，即可对血小板制剂进行逐袋打印和粘贴标签。无须粘贴导管小标签及包装。全部贴签完毕后将筛选出来的不合格血小板制剂隔离放置，经两人核对无误后，合格血小板制剂直接通过信息系统扫描献血码、血袋标签上献血码及产品码，三码核对无误后实施放行。

3. 血浆标签打印、粘贴 当接收到血液筛查检测报告单后，即可对血浆进行逐袋打印和粘贴标签及包装，无须粘贴导管小标签。打印过程筛选出不合格的血浆，打印粘贴不合格标签，无需包装，两人核对无误后及时隔离放置，包装后的合格血浆及时存入储血设备等待放行。

4. 特殊血袋标签的打印、粘贴及更换 当遇到 Rh（D）阴性血、初筛血型错误需变更血型、血型人工标识错误等情况时，必须严格按要求处置。

（1）Rh（D）阴性血的处理：通常在检验科确认 Rh（D）阴性血时，已提取血袋导管，同时存放固定位置便于后期处理，血液筛查检测报告单发布即可对 Rh（D）阴性血进行导管再次热合、按贴签要求逐袋进行贴签、包装，批次放行清单发布后及时将其放行处理。Rh(D）阴性血应及时放行，出库计算机信息扫描核对最好进行五码复核，包括血型码及失效期码。

（2）血型变更处理：首先需人工将血袋上原标记的血型擦拭掉，依据血液筛查检测报告发布的最终血型结果，在血袋献血码标签上重新标记血型，然后按正常流程进行贴签、包装。对于在检测前就预先打印并粘贴标签的血浆，务必将原标签进行销毁并登记，然后按正常贴签流程处理，所有操作必须两人同时确认复核，确保无误。

5. 血袋包装 红细胞制剂及血浆包装，宜用塑料或纸盒且遇潮湿不易变形的材质，血袋正面应透明不影响扫描，血小板制剂贴签后不允许再进行包装，血小板制剂袋本身具有气体交换功能，包装后将影响二氧化碳排出，间接导致 pH 的改变。

三 血液的隔离与报废

（一）不合格血液制剂

不合格血液分检测阳性不合格血液和物理性不符合血液。检测阳性不合格血液贴签过程就是筛选挑拣的过程，物理性不符合血液则在任何交接、操作环节经目视检查被发现，通常在发现后实物按特殊流程处理，需质量控制部门评估确认，加注报废标识后打印和粘贴不合格血袋标签。合格血液实施批放行前，必须先进行不合格血液的报废或隔离，此环节必须两人同时操作，依据血液处理信息复核单，两人分别核对信息单和实物，包括关联血液制剂，确认不合格血液已准确无误被隔离或报废后，才能对合格血液进行批放行。

（二）不合格血液制剂的隔离

在正常贴签过程中，无法打印标签的血液制剂，在排除人工血型标识错误后，将检测结果选择为“不合格”，扫描献血码即可确认检测状态并打印不合格标签，无须包装，贴签方式应有别于合格血液，两人核对无误后及时隔离放置，当同一日所有血液贴签完毕，再依据血液处理信息复核单逐一核对不合格血液，无误后存放阳性血冰箱等待报废处理。

（三）不合格血液的报废及处置

不合格血液的报废必须经两人核对无误，严格按报废流程处理。报废后的血液使用医疗废物袋包装并封口，存放在阳性血专用冰箱，并上锁管理，尽量在48小时内交污物处理员处理。

四 血液的放行

（一）血液批放行的管理

经过专业培训考核合格，被授权人员才能承担血液批放行工作。质量管理人员对血液的批放行进行监控，并留有监控记录。在日常工作中，由质量管理人员（质管部门）监控，每一批次血液的放行并保留监控记录，实际操作中有较大困难，同时存在过度理解，质量管理员并不仅单指质管部门，每个科室或部门都应有自己的质量管理员，以监督控制日常的血液质量。血液放行属于日常工作，若每批次血液的放行，都依赖跨科室的质管部门监控，可能流于形式，并不能真正发挥实时质量监控作用，对于偏离于正常流程的所有血液，则必须由质管部门评估、确认并留下监控记录。日常放行工作则由待检部门经指定的质量管理员复核，或由具备放行资格的两名工作人员复核放行，即可达到监控的目的与效果。

（二）血液批次和批放行定义

《血站质量管理规范》中引入了药品行业GMP管理中的批次定义。在GMP管理中，要求药品生产必须按照组织生产，药品应在规定限度内把具有同一性质和质量，并在同一连续生产周期中，生产出来的一定数量的药品划为一批，对每一批次进行检测合格后和批准后方可进行放行处理。

1. 血液批次概念 通常将存在相同空间和时间，紧密关联的血液作为一个批次。可将同一采血日期的所有血液，划分为一大批次；也可将某采血点当天所有采集的血液，划分为一个小批次；甚至可根据实际情况，按同一采血地点，当日清理现场分批交接的次数，划分更小批次。结合血液库存量、血液需要的紧急程度、检测能力及对试剂成本的考虑等因素，灵活调整，进行批次的划分。对某个血液批次内所有血液完成检测、核对和清点，符合放行规则后，才能对该批次血液实施批放行。

2. 血液批次划分 血液批次的划分，常见人工和计算机两种管理模式。血液批放行的归口管理部门，也因采供血系统各自的理解和批次划分模式而决定。简单使用物理空间区分的人工批放行管理方式，只是为了实施批放行而采取的一种被动操作模式，实际操作中并不能真正发挥批放行的真实作用。

（1）手工批放行：适合采血量少的中心血站。严格按不同采血日期和采血点，进行物理空间区分管理。批放行的质量控制和放行权限与检验部门沟通协商和约定，分清责任才能防止执行过程中的因手工处理容易出现的混乱现象，同时应手工记录合格血液的放行单。

（2）计算机批放行：使用采供血信息系统管理的所有血站均适合使用计算机批放行。计算机批放行，只需个性化定制血液标签及增加相应的管理模块，并根据单位的管理需求制定批次的确立规则即可施行，当同一批次血液完成常规检测、复检再检和核酸检测后，检验科计算机信息系统自动生成检验批次单，待检库则相应自动生成血液批放行记录表。以下介绍一种简单、有效、安全的批次设定方法：定制献血码标签时，将后六位序列号第一个数字由0～9排序，每一个序号开头的码段可固定分配给不同的采血点，同时加强献血码标签的领用管理；献血码一旦被使用并录入计算机，信息系统则自动将同一码段所有采集的血液信息识别并捆绑为一个批次，无须人工划分，整个过程不仅不会给检验增加任何工作量，反而更便于检验科是否需考虑检测成本的选择问题，正确理解和执行批放行，即批次的划分应该从源头由计算机信息系统自动识别并定义，血液的放行同样应由信息系统依据检测结果判定确认是否能够放行，而不是人为对实物控制是否放行。

（3）血液批放行规则：每批血液，在所有血液检测结果已最终确定，且血液物理状态已明确符合要求后，批准放行，确认每批血液中所有不合格血液已被识别、数量正确并移入不合格品区，所有合格血液已被标识、数量正确，并已贴上合格标签才能从隔离库转移至供临床发放的合格血液储存库。

（4）执行批放行的意义：目前血站采供血系统全流程几乎实现了信息化全覆盖，但采血、留取血液标本环节的人工操作暂时还不能被机器替代，即使是采用PDA（个人数字助理，俗称掌上电脑）等设备进行扫描复核，也依然无法完全避免采血留样或人为标识的错误。执行批放行替代以往的逐袋放行，发现问题时，能及时对其他相关血液以控制并便于进一步进行分析与确认。

（5）批放行概念上的理解误区及实际操作中的困难：解读批放行概念存在误区，认为实物必须捆绑成一批，进行物理隔离，给血液储存带来难度，放行血液更是进行捆绑放行，失去灵活度，人为操作环节变得复杂，反而增加了出错的风险。

（杨爱莲）

Chapter 10
第十章

采供血的质量控制

质量控制（QC）是质量管理的一部分，是随着近代科学技术和生产的发展而产生的一种生产管理方式。它的发展经历了检验质量控制、统计质量控制和设计质量控制，到今天，质量控制成为对组织生存和发展具有决定性作用的主要管理工作之一，质量控制理论和方法已经趋于成熟。

20世纪80年代中期，质量控制的理论和技术被引入我国的采供血和临床输血领域，为进一步提高血液质量，保证输血安全发挥了重要作用。血站系统的质量管理也经历了由回顾性质量控制到全面质量管理的过程。自1998年起，全国各地陆续有血站实施质量体系管理，并通过ISO9000质量体系认证，有效地保证了血液质量。经过三十多年的运行，血站各项建设得到突飞猛进的发展，血站质量体系管理得到有效实施，血液质量得到进一步提升。

第一节 质量控制的概念

ISO9000 系列标准是国际标准化组织（ISO）于 1987 年颁布的在全世界范围内通用的关于质量管理和质量保证方面的系列标准。1994 年，国际标准化组织对其进行了全面的修改，并重新颁布实施。2000 年，ISO 对 ISO9000 系列标准进行了重大改版。中国于 1992 年在全国质量工作会议上决定按国际惯例采用 ISO9000 系列标准。据此，中国国家技术监督局修订了原国家标准，制定发布了国家标准，即 GB/T1900-92-ISO9000-87《质量管理和保证》系列国家标准。由于 ISO9000 系列标准分别在 1994 年、2000 年、2008 年、2015 年和 2018 年进行了修订。有效版本的国家标准 GB/T1901-2018《质量管理体系要求》等同采用 ISO90001：2018 标准，还介绍几个重要术语。

一 基本质量术语

（一）质量

质量（quality）是物质的固有特性，满足要求的程度。

（二）质量管理

质量管理（QM）是在质量方面指挥和控制组织的协调的活动。质量方面的指挥和控制活动通常包括确定质量方针、目标和职责，并通过质量体系中的质量策划、控制、保证和改进来使其实现的全部活动。

（三）质量控制

质量控制（QC）是为使产品或服务达到质量要求，而采取的技术措施和管理措施方面的活动。质量管理的一部分，致力于满足质量要求。

（四）质量保证

质量保证（QA）是质量管理的一部分，它致力于提供质量要求会得到满足的信任。质量保证是指为使人们确信产品或服务能满足质量要求，而在质量管理体系中实施并根据需要进行证实的全部有计划和有系统的活动。质量保证一般适用于有合同的场合，其主要目的是使用户确信产品或服务能满足规定的质量要求。

二 几个概念的关系

（1）质量管理是一个大范畴的概念，它的活动包括质量方针和质量目标的制定和实施以及质量策划、质量控制、质量保证和质量改进。

（2）质量体系是质量管理的核心，质量管理的实施需要依靠质量体系来完成。而质量体系应首先落实职责、权限和分工明确的各部门形成的组织结构上，这样才能保证质量活动的有效性。在质量体系中，质量控制和内部质量保证是重要组成内容。质量控制是为了满足质量要求，而内部质量保证是为了取得管理者的信任。质量控制和内部质量保证之间没有截然的界线，它们之间是相互联系、相关补充和相互制约的。

（3）外部质量保证是为了取得顾客的信任。因为，再好的内部质量保证，也很难让顾客，即需方完全相信。这样，由第三方提供的控制措施或保证活动，将会增强顾客的信任。公证的第三方对质量体系的审核及实验室参加的室间质评等，都是很好的外部质量保证。

（4）质量管理、质量保证、质量控制和质量体系这四个基本质量概念之间，彼此相互联系又相互制约，是一环紧扣一环的有机整体。

三 质量控制的意义

（1）从概念上看，质量控制就是为了“满足质量要求”，质量控制的一切活动就是为了实现这个目的。

（2）质量控制就是使质量的产生、形成和实现的各个环节始终处于控制当中，即“受控”。

（3）质量控制就是通过“控制”，对过程进行连续的评价和验证，确保过程或产品符合规定程序和标准，并对不符合的情况采取纠正措施。

血站质量控制贯穿于血站产品质量形成的全过程，这对保证血液质量，保证安全献血和输血安全起着重要作用。质量控制工作在血站规范地开展和实施，有助于血站质量管理工作的全面进行，有助于血站的管理向科学化、规范化、标准化方向的发展。

第二节 血液采集、制备的质量控制

一 血液采集的质量控制

（一）采血环境的要求及检查

现代的采血都是开放式采血。采血室应每日清洁，定期消毒。采血前应用适宜的消毒剂对采血桌面等进行擦洗消毒，并定时用紫外线进行空气消毒，或使用动态消毒机消毒。采血室的装饰与布置应朴素、典雅、宽敞明亮、整齐洁净、空气清新、温度适宜。

（二）采血秤的要求与检查

采血秤的作用有两个，一是把采入血袋的血液与袋中的保存液及时混匀，防止发生血液凝集现象；二是称量所采血液的重量，保证采血量在合格范围内，保证全血质量，从而为保证用全血制备的血液成分制剂质量奠定基础。

（1）采血秤的混合频率应为 30 ~ 32 次 / 分（各种采血秤的使用方法，参考生产厂商提供的设备说明书）。

（2）采血秤称量允许的误差为标示量 ±2%。

（3）采血前对采血秤进行校正。按要求用采血秤配备的砝码进行校正。

（4）采血前对血袋的检查和要求。根据《消毒管理办法》第七条规定：“医疗卫生机构进行消毒产品必须建立并执行进货查验收制度。”采血袋属于一次性消毒医疗耗材，必须向厂家索要相关证件，并对每批产品进行严格的进货检验。

1）血袋外观检查：血袋的袋体和管道完整无损，无漏液，表面清洁无霉斑，护针帽未脱落，袋内抗凝剂颜色正常、无异物、无混浊、无细菌和真菌生长。

2）血袋微漏检查：应检查血袋的热合处和四周边缘等。

（三）对采血医务人员的要求及检查

采血应由具有采血资格的医务人员亲手完成，主要由护士承担。国家规定采血护士必须通过相关的学历教育和护士执业考试，取得《中华人民共和国护士执业证书》，即取得护士资格，并在当地卫生行政部门注册之后，再经输血相关岗位培训方可上岗。采血护士工作前应对采血手进行严格的清洁与消毒，当手部有血液或其他肉眼可见的污染时，应用皂液即流水清洗，清洁后可用免洗手液消毒。如果手部无肉眼可见的污染时，即可直接用免洗手液消毒。同时还应检查采血护士是否严格执行各项操作规程。采血护士工作时不能戴首饰、手表，其手杂菌菌落数≤ 10 CFU/cm^2。质控人员定期对采血护士的手指进行抽检细菌培养。采血前献血者手臂消毒的要求及检查：采血前献血者手臂消毒的时间应根据消毒剂的说明要求，皮肤消毒范围应不小于 6 cm×8 cm，消毒后的部位不能接触。采血穿刺时，献血者皮肤碎屑会随血流进入血袋，皮肤上的细菌也随之进入血袋，为把这种细菌污染的机会减小到最低限度，采血护士一定要使用有效消毒剂对献血者手臂采血穿刺消毒，严格执行有关操作规程，同时质控人员应定期对献血者手臂消毒进行抽检细菌培养。

（四）采血过程中的要求及检查

采血前的各项准备工作就绪后，采血过程的质量要求就更为重要。

（1）采血针脱掉护针帽后，应立即进行采血穿刺。穿刺过程应防止空气进入血袋。

（2）采血一针率应达单位质量目标要求。穿刺部位准确，操作熟练。

（3）穿刺后立即开启采血秤，使血液和保存液迅速混合直到采血完成。

（4）应当对采血时间进行控制。当 200 mL 全血采集时间＞ 5 分钟，或 300 mL 全血采集时间＞ 7 分钟时，或 400 mL 全血采集时间＞ 10 分钟时，应给予特殊标识，所采集的全血不可用于制备血小板制剂。当 200 mL 全血采集时间＞ 7 分钟，或 300 mL 全血采集时间＞ 9 分钟时，或 400 mL 全血采集时间＞ 13 分钟时，应给予特殊标识，所采集的全血不可用于制备新鲜冰冻血浆。

（5）一旦采血量达到规定要求，应立即停止采血。

（6）血液采集完成，拔出针头后，应立即将针头穿入真空采血管，留足检验用血样。采血护士在采血过程中应按规定对血袋、血袋导管、血液标本样管进行贴签。并且反复核对，一一对应，确保贴上唯一标签。

（7）采血后血袋处理要求及检查

1）采血后，如用采血导管中的血液作为配血标本，应立即把导管中的血液挤入血袋中与抗凝保存液混合并随后把混匀后的全血再导入导管中。

2）再次核对献血者身份、血袋、血液样本及相关记录，确认无误后立即热合导管。

3）尽快将采集的全血送往血库冷藏，将用于制备血液成分的全血送往成分制备室。质控人员对采血护士采血工作和采血后血袋处理工作进行定期监控。

（8）采血量的要求及检查：采血量应为标示量的 ±10%，每月至少检查 1 次，检查数量应为每月采集量的 1% 或至少 4 袋。

用精确度为 1 g 电子秤称量采集血液后的血袋的重量，并根据下列公式计算：

$$采血量（mL）=\frac{采血后总重量（g）-采血前血袋重量（g）}{全血密度（g/mL）}$$

二 血液成分制剂制备的质量控制

质量合格的全血是合格血液成分制剂的保障，但全血质量合格并不等于一定会有质量合格的血液成分制剂。因此，必须对影响血液成分制剂制备质量的因素进行控制。

（一）血液成分制剂制备环境的要求及检查

血液成分制剂制备室应宽敞明亮、整齐洁净、空气清新、温度适宜，根据制备方式（开放或密闭）及制备不同的血液成分制剂，进行环境质量控制，质控人员对环境定期质量监控。

（二）血液成分制剂制备人员的要求及检查

血液成分制剂是由制备人员按要求将全血经过离心机离心后，再通过人工分离将各种血液成分制剂制备出来。血液成分制剂制备人员必须严格执行各项操作规程，严格遵守消毒管理要求，正确使用离心机等设备，其离心技术及熟练程度直接影响血液成分制剂的质量。质控人员应定期到血液成分制剂制备现场监督检查，以发现制备人员是否遵守各项操作规程。

（三）血液成分制剂制备的温度与完成制备的时限的要求及检查

浓缩血小板制备的温度为 20 ~ 24 ℃，其他血液成分制剂制备的离心温度为 4 ~ 10 ℃。用于制备浓缩血小板的全血，采集后置室温保存和运输应的在采血后 6 小时内制备，或采集后置于 20 ~ 24 ℃保存和运输的于 24 小时内制备。用于制备新鲜冰冻血浆的全血，采集后储存于冷藏环境中最好在 6 小时（保养液为 ACD）或 8 小时（保养液为 CPD 或 CPDA-1）内，但不超过 18 小时制备并冻成。

（四）应对成分室使用的离心机、冰箱、病毒灭活机、速冻机等设备定期检查

第三节 全血及成分血的质量控制

GB-18469-2012《全血及成分血质量要求》，由国家卫生部联合国家标准管理委员会（简称国标）于2012年5月11日发布，7月1日正式实施。国标规定了各种成分血的质控项目和质控要求。各种成分血质控项目，除有关标签的具体要求及书写格式、完整性及附录外，均为强制标准。

国家标准中的血液成分制剂种类分为去白细胞全血、浓缩红细胞、去白细胞浓缩红细胞、悬浮红细胞、去白细胞悬浮红细胞、洗涤红细胞、冰冻解冻去甘油红细胞、浓缩血小板、混合浓缩血小板、单采血小板、去白细胞单采血小板、新鲜冰冻血浆、病毒灭活新鲜冰冻血浆、冰冻血浆、去冷沉淀冰冻血浆、病毒灭活冰冻血浆、单采新鲜冰冻血浆、冷沉淀凝血因子、单采粒细胞、辐照血液。

全血及每种血液成分制剂的质控标准，包括三部分内容：一般检查、特殊检查及化验检测。一般检查又包括标签、外观、容量检测。

全血及血液成分制剂的标签应包括下列各项：全血或血液成分制剂的名称；血站的名称及生产许可证号；采血日期与失效日期；献血者的献血编号；采血者代码；血型。全血及各种血液成分制剂的质控要求如下。

一 全血的质量控制

全血质量控制的项目和要求见GB-18469-2012《全血及成分血质量要求》。

（一）全血质控样品的获取

1. 常规质控样品 每月从供血服务科合格的成品库中，随机抽取每月供应量的1%～5%或至少4袋。

2. 质控样品 各相关部门送检疑有质量缺陷的全血。

（二）一般检查

1. 外观 用肉眼观察，有无色泽异常、溶血、凝块、气泡及重度乳糜等情况，血袋完好；保留注满全血经热合的采血导管至少35 cm。

2. 标签 核对标签内容，标签为白底黑字、清晰明了、填写完整、准确无误，且完整无缺。标签文字内容至少包括以下9项：名称、容量、血型、储存条件、失效时间、采血时间、采血者、许可证号、血袋流水号。

3. 全血容量

（1）质量标准：质量标准不包括保养液。

200 mL规格的全血容量为（200±20）mL；300 mL规格的全血容量为（300±30）

mL；400 mL 规格的全血容量为（400±40）mL。

（2）检查方法：用感量为 0.1 g 的天平分别称取各袋的重量，然后按下列公式计算出各袋全血的容量（全血比重：1.050 g/mL）。

$$全血容量（mL）=\frac{全血袋总重量（g）-空袋重量（g）}{全血密度（g/mL）}-保养液容量（mL）$$

（3）注意事项：注意轻拿轻放；血袋自贮血冰箱中取出检查时，尽量缩短血袋在室温中停留的时间，最长不超过 30 分钟。

（三）特殊检查

1. 无菌试验

（1）质量标准：无菌生长。

（2）试验方法：在储存期内，按照无菌试验标准操作的要求抽取样品，在 A 级洁净区接种。

（3）试验结果登记在无菌试验记录上。

2. 血红蛋白（Hb）

（1）质量标准：200 mL 全血血红蛋白含量≥ 20 g；300 mL 全血血红蛋白含量≥ 30 g；400 mL 全血血红蛋白含量≥ 40 g。

（2）血红蛋白浓度（g/L）检测：无菌试验接种完成后留取标本，用血液分析仪测定，执行相关血液分析仪的操作规程。

（3）根据检测的血红蛋白浓度计算：血红蛋白含量（g）= 血红蛋白浓度（g/L）× 容量（L）。

3. 储存期末溶血率的计算

（1）质量标准：溶血率≤红细胞总量的 0.8%。

（2）血浆游离血红蛋白浓度检测：无菌试验接种完后留取标本立即离心分离出血浆，再按血浆游离血红蛋白测定试剂盒说明书步骤检测。

（3）保存期末溶血率：

$$溶血率（\%）=\frac{（1-血细胞比容）\times 血浆或上清液游离血红蛋白浓度}{总血红蛋白浓度}\times 100\%$$

（四）全血采集、运输和储存过程受控的判定

（1）外观、标签和无菌试验都 100% 合格；容量、血红蛋白（Hb）、保存期末溶血率合格率≥ 75%。

（2）判定：达到上面全部质量标准可判定为“全血的采集、运输和保存过程受控”，否则判定为“全血的采集、运输和保存过程失控”。

（3）失控处理：联系相关科室进行跟踪调查。

（4）注意事项：试验留取标本后应立即热合密封血袋，并置于贮血冰箱中保存；保存至少 2 周，以备试验后分析。

二 浓缩红细胞制剂的质量控制

浓缩红细胞制剂的质量控制项目、检查方法和注意事项同全血（表 10-1）。

表 10-1　浓缩红细胞制剂质量标准

浓缩红细胞制剂	质量标准	检查频率
标签	同全血	1 次 / 月，当日库存数 1% ～5%
外观	同全血	1 次 / 月，当日库存数 1% ~ 5%
容量	200 mL 全血分：（120 ± 10%）mL 300 mL 全血分：（180 ± 10%）mL 400 mL 全血分：（240 ± 10%）mL	1 次 / 月，当日库存数 1% ~ 5%
血细胞比容	0.65 ~ 0.80	4 袋 / 月
pH	6.7 ~ 7.2	4 袋 / 月
无菌试验	无菌生长	4 袋 / 月
血型	ABO 血型应正、反定型符合，稀有血型应符合血型标签标示	血液筛查实验室逐袋检测
HBsAg	阴性	血液筛查实验室逐袋检测
HCV-Ab	阴性	血液筛查实验室逐袋检测
HIV-Ab	阴性	血液筛查实验室逐袋检测
梅毒螺旋体血清学试验	阴性	血液筛查实验室逐袋检测
ALT	正常	血液筛查实验室逐袋检测

三 悬浮红细胞制剂的质量控制

悬浮红细胞制剂的质量控制各项检查方法和注意事项同全血（表 10-2）。

表 10-2　悬浮红细胞质量标准

悬浮红细胞制剂	质量标准	检查频率
标签	同全血	1 次 / 月，当日库存数 1% ~ 5%
外观	无凝块、溶血、黄疸、气泡及重度乳糜，储血容器无破损，采血袋上保留至少 35 cm 长分段热合注满全血的采血管	1 次 / 月，当日库存数 1% ~ 5%
容量	标示量 ±10%	1 次 / 月，当日库存数 1% ~ 5%
血细胞比容	0.50 ~ 0.65	4 袋 / 月
无菌试验	无菌生长	4 袋 / 月
血型	ABO 血型应正、反定型符合，稀有血型应符合血型标签标示	血液筛查实验室逐袋检测
HBsAg	阴性	血液筛查实验室逐袋检测
HCV-Ab	阴性	血液筛查实验室逐袋检测
HIV-Ab	阴性	血液筛查实验室逐袋检测
梅毒螺旋体血清学试验	阴性	血液筛查实验室逐袋检测
ALT	正常	血液筛查实验室逐袋检测

四 浓缩少白细胞红细胞制剂的质量控制

浓缩少白细胞红细胞制剂的质量控制项目的检查方法和注意事项同全血（表 10-3）。

表 10-3 浓缩少白细胞红细胞制剂质量标准

浓缩少白细胞红细胞制剂	质量标准	检查频率
标签	同全血	1 次 / 月，当日库存数 1% ~ 5%
外观	无凝块、溶血、黄疸、气泡及重度乳糜，储血容器无破损，采血袋上保留至少 20 cm 长分段热合注满全血的采血管	1 次 / 月，当日库存数 1% ~ 5%
容量	200 mL 全血分：（120 ± 10%）mL 300 mL 全血分：（180 ± 10%）mL 400 mL 全血分：（240 ± 10%）mL	1 次 / 月，当日库存数 1% ~ 5%
血细胞比容	0.60 ~ 0.75	4 袋 / 月
残余白细胞	（1）用于预防 CMV 感染或 HLA 同种免疫：200 mL 全血制备：$\leqslant 2.5\times10^6$；300 mL 全血制备：$\leqslant 3.75\times10^6$；400 mL 全血制备：$\leqslant 5\times10^6$ （2）用于预防非溶血性输血反应：200 mL 全血制备：$\leqslant 2.5\times10^8$；300 mL 全血制备：$\leqslant 3.75\times10^6$；400 mL 全血制备：$\leqslant 5\times10^8$	4 袋 / 月
无菌试验	无菌生长	4 袋 / 月
血型	ABO 血型应正、反定型符合，稀有血型应符合血型标签标示	血液筛查实验室逐袋检测
HBsAg	阴性	血液筛查实验室逐袋检测
HCV-Ab	阴性	血液筛查实验室逐袋检测
HIV-Ab	阴性	血液筛查实验室逐袋检测
梅毒螺旋体血清学试验	阴性	血液筛查实验室逐袋检测
ALT	正常	血液筛查实验室逐袋检测

（一）无菌试验

试验方法与注意事项同全血。

（二）残余白细胞

（1）用全血制备的少白细胞红细胞制剂，并应在制备后称重，然后根据下列公式计算出该袋少白细胞红细胞制剂容量。

$$\text{少白细胞红细胞制剂容量（mL）}=\frac{\text{血袋重量（g）}-\text{空袋重量（g）}}{\text{少白细胞红细胞比重（g/mL）}}$$

（2）用全血制备后的少白细胞红细胞制剂，按无菌操作留标本。并用所留的少白细胞红细胞制剂标本，进行白细胞计数。为了保证准确性，白细胞计数不用普通计数盘显微镜计数和细胞计数仪，少白细胞红细胞制剂中的残留白细胞需采用大容量 Nageotte 计数盘显微镜计数法计数。

（3）计算方法：残余白细胞按下列公式计算：残余白细胞（个数 / 袋）= 白细胞（个数 /mL）× 少白细胞红细胞制剂容量（mL/ 袋）

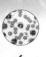

五 悬浮少白细胞红细胞制剂的质量控制

悬浮少白细胞红细胞制剂的质量控制，各项检查方法和注意事项同浓缩少白细胞红细胞制剂（表 10–4）。

表 10–4　悬浮少白细胞红细胞制剂质量标准

悬浮少白细胞红细胞制剂	质量标准	检查频率
标签	同全血	1 次 / 月，当日库存数 1% ~ 5%
外观	无凝块、溶血、黄疸、气泡及重度乳糜，储血容器无破损，采血袋上保留至少 20 cm 长分段热合注满全血的采血管	1 次 / 月，当日库存数 1% ~ 5%
容量	标示量 ±10%	1 次 / 月，当日库存数 1% ~ 5%
血细胞比容	0.45 ~ 0.60	4 袋 / 月
残余白细胞	（1）用于预防 CMV 感染或 HLA 同种免疫：200 mL 全血制备：≤ 2.5×10^6；300 mL 全血制备：≤ 3.75×10^6；400 mL 全血制备：≤ 5×10^6 （2）用于预防非溶血性输血反应：200 mL 全血制备：≤ 2.5×10^8；300 mL 全血制备：≤ 3.75×10^6；400 mL 全血制备：≤ 5×10^8	4 袋 / 月
无菌试验	无菌生长	4 袋 / 月
血型	ABO 血型应正、反定型符合，稀有血型应符合血型标签标示	血液筛查实验室逐袋检测
HBsAg	阴性	血液筛查实验室逐袋检测
HCV-Ab	阴性	血液筛查实验室逐袋检测
HIV-Ab	阴性	血液筛查实验室逐袋检测
梅毒螺旋体血清学试验	阴性	血液筛查实验室逐袋检测
ALT	正常	血液筛查实验室逐袋检测

六 洗涤红细胞制剂的质量控制

洗涤红细胞制剂的质量控制，各项检查方法和注意事项同浓缩少白细胞红细胞制剂（表 10–5）。

表 10–5　洗涤红细胞制剂质量标准

洗涤红细胞制剂	质量标准	检查频率
标签	同全血	4 袋 / 月
外观	无凝块、溶血、黄疸、气泡及重度乳糜，储血容器无破损，采血袋上保留至少 20 cm 长分段热合注满全血的采血管	4 袋 / 月
容量	200 mL 全血分：（125 ± 10%）mL 300 mL 全血分：（187 ± 10%）mL 400 mL 全血分：（250 ± 10%）mL	4 袋 / 月
红细胞回收率	≥ 70%	4 袋 / 月
白细胞清除率	≥ 80%	4 袋 / 月

续表

洗涤红细胞制剂	质量标准	检查频率
血浆蛋白清除率	≥ 98%	4 袋 / 月
无菌试验	无菌生长	4 袋 / 月
血型	ABO 血型应正、反定型符合，稀有血型应符合血型标签标示	血液筛查实验室逐袋检测
HBsAg	阴性	血液筛查实验室逐袋检测
HCV-Ab	阴性	血液筛查实验室逐袋检测
HIV-Ab	阴性	血液筛查实验室逐袋检测
梅毒螺旋体血清学试验	阴性	血液筛查实验室逐袋检测
ALT	正常	血液筛查实验室逐袋检测

（一）蛋白清除率

（1）把洗涤前后的浓缩红细胞制剂分别称重，洗涤前的浓缩红细胞制剂留取 2 份标本，其中一份经离心得上清液，另一份与洗涤后的浓缩红细胞制剂留取的一份标本，共同用于测定白细胞清除率和红细胞回收率。留取标本需无菌操作。

（2）把洗涤前的浓缩红细胞制剂标本，经离心所得上清液作为洗涤前的待测标本。把第 3 次洗涤红细胞后的上清液作为洗涤后的待测标本。

（3）洗涤前后的待测标本分别用双缩脲法或用生化分析仪测定其蛋白含量。

（4）按下列公式计算蛋白清除率：

$$\text{蛋白清除率（\%）}=\frac{\text{（1- 洗涤后上清蛋白含量 g/L）}\times 100\%}{\text{洗涤前上清蛋白含量 g/L}}$$

（二）白细胞清除率

（1）根据洗涤前后各袋所称的重量计算出各袋的容量。

（2）用洗涤前后各袋所留的标本分别进行白细胞计数，计数方法同少白细胞红细胞制剂。

（3）计算方法：

$$\text{白细胞清除率（\%）}=\frac{\text{洗涤后白细胞总数 / 袋}\times 100\%}{\text{洗涤前白细胞总数 / 袋}}$$

（三）红细胞回收率

1. 测定方法 将洗涤前后各袋留取的标本分别测定其血红蛋白含量，并根据容量计算出洗涤前后各袋血红蛋白的总量，然后按下列公式计算出血红蛋白的回收率，用以表示红细胞回收率。

$$\text{红细胞回收率（\%）}=\frac{\text{洗涤后血红蛋白（g/L）}\times\text{洗涤后红细胞体积（升 / 袋）}\times 100\%}{\text{洗涤前血红蛋白（g/L）}\times\text{洗涤后红细胞体积（升 / 袋）}}$$

2. 血红蛋白测定 血红蛋白测定采用氰化高铁血红蛋白法。

七 冰冻解冻去甘油红细胞制剂的质量控制

冰冻解冻去甘油红细胞制剂的质量控制，各项检查方法和注意事项同浓缩少白细胞红细胞制剂（表 10-6）。

表 10-6 冰冻解冻去甘油红细胞制剂的质量控制

冰冻解冻去甘油红细胞	质量标准	检查频率
标签	同全血	1 次 / 月，当日库存数 1% ~ 5%
外观	无凝块、溶血、黄疸、气泡及重度乳糜，储血容器无破损，采血袋上保留至少 20 cm 长分段热合注满解冻去甘油红细胞的采血管	1 次 / 月，当日库存数 1% ~ 5%
容量	200 mL 全血制备（200 ± 10%）mL 300 mL 全血制备（300 ± 10%）mL 400 mL 全血制备（400 ± 10%）mL	1 次 / 月，当日库存数 1% ~ 5%
红细胞回收率	≥ 80%	当日库存数 1%
残留白细胞	≤ 1%	当日库存数 1%
残留血小板	≤ 1%	当日库存数 1%
甘油含量	≤ 10g/L	当日库存数 1%
游离血红蛋白含量	≤ 1g/L	当日库存数 1%
体外溶血试验	≤ 50%	当日库存数 1%
无菌试验	无菌生长	当日库存数 1%
血型	ABO 血型应正、反定型符合，稀有血型应符合血型标签标示	血液筛查实验室逐袋检测
HBsAg	阴性	血液筛查实验室逐袋检测
HCV-Ab	阴性	血液筛查实验室逐袋检测
HIV-Ab	阴性	血液筛查实验室逐袋检测
梅毒螺旋体血清学试验	阴性	血液筛查实验室逐袋检测
ALT	正常	血液筛查实验室逐袋检测

1. 无菌试验

（1）检查方法：制备后的冰冻解冻去甘油红细胞立即进行无菌试验，并以无菌操作方法留取足够量的标本用于进行其他各项检查。无菌试验方法同全血。

（2）注意事项：同全血。

2. 红细胞回收率 将洗涤前后的解冻红细胞分别称重，留标本，测定方法同洗涤红细胞。

3. 残余白细胞

（1）测定方法：将洗涤前后的解冻红细胞分别称重，留取的标本进行检测，方法同少白细胞红细胞。

（2）计算方法：残余白细胞（%）= 洗涤后白细胞总数 / 洗涤前白细胞总数 ×100%

4. 残余血小板

（1）测定方法：将洗涤前后的解冻红细胞分别称重，留取的标本进行血小板计数，并计算其血小板总数。

（2）计算方法：残余血小板（%）= 洗涤后血小板总数 / 洗涤前血小板总数 ×100%。

（3）悬浮红细胞制剂上清液甘油含量。

（4）将成品解冻红细胞制剂标本离心，取上清液用于测定甘油含量。甘油测定可采用过碘酸钠甘油测定法或其他公认的方法。

5. 悬浮红细胞制剂体外溶血试验 取成品解冻红细胞制剂标本两份，一份置温室，另一份置 37 ℃水浴，各 30 分钟，然后离心取上清，分别测定上清血红蛋白含量，测定方法为邻联苯胺法。按下列公式计算保温后血红蛋白增加率：

$$\text{血红蛋白增率（\%）}=\frac{[37\ ℃\text{保温 30 分钟的上清血红蛋白（g/L）}-\text{室温放置 30 分钟的上清血红蛋白（g/L）}]\times 100\%}{\text{室温放置 30 分钟的上清血红蛋白（g/L）}}$$

6. 悬浮红细胞上清液血红蛋白含量 将成品解冻红细胞标本离心，取上清液，所得上清液测定血红蛋白含量，测定方法为邻联苯胺法。

八 浓缩血小板制剂的质量控制

浓缩血小板制剂的质量控制，各项检查方法和注意事项同浓缩少白细胞红细胞制剂（表 10-7）。

表 10-7 浓缩血小板制剂质量标准

浓缩血小板制剂	质量标准	检查频率
标签	同全血	1 次 / 月，当日库存数 1% ~ 5%
外观	呈淡黄色雾状、无纤维蛋白析出、无黄疸、气泡及重度乳糜，容器无破损，保留至少 15 cm 长度注满血小板的转移管	1 次 / 月，当日库存数 1% ~ 5%
容量	保存 24 小时者 25 ~ 30 mL 保存 5 天者（25 ~ 30）mL/200 mL 全血制备；（35 ~ 45）mL/300 mL 全血制备；（50 ~ 70）mL/400 mL 全血制备	1 次 / 月，当日库存数 1% ~ 5%
pH	6.0 ~ 7.4	4 袋 / 月
血小板含量	200 mL 全血制备：≥ 2.0×10^{10} 300 mL 全血制备：≥ 3.0×10^{10} 400 mL 全血制备：≥ 4.0×10^{10}	4 袋 / 月
红细胞混入量	200 mL 全血制备：≤ 1.0×10^{9} 300 mL 全血制备：≤ 1.5×10^{9} 400 mL 全血制备：≤ 2.0×10^{9}	4 袋 / 月

续表

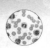

浓缩血小板制剂	质量标准	检查频率
残余白细胞	同浓缩少白细胞红细胞制剂	4 袋 / 月
无菌试验	无菌生长	4 袋 / 月
血型	ABO 血型应正、反定型符合，稀有血型应符合血型标签标示	血液筛查实验室逐袋检测
HBsAg	阴性	血液筛查实验室逐袋检测
HCV-Ab	阴性	血液筛查实验室逐袋检测
HIV-Ab	阴性	血液筛查实验室逐袋检测
梅毒螺旋体血清学试验	阴性	血液筛查实验室逐袋检测
ALT	正常	血液筛查实验室逐袋检测

九 新鲜冰冻血浆制剂的质量控制

新鲜冰冻血浆制剂的质量控制，各项检查方法和注意事项同浓缩少白细胞红细胞制剂（表 10-8）。

表 10-8　新鲜冰冻血浆制剂的质量标准

新鲜冰冻血浆制剂	质量标准	检查频率
标签	同全血	1 次 / 月，当日库存数 1% ~ 5%
外观	30 ~ 37 ℃融化的新鲜冰冻血浆为淡黄色澄清液体、无纤维蛋白析出、无黄疸、气泡及重度乳糜，容器无破损，保留至少 10 cm 长度注满新鲜冰冻血浆的转移管	1 次 / 月，当日库存数 1% ~ 5%
容量	200 mL 全血制备（100 ± 10%）mL 300 mL 全血制备（150 ± 10%）mL 400 mL 全血制备（200 ± 10%）mL	1 次 / 月，当日库存数 1% ~ 5%
血浆蛋白含量	≥ 50 g/L	4 袋 / 月
Ⅷ因子含量	≥ 0.7 IU/mL	4 袋 / 月
无菌试验	无菌生长	4 袋 / 月
血型	ABO 血型应正、反定型符合，稀有血型应符合血型标签标示	血液筛查实验室逐袋检测
HBsAg	阴性	血液筛查实验室逐袋检测
HCV-Ab	阴性	血液筛查实验室逐袋检测
HIV-Ab	阴性	血液筛查实验室逐袋检测
梅毒螺旋体血清学试验	阴性	血液筛查实验室逐袋检测
ALT	正常	血液筛查实验室逐袋检测

十 冷沉淀凝血因子制剂的质量控制

冷沉淀凝血因子制剂的质量控制，各项检查方法和注意事项同浓缩少白细胞红细胞制剂（表 10-9）。

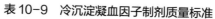

表 10-9 冷沉淀凝血因子制剂质量标准

冷沉淀凝血因子制剂	质量标准	检查频率
标签	同全血	当日库存数 1%
外观	30 ~ 37 ℃融化的冷沉淀凝血因子为淡黄色澄清液体、无纤维蛋白析出、无黄疸、气泡及重度乳糜，容器无破损，保留至少 10 cm 长度注满冷沉淀凝血因子的转移管	当日库存数 1%
容量	（25 ± 5%）mL/ 袋	当日库存数 1%
纤维蛋白含量	200 mL 新鲜冰冻血浆制备：≥ 150 mg 150 mL 新鲜冰冻血浆制备：≥ 112 mg 100 mL 新鲜冰冻血浆制备：≥ 75 mg	当日库存数 1%
Ⅷ因子含量	200 mL 新鲜冰冻血浆制备：≥ 80 IU 150 mL 新鲜冰冻血浆制备：≥ 60 IU 100 mL 新鲜冰冻血浆制备：≥ 40 IU	当日库存数 1%
无菌试验	无菌生长	当日库存数 1%
血型	ABO 血型应正、反定型符合，稀有血型应符合血型标签标示	血液筛查实验室逐袋检测
HBsAg	阴性	血液筛查实验室逐袋检测
HCV-Ab	阴性	血液筛查实验室逐袋检测
HIV-Ab	阴性	血液筛查实验室逐袋检测
梅毒螺旋体血清学试验	阴性	血液筛查实验室逐袋检测
ALT	正常	血液筛查实验室逐袋检测

十一 单采血小板的质量控制

单采血小板的质量控制各项检查方法和注意事项同浓缩少白细胞红细胞（表 10-10）。

表 10-10 单采血小板质量标准

单采血小板	质量标准	检查频率
标签	同全血	1 次 / 月，当日库存数 1% ~ 5%
外观	呈淡黄色雾状、无纤维蛋白析出、无黄疸、气泡及重度乳糜，容器无破损，保留至少 15 cm 长度注满血小板的转移管	1 次 / 月，当日库存数 1% ~ 5%
容量	保存 24 小时者：125 ~ 200 mL 保存 5 天者：250 ~ 300 mL	1 次 / 月，当日库存数 1% ~ 5%
pH	6.2 ~ 7.4	4 袋 / 月
血小板含量	≥ 2.5×10^{11}/ 袋	4 袋 / 月
红细胞混入量	≤ 8.0×10^{9}/ 袋	4 袋 / 月
白细胞混入量	≤ 5.0×10^{8}/ 袋	4 袋 / 月
无菌试验	无菌生长	4 袋 / 月
血型	ABO 血型应正、反定型符合，稀有血型应符合血型标签标示	血液筛查实验室逐袋检测
HBsAg	阴性	血液筛查实验室逐袋检测
HCV-Ab	阴性	血液筛查实验室逐袋检测
HIV-Ab	阴性	血液筛查实验室逐袋检测
梅毒螺旋体血清学试验	阴性	血液筛查实验室逐袋检测
ALT	正常	血液筛查实验室逐袋检测

十二 单采少白细胞血小板的质量控制

去白细胞单采血小板的质量控制各项检查方法（表 10-11）。

表 10-11 去白细胞单采血小板的质量标准

单采少白细胞血小板	质量标准	检查频率
标签	同全血	当日库存数 1%
外观	呈淡黄色雾状、无纤维蛋白析出、无黄疸、气泡及重度乳糜，容器无破损，保留至少 15 cm 长度注满血小板的转移管	当日库存数 1%
容量	250 ~ 300 mL	当日库存数 1%
pH	6.0 ~ 7.4	4 袋 / 月
血小板含量	$\geqslant 2.5\times10^{11}$/ 袋	4 袋 / 月
红细胞混入量	$\leqslant 8.0\times10^{9}$/ 袋	4 袋 / 月
白细胞混入量	白细胞混入量$\leqslant 5.0\times10^{6}$	4 袋 / 月
无菌试验	无菌生长	4 袋 / 月
血型	ABO 血型应正、反定型符合，稀有血型应符合血型标签标示	血液筛查实验室逐袋检测
HBsAg	阴性	血液筛查实验室逐袋检测
HCV-Ab	阴性	血液筛查实验室逐袋检测
HIV-Ab	阴性	血液筛查实验室逐袋检测
梅毒螺旋体血清学试验	阴性	血液筛查实验室逐袋检测
ALT	正常	血液筛查实验室逐袋检测

十三 单采新鲜冰冻血浆的质量控制

单采新鲜冰冻血浆的质量控制，各项检查方法和注意事项同浓缩少白细胞红细胞制剂（表 10-12）。

表 10-12 新鲜冰冻血浆的质量标准

单采新鲜冰冻血浆	质量标准	检查频率
标签	同全血	1 次 / 月，当日库存数 1% ~ 5%
外观	30 ~ 37 ℃融化的新鲜冰冻血浆为淡黄色澄清液体、无纤维蛋白析出、无黄疸、气泡及重度乳糜，容器无破损，保留至少 10 cm 长度注满新鲜冰冻血浆的转移管	1 次 / 月，当日库存数 1% ~ 5%
容量	标示量 ±10%	1 次 / 月，当日库存数 1% ~ 5%
蛋白含量	≥ 50 g/L	4 袋 / 月
Ⅷ因子含量	≥ 0.71 U/mL	4 袋 / 月
无菌试验	无菌生长	4 袋 / 月
血型	ABO 血型应正、反定型符合，稀有血型应符合血型标签标示	血液筛查实验室逐袋检测
HBsAg	阴性	血液筛查实验室逐袋检测
HCV-Ab	阴性	血液筛查实验室逐袋检测
HIV-Ab	阴性	血液筛查实验室逐袋检测
梅毒螺旋体血清学试验	阴性	血液筛查实验室逐袋检测
ALT	正常	血液筛查实验室逐袋检测

十四　单采粒细胞的质量控制

单采粒细胞的质量控制各项检查方法和注意事项同浓缩少白细胞红细胞（表 10-13）。

表 10-13　单采粒细胞的质量标准

单采粒细胞	质量标准	检查频率
标签	同全血	当日库存数 1%
外观	无凝块、溶血、黄疸、气泡及重度乳糜，储血容器无破损，保留采血袋上至少 20 cm 长度注满粒细胞的血浆转移管	当日库存数 1%
容量	150 ~ 500 mL	当日库存数 1%
中性粒细胞含量	≥ 4.0×10^{10}/ 袋	当日库存数 1%
红细胞混入量	血细胞比容≤ 0.15/ 袋	当日库存数 1%
无菌试验	无菌生长	当日库存数 1%
血型	ABO 血型应正、反定型符合，稀有血型应符合血型标签标示	血液筛查实验室逐袋检测
HBsAg	阴性	血液筛查实验室逐袋检测
HCV-Ab	阴性	血液筛查实验室逐袋检测
HIV-Ab	阴性	血液筛查实验室逐袋检测
梅毒螺旋体血清学试验	阴性	血液筛查实验室逐袋检测
ALT	正常	血液筛查实验室逐袋检测

注：全血及血液成分制剂的抽检结果分析时，对由于献血者个体差异引起的，且不影响血液安全的指标，如果检查复合率≥ 75%，可认为血液采集、制备和储存等过程受控。抽检复合率不达标时，应增加抽检频率和数量，对涉及的全血或血液成分制剂质量进行评估，对不达标原因进行系统分析，并采取纠正和预防措施。同时血站应定期对血液质量监测结果进行趋势分析，出现异常趋势时，应对过程涉及的各要素进行评估，分析原因，必要时采取纠正和预防措施。

第四节　关键物料的质量检查

必须对采供血流程中使用的各种原辅材料（物料），尤其是对血液质量和献血者安全影响较大的关键物料，进行严格控制，保证只有合格的物料才能投入使用。物料的控制需要采购部门、质控部门及使用部门共同完成。必须施行严格的物料准入制度。物料正式采购前，供货方（含生产商和经销商）应已确认为合格物料，其资质符合国家相关要求；物料已确认为合格物料，有供方提供的出厂检验报告，酶联免疫等检验试剂应有国家药品监督管理局的生物制品批签发证明。质控部门根据需要核查资料的完整性，确认供方物料出厂时已经厂方质检部门检测为合格产品，保存供方检验报告，确保质控工作在供方资料完整、有效的情况下进行。使用部门在物料使用前应确认物料已经质控部门质控合格，避免未经质控的物料或不合格的非预期使用。

一次性使用塑料采血袋为集采血针、采血导管、转移袋、输血插口为一体完整的密闭系统，能保证采集、分离、储存和输注血液时其内腔不与外界空气接触。有关要求、标准与检测方法如下。

1. 质量标准

（1）产品标识：塑料血袋标记产品由名称、型式代号、血袋公称容量和国家标准编号组成。塑料血袋分为三联袋（T）、四联袋（Q）和转移袋（Tr）等型式。如有其他组件，标识依据厂商出厂检验报告。例如，符合国家标准要求，血袋公称容量为 400 mL 的双联袋（D）的产品标记为血袋 D-400。

（2）系统密闭性：塑料血袋的采血针、采血导管、输血插口必须连成一个完整的密闭系统，保证采集、分离、储存和输注血液是其内腔不与外界空气相接触。

（3）塑料血袋袋体外观：应无色或微黄色，无明显杂质、斑点、气泡。塑料血袋内外表面应平整，在灭菌过程中和在温度不超过 40 ℃的储存期内不应粘连，塑料血袋热合线应透明、均匀，采血导管和转移内外应无裂纹、气泡、扭结或其他缺陷，血袋中的抗凝保存液及添加液应无色或微黄色、无混浊、无杂质、无沉淀。

1）标签应字迹清楚，项目齐全。标签应有下列内容：血液保存液的名称、配方、容量。无菌有效期及不需通气的说明；无菌、无热原限定条件的说明。如果发现任何肉眼可见变质迹象禁止使用的说明。仅供一次使用的说明。制造厂和（或）供应商名称和地址。批号。

2）检查方法：在光线明亮处，目视检查；以挤压方式检查系统密闭性。

3）物料检验报告：所选用的血袋必须符合国家相关标准，每一批血袋必须有出厂检验报告。

4）规格：必须符合使用要求。

5）有效期：被检物料必须在有效期内。

6）注意事项：发现渗漏、长霉、混浊等变质现象，禁止使用。

2. 一次性无菌注射器的质量检查

（1）抽样：每批至少随机抽检 5 袋（套）。

（2）质量标准

1）每个注射器的单包装上应有下列标志：生产厂家名称或商标。生产名称及规格。生产批号及有效期。一次性使用。包装如有破损禁止使用。如果带注射针头，应注明规格。“无菌”“无热原”字样。

2）外观：注射器应清洁、无微粒和异物。注射器外套必须有足够的透明度，能一目了然地读出剂量，能清晰地看到基准线。

3）注射器应有良好的润滑性能。注射器的内表面（包括橡胶活塞），不得有明显可见的润滑剂汇聚。

（3）检查方法：在光线明亮处，目视检查。

（4）物料检验报告：所选用的注射器必须符合国家相关标准，每一批注射器必须有出厂检验报告。

（5）规格：必须符合使用要求。

（6）有效期：被检物料必须在有效期内。

3. 一次性使用去白细胞滤器质量检查

（1）抽样：每批至少随机抽检 5 袋（套）。

（2）质量标准

1）外观：去白细胞滤器外壳应光洁，无明显机械杂质、异物，焊接面应均匀、无气泡，导管应柔软、透明、光洁，无明显机械杂质、异物、扭结。

2）每个单包装上应有以下内容：生产名称及规格。使用符号或文字标明去白细胞滤器无菌、无热原。批号及失效日期。产品标记（适用于全血和悬浮红细胞制剂的标记为 RF，适用于血小板悬液的标记为 PF）。制造商和（或）经销商名称、地址。单包装内不应有肉眼可见异物。

（3）检查方法：在光线明亮处，以目力检查。

（4）物料检验报告：所选用的去白细胞滤器必须符合国家相关标准，每一批去白细胞滤器都必须有出厂检验报告。

（5）规格：必须符合使用要求。

（6）有效期：被检物料必须在有效期内。

4. 一次性使用亚甲蓝病毒灭活器材的质量检查

（1）抽样：每批至少随机抽检 5 袋（套）。

（2）质量标准

1）外观：亚甲蓝病毒灭活器材软管应光洁，无明显机械杂质、异物、扭结。过滤部件、亚甲蓝添加元件外壳应光洁，无明显机械杂质、异物，焊接面应均匀、无气泡。

2）每个单包装上应有以下内容：生产名称及规格。使用符号或文字标明亚甲蓝病毒灭活器无菌、无热原。批号及失效日期。标明适用范围的产品标记。制造商和（或）经销商名称、地址。单包装内不应有肉眼可见异物。

（3）检查方法：在光线明亮处，以目力检查。

（4）物料检验报告：所选用的亚甲蓝病毒灭活器材，必须符合国家相关标准，每一批亚甲蓝病毒灭活器材都必须有出厂检验报告。

（5）规格：必须符合使用要求。

（6）有效期：被检物料必须在有效期内。

5. 一次性单采血液成分耗材质量检查

（1）抽样：每批至少随机抽检 5 袋（套）。

（2）质量标准

1）外观：包装完整，标识清晰。

2）每个单包装上应有以下内容：生产名称及规格。使用符号或文字标明无菌、无热原。批号及失效日期。标明适用范围的产品标记。制造商和（或）经销商名称、地址。单包装内不应有肉眼可见的异物。

（3）检查方法：在光线明亮处，以目力检查。

（4）物料检验报告：所选用的单采血液成分耗材，必须符合国家相关标准，每一批单采耗材必须有出厂检验报告。

（5）规格：必须符合使用要求。

（6）有效期：被检物料必须在有效期内。

6. 血袋标签质量检查

（1）抽样：每批至少随机抽检 5 张。

（2）质量标准：标签的底色应为白色，标签应洁净、无损坏，字迹清楚；标签上文字一般为实体黑色字体。

（3）检查方法：在光线明亮处，以目力检查。

（4）物料检验报告：所选用的血袋标签必须符合国家相关标准，每一批血袋标签都必须有出厂报告。

（5）规格：必须符合使用要求。

（6）拟采用新的生产商所提供的标签或标签材质变更后的确认方法。

7. 硫酸铜溶液的质量检查

（1）抽样

1）自配硫酸铜溶液：每周检测一次。

2）外购成品硫酸铜溶液：每批至少随机抽检 5 套。

（2）质量标准

1）自配硫酸铜溶液：用于男性献血者血液比重检查的硫酸铜溶液比重，在 20 ℃时应为 1.0520，允许误差为 ±0.0005。用于女性献血者比重检查的硫酸铜溶液比重，在 20 ℃时应为 1.0510，允许误差为 ±0.0005。

2）外购溶液：用于男性献血者比重检查的硫酸铜溶液比重，在溶液允许的使用温度范围内应为 1.0520，允许误差 ±0.0005。用于女性献血者比重检查的硫酸铜溶液比重，在溶液允许的使用温度范围内应为 1.0510，允许误差为 ±0.0005。

（3）检查方法：见现行的《中华人民共和国药典》附录中“韦氏比重称法”。

（4）物料检验报告：所选用的硫酸铜溶液必须符合国家相关标准，每一批外购硫酸铜溶液必须有出厂检验报告。

（5）规格：必须符合使用要求。

（6）有效期：被检物料必须在有效期内。

8. 真空采血管的质量检查

（1）抽样：每批至少随机抽检 5 支。

（2）质量标准：试管上的标志、标签应清晰。试管应无色透明、光滑、平整，正常视力能清楚观察到试管内血样；不得有明显变形、沙眼、气泡、杂质等。

（3）检查方法：在光线明亮处，目视检查。

（4）物料检验报告：所选用的真空采血管必须符合国家相关标准，每一批真空采血管都必须有出厂检验报告。

（5）规格：必须符合使用要求。

（6）有效期：被检物料必须在有效期内。

9. 检验试剂的质量检查

（1）检验试剂包括：感染性标志物核酸检测试剂、乙型肝炎病毒表面抗原检测试剂、丙型肝炎病毒抗原 / 抗体检测试剂、艾滋病病毒抗原 / 抗体试剂盒、梅毒特异性抗体检测试剂、地方性时限性感染性疾病抗原 / 抗体检测试剂、丙氨酸氨基转移酶试剂盒、血型试剂盒、快速检测试剂盒等。

（2）抽样：对每次购进试剂的每一个厂家，每一项目随机抽取一盒试剂（进口试剂检测送还仓库保存）。

（3）检验报告：对于血源筛查的体外诊断试剂盒，必须有国家食品药品监督管理部门批签发证明。其他检测试剂，以生产厂商出具的出厂检验报告为准。

（4）外观检查：每次进货的每个批号的试剂盒，分别抽检 5 盒。试剂盒包装应完整，标识清晰，试剂齐全无渗漏。

（5）运输要求：试剂运送途中的温度必须符合试剂说明书要求，供应商必须提供试剂运输冷链监控温度记录。

（6）有效期：被检试剂必须在有效期内。

（7）验证实验

1）标本：至少包含试剂盒对照和室内质控品。

2）试验操作：按试剂盒使用说明书用相应样本进行检测。

3）验证实验结果要求：试剂盒对照品检测结果符合试剂说明书要求。室内质控品检测结果，符合 S/CO 值 $\geq$ 1.5。有国家食品药品监督管理部门批签发证明、试剂核查合格、验证实验结果符合要求，则可判定为符合检查要求，可以发放使用。

10. 抗 A 抗 B 血型定型试剂的质量检查

（1）一般检查：对新购进的试剂盒，每批号按 1% 或 5 瓶抽样。肉眼在光线明亮处检查。

1）外观质量标准：试剂盒外包装完整，试剂盒标签封贴完整试剂盒；打开试剂盒，试剂组分与说明书一致；抗 A 血清为透明或微带乳光的蓝色液体，抗 B 血清为透明或微带乳光的黄色液体，不应有摇不散的沉淀或异物。

2）标签：每个试剂盒的封口处应粘贴防伪标签，试剂盒名称等内容与盒内试剂瓶的标签应完整、清楚、正确。

（2）特殊检查：每批号按 1% 或 5 瓶抽样。

1）效价测定：取 10 mm×60 mm 清洁干燥小试管 10 支，放置于试管架上，标明稀释倍数 2、4、8、16……256、512、1024。

2）每管各加生理盐水 0.1 mL。

3）第 1 管加待检血清 0.1 mL。

4）用吸管将第 1 管内溶液吸放 3 次，使之混匀，吸 0.1 mL 至第 2 管，依次连续稀释至第 10 管，第 10 管混匀后弃去 0.1 mL。

5）分别加入相应 2% ~ 5% 红细胞悬液 0.1 mL。

6）将试管架振摇，使试剂与样本充分混合，3000 r/min 离心 18 秒，用肉眼观察结果，以呈弱凝集反应的最高稀释倍数的倒数即为该抗体的效价。

（3）亲和力试验：取纸上血型鉴定表一张，取待检血清一滴放在纸上血型鉴定表的 A、B 孔上，然后吸取 20% 相应红细胞悬液一滴，置于血清旁，用竹签将血清与红细胞混合，同时开动秒表，手持纸上血型鉴定表慢慢转动，记录开始出现凝集的时间，10 秒内出现凝集者为合格。

（4）特异性测定

1）任意留取 10 名 O 型人、1 名 A 型人和 1 名 B 型人红细胞，分别配成 2% ~ 5% 红细胞盐水悬液。

2）取小试管 12 支，各加待检血清两滴，第 1 ~ 10 管分别加入 O 型红细胞悬液两滴，第 11 管加 A 型红细胞悬液两滴，第 12 管加 B 型红细胞悬液两滴，混匀后，置室温 1 小时，观察结果。

3）如果待检血清同 10 个 O 型红细胞和同型红细胞都不凝集，只与含有相应抗原的红细胞凝集，则其特异性合格。

（5）冷凝集素测定

1）取小试管 2 支加入抗 A、抗 B 血清各两滴，再加入 2% ~ 5% O 型红细胞盐水悬液两滴，3000 r/min 离心 18 秒，用肉眼观察结果，应无凝集。

2）把上 2 支试管摇匀后放入 4 ℃冰箱 1 小时，取出 3000 r/min 离心 18 秒，观察结果，应无凝集，如有凝集或溶血则不合格。

（6）不规则抗体测定

1）取小试管 6 支，分别加入抗 A 血清两滴 3 支、抗 B 血清两滴 3 支，再在抗 A、抗 B 血清试管中加入筛选细胞 1、2、3 号各一滴，37 ℃水浴 30 分钟。

2）用足量盐水洗涤 3 次（每次 3000 r/min 离心 1 分钟），最后一次控干。

3）加入直接抗人球蛋白试剂两滴，摇匀后 3000 r/min 离心 18 秒，观察结果，应无凝集，如有凝集或溶血则不合格。

11. 各种消毒剂质量检查

（1）一般检查：每批号试剂抽样比例为 1% 或 5 瓶。

1）外观：试剂应清凉透明，无混浊或絮状物（参照出厂检验报告）。

2）标签：标签应完整、清楚、正确。

（2）特殊检查：含有氯消毒剂的有效氯浓度测定（试纸条检测法），有效氯浓度应不低于标示浓度。

12. 血袋标签质量检查

（1）每批至少随机抽检 10 张。

（2）标签纸质和粘贴牢固度。

质量标准：标签的底色应为白色，上面的字体采用实体黑色字体；全血标签经离心后，血浆标签、血袋条码经离心、冷冻、水浴后，其试剂的标签不能分离；标签外观没有撕烂现象，相对平整，如出现褶皱，不能影响条码的扫描和读码；粘贴在塑料导管上的条码，经离心、冷冻后在常温条件下自然融化 2 小时，条码与塑料导管间不能出现分离；对直接粘贴在冰冻血浆（血袋表面不平整）袋上的标签，粘贴时血浆袋不需擦拭，可直接粘贴，不能出现标签打滑的现象；对冷藏后血液制剂上的标签，应进行血袋与血袋之间、手指与标签之间的摩擦，摩擦后标签上的油墨不得脱落。

（3）离心测试法：按采供血过程血袋标签粘贴的操作程序，将抽检标签粘贴于规定的部位（血袋上、标签上或留样管）上，在分离红细胞和血浆的血袋按离心杯的容量整齐地摆放于离心杯中。

（4）冷冻离心测试法：将需冷冻的血液及其制剂抽检标签粘贴于规定的部位（血袋上、标签上或留样管）上，放置 −18 ℃低温冰箱冷冻 24 小时。

（5）水浴测试法：对需经水浴的血液制剂标签进行水浴试验。取出粘贴有标签的冷冻血袋，放入于 37 ℃温水池中水浴 60 分钟（低温沉淀物制品在 2 ~ 6 ℃水浴 4 小时，再放入 37 ℃温水池中水浴 60 分钟）后取出。

（6）粘贴牢固度实验测试法：对直接粘贴在冰冻血浆袋上的标签，应将标签直接粘贴在冰冻好的血袋上。

（7）冷藏试验测试法：对需要冷藏的血液制剂标签放入 2 ~ 6 ℃的冷藏箱，24 小时后取出。

（8）注意事项：标签粘贴牢固度试验时，应将标签平整地粘贴在血袋上。

第五节 关键设备的质量检查

必须定期对关键设备进行检定或校准，除国家强制检定设备按照相关强检要求进行外，其余设备血站可以依据国家检定规程（校准规程），或生产厂商说明书，或实验室所开展的实验精度要求，由经培训考核合格的工作人员根据相应规程或说明书通过比对实现量值溯源，或委托相关校准机构 / 生产厂商进行。仪器设备的质量控制，应根据有效版本《血站技术操作规程》和参见厂商说明书进行。

（一）血液成分制剂制备用大容量离心机的质量检查

在血液成分制剂制备中，离心是主要的手段和关键步骤。离心机各种性能的正常和稳定是制备高质量血液成分制剂的保证，因此，血站不仅需配备质量好、功能全的离心机，而且应对其各种性能进行质量控制。

1. 检查频率 每年监测 1 ~ 2 次，由血站自行检测或委托相关校准机构，或生产厂商或有资质的代理商进行。

2. 离心温度

（1）质量标准：规定温度 ±1 ℃。

（2）检测方法：于离心机工作间隙，把经计量部门标定的温差电偶温度计的探头放入离心腔内，盖好离心机盖。10 分钟后观察离心机温度表显示的温度与温差电偶温度计显示的温度的差值。

3. 离心时间

（1）质量标准：规定时间 ±20 秒。

（2）检测方法：使用秒表对离心机的时间控制进行检查。把时间控制表调至规定时间，同时启动秒表，观察离心机时间控制表，从开始时至计时停止秒表所用的时间。即为时间控制表，按规定时间计时所用的实际时间。

4. 离心转速

（1）质量标准：规定转速 ±50 r/min。

（2）检测方法：打开离心机前面板，在连接离心转头轴上贴一张反光标签。把转速控制调至规定转速值，然后启动离心机转速稳定后，用转速仪的光速照明反光标签，观察转速仪显示屏上的转速值。或采用其他合适的方法检测。

5. 注意事项 为保证检查人员的安全，检测时距转速仪的测量距离不得小于 20 cm。

（二）储血设备质量检查

全血和各种成分血制剂各有适宜的保存温度，所以储血设备与运输设备的温度均需和其保存所需温度相一致，这些设备性能稳定，是全血和成分血制剂质量的保证。

全血和成分血制剂的储存是其制备后到临床使用前的最后环节。无论制备的全血和成分血制剂质量有多高，如果储血或运输设备的温度不合适、不稳定，就会严重地影响血液质量，甚至会因此危及伤病患者的生命，因此不仅血站应装备质量好、温度适宜的储血和运血设备，而且要定期对其进行检查。

1. 检查频率 如未安装集中温度监控系统，温度、温度失控报警、电源故障报警每月至少一次。如已安装集中温度监控系统，且 24 小时有专人监控，温度每月至少一次，温度失控报警系统每季度至少一次，电源故障报警系统每年至少一次。

2. 温度

（1）质量标准：储血设备的温度应在规定范围内，各种储血设备的温度见表 10-14。

表 10-14 储血设备温度标准表

设备种类	温度（℃）
储血冷藏箱（库）	2 ~ 6
冷藏运血车（箱）	2 ~ 10
血小板恒温振荡箱（室）	20 ~ 24
低温冰箱（库）	≤ -18
速冻冰箱	≤ -50
超低温冰箱	≤ -65

（2）检测方法：计量部门标定的温度计（精确度为 0.1 ℃）测定储血设备箱内的温度。具体布点方式应当符合国家有关血液储存箱的要求。

3. 电源故障报警系统

（1）质量标准：电源发生故障时，报警系统应立即以声 / 光方式发出警报。

（2）检测方法：切断储血设备的电源或开启报警测试按钮，模拟电源发生故障报警系统以声 / 光方式发出报警。或使用其他适宜的方法检测。

4. 温度失控报警系统

（1）质量标准：当储血设备的温度超出质量标准范围时，报警系统应以声 / 光方式发出警报。

（2）检测方法：将储血设备的报警范围分别调至低于和高于储血设备温度时，报警系统应以声 / 光方式发出警报，或使用其他适宜的方法检测。

（三）压力蒸汽灭菌器质量检查

1. 检查频率 每周一次。

2. 检测方法 可采用化学指示剂法或生物指示剂法进行灭菌效果监测。

3. 质量标准 具体检测方法和质量标准应当符合国家有关标准或消毒技术规范要求。

（四）采血秤质量检查

1. 检查频率 根据采血秤的使用频率制定相应检测频率，每半年至少一次。

2. 混匀器摇动频率

（1）质量标准：30 ~ 32 次 / 分。不同品种采血秤，参照生产厂商说明书要求。

（2）检查方法：开启采血秤混匀器后，使用秒表计时，观察 1 分钟内混匀器摇动次数，摇动一个循环为一次。

3. 称量准确度

（1）质量标准：标示量 ±2%。

（2）检查方法：开启采血秤，将标准砝码（模拟常规血液采集）置于采血秤上，观察采血秤显示的数值。

4. 报警功能

（1）质量标准：采血袋中采血量达到规定量时，指示灯应闪光 / 蜂鸣器应发音报警。

（2）检查方法：将标准砝码或经标准砝码标定的标准量模拟血袋置于采血秤上时，采血秤的声或光提示报警应启动。

第六节　工艺卫生的质量检查

在医学临床输血中，危及伤病患者生命的最危险原因是输入被细菌污染的血液。血液的污染往往是由于血液采集、成分制备或血液储存及使用过程中环境卫生条件差，工作人员未严格执行各种消毒或无菌措施所致。为将细菌污染的概率降低到最低限度，工艺卫生的质量检查（或称消毒检测与管理）是必不可少的重要措施。

一　采供血业务工作控制工艺卫生的监测

（一）检测频率

每月一次。

（二）质量标准

1. A 级洁净区微生物动态标准（无菌室的洁净操作台）　空气细菌菌落总数 < 1 CFU/9 cm^2 平皿收集 4 小时；C 级洁净区微生物动态标准：空气细菌菌落总数 < 50 CFU/9 cm^2 平皿收集 4 小时；Ⅲ类环境：空气细菌菌落总数 ≤ 4 CFU/9 cm^2 平皿。

2. 贮血冰箱　细菌菌落总数 < 8 CFU/9 cm^2 平皿，且无霉菌。

（三）采样和培养

1. A 级洁净区微生物动态标准（无菌室的洁净操作台）监测　用 90 mm 琼脂培养皿空气细菌沉降法，在进行常规无菌作业时采样 4 小时（作业时间不足 4 小时则采集无菌作业的全过程），空气细菌菌落总数 < 1 CFU/9 cm^2 平皿收集 4 小时，35 ~ 37 ℃培养 48 小时看结果。

2. C 级洁净区微生物动态标准（无菌室的洁净操作台外的区域）监测　用 90 mm 琼脂培养皿空气细菌沉降法在进行常规无菌作业时采样 4 小时（作业时间不足 4 小时则采集无菌作业的全过程），空气细菌菌落总数 < 50 CFU/9 cm^2 平皿收集 4 小时，35 ~ 37 ℃培养 48 小时看结果。

3. Ⅲ类环境　用 90 mm 琼脂培养皿在采血室、单采室、献血屋、各个采血站点、流动采血车和血液成分制剂制备室、空气细菌沉降采样 5 分钟，35 ~ 37 ℃培养 48 小时看结果。

4. 贮血冰箱　用 90 mm 琼脂培养皿空气细菌沉降采样 15 分钟，35 ~ 37 ℃培养 48 小时看结果。

5. 注意　应当对微生物进行动态检测，评估无菌生产的微生物状况。监测方法有沉降菌法、定量空气浮游采样法和表面取样法（如棉签擦拭法和沉降菌法）等。动态取样应当避免对洁净区造成不良影响。成品批记录的审核应当包括环境监测的结果。对表面和操作人员的监测，应当在关键操作完成后进行。在正常的生产操作监测外，可在系统验证、清洁或消毒等操作完成后，增加微生物监测（表 10-15）。

表 10-15 洁净区微生物监测的动态标准表

洁净度级别	浮游菌 CFU/cm^3	沉降菌（⊙ 90 mm）CFU/4 h	表面微生物	
			接触（⊙ 55 mm）CFU/ 碟	5 指手套 CFU / 手套
A 级	< 1	< 1	< 1	< 1
B 级	10	5	5	5
C 级	100	50	25	–
D 级	200	100	50	–

注：①表中各数值均为平均值。②单个沉降碟的暴露时间可以少于 4 小时，同一位置可使用多个沉降碟连续进行监测并累积计数。

（四）细菌菌落总数检查

1. 检查方法 将采样后的平板于 35 ~ 37 ℃培养 48 小时看结果。

2. 计算

$$空气细菌菌落总数（CFU/cm^2）= \frac{50000N}{AT}$$

公式中：A- 平板面积（cm^2）；T- 平板暴露时间；N- 平均菌落数（CFU/ 平皿）。

二 手指菌落数测定

应对采血人员以及需在开放条件下制备血液成分制剂工作人员的手，进行杂菌菌落数检查。检测频率：每月每人一次。

（一）质量标准

细菌菌落总数≤ 10 CFU/cm^2。

（二）方法

医务人员手指并拢，检测人员把 16 cm^2 的表面培养基印在手指表面 10 秒，35 ~ 37 ℃培养 48 小时看结果。

（三）记录

如实准确地把检测结果记录下来。

三 血液运输箱细菌培养

（一）检测频率

每月一次。

（二）质量标准

细菌菌落总数≤ 8 CFU/9 cm^2 平皿，且无霉菌。用 90 mm 琼脂培养皿空气细菌沉降采样 15 分钟，35 ~ 37 ℃培养 48 小时看结果。

（三）抽检部门

血站质量控制及管理部门。

（四）记录

将采样后的平板于 35 ~ 37 ℃培养 24 小时看结果，并记录在案。

注意：其余需检测内容按照国家规定，根据各单位的情况和条件自行增加。

四 使用中的消毒剂染菌量检测

（一）检测频率

每季度一次。

（二）质量标准

应≤ 1008 CFU/mL，不得检出致病菌。

（三）检测

1. 取样　以无菌吸管在工作场所吸取 3 mL 使用中的消毒剂，装入无菌空管中，注意在酒精灯旁无菌操作。

2. 接种和培养　用无菌吸管吸取消毒液 1 mL，加入 9 mL 含相应中和剂的中和管中混匀，中和 10 分钟后分别取 1 mL，加入 2 只灭菌平皿中，琼脂覆盖，一平皿置 20 ~ 25 ℃培养 7 天观察霉菌生长情况；另一平皿置 35 ~ 37 ℃培养 72 小时看结果，计算菌落数，并记录在案。

3. 计算　消毒剂染菌数 /mL= 平皿上菌落平均个数 × 稀释倍数（10）。

五 紫外线灯的紫外线强度检测

采用紫外线灯对所有采血和血液成分制剂制备等工作环境进行消毒，它的强度是否符合标准对血液采集质量至关重要。

（一）检测频率

每半年检测一次；紫外线灯使用 700 小时以上，每月检测一次。

（二）质量标准

普通 30 W 直线型紫外线灯管，在室温为 20 ~ 25 ℃的使用情况下，253.7 nm 紫外线辐射强度（垂直 1 m 处）应≥ 70 uW/cm^2，新灯管强度应≥ 90 uW/cm^2；普通 40 W 直线型紫外线灯管，使用中紫外线辐射强度应＞ 70 uW/cm^2（＞新灯管的 70%），新灯管强度应≥ 100 uW/cm^2；高强度紫外线灯，使用中紫外线辐射强度应≥ 200 uW/cm^2。

（三）检测方法

1. 紫外线辐射仪检测　检测时按照辐照仪说明书操作。紫外线灯应工作 5 分钟以上，辐照仪与紫外线灯的直线距离为 1 m，直接读取显示数据。

2. 指示卡法 紫外线灯应工作 5 分钟以上，待其稳定后将紫外线强度指示卡置于灯管下垂直 1 m 中央处，有图案面朝向灯管，照射 1 分钟。照射后将变色的光敏药膜与标准色块相比较，与标准色块颜色相同或深于标准色块者为合格。

3. 注意事项 紫外线灯安装支数应根据室内容积大小而定，30 W 的紫外灯管，安装功率为 1 ~ 2 W/m^3（平均为 1.5 W/m^3）。使用时间累计超过 1000 小时的紫外线灯管要求更换新灯管。

（张国英）

参考文献

[1] 胡丽华. 临床输血学检验 [M]. 3 版. 北京：人民卫生出版社，2019.

[2] 王治国. 临床检验质量控制技术 [M]. 北京：人民卫生出版社，2014.

[3] 中华人民共和国国家卫生和计划生育委员会. 献血场所配置要求 [S]. WS/T401-402. 北京：中国标准出版社，2013.

[4] 中华人民共和国国家卫生和计划生育委员会. 血液储存要求 [S]. WS399-2012. 北京：中国标准出版社，2013.

[5] 中华人民共和国国家质量监督检验检疫总局. 献血者健康检查要求 [S]. GB 18467-2011. 北京：中国标准出版社，2012.

[6] 中华人民共和国卫生部，中国国家标准化管理委员会. 全血及成分血质量要求 [S]. GB 18469-2012. 北京：中国标准出版社，2012.

[7] 中华人民共和国国家卫生和计划生育委员会. 血站技术操作规程 [S]. 2019.

[8] 中华人民共和国国家卫生和计划生育委员会. 医疗机构临床用血管理办法 [S]. 2012.

[9] 中华人民共和国国家卫生和计划生育委员会. 临床输血技术规范 [S]. 2019.

Chapter 11
第十一章

血液的储存和供应

随着抗血液凝固剂的发现和广泛应用，血液的储存和发放供应也随之产生。目前，血液的储存和供应，已经成为输血医学的重要组成部分，涉及多个学科，设备和制度比较完善的专门管理体系和科室。

第一节 血液的交接

一 血液的接收

（一）红细胞类的接收

红细胞类的接收，主要是清点血袋的数量及物理外观检查的交接，确保信息数据与实物的相符性。按不同的血型、规格、品种分别清点并归类整理，便于快速存入储血设备。

（二）血浆类的接收

血浆类的接收，主要是逐袋清点，确保信息数据与实物的相符性，同时检查标签是否有脱落现象。按不同的血型、品种分别清点并归类整理，便于快速存入储血设备。

（三）血小板的接收

血小板的接收，主要是逐袋按血型分别进行清点，确保信息数据与实物的相符性，同时逐袋检查有无微渗漏情况。

二 血液的交接

（一）血液再制备加工的交接

合格血液按临床需求，再次进行加工制备，多见小分装、红细胞洗涤等。按需要或既定的库存需求量逐袋扫描，分类放置并与成分制备部门交接；制备完的血液制剂按发出量及需求项目逐一进行实物复核，确认无误后计算机批量信息接收。

（二）联袋血浆的制备交接

该操作可以设置在待检库或成品库环节。设置在待检库将会减少在血站内部的流转环节，可有效降低血浆因频繁搬运导致的破损率，且工作效率高。

（1）建立联袋血浆的半成品或原料血浆库，按设备一次承载的制备量发往成分制备部门，尽量按同一血型批量发送，避免一批混有多个血型而使分类挑拣过程延长，导致冷沉淀在室温环境暴露时间过长，影响冷链的持续性。

（2）制备冷沉淀后，去冷沉淀的上清血浆按需求评估是否留取，可依据库存、临床消耗能力、库存储备等综合因素进行评估。

（3）冷沉淀的接收清点应迅速，不宜在室温停留，避免影响血液质量。

第二节 血液的储存

一 血液储存设施与环境要求

（一）总体结构和布局

作业分区、区域布局设计要合理，应适应工作流程，满足功能及安全的要求。

（1）血液接收区与发放区应严格区分，设立相应的单独作业区，避免作业交叉导致血液误发放。

（2）血小板操作区应独立分隔，设专用操作台，桌面应平整、干燥洁净、不堆放任何物品，避免直接使用不锈钢、铁器等台面。

（二）设施

包括水、电、消防和安全等设施，实行双回路供电或配备应急供电设施，同时配备充足有效的安全与卫生设施和医疗废物处理设施，还应具备防火、防鼠、防盗、防昆虫等安全设施。工作区域配备限制非授权人员进入的设施。

（三）环境要求

规范安全和卫生的管理，责任到岗，配备充足和有效的安全及卫生设施，确保工作人员和工作场所的安全与卫生。

（1）配备温湿度调节和控制设施，确保温度和湿度符合工作要求。

（2）操作区域应确保温度适宜、环境洁净，建立相应的空气消毒、区域工作台面的清洁消毒擦拭、地面清洁消毒等制度。

（3）质量控制部门应定期对储血设备进行监测，并评价清洁消毒的效果。

（四）血液保存设施管理

1. 储血设备配置 储血设备数量应充足，能够满足最高库存量及突发大事件应急状态下的血液储存。储血设备尤其是定制的储血库，要保证有足够的冷空气对流空间，同时确保整个库体内的温度均衡。

2. 储血设备的管理

（1）设备的购置及确认：只有遵循设备管理要求，并赋予唯一性标签的设备才能正式投入使用。标签一般涵盖设备名称、规格型号、厂家 / 产地、唯一性编号、所在部门和责任人等。状态标识分为检定校准状态标识和使用状态标识，以分别表示设备相应的检定校准状态和使用状态，避免误用。

（2）设备的使用：血液储存设备内严禁存放其他物品，应定期进行清洁、消毒工作，确保设备处于正常工作状态，血液存入、取出、盘点等操作应迅速，避免长时间开门影响库体温度。

3. **储血设备的维护与保养**

（1）设备的维护及保养：定期建立储血设备维护保养计划或签署维护保养合同，并监督实施情况，建立对血液保存设备进行维护、保养、维修的相关管理制度。设备出现故障后，应立即停用并做好状态标识，按相应流程进行妥善处理。

（2）建立设备故障时的应急预案，明确应急管理职责、应急措施和管理要求。同时配备相应的应急备用设备，或建立与其他部门和其他区域储血设备的交叉备用方案。当储血设备发生故障时，应立即启动应急管理预案，及时将血液转移至备用设备，避免造成损失。

4. **辅助设备管理**　辅助设备包括转运辅助工具、储血容器、温度监控系统等。血液转运、分拣建议使用三层手扶推车，不同的血液制品分别使用不同的储存容器，且符合人体力学原理；血小板储血容器应是专用容器，且避免使用不锈钢等材质，尤其是室温无法控制在规定范围内时；规范温度控制系统管理，确保储血设备在正常温度运行。

（1）储血设备的监控：储血设备应按“关键设备质量检查”的要求，对温度、电源故障、报警系统和温度失控报警系统进行定期的监控检查。使用部门需每日对温度进行详细记录，相关质量监管部门也需定期进行检查监督。

（2）温度控制的管理：储血设备必须安装24小时温度监控系统，同时放置经计量校准的温度计。设备应尽量使用数字温度计，以便于温度观察。

（3）建立温控系统管理制度，实施分级管理，定期进行自行校准及期间核查，确保温度监控的有效性。

（4）定期对温控系统运行状态进行检查，包括实时数据监控的完整性、报警温度上下线的设置、报警方式、报警接收人等，确保其处于正常运行状态，应建立受控记录表格监督日常执行情况。

（5）建立报警处理的管理要求，包括时间、方式、上报等，确保报警得到及时处理，避免影响血液质量。

（6）储血设备温度记录：应记录经校准温度计的温度。储血设备作为关键设备管理，建议除按照“血液储存要求”的间隔期记录外，还可按实际轮班的情况灵活掌握，做到每班交接每班登记。

二 红细胞类储存管理

建立适宜的血液存放制度及相对固定的操作规则，避免人为因素导致混乱和差错，定期评估运行的有效性和适宜性。

（1）明确四个不同血型血液的储存区域，血液接收后按不同血型、规格、品种、采血日期分区域，按存入规则有序放置。

（2）储血容器按血液规格、品种的不同，需分别规定放置数量及方式方向，便于目视检查，且紧密度适宜，不阻碍冷空气的流动。

（3）制作醒目的标识牌，用于储血容器内血液数量改变时标记。日常工作中常遇到无法按先进先出原则发放的特殊情况，此时使用标识牌提醒，规范使用标识牌有利于血液库存盘点，被标识的储血容器需逐袋清点数量，无标识牌的储血容器则按既定的数量记录，可以大大提高盘点工作效率，缩短开启储血设备的时间。

（4）不同血型及规格的红细胞制剂，均制作先发标识，标识应醒目易于辨认，且便于转移，按既定的顺序发放而不需移动储血容器。

（5）红细胞制剂的储存方式，应便于血液质量的定期检查，便于观察血液外观色泽是否正常，有无溶血、凝块、气泡、严重脂肪或乳糜血、破袋、絮状物、渗漏等情况。

三 血浆类储存管理

血浆的库存量，会因地方区域的治疗方式和习惯存在较大的差异。目前普遍存在库存量大、周转缓慢、按先进先出原则发放困难、冷库内存放管理及操作环境恶劣等共同难题。

（1）依据临床血浆的使用需求量及规律，寻找富余血浆的合理用途，避免不必要的堆积。

（2）不同有效期的新鲜浆和普通浆尽量分类管理，便于按实际情况和需求搭配发放。

（3）在无智能机械装置且库存量大的情况下，血浆库存管理难度较大，按现有的冰库条件，通过科学管理手段可实现有序发放，但需要合理规划库内的货架，如按 4 个不同血型设置相对固定的储存区域，设专人管理血浆的存入及发放储存区域的血浆周转，可将货架和储血容器进行编号管理，同时设置不同血型的专用发放储存区域，通过建立表格详细记录存入位置、数量等信息，只能通过严格管理才能执行先进先出的血液发放原则。

（4）有条件的情况下，在冷库内安装智能机械装置，实现轻松、安全、有效的库存管理。

（5）冷沉淀应区别于血浆，单独建立储存区便于管理，规范储血容器的固定储存量，分血型存放，存入及取出有序循环。

四 血小板的储存管理

血小板的储存温度为 20 ~ 24 ℃，并持续轻缓振摇。由于液体血小板制剂的储存有效期比较短，所以对血小板的储存管理要求更加严格。

（1）储存时血小板袋之间不能叠放，以免影响血小板袋的透气性。

（2）有条件应配备 3 ~ 4 台血小板震荡保存箱，可按不同采血日期分别存放不同的保存箱，对箱体内的隔层进行血型区域的划分；也可按血型固定保存箱存放，摆放应严格按照先后顺序，同时制作醒目的先发标识牌加以提醒。

（3）血小板的交接应做到每班交接每班盘点，确保计算机信息与实物信息相符。

第三节 血液的库存管理

血液库存管理，是保证采供血系统及整个业务链处于动态平衡的重要手段，同时也是采供血业务全链条的重要调节和控制环节中不可或缺的一部分。科学合理设定血液库存水平，并维持其动态平衡，不仅能够保证有效的血液供应，满足临床合理需求，还能最大限度地控制和减少血液的过期报废。同时，血站应建立切实可行的血液应急预案，确保突发事件时的血液供应。

一 血液库存的量化管理

通过对血液采集、供应和临床需求三者定期进行分析评估，力求在三者之间取得一种较理想的动态平衡关系，并据此建立相应科学、规范和量化的血液库存管理机制。评估周期最长一年，若季节性波动较大，则增加调整频次以便满足工作需求。

（一）血液库存量化管理原则

（1）库存应设置最低、最佳、最高库存量，且应定期进行评估与调整。库存量设置的高低直接关系到血液的新旧程度，但与地方区域采集血液的补充能力及效率也密切相关，因此，库存量的设定需依据当地实际情况而制定。

（2）库存管理应细化，不同品种、血型有较大差异，需细化到四个不同血型，从而真正达到库存有效管理的目的。

（3）库存量需定期监测，并按实际情况调整血液库存的基础数量。

（二）血液库存量化管理方式

1. 手工管理模式 适用于规模较小的中心血站和基层血站，通过人工进行计算、比对、分析，然后采取相应的处理。

2. 信息化管理模式 近些年，随着血液信息化管理系统的普及和使用，不同软件商家，都具备基本的血液信息统计功能，均能实现便于进行血液信息的查询的基础功能，但还不能按需实现灵活的库存管理功能。可以通过与软件公司合作，利用信息系统大数据平台，按需设计库存管理模块。

（1）现有的信息系统仅适合全人工库存管理，管理者的责任心、管理方式会直接影响效果，产生因人而异的管理效果。

（2）建立库存量的标准化管理，只要有规律可循的数据，就能建立相应的公式模型，结合血液信息系统，提取所需数据，就能够建立库存管理的标准化模型，同时实现信息的实时更新、比对分析及预警功能。

（3）库存管理的差异性，不同的血液品种，具有不同的储存期限、使用量、特点及规律，管理者只需定期进行评估设定最佳、最低和最高库存量值，系统将按既定的模型进行标准化管理及提示。

（4）库存管理的方式，按血液品种建立不同的管理模块，并用大屏幕展示，高于或低于临界值则用不同的颜色提醒。还可以更进一步细化到每一个品种的库存明细，甚至可以进行不同规格血液制剂先发的提醒等。库存管理是供血部门最重要的管理内容之一，将其作为每日交接班的重要内容，让所有值班人员对血液库存的实时情况做到心中有数，便于精准把控预订血液合同的评审、血液的发放等日常工作。

（5）有条件的情况下，血小板单独列一管理模块，做到实时采集、待检库存量、合格库存量、临床实时订单量、当日可供给量、延期可供给量等，所有数据处于实时动态之中，便于实时管理和发放。

二 红细胞类的库存管理

（1）悬浮红细胞的库存量，应按 A、B、O、AB 四个血型及补给能力合理设置最低、最佳、最高库存量数值，还应对每日的库存量、临床用血情况、血液新旧程度（结合三周以上库存量指标）进行评估分析，随时与采血部门沟通，调整血液的采集、供应、调配方案。

1）库存量仅为参考值，并不是不变的固定值，应随时关注气候的变化及各种可能影响到临床用血量增加的因素。供血部门应具备相应的预见和预判分析能力。

2）由于血液的时效期较短，管理上应相对固定库存管理岗位，负责每日进行关注和分析。

3）同一血型不同规格，应每日关注发放的同步程度，通过信息化管理模块即可随时显示并提醒。

（2）Rh（D）阴性血液的库存管理，应视临床的需求动态把控，因变数较大，库存需按实际情况灵活变动。

1）有冰冻红细胞库存，则联合制定相应的库存量，可适当将 Rh（D）阴性血液的库存量临界值放低，冰冻红细胞作为应急补充。

2）若无冰冻红细胞库存，则将 Rh（D）阴性血液库存量临界值应稍微调高，建立有效的应急方案。当遇紧急抢救时，首先考虑近距离的血站之间的紧急调配，其次开展急诊采集方案，否则因核酸检测时间较长，难以保障应急用血。

3）预约采集应把握好间隔期，避免同一时间批量采集，造成后期处理困难。

4）与有实力的医院共同建立 Rh（D）阴性血液临近过期时当阳性使用制度，具体推用时间需根据多方面因素综合确定。AB 型可适当增加推用时间。

5）与周边近距离的血站建立应急联动机制，在紧急情况下实现相互调配。

（3）洗涤红细胞，分洗涤后悬浮于氯化钠注射液中和洗涤后悬浮于红细胞添加液中两种方式。盐水洗涤红细胞适合按订单需求临时制备，不适宜储备库存；MAP 洗涤红细胞虽与悬浮红细胞同等有效期保存，但应将库存量降至低位，增加制备频率。洗涤红细胞使用量存在较大变数，暂时没有非常明确的规律可循，另外因洗涤过程中，会造成不同程度的红细胞损失和破坏，有条件的情况下应尽量缩短保存时间。

（4）特殊小剂量悬浮红细胞多为儿科所需，尽量选择库存里最新鲜的血液进行再制备。因分小剂量血液多为手工操作，会有人工误差，应将库存量放至最低，最好可以做到随时制备，确保血液质量。

三 血浆类的库存管理

血浆的使用，不同地方因当地临床使用习惯及临床合理用血的要求不同，而存在较大的差异，甚至出现区域过剩或不足这两个极端现象，因此库存应按实际情况灵活管理。

（1）病毒灭活新鲜冰冻血浆或新鲜冰冻血浆的库存管理，应设定库存管理数量。由于病毒灭活新鲜冰冻血浆的有效期比病毒灭活冰冻血浆和冰冻血浆短，所以，发放时要做好两者的搭配使用，避免造成库存不足或过期。

（2）病毒灭活冰冻血浆或冰冻血浆的库存管理，根据临床使用量、冷库的储存能力、红细胞的需求等多方进行有效管理。可将冷上清冰冻血浆的制备，作为有效的调节手段。

（3）冷沉淀的库存管理，应设定相应的最低、最佳、最高库存量值，根据库存动态给采血、待检和成分制备部门，发送联袋血浆的留取量、制备各个血型的量、是否需要制备冷上清冰冻血浆等指令，动态协调冷沉淀的库存量。

四 血小板类的库存管理

血小板制剂分单采血小板和手工血小板两种。为实现较好的临床使用及治疗效果，应以采集单采血小板为主，在单采血小板满足不了临床需求时，将手工血小板的制备作为一种临时补充手段。要使血小板制剂的库存达到理想的供需平衡状态难度较大，这主要与献血者招募动员、采集时长、临床需求、有限的有效期等密切相关，而且不确定因素也较大。

（1）血小板制剂的有效期比较短，医院输血科为避免报废风险，往往不储存血小板制剂，更不可能做到提前预订，只能等待临床科室查房后按实际需求发送订单，所以保障供给的难度较大。

（2）在被动情况下，血站必须预先采集一定数量的血小板，以满足临床当日需求，采集量的计划非常重要，过高容易导致过期报废，过低则不能满足临床需求。

（3）库存量的设定，根据上 1 ~ 2 个年度血小板的用量，进行综合统计分析，计算四个不同血型的阶段性日均用量，作为每日血小板采集的基础量，同时建立与单采部门的信息资源共享系统，根据临床订单随时调整基础量。当临床订单量低于基础量且已预约献血者时，不必推延献血，则在第二日的采集日作出数量的相应调整，从而达到周期内的相对平衡。

五 建立血液应急预案

（一）制定血液应急预案

结合当地突发事件应急管理预案、公共卫生事件应急预案和血站自身实际情况，制定切实可行的供血应急预案。

（二）组织与职责

成立采供血应急管理的组织机构和架构，包括领导决策机构、应急指挥机构和日常管理机构等，并明确它们之间隶属和管理关系；确定各个组织机构、主要部门和主要人员相应的分工和职责，确保各司其职和分工合作。

（三）应急分级

根据应急事件对血液需求量的大小或现有库存量的多少，划分级别或档次。根据血液需求量，或现有库存量和紧急程度，一般可分为Ⅰ级（红色）告警、Ⅱ级（橙色）告警和Ⅲ级（黄色）告警。

（四）应急措施

详细阐述三级告警所应分别采取的应急措施，对实施献血者招募、血液采集、成分制备、血液检测、隔离放行和血液发放的应急管理，包括所需涉及的人员、设备、物料以及部门沟通和交接逐项予以明确等。

（五）预案启动与终止

明确应急预案的适用范围和评估突发事件紧急状态的流程，规定预案启动和终止的依据及标准，以及相应的审批程序。

（六）应急预案演练与改进

为验证所制定应急预案的可行性，加强工作人员应急管理意识和熟悉应急管理措施，应根据应急预案进行定期演练。同时通过演练发现存在的问题，并采取相应的改进措施，进一步加以完善预案。提高应对和处理突发事件的采供血应急管理能力和水平，以利于更好地应对和处理可能出现的突发事件。

六 库存盘点

应建立有效的血液制剂库存盘点制度，明确不同血液制剂的盘点时间节点及方法，建立行之有效的血液储存方案，明确规定储血容器的储存数量，先进行快速筐位盘点，避免逐袋盘点耗时过长。在不相符的情况下，借助采供血信息系统进行逐袋扫描盘点。

血液库存量的监测，分为实时监测和定期监测。实时监测主要是通过采供血信息管理系统的实时记录，反映血液信息的动态变化；定期监测则是通过定期盘点的手段，来检验信息系统与实物的符合性，从而真正反映血液的库存管理效果。不同的血液品种应设置不同的盘点期限。

（一）血小板的盘点

血小板有效期短，需每班交接班时进行盘点。借助血液信息系统提取信息，对实物进行清点核实，实施有效监控，以便及时纠正出现的问题。

（二）红细胞类的盘点

根据实际工作需要，建立盘点间隔期，至少一周盘点一次，发现问题便于追溯；同时盘点过程还能发现违反发放原则的违规操作，并得以及时纠正，防止血液陈旧或过期。

（三）血浆类盘点

血浆因库存量较大，而且处于低温冷冻环境保存，盘点较困难，可适当延长盘点周期。血浆盘点时应集中人力，预先做好盘点实施方案、分工合作、有序进行、尽量缩短血浆在室温的暂存时间。冷沉淀应与血浆分别储存和盘点，建立不同的盘点记录表，可采用类似于红细胞的储存管理模式，先以储血容器为单位进行盘点，不适合盲目在室温逐袋清点。

第四节 血液的发放

医疗机构临床用血资格的申请，应按当地卫生行政部门的要求及流程进行，血站按卫生行政部门审核批准医疗机构临床用血资格的文件规定，向医疗机构提供临床所需血液及其成分。

一 用血合同的申请和评审

（一）申请方式

通常采用信息化平台网上订血、传真订血、电话订血及现场申请等方式。首选网络订血，避免传真或电话订血过程产生的误解及记录错误。

（二）用血申请

医疗机构输血科根据临床用血需求，向血站提出用血申请，特殊情况应主动与血站沟通。

（三）合同评审

血站需根据血液库存信息进行合同评审，评审是否能够完全满足、部分满足或完全不满足申请合同，必要时进行电话详细沟通。

1. 常规用血合同的评审 根据血液库存量进行合理评估，分配及确认可供给量，临床接收到确认的合同后，予以确认，并按可获取的量，调整血液的合理使用计划。

2. 特殊用血合同的评审

（1）Rh（D）阴性血液的合同申请，应电话主动了解申请原因，结合现有的库存量，评估能够提供的量，同时根据病情及病种，初步判断现有库存量能否满足急救需求，必要时告知临床，冰冻解冻去甘油红细胞所需要的时间，以及是否需要配合开展急诊采集、检测，让临床了解有关联动机制及预案，以及血站的储备情况，确认是否启动应急预案。

（2）Rh（D）阴性血液，接到订单及时电话沟通，必须按照先进先出原则发放，告知可发放的规格。如果与订单量不符时要予以解释，避免因预订和发放的规格不同，而造成不必要的纠纷。

3. 血小板合同申请及评审

由于血小板采集和有效期的不可控性及特殊性，造成血小板合同有效评审困难，而按计划供应的情况下分配相对简单，为更好地满足临床需求，需要提前做好血小板的采集计划，并在周期内调节至相对平衡状态，在血小板订单的评审过程，要确保库存留有可供急救的血小板库存基数。另外，要充分利用采供血信息系统建立采集、待检、供血三部门的实时信息对接，为评审提供实时有效的数据。

4. 合同的修订 任何一方提出的合同修改，均应通知对方，经过沟通协商并得到确认。为使合同评审做到精准管理，不会因人为因素出现巨大的偏差，需借助于信息化的科学管理。

二 血液发放管理

严格遵照用血合同，除了特殊临床用血要求外，均需严格按照“先进先出”的原则发放各类血液。对于用血量极少的医疗机构，用于储存备用的血液，可适当发放有效期较长的血液。血液发放前应严格检查和核对，并通过信息系统逐袋完成出库。血液出库后再次复核血液的品种、数量、血型等与评估发放的结果一致性，且血袋外观检查正常，确保血液符合发放要求。

（一）血液发放前的检查与准备

根据订单合同、品种选择合适的储血容器及运输车，不同的血液制剂不得混筐存放，血小板尽量固定储存容器，确保一所医疗机构的血液使用一辆车或储血容器上标识医疗机构的名称，避免发放错误。

（二）血液发放前的目视检查及准备

血液在从储血设备中取出后，并非目视检查的最佳时机，应在取出前目视检查可观察血液静置后上清及分层情况，可以固定在某个环节或时间段，对库里所有储存的血液批量进行目视检查。拿取过程检查是否有血袋破损渗漏情况，逐袋清点时检查血袋标签及整体外观，按临床订单有序分车准备。

（三）血液发放及复核

血液发放人员，必须将备好出库的血液制剂通过信息系统逐袋扫描出库，核对与订血合同无误，再交另外一个人复核无误后，进行包装处理，发放。包装操作速度要快，以尽可能缩短血液制剂在室温环境的停留时间。包装好的血液制剂立即放回相应的储血设备等待交接。一般情况下，血液发放与出库后数量复核、包装工作应由不同的人员分别承担，能较好地起到相互监督和复核作用。

（四）取血人员的交接

与临床输血科取血人员交接时，必须确保取血人员携带了相应数量的取血容器及冷源，双方按合同清点确认后，指导并监督取血人员正确装箱。

（五）血液的运输

1. 血液运输箱要求 血液运输箱的箱体在盖合后应整体密闭，能防尘、防水、防滑，箱体外观和内壁的表面光洁平整无裂痕，能防止液体渗漏，易于清洁和消毒；箱体材料应保证在正常使用条件下，箱体不变形，不自发产生有害气体；装载冷链时，箱体外表面不应出现明显的凝露现象。新购入的血液运输箱，在正式投入使用前应进行保温性能确认。

2. 血液运输温度要求 运输全血或红细胞类血液制剂应维持在 2 ~ 10 ℃；运输冰冻状态的血浆、冷沉淀制剂时，应维持在冰冻状态；运输血小板制剂时，应尽可能维持在 20 ~ 24 ℃；运输冰冻红细胞时，应维持在 -65 ℃或以下温度。

3. 血液交接 运输司机需经血液运输的专业培训，并持证上岗。运输血液前，发血人员要与运输司机进行实物交接，包括对血液品种、数量、规格，血液启运地和运输目的地，血液启运日期和时间、交付人签名，血液接收日期和时间、接收人签名，血液运输箱编号等内容。

4. 血液运输的监控 血液运输的监控内容包括温度和血液状态等。应对血液从采集，直至发放到医院整个过程的运输温度进行监控。应在血液运输箱内，放置温度测量装置或箱体自带有温度测量装置。血液运送到目的地后，血液运输人员与接收人员一并开箱检查确保血液状态的完好。

第五节 血液收回管理

血液一经发出，原则上不予收回。但是，对于可能存在血液质量问题或隐患的血液，血站应快速收回已发放的血液或追踪血液去向，及时告知相关单位采取适当的措施，同时进行全面调查。

一 血液收回的管理要求

血站应建立和实施血液收回程序，明确血液收回的情形、收回的程序、收回血液的处理和再次发放收回血液前的评估，规范血液收回的管理等，确保血液使用安全。

（一）血液收回的类型

根据提出血液收回的主体不同，分为被动收回和主动收回。

1. 被动收回 被动收回是由医疗机构提出退血，多因所接收血液与订血合同不符、血液质量问题或缺陷，或用血医疗机构自身的原因，要求血站收回血液。

2. 主动收回 主动收回是由血站提出，多因血液发放后，发现存在工作失误、血液质量问题或缺陷、或其他因素存在安全隐患时，主动快速收回相关血液。

（二）血液收回的评估

1. 被动回收血液的评估 对用血医疗机构提出的血液回退申请，应根据情况进行初步评估。在明显不属于可回收范畴时，要做好解释工作；初步评估可收回的，应向质量控制部门提出申请，并按相关的审批流程进行处理。因配血不合要求回退时，需进一步进行检测确认。

（1）当用血医疗机构因自身订血错误或患者病情发生变化，无法按计划输血等情况而提出退血时，原则上不予收回。若供血服务科对血液发出时间、血液有效期和同类血液库存等情况进行初步评估后，认为可受理其退血申请的，应向质量控制部门提交申请，对收回血液进行质量风险评估，提交质量负责人批准后确认是否收回血液。

（2）因临床对血液制剂产品缺乏了解，判断失误时，工作人员要宣讲到位，指导临床进行初步的判断，避免不必要的转运而影响血液质量。例如对血液经过滤白，因血袋未摇匀导致的部分血细胞堆积在血袋壁上或角落，临床因颜色偏暗误判为凝块等，要予以解释与指导。

（3）批准可收回血液时，应告知用血医疗机构，由其严格遵循血液运输要求将血液送回血站供血服务科进行核对。供血服务科应严格检查血液外观和运输条件是否符合要求，确保血液质量。

2. 主动收回血液的评估

（1）因工作人员失误导致的品种、血型、数量等合格血液的错误发放，根据发现的时间由科主任评估后，按流程进行相应的处理。

（2）因检测不合格血液的错误发放，或由献血者回告经评估需实施保密性弃血的，血站应主动告知用血医疗机构，并迅速前往收回相关血液制剂。

（3）血液再次发放的评估，血液质量控制部门应对所有收回的血液，进行质量分析和评估，并确认是否再次发放。

二 收回血液的处理

建立血液收回后的处理流程及相应的记录表格，血液的收回及处理必须严格执行相应的审批流程，同时应完善计算机信息系统的审批。供血服务部门在没接收到确认收回批复时，不得随意进行收回处理，计算机信息系统应通过权限加以限制。

（一）血液报废

收回的血液存在质量问题或质量缺陷，检测不合格血液和存在较高经营风险或安全隐患的血液，应作报废处理。

（二）纠正措施

因检测试剂、检测设备、关键物料等存在质量隐患问题而收回的血液，应进行重新检测等纠正活动，经纠正合格的血液可进行再次发放。

（三）再次发放

收回的血液能否再次发放，需经过事件调查、分析、评审等相应流程，确认是否需要相应的纠正和预防措施，以避免同类事件再次发生，同时向临床反馈信息。

第六节 输血不良反应的处理

建立输血不良反应的管理程序，明确与血站相关输血不良反应的报告、调查、处理和上报流程，同时明确相关部门及其工作人员的职责。

（一）输血不良反应的受理方式

一般情况下，将预约订血电话同时作为24小时血液质量投诉及输血不良反应上报途径。与临床实现联网的血站应建立网络上报途径，方便快捷且全程可实现追溯。

（二）输血不良反应的调查

血站质量管理部门指定专人负责进行调查。按照《临床输血技术规范》的要求，进行沟通、询问、采样、检测、分析和评估，根据医疗机构所反映的情况和患者出现的症状，初步判定所发生的输血不良反应与血站是否相关。

（三）输血不良反应的处理

1. 一般性输血不良反应的处理 对于发生与血站相关的一般性输血不良反应，所涉及尚未输注完的血液，应按血液收回的管理要求和不合格品管理要求，进行血液收回和报废处理。

2. 严重输血不良反应的处理 对于发生与血站相关的严重输血不良反应，如溶血性或细菌污染性所致的输血不良反应，应追踪检查相关血液从采血到发放全过程原始记录，要求责任部门和责任人进行原因分析，采取纠正和预防措施，避免同类事件的再次发生，并对相关责任人进行处理。

3. 输血不良反应的反馈 血站应及时将输血不良反应的调查和处理结果，反馈给用血医疗机构，并进行必要的解释说明，协商补救措施。

（杨爱莲）

Chapter 12
第十二章

采供血和输血管理及伦理道德

伦理道德是一种规范。当代“伦理”概念蕴含着西方文化的理性、科学、公共意志等属性,“道德”概念蕴含着更多的东方文化的性情、人文、个人修养等色彩。伦理和道德是密不可分，紧密相连的。

血液是人体的重要组成部分，是带有伦理道德（ethical and moral）色彩的宝贵资源。在人造血液的功能还不能完全替代人的血液的情况下，临床医疗救治和血液制品生产所需血液及其成分，仍然需要符合现行有效版本《献血者健康检查要求》者体检合格后自愿捐献。从而，血液及其成分极为宝贵，是无法用金钱来衡量的，需要倍加珍惜和严格管理，并合理应用。因此，国家陆续制定了许多与血液相关的法律、法规、规章、技术规范和标准，并不断加以更新和完善；使临床输血策略也由“开放性策略”转变为“限制性策略”，并正在探索更为科学完善的“个体化策略”。

血液及其成分是带有伦理道德（ethical and moral）色彩的宝贵资源，是无法用金钱来衡量的特殊物质，需要倍加珍惜和严格管理。20 年来国家陆续制定了许多与血液相关的法律法规、规章制度、技术规范和标准，这些法律法规、规章制度、技术规范和标准的制定，都离不开采供血和输血伦理道德方面的考量和准确把握。《中华人民共和国献血法》《医疗机构临床用血管理办法》《临床输血技术规范》和《献血与输血的道德规范》等就是采供血和临床输血及其管理方面的法律法规和标准，尤其对于临床输血的规定十分详细而严谨。实践中，应严格执行其有效版本的规定，由传统经验型输血转为现代化科学智能型输血，以充分发挥血液及其成分制剂的作用，取之于民，造福于民。并在实践中不断加以更新和完善。本章就与采供血和输血相关的伦理道德及管理方面的问题进行简要介绍和探讨，供采供血机构和相关部门工作人员及无偿献血志愿者等参考。

采供血和输血伦理道德是在医学伦理学和《献血与输血的道德规范》的基础上，结合采供血实践形成起来并逐渐完善的，运用一般性伦理学原则和道德规范解决采供血和输血实践和采供血和输血业务发展过程中的医学伦理道德。采供血和输血伦理学是运用伦理学的理论、方法研究采供血和输血领域中人与人、人与自然、人与社会、献血与采供血和输血关系伦理道德问题的一门学问，它是输血医学的重要组成部分，也是伦理学和医学伦理学的一个重要分支。采供血和输血伦理学研究并反映社会对输血医学的需求，为采供血和输血的发展指引方向，为符合伦理道德的采供血和输血行为护航。主要的研究内容有：采供血和输血伦理道德的基本原则、规范、作用及发展规律；医务人员与献血者及受血者之间的关系；医务人员之间的关系；政府、卫生健康部门和采供血机构及输血相关科室与社会之间的关系。

第一节　采供血和输血伦理道德的四个基本原则

一 不伤害原则

不伤害原则是指医务工作者在对献血者进行健康状况征询，健康检查、采血、血液处理和血液及其制剂发放、对患者输血过程中，不使献血者及用血者的身心受损伤。这是必须遵循的首要基本原则。

二 有利原则

有利原则是指医务人员在对献血者进行健康状况征询，健康检查、采血、血液处理和血液及其制剂发放、对患者输血行为，对献血者和用血者有益，能提高献血者的自豪感、荣誉感和使命感等，以促进用血健康，增进其幸福为目的。

三 尊重原则

尊重原则，一方面是指医务人员要尊重献血者和受血者及其所做出的合理选择和决定；另一方面还包括采供血工作人员在正确履行职责时不受干扰，受到保护和尊重。

四 公正原则

公正原则是指奉献和享用公正原则，系指社会上的每一个人，都具有平等合理享用血液资源的权利；在献血工作中科学而合理划定采血量、献血年龄和献血间隔的下限，保障公民在符合要求的情况下享有自愿无偿献血和无偿用血权利，无偿献血者因伤病用血免交成本费的待遇。

第二节 《献血法》中采供血和输血的医学伦理道德

1998 年 10 月 1 日《中华人民共和国献血法》(以下简称:《献血法》) 开始施行,“国家实行无偿献血制度”。《献血法》施行后，在确保医学临床用血需求和安全，保障无偿献血者和用血者身心健康，促进社会主义物质文明和精神文明建设的过程中，无偿献血者、用血者、采供血机构工作人员以及相关医疗机构均受到了保护、约束和规范，采供血秩序和献血伦理道德方面得到了极大的改善。

无偿献血制度框架下的采供血和输血工作，是在不伤害血液及其成分捐献者、用血者，保障其身心健康和个人财物的前提下，进行的有利于无偿献血者和用血者行为。《献血法》第六条规定:“国家机关、军队、社会团体、企业事业组织、居民委员会、村民委员会，应当动员和组织本单位或者本居住区的适龄公民参加献血。”“对无偿献血者，发给国务院卫生行政部门制作的无偿献血证书，有关单位可以给予适当补贴。”这是对无偿献血者身心健康和个人财物的一份保障。《献血法》第九条规定:“血站对献血者必须免费进行必要的健康体检。……严格禁止血站违反前款规定对献血者超量、频繁采集血液。”第十三条还规定:“医疗机构……不得将不符合国家规定标准的血液用于临床。”等等，在法律的保护下，采血前后，血液捐献者受到了医务人员的尊重及知情同意权的保障，体现在采供血机构工作人员以热情的态度和规范专业的服务，以及《献血登记表》中知情同意的书面告知之。采集后的全血及血液成分，经过处理并检测合格后均按需发放给医学临床，合理用于急需的伤病患者。无论其是谁，来自何地，身份背景如何，都能平等得到供给。可见，血液及其成分的采集工作充分体现了伦理工作不伤害、有利、尊重及公正的四项基本原则。

第三节 对献血者进行健康检查及血液采集过程中的伦理道德

在对献血者进行健康检查及血液采集的过程中，伦理道德问题涉及广泛，是关系无偿献血活动是否能够健康持续发展的重大问题，值得认真研究、推敲和注意。

一 健康检查

对献血者进行健康检查过程中的伦理道德问题主要有以下两点：

（1）给不符合有效版本国家标准《献血者健康检查要求》的拟献血者，判为合格并采集其血液，或违反科学规律，超量采血，不够间隔时间采血等，给献血者生命安全和健康造成危害等。

（2）是否专业且恰当地向健康检查不合格的拟无偿献血者详细解释检测不合格项目，包括意义、原因、解决的方法及复检的时间等。隐瞒或夸张的解释，可能会造成不必要的困扰和健康隐患。

二 采血量

无偿献血过程中一次采集血液的数量，不能以一次捐献 400 mL 对患者有利或血站库存不足为由，而要求拟献血者一次捐献 400 mL。而应根据拟献血者的体重、血压、血红蛋白、身心状况、不会损害其健康和个人的愿意来决定，并依此适当动员和保留。只考虑患者和采供血机构的需要，而不顾拟献血者个人意愿和身心状况，执意或强迫性地追求采血量，既不科学，也不人性化，违背血液采集伦理道德。

采集血液及其成分的品种不同，采集的方式和单次采血量、再次采集的间隔日期略有不同，一年累计采血量也有所不同。这些指标的制定，都要遵循科学和伦理道德。

三 采血速度

实际上采血和还输血液的速度，也涉及伦理和道德问题。应该根据献血者的身心条件，因人而异地妥善调控采集和还输血液的速度，防止或减少可能对献血者产生的不适和痛苦。

采血的质量标准对血液采集的速度有着具体的要求，因为慢了会影响血液制剂的质量。但是，也不是越快越好，一般采血速度以每分钟≤ 70 mL 为宜。采血速度过快（ > 70 mL/min），可能会因快速失血而导致失血性反应，给献血者造成不适和痛苦，留下心理阴影和对献血的恐惧。虽然采血过程中的采血速度主要受献血者自身条件、外界环境以及工作人员的穿刺技巧和辅导等多方面影响，动态变化，忽快忽慢，很难保持均速，但是采血者可将采血速度调整控制在≤ 70 mL/min，以预防因快速失血所造成的献血不良反应发生。

单采成分血过程中，还要注意控制还输血液的速度，一般以≤ 50 mL/min 为宜，还输速度过快（ > 70 mL/min），不但对献血者心脑血管的冲击可能会超过其耐受力，可能会造成不良反应；再则随还输血液进入献血者体内的抗凝剂，还可能造成献血者出现低钙血症等不良反应。对于出现有不适者，应将采血和还输的速度调至最低，缓解后再逐渐调快，摸索出一个适合该献血者的血液采集和血液还输速度。

四 对无偿献血者进行健康检查和血液采集过程中的服务

对无偿献血者的尊重、关心和服务是伦理道德的重要组成部分。服务就是为他人做事，满足他人的需求，获得他人满意。对无偿献血者进行健康检查和血液采集过程中的服务，主要是指医务人员为无偿献血者提供的专业技术操作和心理护理等关怀性服务。目前，很多采供血机构为彰显服务，旗帜鲜明地将体检采血等科室合并更名为献血服务科，制定并实施了献血服务及其管理的程序文件，确保为无偿献血者提供安全而优质的献血服务，包含对无偿献血者献血前、献血过程中和献血后的全程专业性和情感交流服务。

（1）献血前健康检查过程中的服务：献血前健康检查（包括血液初筛检测）过程中的服务包括《献血和血液科学知识》的宣传，献血常识和献血前应知内容告知、指导填写献血前健康征询表、献血者知情同意书、献血登记表，健康检查及其项目和结果的告知、解释和辅导等，其中伦理和道德无处不在，应适度把握，用心服务。

（2）血液采集过程中的服务：献血前血液初筛检测结果约需等待 3 ~ 5 分钟才能出来，等待检测结果的时间可根据其需要提供水、饮料及高糖、低脂低蛋白质食物等以补充水分和能量，指导其做好献血前的准备。采血时要耐心热情的指引其就座于摆放在采血区的采血椅上，协助其调至舒适的体位，再进行穿刺采血。从事采血操作的医务人员要熟练掌握和运用采血穿刺及服务技巧，以降低采血穿刺的疼痛和不适感；增强仪式感、荣誉感和自豪感。

（3）对献血者的巡护和服务：对献血者的巡视救护（巡护）服务事关其能否顺利和持续献血。巡护服务从献血者步入献血现场开始，到献血者离开献血现场，甚至是电话回访结束。巡护工作的好坏，与献血不良反应率和满意度密切相关，须无微不至，应尽可能做到极致关怀。

第四节 血液检测和成分制备过程中的伦理道德

血液检测和成分制备过程中的伦理道德，主要涉及检测结果的准确性、珍惜血液和关心爱护献血者等方面。

一 血液检测过程中的伦理道德

（1）在进行血液检测的过程中，要严格按着操作规程进行操作。对于实验反应阳性的标本，用准确性最好的试剂进行复查，谨慎判定结果，做到既不浪费血液又保证血液安全。

（2）对不合格的检测结果反馈应科学、客观，避免对献血者造成误导、困扰。应尽可能以人工服务交流为主。

（3）开展关爱和保护献血者的检测项目。如针对长期持续献血（12 个月内捐献 10 次单采血小板或 3 次及以上 400 mL 全血）的献血者进行血清铁蛋白检测，并予以分析指导。

二 血液成分制备过程中的伦理道德

珍惜血液，妥善分离和收集，做到物尽其用，不浪费一滴血液。同时也要避免将存在风险的血液作为正常血液放行到下一个环节，以保证血液安全，如洗涤红细胞的制备，应尽可能去除不必要的其他血液成分，对脂肪血的控制报废，尽量避免人工观察的随意性等。

第五节 血液制剂供给和输注过程中的伦理道德

血液制剂供给过程中涉及伦理道德的问题，主要体现在某种血液制剂库存供不应求时，先供应给谁，后供应给谁和供应给谁，不供应给谁的血液合理调配问题上。

一 根据轻重缓急程度确定先后的策略

在实际工作中，经常会遇到血液制剂库存供不应求的情况，此时，有限的血液制剂先供应给谁，后供应给谁和给谁不给谁就成了一个难以决策的问题。这个问题往往关系到治疗效果甚至生命。在供应时，应该遵守科学和伦理道德法则，坚持“抢救优先，应急优先”的原则，努力排除人情干扰，根据轻重缓急的程度和输血指征确定先发和后发的顺序，做到不伤害、科学、合理、公平。

二 根据优先用血政策确定先后的策略

在血液制剂库存供不应求的时候，落实对献血者本人及其配偶和直系亲属优先用血政策尤为重要，它涉及保护献血积极性和鼓励献血等。但是，从科学和伦理角度讲，制定优先用血策略仍应坚持献血经历与对血液需求的轻重缓急相结合，同等条件下可保障献血者的优先权。但与抢救性用血需求相矛盾时，应坚持“生命权高于一切”，珍惜生命，优先供给急需者。

第六节 对无偿献血者进行奖励和扶持过程中的伦理道德

对无偿献血者的奖励和扶持要真心实意，切实可行。在制定免费用血等奖励和扶持性政策标准时，应尽量宽宏大量，就高不就低，且方便实用。让无偿献血者及其亲友、同学和同事等感到好人有好报，有回报感和自豪感。以鼓励公民在身心健康的时候参加无偿献血。当自己及配偶和直系亲属因伤病需要用血时，不但可以享受优先无偿用血的待遇，而且还可以切实获得奖励和扶持性免费用血的政策回馈。要做到无偿献血时容易，优先用血和免费用血更容易，从而营造一个良好的无偿献血和优先、免费用血的良性激励氛围，促进无偿献血事业持续健康发展。

（李慧文　郭健生）